全国高职高专护理类专业"十三五"规划教材

（供护理、助产专业用）

# 病理学与病理生理学

主　编　丁凤云　孙志军

副主编　郭静芹　刘筱蔼　汪晓庆

编　者　（以姓氏笔画为序）

丁凤云（江苏医药职业学院）

王　萍（漯河医学高等专科学校）

王晓燕（北京卫生职业学院）

石娅莉（四川护理职业学院）

叶　淳（安庆医药高等专科学校）

吕洪臻（江苏医药职业学院）

刘筱蔼（广东食品药品职业学院）

孙志军（山东医学高等专科学校）

李　帅（齐鲁医药学院）

吴晓岚（辽宁医药职业学院）

汪晓庆（安徽医学高等专科学校）

侯菊花（益阳医学高等专科学校）

郭静芹（泰山护理职业学院）

中国健康传媒集团

中国医药科技出版社

## 内容提要

本教材为"全国高职高专护理类专业'十三五'规划教材"之一。系根据全套教材的指导思想和原则要求，结合专业培养目标和病理学与病理生理学课程教学目标、内容与任务要求编写而成。教材将病理学与病理生理学有机整合，内容涵盖总论和各论两部分。教材各章设有"学习目标""临床应用提示""考点提示""案例导入""知识链接"或"知识拓展""本章小结"及"习题"等模块。本教材具有专业针对性强、紧密结合护理岗位知识和职业能力要求、理论与护理临床实践密切联系、对接护士执业资格考试要求等特点。本教材为书网融合教材，即纸质教材有机融合电子教材、教学配套资源（PPT、微课、视频等）、题库系统、数字化教学服务（在线教学、在线作业、在线考试），使教材内容更加立体、生动、形象，易教易学。

本教材主要供高职高专护理类专业师生使用，也可作为3+2护理专业课程教材以及中职护理专业学生参加护士执业资格考试的复习参考用书。

**图书在版编目（CIP）数据**

病理学与病理生理学 / 丁凤云，孙志军主编. — 北京：中国医药科技出版社，2018.8

全国高职高专护理类专业"十三五"规划教材

ISBN 978-7-5214-0125-7

Ⅰ.①病… Ⅱ.①丁…②孙… Ⅲ.①病理学—高等职业教育—教材 ②病理生理学—高等职业教育—教材 Ⅳ.①R36

中国版本图书馆CIP数据核字（2018）第061488号

**美术编辑** 陈君杞

**版式设计** 南博文化

出版 **中国健康传媒集团** | 中国医药科技出版社

地址 北京市海淀区文慧园北路甲 22 号

邮编 100082

电话 发行：010-62227427 邮购：010-62236938

网址 www.cmstp.com

规格 889×1194mm $^1/_{16}$

印张 $20^3/_4$

字数 443 千字

版次 2018 年 8 月第 1 版

印次 2021 年 12 月第 4 次印刷

印刷 三河市万龙印装有限公司

经销 全国各地新华书店

书号 ISBN 978-7-5214-0125-7

定价 **69.00 元**

获取新书信息、投稿、为图书纠错，请扫码联系我们。

# 数字化教材编委会

主　编　丁凤云　孙志军
副主编　吕洪臻　宋祥和
编　者　（以姓氏笔画为序）
　　　　丁凤云（江苏医药职业学院）
　　　　卫　刚（新疆伊宁卫生学校）
　　　　王　萍（漯河医学高等专科学校）
　　　　王晓燕（北京卫生职业学院）
　　　　石娅莉（四川护理职业学院）
　　　　叶　淳（安庆医药高等专科学校）
　　　　吕洪臻（江苏医药职业学院）
　　　　刘筱蔼（广东食品药品职业学院）
　　　　孙志军（山东医学高等专科学校）
　　　　李　帅（齐鲁医药学院）
　　　　吴晓岚（辽宁医药职业学院）
　　　　汪晓庆（安徽医学高等专科学校）
　　　　宋祥和（江苏医药职业学院）
　　　　侯菊花（益阳医学高等专科学校）
　　　　郭静芹（泰山护理职业学院）

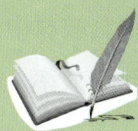

# 出版说明

为贯彻落实国务院办公厅《关于深化医教协同进一步推进医学教育改革与发展的意见》(〔2017〕63号)等有关文件精神，不断推动职业教育教学改革，推进信息技术与医学教育融合，加强医学人才培养，使职业教育切实对接岗位需求，教材内容与形式及呈现方式更加切合现代职业教育需求，培养具有整体护理观的护理人才，在教育部、国家卫生健康委员会、国家药品监督管理局的支持下，在本套教材建设指导委员会和评审委员会顾问、苏州卫生职业学院吕俊峰教授和主任委员、南方医科大学护理学院史瑞芬教授等专家的指导和顶层设计下，中国健康传媒集团·中国医药科技出版社组织全国100余所以高职高专院校及其附属医疗机构为主体的，近300名专家、教师历时近1年精心编撰了"全国高职高专护理类专业'十三五'规划教材"，该套教材即将付梓出版。

本套教材先期出版包括护理类专业理论课程主干教材共计27门，主要供全国高职高专护理、助产专业教学使用。同时，针对当前老年护理教学实际需要，我社及时组织《老年护理与保健》《老年中医养生》《现代老年护理技术》三本教材编写工作，预计年内出版，作为本套护理类专业教材补充品种。

本套教材定位清晰、特色鲜明，主要体现在以下方面。

## 一、内容精练，专业特色鲜明

本套教材的编写，始终满足高职高专护理类专业的培养目标要求，即：公共基础课、医学基础课、临床护理课、人文社科课紧紧围绕专业培养目标要求，教材内容精练、针对性强，具有鲜明的专业特色和高职教育特色。

## 二、对接岗位，强化能力培养

本套教材强化以岗位需求为导向的理实教学，注重理论知识与护理岗位需求相结合，对接职业标准和岗位要求。在教材正文适当插入临床案例（如"故事点睛"或"案例导入"），起到边读边想、边读边悟、边读边练，做到理论与临床护理岗位相结合，强化培养学生临床思维能力和护理操作能力。同时注重护士人文关怀素养的养成，构建"双技能"并重的护理专业教材内容体系；注重吸收临床护理新技术、新方法、新材料，体现教材的先进性。

## 三、对接护考，满足考试需求

本套教材内容和结构设计，与护士执业资格考试紧密对接，在护士执业资格考试相关课程教材中插入护士执业资格考试"考点提示"，为学生学习和参加护士执业资格考试奠定基础，提升学习效率。

## 四、书网融合，学习便捷轻松

全套教材为书网融合教材，即纸质教材有机融合数字教材、配套教学资源、题库系统、数字化教学服务。通过"一书一码"的强关联，为读者提供全免费增值服务。按教材封底的提示激活教材后，读者可通过 PC、手机阅读电子教材和配套课程资源（PPT、微课、视频、动画、图片、文本等），并可在线进行同步练习，实时反馈答案和解析。同时，读者也可以直接扫描书中二维码，阅读与教材内容关联的课程资源（"扫码学一学"，轻松学习 PPT 课件；"扫码看一看"，即刻浏览精彩微课、视频等教学资源；"扫码看小结"，巩固章节重点内容；"扫码练一练"，随时检测学习效果），从而丰富学习体验，使学习更便捷。教师可通过 PC 在线创建课程，与学生互动，开展在线课程内容定制、布置和批改作业、在线组织考试、讨论与答疑等教学活动，学生通过 PC、手机均可实现在线作业、在线考试，提升学习效率，使教与学更轻松。此外，平台尚有数据分析、教学诊断等功能，可为教学研究与管理提供技术和数据支撑。

编写出版本套高质量教材，得到了全国知名专家的精心指导和各有关院校领导与编者的大力支持，在此一并表示衷心感谢。出版发行本套教材，希望受到广大师生欢迎，并在教学中积极使用本套教材和提出宝贵意见，以便修订完善。让我们共同打造精品教材，为促进我国高职高专护理类专业教育教学改革和人才培养做出积极贡献。

中国医药科技出版社

2018 年 5 月

# 全国高职高专护理类专业"十三五"规划教材

# 建设指导委员会

张义伟（宁夏医科大学）

张亚光（河南医学高等专科学校）

张向阳（济宁医学院）

张绍异（重庆医药高等专科学校）

张春强（长沙卫生职业学院）

易淑明（益阳医学高等专科学校）

罗仕蓉（遵义医药高等专科学校）

周良燕（雅安职业技术学院）

柳韦华〔山东第一医科大学（山东省医学科学院）〕

贾　平（益阳医学高等专科学校）

晏廷亮（曲靖医学高等专科学校）

高国丽（辽宁医药职业学院）

郭　宏（沈阳医学院）

郭梦安（益阳医学高等专科学校）

谈永进（安庆医药高等专科学校）

常陆林（广东江门中医药职业学院）

黄　萍（四川护理职业学院）

曹　旭（长沙卫生职业学院）

蒋　莉（重庆医药高等专科学校）

韩　慧（郑州大学）

傅学红（益阳医学高等专科学校）

蔡晓红（遵义医药高等专科学校）

谭　严（重庆三峡医药高等专科学校）

谭　毅（山东医学高等专科学校）

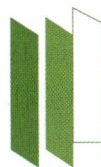

# 前言
QIANYAN

　　本教材是在贯彻落实国务院办公厅印发《关于深化医教协同进一步推进医学教育改革与发展的意见》（〔2017〕63号）等文件有关教育教学改革精神的新形势下，主要根据高职高专院校护理类专业培养目标和就业方向及职业能力要求，按照本套教材的指导思想和原则要求，结合本课程教学大纲，由全国13所院校具有多年教学经验的骨干教师悉心编写而成。

　　《病理学与病理生理学》是主干专业基础课程，具有承前启后作用，是联系解剖学、生理学、生物化学等前期基础课程与后续专业岗位课程的"桥梁"。教材将病理学与病理生理学有机整合，其中绪论至第十一章为总论内容、第十二章至第二十章为各论内容。总论包括绪论（丁凤云、孙志军），疾病概论（孙志军、丁凤云），细胞和组织的适应、损伤与修复（汪晓庆），局部血液循环障碍（丁凤云），炎症（孙志军），肿瘤（李帅），缺氧（刘筱蔼），发热（侯菊花），休克及弥散性血管内凝血（王萍），水、电解质代谢紊乱和酸碱平衡紊乱（吴晓岚）；各论包括心血管系统疾病（石娅莉、吕洪臻），呼吸系统疾病（侯菊花），消化系统疾病（王晓燕），泌尿系统疾病（叶淳、吕洪臻），生殖系统和乳腺疾病（李帅），内分泌系统疾病及神经系统疾病（刘筱蔼），传染病及性传播疾病（郭静芹）。教材对于编写内容的取舍，坚持淡化学科意识，服务后续课程，对接护士执业资格考试要求，精选专业岗位必备的内容。总论内容力求基本概念清晰，各论注重理论与实用的关系，围绕临床护理工作实际丰富教材内容。教材在学生易学、教师好教、临床有用等方面有所创新，具体体现在以下几个方面。教材各章设有"学习目标""临床应用提示""考点提示""案例导入""知识链接"或"知识拓展""本章小结"及"习题"等模块。本教材为书网融合教材，即纸质教材有机融合电子教材、教学配套资源（PPT、微课、视频等）、题库系统、数字化教学服务（在线教学、在线作业、在线考试），使教材内容更加立体、生动、形象。"临床应用提示"是本教材的亮点之一，很好地将课程知识点与护理实际工作联系起来，使学生能及早了解到病理学与病理生理学知识在护理临床中的应用与未来价值；章后习题以及在线学习平台的题库，不仅题目有代表性，还配有答案及精要的分析，方便课后复习巩固。教材内容尽量减少深奥的理论阐述，图文并茂，突出体现"三基、五性、三特定"的教材编写基本原则，同时加入已有定论的新理论及新进展，编写中体现出软硬"双技能"并重的能力教育。每章"学习目标"包括知识目标、技能目标和人文目标，对于学生人文素质的培养有很好的体现。

　　本教材主要供高职高专护理类专业师生使用，也可作为3+2护理专业课程教材以及中职护理专业学生参加护士执业资格考试的复习参考用书。

　　编写过程中，我们汲取和借鉴了相关教材的成果。编写工作得到了江苏医药职业学院及各编者所在院校领导的大力支持，在此一并致以崇高的敬意和衷心的感谢！

　　虽然教材编写定稿全过程经过了全体参编人员反复讨论、互审修改，但限于学术水平和多种因素，书中不妥之处在所难免，恳请广大读者批评指正。

编　者

2018年3月

# 目录 MULU

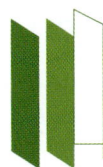

# 绪　论

**学习目标**

1. **掌握** 病理学与病理生理学的概念、内容和任务。
2. **熟悉** 病理学与病理生理学在医学中的地位以及研究方法。
3. **了解** 病理学与病理生理学的学习方法。

　　随着科学技术的发展，人类对疾病的认识也不断深入。特别是近30年来，由于免疫学、分子生物学、细胞遗传学等学科的发展以及免疫组织化学、图像分析技术等新技术的应用，对病理学与病理生理学的发展产生了深刻影响，使得对疾病的研究从器官、组织、细胞和亚细胞水平深入到分子、基因水平，从而大大加深了对疾病本质的认识，同时也为疾病的防治开辟了光明的前景。

扫码"学一学"

## 一、病理学与病理生理学的概念和任务

　　病理学与病理生理学是研究疾病本质和发生发展规律的科学。主要从以下四方面开展对疾病的研究：①疾病发生的原因，即病因学。②疾病发生的机制与过程，即发病学。③疾病过程中机体代谢、功能和形态结构的异常变化即病理变化，以及病理变化与患者临床表现的关系即病理临床联系。④疾病的转归和结局。最终为防治疾病提供必要的理论基础和实践依据。

## 二、病理学与病理生理学的内容

　　病理学重点从形态结构方面研究疾病，而病理生理学主要研究患病机体代谢、功能的改变。本书将病理学与病理生理学进行了有机整合，分为总论（绪论～第十一章）和各论（第十二章至第二十章）两部分内容。总论研究各种疾病的普遍规律，包括绪论，疾病概论，细胞和组织的适应、损伤与修复，局部血液循环障碍，炎症，肿瘤，缺氧，发热，休克，弥散性血管内凝血，水、电解质代谢紊乱和酸碱平衡紊乱，主要阐述疾病共同的基本病理改变；各论研究机体各器官系统的常见病、多发病，包括心血管系统疾病，呼吸系统疾病，消化系统疾病，泌尿系统疾病，生殖系统和乳腺疾病，内分泌系统疾病，神经系统疾病，传染病和性传播疾病，具体阐述各种疾病的病因、发病机制、病理变化及病理临床联系。病理学与病理生理学总论和各论之间有着紧密的联系，总论是学习各论的基础，各论是总论知识的具体应用。

## 三、病理学与病理生理学在医学中的地位

　　在医学教育体系中，病理学与病理生理学在基础医学与临床医学之间起到承前启后的作用，被形象地比喻为"桥梁课"。基础医学中人体解剖学与组织胚胎学、生物化学和生理学等学科研究正常人体的形态、代谢与功能，为病理学与病理生理学的学习打下了基础；病理学与病理生理学则是学习疾病的第一门课程，阐明了疾病的基本理论，为后续专业课

的学习奠定了基础。因此，作为一门研究疾病的基础学科，它应该率先引导学生从正常人体知识的学习逐步深入到对患病机体的代谢、功能和形态结构病理变化的认识，同时培养学生认识和探索疾病变化规律的科学思维方法，以及运用病理知识阐明疾病的发生机制和解释临床表现的能力。

在科学研究中，病理学与病理生理学担负着疾病发生基础研究的重任，心脑血管疾病以及恶性肿瘤等重大疾病的研究都离不开病理学的内容与研究方法。随着分子生物学的发展，对疾病的研究也进入分子水平。

在医学临床实践中，虽然诊断疾病的手段很多，如内镜检查、影像学检查技术、实验室检测等，但很多疾病的诊断，尤其是肿瘤性质的最后确诊仍有赖于病理诊断。由上述可见，病理学与病理生理学在医学科学中的重要地位。

### 四、如何学好病理学与病理生理学

病理学与病理生理学是研究疾病规律的学科，要深刻认识疾病必须有正确的学习方法。

1. **树立运动、发展的观点认识疾病**  疾病是一个过程，有其开始、高潮到结局，而机体的病理变化反映的仅是疾病过程中某一特定时间的变化，教材所描述的一般是疾病高潮阶段典型的病变。因此，要注意运用动态的科学思维方法去分析疾病过程中各个阶段的病理变化，分析和思考这些病变之间的内在联系，这样才能全面、深刻地认识疾病。

2. **重视形态结构与代谢、功能的联系**  人体的形态结构与代谢、功能是互相依存、互相影响的，在疾病发生过程中形态结构的变化可影响代谢、功能，代谢、功能的长期改变也可影响形态结构。例如，高血压性心脏病患者为克服主动脉高压、维持心脏射血，左心室长期加强收缩可导致心肌肥大，而心肌肥大又为维持左心室的功能代偿提供了物质基础。

3. **注重局部与整体的关系**  学习病理学必须要注重局部与整体的相互关系。人体是一个有机的整体，各器官系统都是整体的一部分，都不能离开整体而单独存在，它们之间存在着密切的联系和相互影响。疾病时，虽然病变往往表现在局部，但它的影响可能是全身性的。例如，急性化脓性阑尾炎引起局部腹痛的同时，还可引起发热、外周血白细胞增高等全身反应。另一方面，机体的全身状态也能影响局部病变的发展。

4. **加强病理学知识与临床护理的联系**  病理学与病理生理学是一门"桥梁课"，其学习目的就是直接服务于临床、服务于专业。在学习过程中，要加强与临床护理工作的联系，学会运用所学病理知识去阐述疾病的病因、病变与临床表现的关系，理解护理工作的原理。

5. **注重病理学与病理生理学实验**  病理学与病理生理学实验是不可缺少的学习内容。实验的目的在于通过具体操作和观察，加深对理论知识的认识和理解，提高学生的动手能力、独立思考和分析综合的能力。

病理学与病理生理学实验内容包括观察标本和切片、临床病理讨论、动物实验等。观察标本首先要辨认病变的组织器官，再与正常组织器官比较，注意观察病变的大小、形状、颜色。观察切片也要先辨认病变组织，然后观察这种组织与正常组织（细胞）的不同。应当注意大体标本和组织切片之间的联系，把理论知识和实验标本切片以及疾病的临床联系起来思考。对于病变的特点记忆和理解有困难时，多看标本和切片（包括教科书中的插图、图谱）能获得帮助，学生亦可从多媒体等现代教学方法的使用中受益。

扫码"学一学"

## 五、病理学与病理生理学的研究方法

病理学与病理生理学的研究既有传统经典的方法，也有新技术的应用。在医学实际工作中，应根据不同的目的和要求，选择适当方法对病变组织进行观察和研究。

1. **尸体剖检**　简称尸检，即对死者的遗体进行病理解剖和观察，是病理学的基本研究方法之一。通过肉眼和显微镜下观察各器官和组织的病理变化，明确疾病诊断，查明死因，提高医疗诊治水平；为正确处理医患纠纷和医疗事故提供证据；收集病理教学标本，供病理教学使用；及时发现和确诊某些传染病和地方病，为卫生防疫部门采取措施提供依据。尸检可促进医学和医学教育的发展，目前我国的尸检率还很低，应当大力提倡。

2. **活体组织检查**　简称活检，即通过局部切取、内镜钳取、穿刺吸取等方法，从患者活体获取病变组织，进行病理检查。活体组织检查是临床最常用的病理诊断方法，对确定病变性质，了解病变范围，估计患者预后，特别是对肿瘤良性、恶性的诊断具有十分重要的意义。病理切片的常规染色方法是苏木素–伊红（HE）染色。德国病理学家Virchow创建了细胞病理学。

扫码"学一学"

> ### 知识拓展
>
> 手术送检病理标本制度
>
> 1. 手术切下的标本必须做病理检查，不能随意丢弃。
> 2. 术毕手术医师应正确、详细地填写病理申请单。
> 3. 器械护士在手术台上将切下组织标本妥善放好，术毕与巡回护士合作将标本放置于标本袋中，由巡回护士询问手术医师后填写标本袋标签。
> 4. 检查无误后由器械护士送至标本间，将组织标本浸入10%甲醛中，立即将标本袋封口。将标本袋与相应的病理申请单共同放入容器内。器械护士按标本袋上标签做病理登记，并在标本登记本上签名。
> 5. 送检护士在清点无误后将其送往病理科。病理科接收人核查无误后在标本登记本上签名。
> 6. 手术中需快速冰冻者，事先由手术科室根据手术填写病理申请单，提前交到病理科。取下组织后立即送检，结果由病理科通知。应由本台手术的巡回护士接听病理科的通知结果。
> 7. 手术期间需要做细菌培养者应事先开好化验单，标本取下后立即送检。

3. **细胞学检查**　通过采集病变处的脱落细胞，涂片染色后进行显微镜观察，做出细胞学诊断。临床比较常用的有：阴道或子宫涂片诊断子宫颈癌；痰涂片诊断肺癌；胸腔积液、腹腔积液涂片诊断转移性肿瘤；食管细胞涂片诊断食管癌；乳腺穿刺细胞学检查诊断乳腺疾病等。此方法设备简单、操作简便，患者痛苦少易于接受。但要确诊恶性肿瘤时，需经进一步复查，并做活体组织检查证实。

4. **动物实验**　在动物身上复制人类疾病模型，人为地控制各种实验条件，并对其代谢功能和形态结构变化进行动态观察，从中发现疾病的规律性。同时也可给予不同的药物进行实验治疗，以观察药物的治疗效果。动物实验不仅可以观察疾病动态的变化规律，还可进行多次重复试验，以弥补人体病理学与病理生理学研究的受限和不足。但应该注意人的社会属性以及动物和人体之间存在物种差异。因此，不能把动物实验结果不加分析地直接用于人体，仅可作为研究人体疾病的参考。

5. **组织和细胞培养**　根据研究目的，将人体或动物某种组织或细胞分离，用适宜培养基在体外进行培养。通过离体组织或细胞生存条件的改变，以观察其代谢功能及形态的改变。如在病毒感染或其他致癌因素作用下，细胞如何发生恶性转化；抗癌药物对肿瘤细胞生长的影响等对研究肿瘤细胞的生物学特性和分子水平的变化起到重要作用。但孤立的体外环境与复杂的体内整体环境有显著差异，故不能将体外研究结果与体内过程等同看待。

6. **超微结构观察**　用电子显微镜观察细胞超微结构（如细胞器）的变化，认识细胞最细微的病变，不仅有利于对疾病的研究，还可用于疾病的病理诊断。根据细胞超微结构变化，可更好地确定肿瘤细胞的组织发生和分化程度，对肾小球肾炎的分类和诊断也有重要作用。

7. **免疫组织化学**　免疫组织化学技术已经广泛用于病理学与病理生理学研究和诊断。其原理是利用抗原与抗体的特异性结合反应来检测组织中未知的抗原或抗体，并可在显微镜下观察抗原或抗体存在的部位和含量等，把形态变化与分子水平功能代谢的变化结合起来。免疫组织化学技术除用于病因学诊断和免疫性疾病的诊断外，更多的是用于肿瘤病理诊断。

## 本章小结

　　病理学与病理生理学是研究疾病本质，阐明疾病发生发展规律的学科。它主要研究疾病的病因、发生机制、病理变化、病理临床联系、转归和结局。病理学与病理生理学是位于基础医学与临床医学之间的"桥梁"。学好病理学与病理生理学应该做到：①树立运动、发展的观点；②重视形态结构与代谢、功能的联系；③注重局部与整体的关系；④加强病理学知识与临床护理的联系。

## 习题

### 一、选择题

【A1 型题】

1. 病理切片的常规染色方法是
   A. 苏木素-伊红（HE）染色　　　　　　　B. 伊红染色
   C. 瑞氏染色　　　　　　　　　　　　　　D. 巴氏染色
   E. 苏木素染色

2. 德国病理学家 Virchow 创建了
   A. 组织病理学　　　　　　　　　　　　　B. 器官病理学

C. 细胞病理学　　　　　　　　　　　D. 超微病理学

E. 分子病理学

【X 型题】

3. 活体组织检查的重要意义是

A. 确定病因　　　　　　　　　　　　B. 肿瘤普查

C. 判断死因　　　　　　　　　　　　D. 确定疾病的诊断

E. 确定肿瘤的诊断

## 二、思考题

简述病理学与病理生理学的概念和任务，以及在医学教育、临床诊断和科研工作中的作用。

（丁凤云　孙志军）

扫码"练一练"

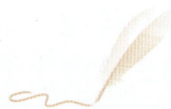

# 第一章 疾病概论

**学习目标**

1. **掌握** 健康、疾病、脑死亡的概念；脑死亡标准。
2. **熟悉** 亚健康的概念；疾病发生的原因与条件；疾病的转归。
3. **了解** 疾病发生发展的基本规律。

## 一、健康与疾病

健康是一种良好的生活状态，疾病是一种不良的生活状态，两者之间并没有明显的界限；随着人类社会的发展、医学的进步，人们对健康与疾病的认识不断深入、逐步完善，又提出了介于两者之间的亚健康的概念。

### （一）健康

传统的健康观念认为：健康就是无病，即躯体健康。1946年，世界卫生组织（WHO）成立时，把健康定义为："健康不仅是没有疾病和衰弱，而且是一种躯体上、精神上和社会适应上的完好状态"。强调健康除了身体健康，还要有心理健康，以及良好的人际关系与环境适应能力。不良的心理状态可损害身体健康，引起躯体器官的病变。

### （二）疾病

机体细胞生活在内环境中，内环境的稳态是细胞生存的前提，也是健康的基础。疾病是在一定病因的作用下，机体内环境稳态调节紊乱而发生的异常生命活动过程。在这一过程中，机体针对病因引起的损伤会发生一系列抗损伤反应；同时，体内相应的组织器官也会出现形态结构、生理功能和新陈代谢的异常改变，即病理变化；临床上患者出现许多症状、体征和社会行为的异常。例如，普通感冒为人体常见疾病，主要由病毒感染上呼吸道（鼻、咽、喉）引起。在疲劳、受凉等诱因作用下，机体抵抗力降低，感冒病毒侵入上呼吸道，对机体造成损伤，同时机体也出现炎症等抗损伤反应，临床表现为喷嚏、鼻塞、流鼻涕，可伴有咽痛，严重者会出现头痛、发热、全身乏力等表现。

**知识链接**

症状与体征都是患者的临床表现。症状是指患者在疾病过程中主观上感觉到的身体不适，如头痛、心悸等；体征是指医师对患者进行各种检查时发现的异常征象，如心脏杂音、肝大、体温升高等。

### （三）亚健康

亚健康是机体介于健康和疾病之间的一种过渡状态。亚健康的原因很多，如学习、工作压力过大，人际关系的处理不善，不良的生活及工作方式等。亚健康状态的表现复杂，主要有精神不振、疲乏无力、头痛、头晕、失眠多梦、记忆力减退、注意力不易集中、工作效率低下、情绪低落或者易烦躁、焦虑等。处于亚健康状态的机体临床检查往往无器质性病变。

当机体已经处于亚健康状态而原因不能及时消除时，则可向疾病状态发展；反之，则可恢复到健康状态。因此，正确认识亚健康状态，同时进行积极地调整、干预，如加强保健和体育锻炼、平衡心态等，就可以预防疾病的发生，从而维护和促进身心健康。

## 二、病因学

病因学主要研究与疾病发生有关的原因和条件。

### （一）疾病发生的原因

能够引起某一疾病发生并决定疾病特异性的因素称为致病因素，简称病因。例如，结核杆菌能够引起结核病，结核杆菌就是结核病的病因。认识和清除病因，对疾病的预防、诊断和治疗具有重要意义。任何疾病的发生都是有原因的，常见的致病因素有以下几大类。

1. **生物因素** 是最常见一类病因，主要包括细菌、病毒、真菌和寄生虫等病原微生物。其致病特点是各种病原体通过一定的途径侵入体内，并作用于一定的部位，引起各种感染性疾病。机体是否发病，除与病原体的数量、侵袭力及毒力有关外，还与相应机体的防御能力特别是免疫反应有关。

另外，有些已知的病原微生物自身可发生变异，改变其遗传性，形成新的株型或产生耐药性，增加了预防和治疗的难度。

**知识链接**

严重急性呼吸综合征，简称SARS，又称"传染性非典型肺炎"。2003年曾经在全球几十个国家和地区传播。由于一开始病因不明、防治不力，疫情迅速蔓延，导致近万人死亡。后来查明，SARS是由冠状病毒的一个变种引起的，是一种新出现的病毒，人群不具有免疫力，普遍易感。

2. **物理因素** 主要包括机械力、温度、气压、电流、电离辐射、大气压等。其致病力与作用强度、接触时间和部位有关，而与机体的反应关系不大，如轻微的力的作用对人体没有任何影响，但暴力可引起严重损伤甚至骨折。

3. **化学因素** 环境污染中主要是化学性污染物，如工厂、汽车排放的一氧化碳和硫化氢等可造成空气污染；农业生产中使用农药（杀虫剂、除草剂等）造成农作物、畜产品的农药残留。临床药物治疗中，长期或过量用药引起慢性中毒或相应器官组织损伤。化学因素的致病作用有以下特点。①某些毒物对机体的作用可具有器官组织选择性，如一氧化碳与血红蛋白结合等。②某些化学物在体内有蓄积作用，长期摄取可致慢性中毒。③其致病作用还与肝、肾等解毒、排泄器官的功能状态有关。

**临床应用提示**

药物治疗中我们经常提到"是药三分毒"这个观点正确吗？为什么？

4. **营养因素** 机体缺乏必需的营养物质，可引起功能和代谢的变化而致病，严重时甚至引起死亡。营养因素包括生命活动的基本物质（氧、水等）、各种营养素（糖、脂肪、蛋白质、维生素、无机盐等）及微量元素（铁、碘、铜、锌、氟、硒等）。同时，营养过剩也可致病，如长期大量摄入高糖、高脂饮食易引起肥胖、高脂血症。

**5. 遗传因素** 遗传因素对疾病的影响分两种情况。

（1）直接致病作用 主要是通过遗传物质基因或染色体的突变、畸变而发生的。基因突变引起的疾病如血友病；染色体畸变导致的常见疾病如先天愚型（21−三体综合征）。

（2）遗传易感性 某些家族成员具有易患某些疾病的倾向，如精神分裂症、糖尿病、高血压病等，此种现象称遗传易感性。

**6. 先天因素** 指那些能够损害胎儿生长发育的有害因素，由此引起的疾病称为先天性疾病。母亲妊娠早期病毒感染、服用某些药物、大量饮酒等，可影响胎儿发育，引起某种缺陷或畸形，如先天性心脏病、唇裂等。

**7. 免疫因素** 正常的免疫反应对人体有保护作用，但有的人体对某些抗原会产生异常的免疫反应，反而引起机体损伤。主要有以下三种情况。

（1）变态反应或超敏反应 是指机体免疫系统对一些抗原刺激产生异常强烈的反应，致使组织细胞损伤和生理功能障碍。如破伤风抗毒素、青霉素引起的过敏性休克；某些花粉或食物引起的过敏性鼻炎、荨麻疹等。

（2）免疫缺陷病 因体液免疫或细胞免疫缺陷引起的免疫缺陷病，如艾滋病（获得性免疫缺陷综合征）。

（3）自身免疫性疾病 指某些个体对自身抗原发生免疫反应，并引起自身组织的损害。如类风湿关节炎、系统性红斑狼疮等。

**8. 精神、心理、社会因素** 现代社会随着生活节奏的加快，人类心理、精神因素对健康、疾病的影响越来越大。如长期的工作生活压力、不良的人际关系等，轻者可引起失眠、血压升高、女性月经失调等生理功能异常，重者可导致消化性溃疡、高血压等器质性病变的发生，即所谓心身性疾病。同时，抑郁症等精神障碍性疾病发病率也越来越高。

此外，经济状况、教育水平和社会环境等也与某些疾病的发生密切相关，如经济发达地区人群中的动脉粥样硬化、糖尿病、高血压病等慢性病的发生率较高，而贫困地区人群中营养不良和感染性疾病的发生率较高。通过开展各种健康教育，改变不良生活习惯，如高糖、高脂、高盐饮食、吸烟酗酒等，可以有效减少许多疾病的发生。

**（二）疾病发生的条件**

疾病发生的条件是指那些能够影响疾病发生发展的各种体内外因素。它们本身虽然不能引起疾病，但可以促进疾病的发生，也称诱发因素。例如，营养不良、居住条件恶劣、过度疲劳等可削弱机体的抵抗力，如有结核杆菌进入机体，就可以引起结核病；相反，充足的营养、良好的居住环境、适当的体育活动等，都能增强机体的抵抗力，即使有结核杆菌侵入，也可不发生结核病。

病因和条件是相对的，同一因素可以是某疾病的病因，也可能是其他疾病的条件。例如，寒冷是冻伤的原因，但也是感冒、肺炎等疾病的条件。因此，要阐明某一疾病的病因和条件，认识其在疾病发生中的作用，必须进行具体的分析和研究。

## 三、发病学

发病学主要研究疾病发展过程中的共同规律。疾病种类繁多，各种疾病在发展过程中有着相似的特点与共同的变化，认识这些基本的变化规律有助于对疾病的诊治与预防。

**（一）损伤与抗损伤反应**

在病因作用于机体导致损伤的同时，机体会出现抗损伤反应，两者之间的力量对比常常影响疾病的发展方向和转归。如烧伤时皮肤组织坏死，液体大量渗出造成循环血量减少、血压下降等损伤性变化；同时机体内出现白细胞增加、微动脉收缩、心率加快、心输出量增加等抗损伤反应。如损伤较轻，通过各种抗损伤反应和恰当的治疗，机体可恢复健康；反之，损伤较重又未能得到及时有效的治疗，则病情会恶化加重。在临床工作中，应注意区分疾病过程中的损伤与抗损伤变化，及时采取有效治疗措施，控制损伤性变化，提高机体抗损伤的能力，促使疾病好转、康复。

### （二）因果交替规律

在疾病发展过程中，体内出现的一系列变化并不都是原始病因直接作用的结果，而是由于机体的稳态调节紊乱出现的连锁反应。例如，外伤性大失血引起血容量减少、血压下降，使回心血量和心输出量进一步减少，导致器官功能障碍。如此交替，可推动疾病过程不断发展，使病情进一步恶化，称为恶性循环。相反，如果能及时采取有效的止血、输血等措施，既可阻断恶性循环，防止病情的恶化，也可同时建立良性循环，使病情向有利于机体健康的方向发展。正确认识疾病过程中的因果转化对疾病的防治具有重要意义。

## 四、疾病转归

疾病转归是疾病发展的趋势和结局，也是疾病过程的最后阶段。疾病过程中的损伤与抗损伤反应决定疾病的转归。

### （一）康复

1. **完全康复** 指患者的症状和体征完全消失，机体的功能、代谢与形态完全恢复正常。例如，感冒、肺炎等疾病治愈后，机体可完全康复。

2. **不完全康复** 指疾病所致损伤得以控制，主要症状和体征已经消失，但机体的功能、代谢与形态并未完全恢复正常，可遗留某些病理变化或后遗症，如风湿病后遗留的心脏瓣膜病、有的严重损伤导致的瘢痕等。机体可通过代偿调节维持相对正常的生命活动。

### （二）死亡

传统观念是把呼吸、心跳功能永久性停止视为死亡标志。随着医疗技术的进步，器官移植工作的广泛开展，传统死亡的标准愈来愈不符合临床实际情况，为此提出了脑死亡的概念。认为死亡应当是机体作为一个整体，其功能的永久性停止，它的标志是全脑功能的永久性丧失。

脑死亡应该符合以下标准。①自主呼吸停止是脑死亡的首要标准。②不可逆性深度昏迷。③脑神经反射消失，如瞳孔对光反射、角膜反射、咳嗽反射、吞咽反射等均消失。④瞳孔散大、固定。⑤脑电波消失。⑥脑血液循环完全停止。

脑死亡标准的实施有助于医务人员判断死亡时间和确定终止复苏抢救的界线；同时，也为器官移植创造了良好时机，因为脑死亡者可借助人工呼吸等装置在一定时间内维持机体器官的血液循环，为器官移植提供良好的供体。因此，用脑死亡作为死亡的标准是社会发展的需要。

扫码"学一学"

**考点提示**
脑死亡的概念与标准。

## 本章小结

本章主要介绍了与疾病有关的基本概念，如健康、疾病、亚健康；疾病发生的原因与条件；疾病的常见原因有生物因素、物理因素、化学因素、营养因素、遗传因素、免疫因素和精神、心理及社会因素等，疾病发生的条件是指那些能够影响疾病发生发展的各种体内外因素；疾病发生发展过程中的基本规律，如损伤与抗损伤反应、因果交替规律；疾病转归有康复与死亡两种，脑死亡具有重要意义。

# 习 题

## 一、选择题

### 【A1 型题】

1. 可以促进疾病发生的因素为
   - A. 疾病的原因
   - B. 疾病的条件
   - C. 疾病的外因
   - D. 疾病的内因
   - E. 疾病的内部条件

2. 有关健康，描述正确的是
   - A. 健康就是没有疾病或病痛
   - B. 健康就是体格强壮
   - C. 健康是心理上的完好状态
   - D. 健康是有完好的社会适应能力
   - E. 健康是身体、心理、社会适应上的完好状态

3. 下列哪种疾病不是遗传病
   - A. 先天愚型
   - B. 白化病
   - C. 血友病
   - D. 先天性心脏病
   - E. 精神分裂症

4. 不属于完全康复的是
   - A. 损伤性变化完全消失
   - B. 遗留有瘢痕
   - C. 功能代谢完全恢复正常
   - D. 自稳调节恢复正常
   - E. 代谢水平恢复正常

5. 关于脑死亡，最确切的描述是
   - A. 呼吸、心跳停止，反射消失
   - B. 各组织器官的生命活动终止
   - C. 各种反射消失，脑干以上神经中枢处于深度抑制状态
   - D. 全脑功能不可逆的永久性丧失
   - E. 机体各器官组织都发生死亡

6. 下列哪项不是脑死亡的标准
   - A. 心跳停止
   - B. 自主呼吸停止，需不停地进行人工呼吸
   - C. 脑干神经反射消失
   - D. 不可逆性深昏迷
   - E. 瞳孔散大

7. 疾病的概念是指

A．在致病因子的作用下，躯体上、精神上及社会上的不良状态

B．在致病因子的作用下出现共同的成套的功能、代谢和结构的变化

C．在病因作用下，因机体自稳调节紊乱而发生的异常生命活动过程

D．机体与外界环境间协调发生障碍的异常生命活动

E．生命活动中的表现形式，体内各种功能活动进行性下降的过程

8．关于疾病的原因，下列哪项是正确的

A．引起疾病发生的致病因素　　　　　　　B．引起疾病发生的体内因素

C．引起疾病发生的体外因素　　　　　　　D．引起疾病发生的体内外因素

E．引起疾病发生并决定疾病特异性的特定因素

9．下列对疾病条件的叙述，哪一项是错误的

A．条件是左右疾病对机体的影响因素

B．条件是疾病发生必不可少的因素

C．条件是影响疾病发生的各种体内外因素

D．某些条件可以促进疾病的发生

E．某些条件可以延缓疾病的发生

10．下列哪项是诊断脑死亡的首要指标

A．瞳孔散大或固定　　　　　　　　　　　B．脑电波消失，呈平直线

C．自主呼吸停止　　　　　　　　　　　　D．脑干神经反射消失

E．不可逆性深度昏迷

【X型题】

11．关于病因的叙述，正确的是

A．任何疾病都有病因

B．只要病因作用于机体，就一定会发病

C．条件不能直接引起疾病

D．病因对疾病的发展可以不再发挥作用

E．诱发因素能够促进疾病的发生发展

12．不完全康复时机体

A．主要症状消失　　　　　　　　　　　　B．可留有后遗症

C．次要病变尚未完全消失　　　　　　　　D．主要的损伤性变化已得到控制

E．代偿后可维持相对正常生命活动

13．下列关于脑死亡的标准，正确的是

A．自主呼吸停止　　　　　　　　　　　　B．可逆性昏迷

C．脑神经反射消失　　　　　　　　　　　D．瞳孔散大或固定

E．脑电波消失、脑血液循环完全停止

## 二、思考题

如何判断患者是否发生了脑死亡？

（丁凤云　孙志军）

扫码"练一练"

# 第二章　细胞和组织的适应、损伤与修复

📖 **学习目标**

1. **掌握**　萎缩、肥大、增生、化生、变性、坏死、坏疽、肉芽组织的概念；常见变性的类型及好发部位；坏死的类型及形态特点；肉芽组织的形态特点及功能；影响损伤修复的因素。

2. **熟悉**　糜烂、溃疡、窦道、瘘管、空洞、机化、修复、再生、纤维性修复、瘢痕组织的概念；各类适应性反应的类型与病理变化；常见变性的形态特点；坏死的结局；肉芽组织的结局；创伤愈合的类型；骨折愈合的过程。

3. **了解**　各类适应性反应的影响及结局；细胞水肿、脂肪变性的原因、机制、影响及结局；细胞的再生能力；瘢痕组织的形态及作用；创伤愈合的概念及过程。

4. 学会应用适应、损伤与修复的病理知识分析、解释相关的临床问题。

5. 具有对机体适应、损伤变化及修复问题的认知能力。

机体细胞、组织和器官受到内外环境中各种刺激因素的作用，可做出不同的代谢、功能和形态的反应性调整。如果刺激强度较弱或作用时间较短，细胞会产生一系列适应性反应。如果刺激强度超过了机体的适应能力，则导致细胞损伤，包括可逆性损伤和不可逆性损伤。

**案例导入**

患者高血压20多年，约4个月前感觉双下肢发凉、发麻，长时间走路时出现疼痛，休息后可缓解。最近20天右脚疼痛强烈，感觉逐渐消失，右足趾发黑，左小腿也逐渐变细。

**请问：**

1. 患者的右脚和左小腿各发生了什么变化？
2. 可能原因是什么？

扫码"学一学"

扫码"学一学"

## 第一节　适　应

适应是指细胞、组织和器官对内外环境改变而产生的非损伤性应答反应，使机体对环境的耐受能力增强。适应在形态学上一般表现为萎缩、肥大、增生和化生，涉及细胞数目、体积以及细胞分化方向的改变。

### 一、萎缩

萎缩是指发育正常的细胞、组织和器官体积的缩小，通常由实质细胞体积缩小造成，也可伴有细胞数量减少。应该注意的是，组织、器官的未曾发育或发育不全不属于萎缩范畴。

**（一）类型**

1. **生理性萎缩**　是机体生命过程中的正常现象。如青春期后胸腺萎缩，更年期后卵巢、子宫、睾丸的萎缩等。

2. **病理性萎缩**　是病理状态下出现的萎缩，按发生原因可分为以下类型。

（1）营养不良性萎缩　分为以下两种。①全身营养不良性萎缩：如重度营养不良或结核病、恶性肿瘤等慢性消耗性疾病引起的全身组织萎缩。②局部营养不良性萎缩：常由于局部慢性缺血所致，如脑动脉粥样硬化引起的脑萎缩。

（2）压迫性萎缩　因组织、器官长期受压所引起。如结石和肿瘤引起尿路梗阻时，肾盂积水压迫肾实质，造成萎缩（图2-1）。脑积水导致脑实质受压萎缩。

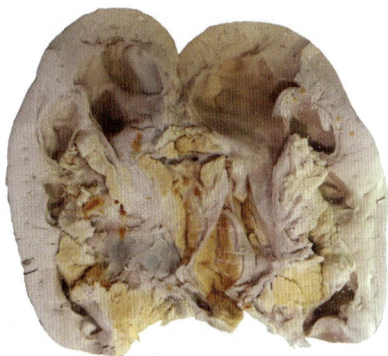

**图 2-1　肾压迫性萎缩**
肾盂扩张，肾实质受压变薄

（3）失用性萎缩　因组织、器官长期工作负荷减少和功能代谢降低所致。如久病卧床患者的下肢肌肉萎缩，骨折后因长期石膏夹板固定导致患肢肌肉萎缩。随着肢体重新正常活动，萎缩的骨骼肌细胞会恢复正常大小和功能。

> **+ 临床应用提示**
>
> 　　长期卧床患者下肢肌肉会出现何变化？如何预防？

（4）去神经性萎缩　因运动神经元或轴突损伤引起所支配器官组织的萎缩。如脊髓灰质炎患者因脊髓前角运动神经元变性坏死导致的肌肉萎缩。

（5）内分泌性萎缩　因内分泌器官功能低下导致相应靶器官萎缩。如垂体缺血坏死使促肾上腺皮质激素释放减少，导致肾上腺皮质萎缩。

**（二）病理变化**

肉眼观，萎缩的器官体积缩小，重量减轻，被膜增厚、皱缩，质地变韧，颜色变深。心肌萎缩，心脏体积缩小，冠状动脉迂曲。

> **考点提示**
>
> 　　萎缩的概念；病理性萎缩的类型。

镜下观，实质细胞体积缩小，心、肝萎缩时实质细胞胞质内可见脂褐素沉着（为细胞内未被彻底消化的细胞器残体，呈棕褐色的细小颗粒）。

**（三）影响及结局**

萎缩的细胞、组织和器官，代谢和功能下降，如脑萎缩致记忆力减退，心肌细胞萎缩致收缩力下降等。去除原因后，轻度的萎缩可恢复，但持续性萎缩可导致细胞消失。

## 二、肥大

肥大是指细胞、组织或器官体积的增大。通常是因实质细胞的合成代谢旺盛体积增大所致，也可伴有实质细胞数目的增多。

### （一）类型

根据性质，肥大可分为生理性肥大和病理性肥大；根据原因，肥大可分为代偿性肥大和内分泌性肥大。代偿性肥大和内分泌性肥大均可出现在生理和病理情况下。

**1. 生理性肥大** ①代偿性肥大：因功能需求旺盛、负荷增加导致，如举重运动员上肢骨骼肌的增粗肥大。②内分泌性肥大：因激素增多导致，如妊娠时的子宫平滑肌细胞肥大。

**2. 病理性肥大** ①代偿性肥大：因疾病引起负荷增加导致，如高血压引起的左心室心肌肥大，心室壁增厚。②内分泌性肥大：因疾病引起激素分泌增多导致，如促甲状腺激素分泌增多，引起甲状腺滤泡上皮细胞肥大。

### （二）病理变化

肉眼观，组织或器官体积增大，重量增加。镜下观，实质细胞体积增大，细胞核肥大深染，可伴有细胞数量增多。

### （三）影响及结局

肥大的细胞代谢和功能增强，具有代偿意义。但细胞肥大的代偿作用是有一定限度的，当超过组织、器官的代偿限度时，则发生失代偿，如长期高血压患者左心室肥大，晚期会出现心功能不全。

## 三、增生

增生是指组织、器官实质细胞的数量增多，常导致组织或器官的体积增大。引起细胞、组织和器官肥大与增生的原因往往十分类同，故两者常相伴存在。

### （一）类型

根据性质，增生分为生理性增生和病理性增生；根据原因，增生分为代偿性增生和内分泌性增生。

**1. 生理性增生** ①代偿性增生：如在高海拔地区，外周血中红细胞代偿性增生。②内分泌性增生：如女性青春期和哺乳期的乳腺增生、月经周期中子宫内膜的增生。

**2. 病理性增生** ①代偿性增生：如一侧肾摘除后，对侧肾肥大、肾小管上皮细胞增生。②内分泌性增生：如雌激素绝对或相对增多时，引起的子宫内膜增生。

### （二）病理变化

肉眼观，增生的器官弥漫性增大或在组织、器官中形成单发或多发性增生结节。镜下观，细胞数量增多，细胞和细胞核的形态多正常或稍增大。

### （三）影响及结局

增生是由于各种原因引起的细胞有丝分裂活动增强的结果，通常当原因消除后可恢复。但若细胞过度增生失去控制，则可能演变为肿瘤性增生。

## 四、化生

化生是一种分化成熟的细胞转变为另一种分化成熟的细胞类型的过程。这种转化由具有分裂增殖和多向分化能力的干细胞、幼稚未分化细胞、储备细胞等向另一方向分化而成

（图2-2）。大多数发生在同源细胞之间。

基底膜　　柱状上皮　　储备细胞　　　　化生的鳞状上皮

图 2-2　化生示意图

## （一）常见类型

### 1. 上皮组织化生

（1）鳞状上皮化生　常见的是柱状上皮化生为鳞状上皮，如长期吸烟者支气管假复层纤毛柱状上皮易转变为鳞状上皮，慢性宫颈炎时宫颈黏膜柱状上皮转变为鳞状上皮（图2-3）。

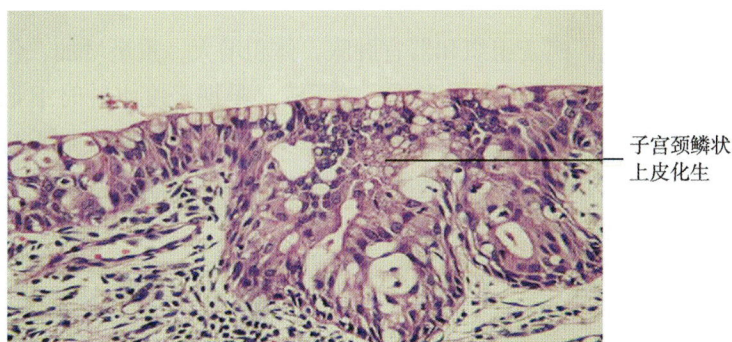

子宫颈鳞状
上皮化生

图 2-3　子宫颈鳞状上皮化生

（2）肠上皮化生　如慢性萎缩性胃炎时，胃黏膜上皮转变为含帕内特细胞和（或）杯状细胞的小肠型或大肠型黏膜上皮，分别称为小肠型肠上皮化生和大肠型肠上皮化生。大肠型肠上皮化生有可能成为胃癌的发生基础，而小肠型肠上皮化生与胃癌的关系则不大。慢性反流性食管炎时，食管下段鳞状上皮可化生为胃型或肠型柱状上皮。

### 2. 间叶组织化生　间叶组织未分化的间叶细胞可转变为成骨细胞或成软骨细胞，形成骨或软骨组织，称为骨或软骨化生。如骨骼肌反复外伤时肌肉内形成的骨组织。

> **考点提示**
> 化生的概念、常见类型。

## （二）结局及意义

上皮组织的化生在原因去除后可恢复，但间叶组织的化生大多不可逆。化生对机体利弊兼有。例如，慢性支气管黏膜鳞状上皮化生增强了局部黏膜抵御外界刺激的能力，但因失去了纤毛柱状上皮的纤毛结构，减弱了呼吸道黏膜的自净能力。此外，若化生长期持续存在，还可能引起细胞恶性变。

# 第二节  细胞和组织的损伤

机体细胞、组织遭受不能耐受的刺激因素的作用时，出现损伤性变化。轻度损伤表现为各种变性，原因消除后大多可恢复正常，又称为可逆性损伤，重度损伤达到不可恢复的程度即为细胞死亡，又称为不可逆性损伤。

## 一、变性

变性是指由于代谢障碍，在细胞内或细胞间质出现异常物质或正常物质过度蓄积。

> **考点提示**
> 变性的概念。

### （一）细胞水肿（水变性）

细胞水肿是指细胞内水和钠离子过多蓄积，往往是细胞损伤中最早出现的变化。常见于肝、肾、心等器官的实质细胞。

1. **原因及机制**  多因感染、缺氧、中毒、高热等，使细胞内线粒体受损伤，呤三磷酸腺苷（ATP）生成减少，细胞膜 $Na^+$-$K^+$ 泵功能障碍，或细胞膜直接受损通透性增大，导致细胞内水钠潴留。

2. **病理变化**  肉眼观，病变组织和器官肿胀，体积增大，重量增加，包膜紧张，边缘变钝，切面隆起，颜色变淡，混浊、无光泽。镜下观，早期轻度水肿时细胞体积增大，胞质内见大量粉染细小颗粒（称为颗粒样变性）；进一步发展使水肿程度加重时，细胞体积明显增大，胞质疏松、淡染，呈空网状半透明；重度水肿时细胞肿大变圆，胞质几乎完全透明，如气球样，称为气球样变性（图2-4）。

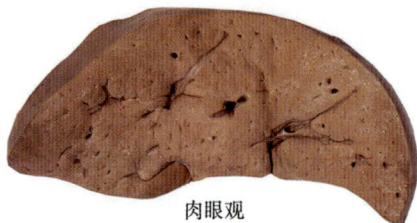

肉眼观

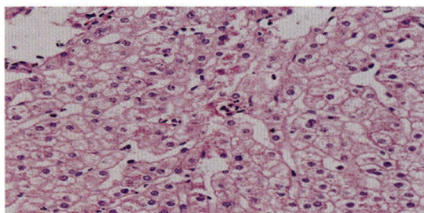

镜下观（HE染色，10×10）

图 2-4  肝细胞水肿

> **考点提示**
> 细胞水肿的好发部位，气球样变性的概念。

3. **影响及结局**  细胞水肿的组织、器官功能降低。原因消除后，可恢复正常。但若引起细胞水肿的原因持续作用，可发展为坏死。

### （二）脂肪变性

脂肪变性是指非脂肪细胞的细胞质中三酰甘油异常蓄积。常见于肝、心、肾等，尤以肝细胞最为常见。

1. **原因及机制**  因严重感染、酗酒、糖尿病、肥胖、长期贫血、缺氧、中毒、营养不良等，引起脂肪在体内的运输、利用和转化的任何环节发生异常均可导致脂肪变性。以肝脂肪变性的机制为例：①进入肝的脂肪酸过多。如摄入过多、长时间饥饿或糖尿病时，体内脂肪分解增多，过多的游离脂肪酸被运输至肝，超过肝细胞利用和合成脂蛋白的能力，脂肪沉积于肝细胞内；②脂蛋白合成障碍。脂肪必须与载脂蛋白结合形成脂蛋白后才可运出肝外，当合成脂蛋白的磷脂及组成磷脂的胆碱不足时，或乙醇、四氯化碳等中毒时，脂蛋白合成障碍，脂肪输出受阻而堆积在肝细胞内；③脂肪酸的氧化障碍。感染、缺氧、中毒可损伤细胞线粒体和滑面内质网功能，使脂肪酸氧化受阻，造成肝细胞内脂肪增多。

2. **病理变化**　肉眼观，脂肪变性的组织、器官肿大，包膜紧张，颜色淡黄，切面触之有油腻感。肝细胞发生显著弥漫的脂肪变性时称为脂肪肝；心肌脂肪变性时，受累心肌多位于心尖部和左心室心内膜下，脂肪变性的心肌呈黄色条纹，和正常的暗红色心肌相间，形似虎皮斑纹，称为虎斑心。镜下观，HE染色下细胞体积增大，由于脂肪被有机溶剂溶解，胞质内可见大小不等的脂质空泡，大的可将细胞核挤到一侧（图2-5）。冷冻组织切片特殊的脂肪染色中，苏丹Ⅲ染色、锇酸染色可分别将脂肪滴染成橘红色、黑色。

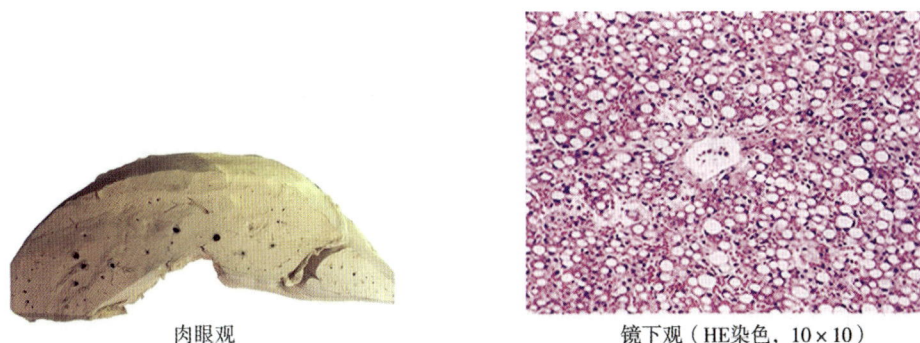

肉眼观　　　　　　　　　　镜下观（HE染色，10×10）

**图2-5　肝脂肪变性**

3. **影响及结局**　轻度、中度脂肪变性是可逆的，不会严重影响细胞功能。严重的脂肪变性引起组织、器官功能障碍，甚至发生细胞坏死。如长期重度弥漫性肝脂肪变性，肝细胞逐渐坏死，继发纤维化，最后可发展为肝硬化。

> **知识链接**
>
> 　　随着生活水平的提高，从食物中摄入脂肪过量，进入肝的脂肪酸过多，合成三酰甘油增加并堆积于肝细胞内，因此，饮食过多、体重超重是近年来引起脂肪肝最常见的原因之一。针对这一原因，在预防与治疗脂肪肝时重在树立自我保健的意识，调整饮食方案、纠正营养失衡，坚持必要的锻炼，维持理想的体重。

**（三）玻璃样变性**

玻璃样变性是一组物理性状相同，但化学成分和发生机制各异的病变，共同特点是在细胞内或间质中出现半透明状的蛋白质蓄积，又称透明变性，HE染色呈均质红染。玻璃样变性主要见于结缔组织、血管壁及部分细胞内。

1. **结缔组织玻璃样变性**　常见于陈旧的瘢痕组织、动脉粥样硬化的纤维性斑块等，是结缔组织老化的表现。肉眼观，呈灰白色，半透明，质地较韧。镜下观，胶原纤维增粗、融合，形成均匀红染一致的物质，细胞核减少。

2. **血管壁玻璃样变性**　常见于缓进型高血压患者和糖尿病患者的肾、脑、脾及视网膜等的细小动脉壁（图2-6）。因血浆蛋白渗入及血管基底膜样物质沉积于管壁，形成均匀红染无结构的物质。细小动脉玻璃样变性使管壁增厚、变硬、脆性增加，管腔狭窄或闭塞，导致局部血流供应减少和局部缺血。玻璃样变性的细小动脉壁还易继发扩张、破裂和出血。

图 2-6　肾细小动脉管壁玻璃样变性（图中箭头所示）

3. **细胞内玻璃样变性**　因细胞吞饮蛋白质或胞质内蛋白质凝固，在细胞内出现大小不等、均质红染的圆形小体。如肾小球肾炎时，肾小管上皮细胞重吸收原尿中的蛋白质而形成的圆形红染小滴；酒精性肝病时，肝细胞骨架成分中间丝前角蛋白变性，形成 Mallory 小体。

**（四）病理性钙化**

病理性钙化是指骨和牙齿以外的组织中有固体钙盐的沉积。

1. **类型**

（1）营养不良性钙化　指体内钙磷代谢正常，钙盐沉积在坏死组织或异物中。多见于结核坏死灶、动脉粥样硬化斑块、血栓、死亡的寄生虫虫体等。

（2）转移性钙化　由于全身钙磷代谢失调，血钙升高致钙盐沉积于正常组织内，主要累及血管、肾及肺的间质组织。常见于甲状旁腺功能亢进、维生素 D 摄入过多、肾衰竭及某些骨肿瘤。

2. **病理变化**　肉眼观，钙化的组织中可见灰白颗粒状或团块状物质，触之有沙砾感或坚硬感。镜下观，钙化物呈蓝黑色、不规则的颗粒或团块状（图 2-7）。

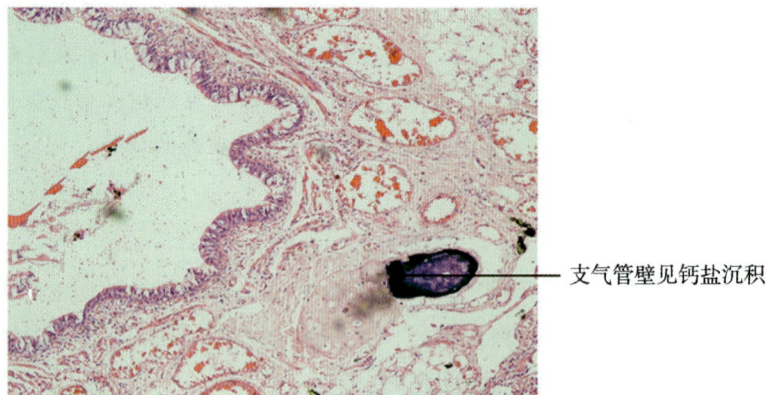

支气管壁见钙盐沉积

图 2-7　支气管壁营养不良性钙化

## 二、细胞死亡

细胞死亡有两种类型，即坏死和凋亡。

**（一）坏死**

坏死是指活体内局部细胞、组织的死亡。坏死的细胞、组织代谢完全停止，结构破坏，功能丧失。坏死大多数是从变性逐渐发展而来的，但损伤因素较强时，也可迅速发生。

**1. 基本病理变化**

（1）细胞核的变化　是细胞坏死的主要形态学标志（图2-8），表现为：①核固缩：细胞核脱水使核体积缩小，染色质浓聚。②核碎裂：核膜破裂，核染色质崩解为小碎片，分散在胞质中。③核溶解：DNA酶和蛋白酶激活，使核染色质DNA和核蛋白分解，核染色变淡，1～2天核完全溶解消失。

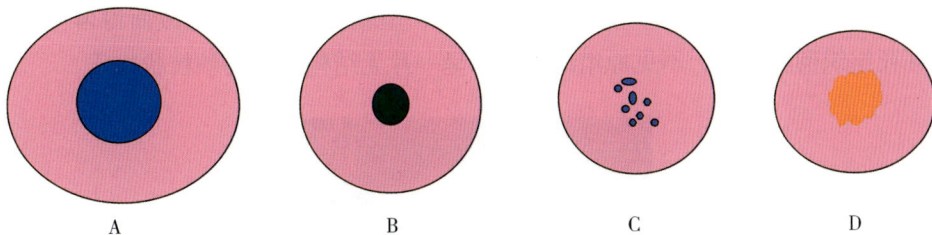

**图 2-8　坏死细胞核的变化示意图**

从左向右依次是：正常细胞、坏死细胞的核固缩、核碎裂、核溶解

（2）细胞质的变化　由于胞质核蛋白体解聚，变性蛋白质增多，胞质嗜酸性增强。同时由于胞质结构崩解，致胞质呈颗粒状或空泡状。

（3）间质的变化　早期间质常无改变。后期在各种酶的作用下，基质崩解，胶原纤维肿胀、液化，最后坏死的细胞和崩解的间质融合成一片模糊的颗粒状、无结构的红染物质。

坏死形态学改变的出现需要一段时间，早期的组织坏死常不易辨认。临床上将这种确实已经失去生活能力的组织称为失活组织，应及时清除失活组织。失活组织一般外观浑浊无光泽，失去原有的弹性，血管无搏动，切开后无新鲜血液流出，触之温度降低，失去正常的感觉和运动功能。

**考点提示**

坏死的概念及形态学标志。

细胞损伤后，细胞膜通透性增高或完整性破坏，细胞内各种酶释出进入血液，血清中相应酶水平升高，临床上可作为早期发现某些组织损伤的依据。

**2. 类型**

由于坏死的原因和坏死组织本身特性的不同，坏死组织呈现不同的形态学变化，主要分为凝固性坏死、液化性坏死、纤维素样坏死和坏疽四个类型。

（1）凝固性坏死　以坏死组织失水变干、蛋白质凝固为特征，多见于组织结构致密、蛋白质含量丰富的器官，如心、脾、肾等实质器官，常因缺血缺氧、细菌毒素、化学腐蚀剂作用引起。肉眼观，坏死组织呈灰白或灰黄色、干燥、质实，与周围健康组织分界清楚（图2-9）。镜下观，早期见坏死组织的细胞微细结构消失，但细胞的外形和组织结构轮廓尚存，坏死组织周围形成充血、出血及炎症反应带。

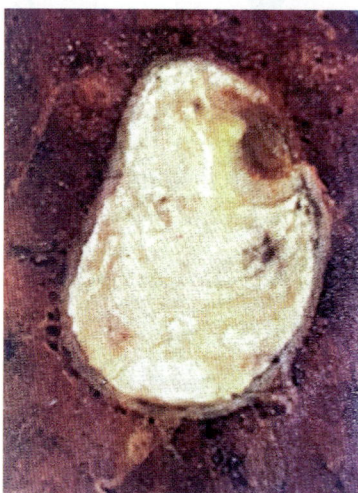

**图 2-9　脾凝固性坏死**
箭头所示为坏死灶，灰黄色，与周围组织分界清楚

干酪样坏死是由结核杆菌等引起的一种特殊类型的凝固性坏死。因坏死灶中含脂质较多，肉眼见坏死组织颜色淡黄，质地松软、细腻，呈颗粒状，似干酪故而得名（图2-10）。镜下见坏死组织彻底崩解，不见原组织轮廓，呈一片无结构红染的颗粒状物质。

**图 2-10　干酪样坏死**

（2）液化性坏死　以坏死组织溶解液化为特征，呈液体状或形成坏死腔，常见于含脂质较多和蛋白酶多的组织器官，如脑、脊髓、胰腺等。脑组织液化坏死后形成半流体状物，称为脑软化。化脓性细菌感染时，大量中性粒细胞崩解释放蛋白溶解酶将坏死组织溶解液化形成脓肿，亦属液化性坏死。

（3）纤维素样坏死　以病变部位形成细丝状、颗粒状或条块状染色似纤维素的无结构物为特征，常发生于结缔组织和小血管壁。多见于变态反应性疾病如风湿病、结节性多动脉炎等。

（4）坏疽　指较大范围的组织坏死并继发腐败菌的感染。坏死组织经腐败菌分解，产生硫化氢，发出臭味，并与血红蛋白降解产生的铁相结合，形成黑色的硫化铁，使坏死组织呈黑褐色。坏疽分为干性坏疽（图2-11）、湿性坏疽和气性坏疽三种类型，各型的发生条件、好发部位、病变特点及影响与结局，见表2-1。

**表 2-1　坏疽类型及其特征**

| | 干性坏疽 | 湿性坏疽 | 气性坏疽 |
|---|---|---|---|
| 发生条件 | 动脉闭塞而静脉回流通畅 | 动脉闭塞且静脉淤血 | 深达肌肉的开放性创伤合并产气荚膜杆菌等厌氧菌感染 |

|  | 干性坏疽 | 湿性坏疽 | 气性坏疽 |
|---|---|---|---|
| 好发部位 | 四肢末端，如脚趾、手指 | 与外界相通的内脏器官，如肺、肠、子宫、胆囊、阑尾等 | 深部的开放性创伤 |
| 病变特点 | 坏死组织干燥、皱缩，黑褐色，与周围正常组织分界清楚 | 坏死组织肿胀、湿润，呈污黑、暗绿色等，与周围健康组织分界不清，有恶臭 | 坏死组织肿胀呈蜂窝状，按之有捻发音，暗棕色，与周围健康组织分界不清，有恶臭 |
| 影响与结局 | 感染较轻，进展较缓慢 | 全身中毒症状较重，预后较差 | 严重的全身中毒症状，病变发展迅速，多因中毒而死亡 |

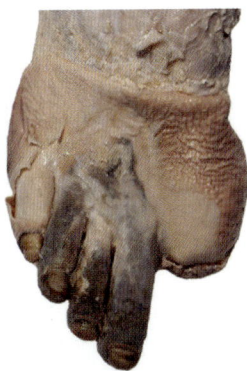

**图 2-11　足的干性坏疽**
坏死组织干燥、皱缩，与周围组织分界清楚，大脚趾已脱落

### 3. 结局

（1）溶解吸收　较小的坏死灶在坏死组织本身及中性粒细胞释放的蛋白溶解酶作用下溶解、液化，由淋巴管或血管吸收，不能吸收的碎片由巨噬细胞吞噬清除。

（2）分离排出　较大坏死灶不易被完全溶解吸收时，坏死组织被分离排出，可形成以下结果。①糜烂和溃疡：皮肤或黏膜的坏死组织脱落，形成局部缺损，较浅的称为糜烂，较深的称为溃疡。②窦道：深部组织坏死向体表或自然管道穿破，形成只有一个开口的病理性盲管，称为窦道。③瘘管：组织坏死向空腔脏器和体表同时穿破或同时向两个及以上空腔脏器穿破，形成至少有两个开口的病理性通道，称为瘘管。④空洞：肺、肾等内脏器官的坏死组织液化后可经相应管道（气管、输尿管）排出体外，留下的空腔称为空洞。

（3）机化与包裹　坏死组织不能完全溶解吸收或分离排出时，由新生的肉芽组织长入并取代坏死组织的过程称为机化。坏死组织范围较大，不能完全机化时，由周围增生的肉芽组织将其包绕，称为包裹。机化和包裹的肉芽组织最后转变为瘢痕组织。

（4）钙化　陈旧的坏死组织中钙盐的沉积，属于营养不良性钙化。

### （二）凋亡

凋亡是指活体内单个细胞程序性死亡的形态学改变，是体内外某些生理性或病理性刺激因子触发了细胞内预存的死亡程序，导致细胞主动性死亡，在形态和生化特征上都有别于坏死，见表 2-2。凋亡的目的是机体主动清除不正常或不需要的细胞，在生物胚胎发生发育、成熟细胞新旧交替、激素依赖性生理退化、萎缩、老化、炎症以及自身免疫病和肿瘤发生发展中，都发挥不可替代的重要作用。

> **考点提示**
> 坏死的类型及各型病变特点。

表 2-2　凋亡与坏死的主要区别

| | 凋亡 | 坏死 |
|---|---|---|
| 机制 | 基因调控的程序化细胞死亡，主动进行（自杀性） | 意外事故性细胞死亡，被动进行（他杀性） |
| 诱因 | 生理性或病理性 | 病理性 |
| 死亡范围 | 多为散在的单个细胞 | 多为聚集的成片细胞 |
| 形态特征 | 细胞固缩，核染色质边集，细胞器膜完整，细胞膜内陷包裹核碎片和细胞器，形成凋亡小体 | 核固缩、碎裂、溶解，细胞膜及细胞器膜溶解破裂 |
| 周围反应 | 不引起周围组织炎症反应，凋亡小体被邻近实质细胞和巨噬细胞吞噬 | 引起周围组织炎症反应和修复再生 |

# 第三节　损伤的修复

损伤造成机体部分细胞和组织丧失后，机体对所形成的缺损进行修补恢复的过程，称为修复。修复过程可概括为再生和纤维性修复两种形式。

## 一、再生

### （一）概念及类型

再生是由同种细胞分裂增殖以补充机体衰老的细胞或进行损伤的修复。分为生理性再生和病理性再生两种形式。

生理性再生是指在生理过程中，有些细胞和组织不断衰老、消耗，由新生的同种细胞补充，始终保持原有的结构和功能。如表皮的角化细胞脱落，由基底部细胞不断增生、分化，予以补充；消化道黏膜上皮细胞 1 ~ 2 天更新一次。病理性再生是指病理状态下，细胞和组织损伤后发生的再生。如鳞状上皮缺损时，由创缘或底部的基底层细胞分裂增生，向缺损中心迁移，先形成单层上皮，以后增生分化为鳞状上皮。毛细血管损伤再生时，多以出芽的方式完成，先由内皮细胞分裂增生形成实心的幼芽，随后形成细胞条索，在血流的冲击下逐渐出现管腔，形成新的毛细血管。

### （二）细胞的再生能力

根据机体细胞再生能力的强弱，分为以下三类。

1. **不稳定细胞**　又称持续分裂细胞，这类细胞总在不断地分裂增殖，以代替衰老死亡或破坏的细胞，是再生能力最强的细胞。如表皮细胞、呼吸道和消化道黏膜上皮细胞、淋巴及造血细胞等。

2. **稳定细胞**　又称静止细胞，是具有再生潜能的细胞。在生理状态下这些细胞增殖现象不明显，但受到损伤的刺激时，从静止期进入增殖期，表现出较强的再生能力，包括各种腺体或腺样器官的实质细胞，如肝、胰、内分泌腺、肾小管上皮细胞等；还包括原始的间叶细胞及其分化出来的各种细胞，如软骨细胞、骨细胞、成纤维细胞等。

3. **永久性细胞**　又称非分裂细胞，是几乎没有再生能力的细胞。如神经细胞、骨骼肌细胞及心肌细胞，这些细胞一旦遭受破坏则成为永久性缺失，但是神经细胞存活的前提下，受损的神经纤维有着活跃的再生能力。

**知识拓展**

细胞增殖周期由 $G_1$ 期（DNA 合成前期）、S 期（DNA 合成期）、$G_2$ 期（分裂前期）和 M 期（分裂期）构成。机体不同细胞其细胞周期的长短、单位时间内进入细胞周期进行增殖的细胞数不同，故具有不同的再生能力。一般而言，低等生物比高等生物的细胞或组织再生能力强。同一个体幼稚组织比高分化组织再生能力强；平时容易损伤的组织及生理状态下经常需要更新的组织再生能力较强。

## 二、纤维性修复

纤维性修复是指机体通过肉芽组织增生，溶解、吸收损伤局部的坏死组织及其他异物，并填补组织缺损。因最后形成以胶原纤维为主的瘢痕组织，又称为瘢痕修复。

### （一）肉芽组织

肉芽组织是指由新生薄壁的毛细血管和增生的成纤维细胞组成的幼稚纤维结缔组织，并伴有炎症细胞浸润。

1. **肉芽组织的形态特点** 肉眼观，鲜红色，颗粒状，柔软湿润，触之易出血，形似鲜嫩的肉芽，故而得名。镜下观，可见大量由内皮细胞增生形成的实性细胞索及扩张的毛细血管，向创面垂直生长，并以小动脉为轴心，在周围形成袢状弯曲的毛细血管网。新生的毛细血管内皮细胞细胞核体积较大，呈椭圆形，向管腔内突起。毛细血管周围有许多新生的成纤维细胞，常伴有大量渗出液及炎症细胞（图 2-12）。

临床上营养不良、伴发感染等情况时，肉芽组织呈苍白色，水肿明显，表面颗粒不明显，松弛而无弹性，触之不易出血。这种不健康的肉芽组织生长缓慢，抗感染能力低，影响伤口愈合，需及时手术清除。

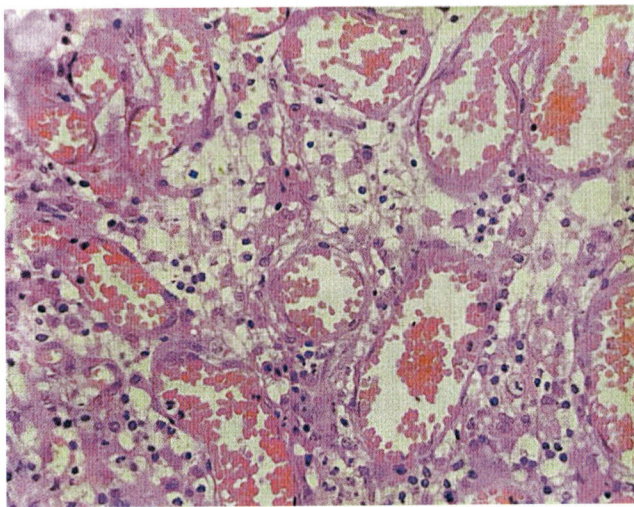

图 2-12 肉芽组织（镜下观）

扫码"看一看"

扫码"学一学"

2. **肉芽组织的功能** 肉芽组织在组织损伤修复过程中发挥重要功能。①抗感染保护创面。②填补伤口及其他组织缺损。③机化或包裹坏死组织、血栓、血

**+ 临床应用提示**

外伤或手术的患者，护士换药时如何辨别伤口健康与不健康的肉芽组织？

凝块及其他异物等。

**3. 肉芽组织的结局** 肉芽组织在组织损伤后2～3天内即可出现，1～2周后肉芽组织逐渐成熟。其主要形态标志为：间质水分逐渐吸收减少；炎症细胞逐渐减少并消失；部分毛细血管管腔闭塞、数目减少，按正常功能的需要少数毛细血管管壁增厚，改建为小动脉和小静脉；成纤维细胞产生越来越多的胶原纤维，成纤维细胞数目逐渐减少、胞核变细长而深染，变为纤维细胞。随后，胶原纤维发生玻璃样变性，最终转化为瘢痕组织。

■ 考点提示

肉芽组织的概念、形态特点及功能。

**（二）瘢痕组织**

瘢痕组织是指肉芽组织经改建成熟形成的纤维结缔组织。肉眼观，局部呈收缩状态，颜色苍白或灰白半透明，质地坚韧，缺乏弹性。镜下观，可见大量均质红染的平行或交错分布的胶原纤维束，纤维细胞少。

瘢痕组织对机体的影响利弊兼有。对机体有利的一面：①把创口或缺损长期地填补并连接起来，保持组织器官的完整性。②瘢痕组织含大量胶原纤维，其抗拉力比肉芽组织强得多，可一定程度保持组织器官的牢固性。对机体不利的一面：①瘢痕组织抗拉力较正常皮肤弱，弹性较差，如果承受的力大而持久，可造成瘢痕膨出，如心肌梗死部位形成的瘢痕组织在心室内压作用下局限性向外膨隆。②瘢痕收缩与瘢痕性粘连，引起器官变形及功能障碍，如十二指肠溃疡瘢痕可引起幽门梗阻。③瘢痕组织增生过度，又称肥大性瘢痕。若肥大性瘢痕突出于体表并向周围不规则扩延称为瘢痕疙瘩，临床上又称为"蟹足肿"。

总之，损伤较轻和（或）组织再生能力强时，通过再生可完全恢复原组织的结构及功能。如皮肤表皮损伤和骨折的修复。损伤较严重和（或）组织再生能力弱时，修复主要是由肉芽组织增生完成，同时可伴有再生性修复。如手术创口的修复。临床上在大多数情况下，损伤的修复是通过再生和纤维性修复两种过程同时进行和完成的。

## 三、创伤的愈合

创伤愈合是指机体遭受外力作用，皮肤等组织出现离断或缺损后的愈复过程，包括各种组织的再生、肉芽组织增生和瘢痕形成，是各种过程协同作用完成的。

**（一）皮肤创伤的愈合**

**1. 愈合的基本过程**

（1）伤口的早期变化 局部有不同程度的组织坏死和出血，伤口周围出现不同程度的炎症反应，表现为充血、浆液及白细胞渗出等，局部红肿。伤口中的血液和炎症渗出液中的纤维蛋白原很快凝固形成凝块，凝块表面干燥结成痂皮，起着保护伤口的作用。

（2）伤口收缩 2～3天后，伤口边缘的整层皮肤及皮下组织向中心迁移，伤口迅速缩小，直到14天左右停止，其意义是缩小创面，有利于愈合。

（3）肉芽组织增生和瘢痕形成 约第3天开始从伤口底部及边缘长出肉芽组织填平伤口；第5～6天起，成纤维细胞产生胶原纤维，开始瘢痕形成过程，大约在伤后1个月，瘢痕完全形成。

（4）表皮及其他组织再生 创伤后24小时内，伤口边缘的基底细胞分裂增生，并在凝块下面向伤口中心迁移，形成单层上皮，覆盖于肉芽组织的表面，最终增生、分化为鳞状上皮。若伤口过大，一般认为直径超过20cm时，则再生表皮难以将伤口完全覆盖，往往需植皮。

**2. 愈合的类型**　根据损伤程度及有无感染，创伤愈合分为两种类型，两种类型的伤口情况、愈合特点见表2-3、图2-13及图2-14。

> **考点提示**
> 一期愈合和二期愈合的区别。

扫码"学一学"

表 2-3　创伤愈合的类型及特点

|  | 一期愈合 | 二期愈合 |
|---|---|---|
| 伤口情况 | 组织缺损较少，创缘整齐，对合严密，无感染 | 组织缺损较大，创缘不整齐，无法严密对合，或伴感染、有异物 |
| 愈合特点 | 炎症反应轻，少量肉芽组织增生，愈合时间短，瘢痕形成少 | 炎症反应明显，有大量肉芽组织增生，愈合时间长，瘢痕形成大 |

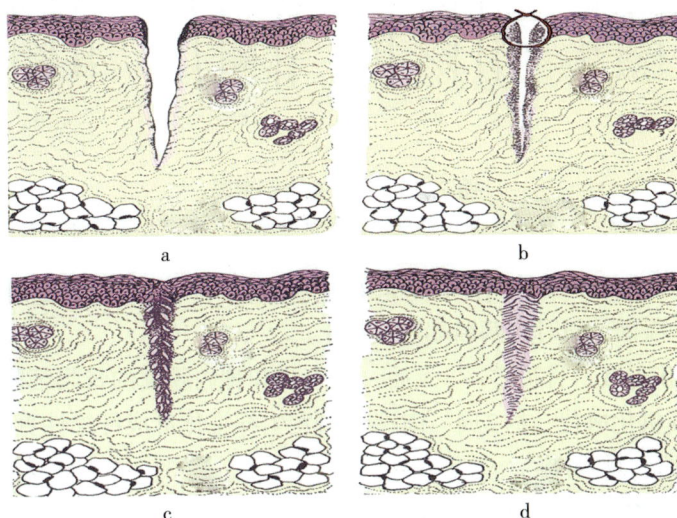

**图 2-13　创伤一期愈合示意图**
a. 创缘整齐，组织破坏少　b. 经缝合，创缘对合，炎症反应轻
c. 表皮再生，少量肉芽组织从伤口边缘长入　d. 愈合后形成少量瘢痕

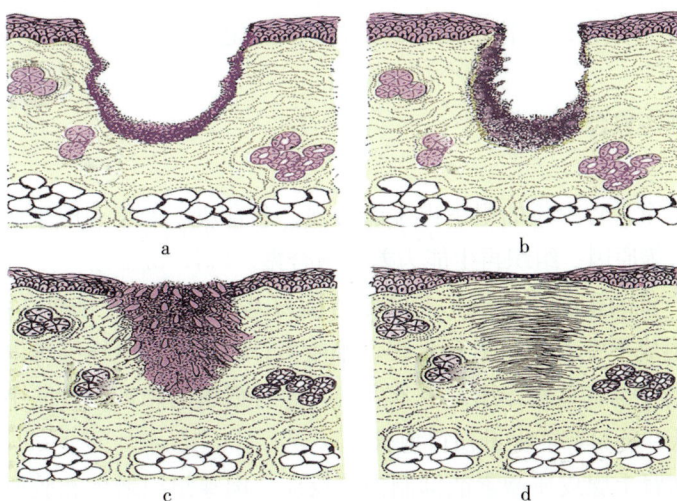

**图 2-14　创伤二期愈合示意图**
a. 伤口大，创缘不整，组织破坏多　b. 伤口收缩，炎症反应重
c. 肉芽组织从伤口底部及边缘长入将伤口填平　d. 愈合后形成瘢痕大

## （二）骨折的愈合

骨的再生能力很强。骨折愈合的好坏、时间的长短，与骨折的部位、性质、年龄、错位的程度等因素有关。一般来说，单纯性外伤性骨折，经过良好的复位、固定后，几个月内便可完全愈合，恢复正常的结构和功能。骨折愈合过程分为以下四个阶段（图2-15）。

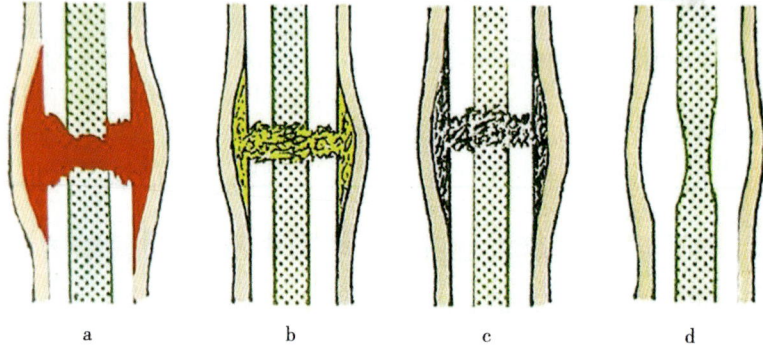

**图2-15 骨折愈合示意图**
a.血肿形成　b.纤维性骨痂形成　c.骨性骨痂的形成　d.骨痂改建或再塑

1. **血肿形成** 骨组织及骨髓都有丰富的血管，骨折后，断端及其周围出血形成血肿，数小时后血肿发生凝固，暂时将两断端连接起来。

2. **纤维性骨痂形成** 骨折2～3天后，骨外膜和骨内膜处的骨膜细胞增生，肉芽组织逐渐长入血肿将其机化取代，约2周，肉芽组织发生纤维化形成纤维性骨痂。因其不牢固，无负重能力，又称暂时性骨痂。

3. **骨性骨痂形成** 第3～6周，纤维性骨痂逐渐分化出骨母细胞并形成类骨组织，以后出现钙盐沉积，类骨组织转变为编织骨。纤维性骨痂中的软骨组织也经软骨化骨过程演变为骨组织，至此形成骨性骨痂。此时两断端已牢固结合，但编织骨结构疏松，骨小梁排列紊乱，达不到正常功能需要。

4. **骨痂改建或再塑** 随着负重受力、适应运动，编织骨逐渐改建为成熟的板层骨，皮质骨和骨髓腔的正常关系以及骨小梁正常的排列结构也重新恢复。需几个月甚至1～2年才能完成。

### （三）影响创伤愈合的因素

#### 1. 全身因素

（1）年龄　儿童、青少年的组织再生能力强，愈合快。老年人由于血管硬化、血液供应减少、代谢降低等原因，组织再生能力差，愈合慢。

（2）营养　严重的蛋白质缺乏，尤其是含硫氨基酸（如甲硫氨酸、胱氨酸）缺乏时，肉芽组织及胶原形成不良，伤口愈合延缓。维生素C缺乏时胶原纤维难以形成，伤口愈合延缓。锌对创伤愈合也有重要作用，手术后伤口愈合迟缓的患者，皮肤中锌的含量大多比愈合良好的患者低，补给锌能促进伤口愈合。

（3）药物　如肾上腺皮质激素能抑制炎症反应、肉芽组织增生和胶原形成，使伤口愈合延缓。

#### 2. 局部因素

（1）感染与异物　其是影响再生修复极为重要的因素。如许多化脓菌可产生毒素和酶，能引起组织坏死，溶解基质或胶原纤维，加重局部损伤，不利于创伤愈合。伤口感染时，渗出物增加局部伤口张力，可使正在愈合的伤口或已缝合的伤口裂开。坏死组织及其他异物既妨碍愈合，又易造成感染。临床上对于感染的伤口，不能缝合，应及早引流；对于创面较大、存有坏死组织或异物但尚未发生明显感染的伤口，应先施行清创术，在确保没有感染的情况下，再缝合创口。

（2）局部血液循环　局部良好的血液循环，即保证了组织再生所需的氧和营养，又能及时吸收坏死物质及渗出物，促进组织再生修复；反之，则使伤口愈合延缓。如伤口包扎过紧或下肢血管有动脉粥样硬化、静脉曲张等病变引起的局部血液循环不良时，局部伤口愈合延缓。

（3）神经支配　神经损伤引起所支配的局部组织神经性营养不良，影响再生，如麻风引起的溃疡不易愈合。

（4）电离辐射　其能破坏细胞，损伤小血管，抑制组织再生，影响创伤愈合。

## 本章小结

　　正常细胞和组织可以对体内外环境变化等刺激，做出不同的形态、功能和代谢的反应性调整，表现为适应性反应或损伤性反应。适应性反应一般表现为萎缩、肥大、增生和化生。较轻度的损伤在刺激消除后大多恢复正常，称为可逆性损伤，也称变性，常见的类型有细胞水肿、脂肪变性、玻璃样变性、病理性钙化等。当细胞发生致死性代谢、结构和功能障碍，便可引起细胞死亡，主要有两种类型，即坏死和凋亡。细胞坏死的主要形态学标志是细胞核的变化。坏死分为凝固性坏死、液化性坏死、纤维素样坏死和坏疽。损伤造成机体部分细胞和组织丧失后，机体要对所形成的缺损进行修复，有两种不同的形式，即再生和纤维性修复。再生是由损伤周围的同种细胞来修复。纤维性修复是机体通过肉芽组织增生，溶解、吸收损伤局部的坏死组织及异物，并填补组织缺损。最后肉芽组织转化为胶原纤维为主的瘢痕组织。当机体遭受外力作用，皮肤等组织出现离断或缺损后，需要各种组织的再生、肉芽组织的增生、瘢痕形成等各种过程的协同作用，才能完成创伤愈合。根据损伤程度及伤口情况，创伤愈合分为一期愈合和二期愈合两种类型。

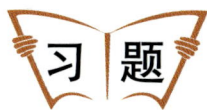

## 习题

### 一、选择题

**【A1 型题】**

1. 下列哪种病变不属于细胞、组织的适应性反应
    A. 萎缩　　　B. 肥大　　　C. 化生　　　D. 增生　　　E. 发育不全

2. 萎缩细胞内出现下列哪种色素
    A. 胆色素　　　　　　　　　　　B. 血红素
    C. 黑色素　　　　　　　　　　　D. 脂褐素
    E. 含铁血黄素

3. 下列哪种情况不属于化生

A．柱状上皮改变为移行上皮 　　B．移行上皮改变为鳞状上皮
C．胃黏膜上皮改变为肠上皮 　　D．成纤维细胞变为纤维细胞
E．成纤维细胞（纤维母细胞）改变为骨母细胞

4．最易发生脂肪变性的器官是
A．心　　　B．肝　　　C．脾　　　D．肺　　　E．肾

5．"虎斑心"是指心肌细胞已发生下列哪种病变的肉眼形态改变
A．脂肪变性 　　　　　　　　B．水肿
C．黏液变性 　　　　　　　　D．淀粉样变性
E．色素蓄积

6．蓄积于细胞质内的脂肪可被下列哪种染色染成橘红色
A．刚果红染色 　　　　　　　B．苏丹Ⅲ染色
C．甲基紫染色 　　　　　　　D．PAS染色
E．锇酸染色

7．细动脉壁的玻璃样变性最常发生于
A．急进性高血压 　　　　　　B．缓进性高血压
C．嗜铬细胞癌 　　　　　　　D．急性肾盂肾炎
E．慢性肾小球肾炎

8．细胞坏死核的三种改变是
A．核膜破裂、核碎裂、胞质浓缩 　　B．核固缩、核质固缩、细胞膜皱缩
C．核溶解、胞质浓缩和胞膜破裂 　　D．核溶解、胞质少和胞膜破裂
E．核固缩、核碎裂、核溶解

9．凝固性坏死好发于下列器官，除外
A．心　　　B．脾　　　C．脑　　　D．肾　　　E．肝

10．干酪样坏死是下列哪种疾病的特征性病变
A．结核　　B．麻风　　C．伤寒　　D．风湿病　　E．阿米巴病

11．干酪样坏死的本质是
A．纤维蛋白样坏死 　　　　　B．脂肪坏死
C．液化性坏死 　　　　　　　D．干性坏疽
E．凝固性坏死

12．关于干性坏疽的叙述，下列哪项是不正确的
A．常见于四肢末端 　　　　　B．常呈黑褐色
C．全身中毒症状明显 　　　　D．与周围组织分界清楚
E．病变处皮肤皱缩

13．湿性坏疽多见于下列哪些脏器
A．肝、胃、肠 　　　　　　　B．胆囊、肝、胰
C．肾、心、膀胱 　　　　　　D．输卵管、子宫、肝
E．小肠、阑尾、肺

14．液化性坏死最常发生于
A．心　　　B．肝　　　C．脾　　　D．肾　　　E．脑

15．机体局部组织、细胞的死亡称为

A. 坏死　　B. 液化　　C. 凋亡　　　　D. 坏疽　　E. 感染

16. 坏死组织经自然管道排出后留下的空腔称
    A. 瘘管　　B. 窦道　　C. 空洞　　　　D. 溃疡　　E. 糜烂

17. 肉芽组织取代坏死组织的过程称为
    A. 机化　　B. 纤维化　　C. 软化　　　　D. 钙化　　E. 老化

18. 肉芽组织内发挥抗感染作用的主要成分是
    A. 毛细血管内皮细胞　　　　　　　　B. 成纤维细胞
    C. 炎症细胞　　　　　　　　　　　　D. 纤维母细胞
    E. 毛细血管

19. 下列哪项是伤口二期愈合的特点
    A. 创面小　　　　　　　　　　　　　B. 形成瘢痕小
    C. 手术切口　　　　　　　　　　　　D. 肉芽组织少
    E. 创面不洁、伴感染

20. 下列组织中，哪一种细胞无再生能力
    A. 神经细胞　　　　　　　　　　　　B. 间皮细胞
    C. 肝细胞　　　　　　　　　　　　　D. 血细胞
    E. 表皮细胞

21. 高血压病患者的左心室肌壁增厚是由于心肌的
    A. 增生　　B. 化生　　C. 再生　　　　D. 水肿　　E. 肥大

22. 坏疽与一般坏死的区别在于坏疽
    A. 坏死范围大，并有腐败菌感染　　　B. 细胞核消失
    C. 有明显中毒症状　　　　　　　　　D. 不可恢复
    E. 可发生炎症反应

23. 上皮组织较浅的局限性组织缺损称为
    A. 溃疡　　B. 糜烂　　C. 空洞　　　　D. 窦道　　E. 瘘管

【X型题】

24. 细胞坏死核的改变是
    A. 核碎裂　　　　　　　　　　　　　B. 核固缩
    C. 核溶解　　　　　　　　　　　　　D. 胞膜破裂
    E. 核肥大

25. 凝固性坏死好发于下列哪些器官
    A. 心　　　　　　　　　　　　　　　B. 脑
    C. 脾　　　　　　　　　　　　　　　D. 肾
    E. 胰腺

26. 液化性坏死常发生于
    A. 脑　　　　　　　　　　　　　　　B. 心
    C. 肾　　　　　　　　　　　　　　　D. 脂肪组织
    E. 胰腺

27. 关于干性坏疽的叙述，正确的是
    A. 常见于四肢末端　　　　　　　　　B. 常呈黑褐色

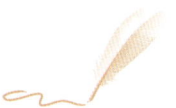

    C. 全身中毒症状不明显           D. 与周围组织分界清楚

    E. 病变处皮肤皱缩

28. 湿性坏疽的特征包括

    A. 四肢末端最为常见              B. 腐败菌感染较严重

    C. 常发生于肺、肠、阑尾等器官     D. 有恶臭味

    E. 坏死组织与健康组织分界明显

29. 肉芽组织的功能包括

    A. 填补伤口                     B. 引起器官变形

    C. 抗感染保护创面            D. 恢复原有组织的功能

    E. 机化作用

## 二、思考题

    患者，男，68岁。现病史：死者生前患高血压20多年，约4个月前觉双下肢发凉、发麻，走路时出现阵发性疼痛，休息后可缓解。近20天右足剧痛，感觉逐渐消失，右足趾坏死发黑，左下肢逐渐变细，2天前生气后，突然昏迷，右半身瘫痪，并出现抽泣样呼吸。今晨4时15分呼吸心跳停止。

    尸检所见：老年男尸，心明显增大，重900g，左心室增厚，心腔扩张。主动脉、下肢动脉及冠状动脉等内膜有散在大小不等黄白色斑块。右胫前动脉、足背动脉管壁不规则增厚，有多处管腔阻塞。左股动脉及胫前动脉有不规则黄白色斑块。右足趾变黑、坏死。左下肢肌肉萎缩变细。左大脑内囊有大片出血。

    请问：

    （1）死者右足发黑坏死的原因是什么？

    （2）死者左心室肥大及左下肢萎缩的原因是什么？

（汪晓庆）

扫码"练一练"

# 第三章　局部血液循环障碍

血液循环是维持机体新陈代谢，保证机体内环境稳定和功能活动正常的必要条件。血液循环障碍分全身性和局部性两类。全身性血液循环障碍是整个心血管系统功能的失调，如心力衰竭、休克等；局部血液循环障碍则由局部的血量、血液性状、血管内容物及血管壁的异常而引起。两者既有区别，又有联系。本章重点介绍局部血液循环障碍。

## 第一节　充　血

局部组织或器官的血管内血液含量增多称为充血，按其发生机制分为动脉性充血和静脉性充血两类（图3-1）。

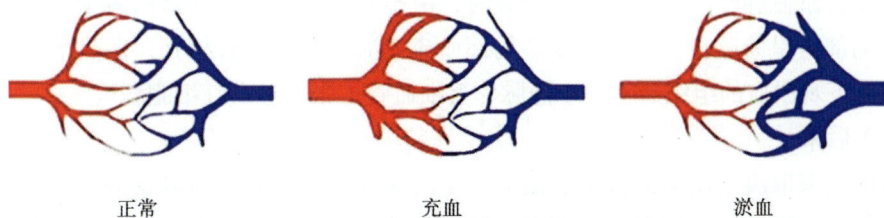

正常　　　　　　充血　　　　　　淤血

图 3-1　充血示意图

### 一、动脉性充血

局部组织或器官由于动脉血输入量增多而发生的充血称为动脉性充血，简称充血。

**（一）原因及类型**

1. **生理性充血**　因器官组织的生理性代谢增强而发生的充血，如进食后的胃肠黏膜充血、运动时的骨骼肌充血等。

**2. 病理性充血**

（1）炎症性充血　是较为常见的病理性充血。炎症反应早期，由于致炎因子刺激引起的轴突反射和组胺等血管活性物质的作用，导致组织细动脉扩张充血。

（2）减压后充血　局部器官组织长期受压，组织内的血管张力降低，若一旦压力突然解除，受压组织内的细动脉发生反射性扩张，形成减压后充血。

（3）侧支性充血　缺血周围组织吻合支动脉扩张充血为侧支性充血，这种充血具有代偿意义。

**（二）病理变化**

器官组织内血量增多，体积可轻度增大。发生于体表，可见局部组织颜色鲜红，温度升高。镜下观局部细动脉及毛细血管扩张，充满血细胞。

**（三）结局**

动脉性充血是短暂的血管反应，原因消除后局部血量恢复正常，一般不遗留不良后果。但在某些情况下可能会引起严重后果，如血压升高引起的脑血管充血可能导致血管破裂出血，甚至引起死亡。

## 二、静脉性充血

局部组织或器官由于静脉血液回流受阻使血液淤积在小静脉和毛细血管内而发生的充血，称为静脉性充血，简称淤血。静脉性充血较动脉性充血多见，具有重要的临床和病理意义。

**（一）原因**

**1. 静脉受压**　静脉血管壁较薄、静脉压力较低，轻微的压迫就足以阻碍静脉血液回流，引起淤血。

**2. 静脉阻塞**　静脉血栓形成造成静脉腔的阻塞，引起相应器官或组织的淤血。但由于静脉分支多，只有当静脉腔阻塞而血流又不能充分地通过侧支回流时，才发生淤血。

**3. 心力衰竭**　左心衰竭引起肺静脉回流受阻，可导致肺淤血；右心衰竭，可导致体循环淤血。

**（二）病理变化**

组织器官淤血肿胀。淤血发生于体表时，由于血液内氧合血红蛋白减少，还原血红蛋白增多，局部可呈紫蓝色，称为发绀。局部血流淤滞，毛细血管扩张，散热增加，体表温度降低。镜下观淤血的组织器官中小静脉、毛细血管扩张，过多红细胞积聚。

**（三）后果**

淤血的后果取决于淤血的范围、淤血发生的速度、持续的时间以及侧支循环建立的状况。原因去除，淤血可以消退。长期淤血缺氧使毛细血管通透性增高，加之淤血时小静脉和毛细血管内流体静压升高，导致局部组织发生淤血性水肿，严重时红细胞漏出形成淤血性出血。长期淤血缺氧还可引起实质细胞的萎缩、变性甚至坏死；大量纤维组织增生可引起组织器官逐渐变硬，导致淤血性硬化。

**（四）重要器官的淤血**

**1. 慢性肝淤血**　主要见于右心衰竭患者。肉眼观，肝脏体积增大，被膜紧张，呈暗红色，质地变实，切面红（淤血）黄（肝脂肪变性）相间状似槟榔的花纹，称为槟榔肝（图3-2）。镜下观，肝小叶中央静脉及肝窦扩张、淤血；肝小叶中心区肝细胞萎缩消失；周边

部肝细胞发生脂肪变性（图3-3）。长期慢性肝淤血，肝内大量纤维结缔组织增生形成淤血性肝硬化。

2. **慢性肺淤血**　主要见于左心衰竭患者。肉眼观，肺体积增大，呈暗红，质地变实，切面有红色泡沫状液体流出。镜下观，肺泡壁毛细血管和小静脉扩张充血，除肺泡腔内有水肿液和出血外，还可见肺泡壁变厚和纤维化，肺泡腔内可见大量含有含铁血黄素颗粒的巨噬细胞，称为心力衰竭细胞（图3-4）。长期慢性肺淤血，肺纤维组织增生，大量含铁血黄素沉积，颜色呈棕褐色，称为肺褐色硬化。临床上肺淤血的患者常出现明显气促、缺氧、发绀、咳嗽、咯粉红色泡沫痰等症状。

考点提示
槟榔肝概念、形成原因。

考点提示
慢性肺淤血镜下病变特点。

图 3-2　慢性肝淤血大体

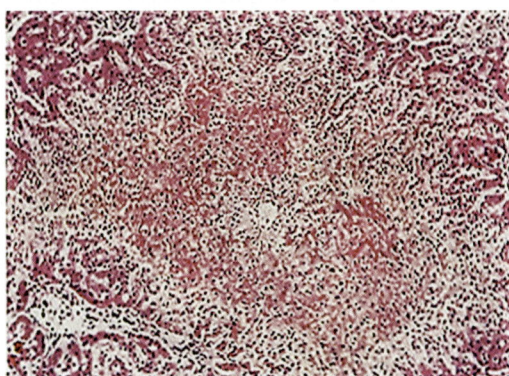

图 3-3　镜下慢性肝淤血病变

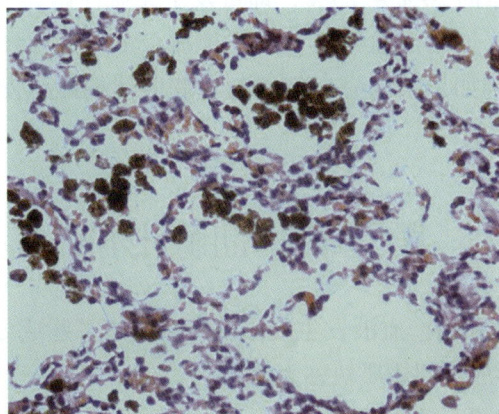

图 3-4　镜下慢性肺淤血
1. 肺泡壁毛细血管扩张充血，肺泡壁变厚　2. 肺泡腔内含有浆液及红细胞　3. 心力衰竭细胞

# 第二节 出 血

血液从血管或心腔逸出，称为出血。血液进入体腔或组织间隙者，称为内出血；血液流出体外者，称为外出血。

## 一、原因和发病机制

1. **破裂性出血** 心脏或血管壁破裂所致。见于室壁瘤、主动脉瘤，肺结核空洞时肺血管壁破坏，癌组织侵蚀局部血管壁，胃和十二指肠慢性溃疡时溃疡底部的血管被病变侵蚀。静脉破裂的原因除创伤外，较常见的如肝硬化时食管静脉曲张的破裂。毛细血管的破裂性出血发生于局部软组织的损伤。

2. **漏出性出血** 由于毛细血管和细静脉壁的通透性增高，红细胞漏至血管外。其原因很多，可归纳为以下方面。

（1）血管壁损害通透性增加 见于缺氧、病原毒素、维生素C缺乏等多种原因。

（2）血小板减少和功能障碍 如白血病、再生障碍性贫血等均可使血小板生成减少；原发性血小板减少性紫癜、弥散性血管内凝血（DIC）时血小板破坏或消耗过多；某些药物、一些细菌的内毒素和外毒素也有破坏血小板的作用。

（3）凝血因子缺乏 凝血因子Ⅷ缺乏（血友病A），Ⅸ缺乏（血友病B），纤维蛋白原以及凝血酶原、凝血因子Ⅳ、Ⅴ、Ⅶ、Ⅹ、Ⅺ等的先天性缺乏或肝实质疾病时肝细胞合成凝血因子Ⅶ、Ⅸ、Ⅹ减少，弥散性血管内凝血时凝血因子消耗过多等，均有出血倾向。

## 二、病理变化及后果

内出血可发生于体内任何部位，血液积聚于体腔内者称体腔积血，如腹腔积血、心包积血；体腔内可见血液或凝血块。发生于组织内的出血，量大时形成血肿；量少时仅镜下才能察觉，在组织内有数量不等的红细胞或含铁血黄素的存在。皮肤、黏膜、浆膜的少量出血在局部形成瘀点，较大的出血灶形成瘀斑。

出血对机体的影响取决于出血量、出血速度和出血部位。漏出性出血过程比较缓慢，出血量较少，一般不会引起严重后果。漏出性出血广泛时，如肝硬化时因门静脉高压发生的广泛性胃肠黏膜漏出性出血，也可导致失血性休克。破裂性出血的出血过程迅速，如在短时间内丧失循环血量的20%～25%，即可发生失血性休克。重要器官的出血，即使出血量不多，亦可致命，如脑出血尤其是脑干出血，可压迫神经中枢致死。局部出血可导致相应的功能障碍。例如，脑内囊出血引起对侧肢体偏瘫，慢性反复性出血可引起缺铁性贫血。

# 第三节 血栓形成

在活体的心脏或血管腔内，血液发生凝固或血液中的某些成分凝集形成固体质块的过程，称为血栓形成，所形成的固体质块称为血栓。

正常人血液中的凝血系统和抗凝血系统（纤维蛋白溶解系统）保持平衡。血液中的凝血因子不断地被激活，从而产生凝血酶，形成微量纤维蛋白，沉着于血管内膜上，但这些微量的纤维蛋白又不断地被激活了的纤维蛋白溶解系统所溶解，同时被激活的凝血因子也不断地被单核吞噬细胞系统所吞噬。凝血系统和纤维蛋白溶解系统的这种动态平衡，既保证了血液有潜在的可凝固性，同时又保持了血液的流体状态。然而，有时在某些能促进凝血过程的因素作用下，打破了这种动态平衡，凝血过程占优势，血液便可在心血管腔内凝固形成血栓。

## 一、血栓形成的条件和机制

**1. 心血管内膜损伤**　是血栓形成的最重要和最常见的原因。内皮细胞损伤后，暴露出内皮下的胶原，胶原激活血小板和凝血因子Ⅻ，启动内源性凝血过程。同时，损伤的内皮细胞释放组织因子，激活凝血因子Ⅶ，启动外源性凝血过程。在触发凝血过程中起核心作用的是血小板的活化。内皮下的胶原纤维激活血小板，使血小板黏附在裸露的胶原纤维上，已黏集的血小板和损伤的内皮细胞均可释放二磷酸腺苷（ADP）等物质，加速血小板的活化，促使更多的血小板黏附及凝集，形成血小板凝集堆。血栓形成起始于在胶原暴露的局部形成的持久性血小板凝集堆。因此，血栓多见于静脉内膜炎、结节性动脉炎、动脉粥样硬化性溃疡、风湿性和细菌性心内膜炎、心肌梗死等病变的心血管内膜上。

> **➕ 临床应用提示**
>
> 为什么临床上应避免在同一部位反复静脉注射？手术中为什么应尽量避免损伤血管？

**2. 血流状态的改变**　正常红细胞和白细胞在血流的中轴（轴流），轴流外层是血小板，最外是一层血浆带（边流），血浆将血液的有形成分和血管壁隔绝，阻止血小板和内膜接触。当血流缓慢或形成漩涡时，血小板进入边流，增加了与血管内膜接触的机会，同时血流缓慢时活化的凝血因子不能及时随血流冲走，从而有利于血栓的形成。静脉瓣处的血流不但缓慢，而且形成漩涡。因此，静脉血栓形成往往以瓣膜处为起始点。血流缓慢是静脉血栓形成的重要因素。临床上静脉血栓比动脉血栓多4倍，久病卧床的患者下肢静脉血流既慢，血管又常受压，易形成血栓。心脏和动脉的血流快，不易形成血栓，但在血流变慢或出现漩涡时，也会形成血栓。例如，二尖瓣狭窄左心房血流缓慢并出现漩涡时，或动脉瘤内的血流呈漩涡状流动时，易形成血栓。

> **➕ 临床应用提示**
>
> 临床上应如何指导患者做适当运动？

**3. 血液凝固性增加**　可见于生理或病理情况下，血液中血小板和凝血因子增多，或纤维蛋白溶解系统活性降低，导致血液的高凝状态。大面积烧伤时，失水过多等使血液浓缩；大手术、创伤、分娩时失血过多，均可出现代偿性血小板增多，幼稚的血小板黏度高，易黏集，同时纤维蛋白原、凝血酶原及其他凝血因子也增加，使血液凝固性增高。另外，某些肿瘤如肺癌、肾癌及前列腺癌及胎盘早剥的患者，可释放大量组织因子入血，激活外源性凝血系统，导致血栓形成。

## 二、血栓形成的过程及类型

### （一）血栓形成的过程

首先是血小板黏附于内膜损伤处暴露的胶原表面，当内源性和外源性凝血过程启动后，产生的凝血酶将纤维蛋白原水解，其纤维蛋白单体再聚合成纤维素。纤维素和内皮下的纤维连接蛋白共同使凝集的血小板堆牢固地黏附于受损内膜表面，不再离散，形成镜下均匀一致、无结构的血小板血栓。在血小板之间有少量纤维素存在，上述过程反复进行，血小板凝集堆不断增大、增多，构成多个血小板小梁，称为白色血栓，这是血栓形成的第一步。

血小板小梁引起血流漩涡，更多的血小板黏聚形成珊瑚状血小板小梁，其表面有许多中性粒细胞黏附，形成白细胞边层。由于血小板小梁之间血流缓慢，纤维素在小梁间形成纤维素网架，大量红细胞被网罗在网眼中，形成了混合血栓。血栓继续增大阻塞血管腔，局部血流趋于停滞而凝固，形成红色血栓。白色血栓、混合血栓和红色血栓分别构成了血栓的头、体、尾（图3-5）。

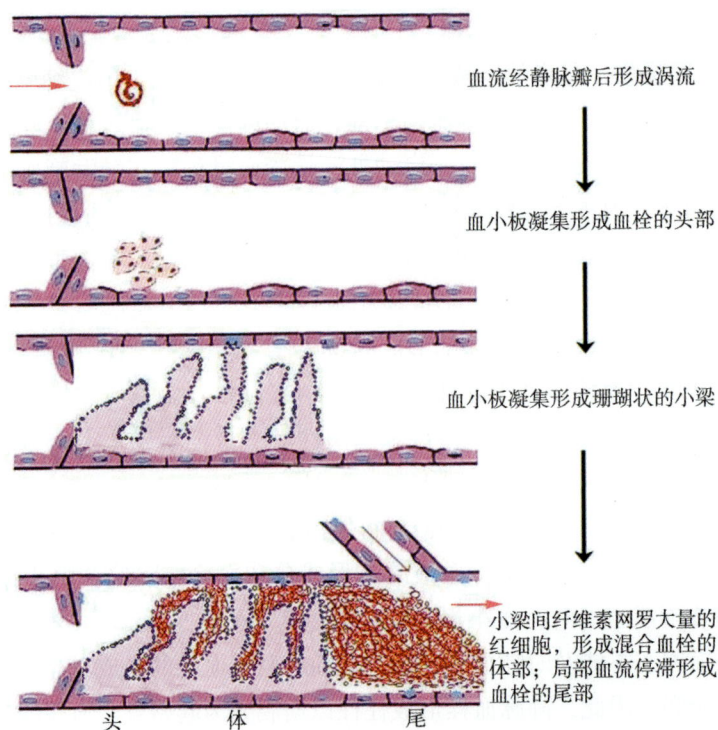

图3-5 血栓形成过程示意图

### （二）血栓的类型

1. **白色血栓** 见于血流快的动脉、心室等部位形成的血栓；静脉血栓的起始部，即延续性血栓的头部也是白色血栓。肉眼观，呈灰白色，表面粗糙有波纹，质硬，与血管壁紧连。镜下观，白色血栓主要由许多聚集成珊瑚状的血小板小梁构成，其表面有中性粒细胞黏附，血小板小梁之间有网状的纤维素。

2. **混合血栓** 静脉的延续性血栓的主要部分。肉眼观，灰白色和红褐色交替的层状结构。镜下观，血小板小梁呈分支状，其表面黏着大量白细胞，小梁间可见红细胞和纤维素。

3. **红色血栓** 发生在血流极度缓慢甚或停止之后，其形成过程与血管外凝血过程相同。肉眼观，呈暗红色。新鲜的红色血栓湿润，有一定的弹性；陈旧的红色血栓水分被吸收，干燥，易碎，失去弹性，并易于脱落造成栓塞。镜下观，在纤维素网眼内充满如正常血液分布的血细胞。

4. **透明血栓** 透明血栓发生于微循环小血管内，只能在显微镜下见到，故又称微血栓，主要由纤维素构成，见于弥散性血管内凝血。

**知识链接**

　　典型的混合血栓有利于临床死因的判断。

　　死后血凝块与活体内形成的血栓不同。死后血凝块的形成与体外血液凝固过程类似，而血栓形成过程是首先形成白色血栓，进一步形成混合血栓，最后形成红色血栓。因此，显微镜下能看到典型混合血栓结构的，一定是在活体状态下形成的。相反，死后血凝块无混合血栓结构存在。这可应用于判断尸体解剖时心血管内发现的块状物是死后血凝块还是生前形成的血栓，从而有利于临床死因判断。

### 三、血栓的结局

　　1. **软化、溶解、吸收**　血栓形成后，由于纤溶酶的激活和白细胞崩解释放的溶蛋白酶，可使血栓溶解软化。小的血栓可完全被溶解吸收。

　　2. **软化、脱落**　大的血栓部分软化后可被血流冲击形成碎片或整个脱落，随血流运行造成栓塞。

　　3. **机化与再通**　血栓形成后肉芽组织逐渐取代血栓而发生机化。机化过程在血栓形成后1～2天开始，较大的血栓在2周左右可完成机化。机化的血栓和血管壁牢固地黏着，很少有脱落的危险。机化血栓中的新生内皮细胞，被覆于血栓内产生的裂隙表面，形成互相沟通的管道，使血栓上下游的血流得以部分地沟通，这种现象称为再通。

　　4. **钙化**　钙盐沉着于血栓中引起血栓钙化。

**知识拓展**

　　钙化的动脉血栓和静脉血栓，因质地较硬，称为动脉石和静脉石。

### 四、血栓对机体的影响

　　血栓形成有止血作用，这是有利的一面，如慢性胃、十二指肠溃疡的底部和肺结核性空洞壁，其血管往往在病变侵蚀前已形成血栓，避免了大出血。然而，多数情况血栓形成对机体可产生不利的影响，其影响程度取决于血栓阻塞管腔的程度、阻塞血管的大小、阻塞部位、阻塞发生的速度以及有无侧支循环的建立等。

　　1. **阻塞血管**　动脉血栓未完全阻塞管腔时，可引起局部器官缺血而萎缩，如完全阻塞或引起必需的供血量不足而又缺乏有效的侧支循环时，可引起局部器官的缺血性坏死，如脑动脉血栓引起脑梗死、冠状动脉血栓引起心肌梗死、血栓闭塞性脉管炎引起患肢坏疽等。静脉血栓形成后，若未能建立有效的侧支循环，则引起局部淤血、水肿、出血甚至坏死，如肠系膜静脉血栓可导致出血性梗死。

　　2. **栓塞**　血栓的整体或部分可脱落形成栓子，随血流运行，引起栓塞；如栓子内含着细菌，可引起栓塞组织的败血性梗死或栓塞性脓肿。

　　3. **心瓣膜变形**　心瓣膜血栓机化可引起瓣膜粘连，造成瓣膜口狭窄；如在机化过程中纤维组织增生而后瘢痕收缩，又可造成瓣膜关闭不全。

　　4. **出血**　微循环广泛性的微血栓形成，可引起全身性广泛出血和休克。

# 第四节 栓 塞

患者，女，63岁，腹腔巨大的良性肿瘤术后。因肿瘤在腹腔中生长的部位与腹腔内重要结构紧密纠缠在一起，手术难度较大，但最终手术很成功。她认为自己这条命是捡来的，术后住院期间非常注意休息，基本卧床不活动。3个月后出院，朋友到她家看望，她兴奋地从床上起来并准备倒水招待客人。不料，起床后突然呼吸困难，口唇发绀，应声倒下，经抢救无效死亡。

**请问：**

她发生了什么情况？是如何发生的？死亡原因是什么？

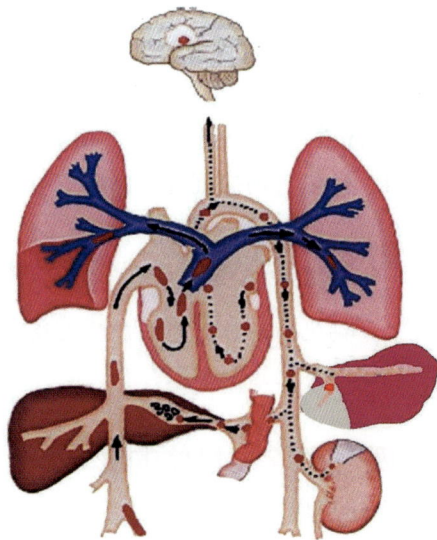

扫码"学一学"

在循环血液中出现不溶于血液的异常物质，随血液运行阻塞某处心血管腔的过程称栓塞。引起栓塞的物质称栓子。栓子可以是固体、液体或气体。最常见的栓子是脱落的血栓。

## 一、栓子运行的途径

栓子运行途径（图3-6）一般随血流运行。左心和体循环动脉内的栓子，最终栓塞于口径与其相当的动脉分支；体循环静脉和右心内的栓子，栓塞于肺动脉主干或其分支；肠系膜静脉的栓子，引起肝内门静脉分支的栓塞。房间隔或室间隔缺损者，心腔内的栓子可由压力高的一侧通过缺损进入另一侧心腔，引起交叉性栓塞。罕见的情况下可发生栓子逆向运行，引起逆行性栓塞。

图 3-6　栓子运行途径与栓塞部位

## 二、栓塞的类型及其对机体的影响

### （一）血栓栓塞

由血栓引起的栓塞称为血栓栓塞，是最常见的栓塞类型，占各种栓塞的99%以上。

1. **肺动脉栓塞**　肺动脉栓塞的栓子约95%以上来自下肢深部静脉，特别是腘静脉、股静脉和髂静脉，偶可来自盆腔静脉，很少来自下肢浅表静脉。肺动脉小分支栓塞，因肺动脉和支气管动脉之间有丰富的吻合支，支气管动脉的血流可以通过吻合支供应该区肺组织，一般不引起严重后果。若栓塞前，肺已有严重淤血，侧支循环难以建立，则可引起肺梗死。小栓子广泛地栓塞肺动脉小分支或大栓子栓塞肺动脉主干或大分支时，患者可突然出现气促、发绀、休克，甚至急性呼吸循环衰竭而猝死。猝死机制不清，一般认为肺动脉主干或大分支栓塞时，肺动脉反射性收缩，血栓栓子内血小板释出的5-羟色胺和血栓

素 $A_2$ 使支气管和肺泡导管以及肺动脉、冠状动脉、支气管动脉痉挛，引起急性右心衰竭，导致猝死。

**2. 体循环动脉栓塞**　栓子多为来自左心的血栓，如亚急性感染性心内膜炎时心瓣膜上的赘生物、二尖瓣狭窄时左心房附壁血栓、心肌梗死的附壁血栓。动脉栓塞以下肢、脑、肾、脾为常见，当栓塞缺乏有效的侧支循环时，则引起局部梗死。如脑底 Willis 环栓塞，其环状的动脉联系可保证该部任何阻塞皆不导致脑的梗死；但 Willis 环远端栓塞时，脑梗死则必然发生。

**（二）脂肪栓塞**

脂肪栓子主要来自长骨骨折或严重挫伤的脂肪组织，脂肪细胞破裂所释出的脂滴可侵入破裂的血管引起脂肪栓塞；脂肪肝时如果上腹部猛烈挤压、撞击，使肝细胞破裂，也可引起脂肪栓塞。脂肪栓塞时，栓子随静脉血流到达肺，直径小于 $20\mu m$ 的脂滴可通过肺泡壁毛细血管经肺静脉和左心，引起全身器官的栓塞，尤其是脑；直径大于 $20\mu m$ 的脂肪栓子则栓塞于肺。脂肪栓塞的后果，取决于栓塞的部位及脂滴的多少。少量脂滴入血，可被巨噬细胞吞噬吸收，不产生严重后果。若大量较大的脂滴入血，广泛栓塞于肺小动脉和毛细血管内，使75%以上的肺血液循环受阻，可导致死亡。

**（三）气体栓塞**

多量气体迅速进入血液循环或原已溶解于血液内的气体迅速游离，均可形成气体栓塞。

**1. 空气栓塞**　多因静脉破裂，空气通过破裂口进入血流所致。分娩或流产时，由于子宫强烈收缩，空气被挤入破裂的子宫壁静脉窦；头颈手术、胸壁和肺创伤损伤静脉时，空气也可在吸气时因静脉腔内的负压而被吸入静脉。空气进入右心后，由于心脏搏动，将空气和心腔内的血液搅拌形成大量的泡沫，当心脏收缩时不被排出而阻塞肺动脉出口，导致猝死。一般迅速进入血液循环的空气量在100ml左右时，即可造成严重的循环障碍，患者可出现呼吸困难、发绀和猝死。体积较小的气泡还可以通过肺泡壁毛细血管进入左心和体循环动脉系统，引起其他器官的栓塞。

**2. 氮气栓塞**　人体从高气压环境迅速进入常压或低气压环境，原来溶解于血液内的氧气、二氧化碳和氮气迅速游离，形成气泡，其中氧气和二氧化碳可再溶于体液内被吸收，氮气在体液内溶解迟缓，遂在组织和血液内形成小气泡或互相融合成较大的气泡，继而引起栓塞，称为氮气栓塞，也称减压病、沉箱病、潜水员病。氮气栓塞的部位不同，临床表现也不同。栓塞于肌肉关节可引起肌肉疼痛；发生于内脏可引起痉挛性疼痛，短期内大量气泡形成，阻塞了多数血管，特别是阻塞冠状动脉，也可引起严重后果。

**（四）羊水栓塞**

羊水栓塞是分娩过程中一种罕见严重的并发症，死亡率高。在分娩过程中，羊膜破裂、胎头阻塞阴道口时，子宫收缩可将羊水压入破裂的子宫壁静脉窦内，羊水成分可由子宫静脉进入肺循环，在肺动脉分支及毛细血管内引起羊水栓塞。少量羊水可通过肺毛细血管进入体循环引起多数器官小血管的栓塞。羊水栓塞发病急骤，产妇出现发绀、呼吸困难和休克，绝大多数导致死亡。羊水成分栓塞肺血管所致的肺循环机械性阻塞，不是上述症状产生的原因。过敏性休克、DIC、羊水

➕ **临床应用提示**

静脉输液时不能在同一处反复穿刺；静脉输液时如果空气没有排尽，可引起空气栓塞；长期卧床的患者更容易发生血栓形成，要指导并帮助患者翻身、做适当的运动；潜水员缓慢上浮有利于预防氮气栓塞等。

内所含的血管活性物质进入血液引起的血管反应可能是致死的原因。

### （五）其他栓塞

肿瘤细胞栓塞可引起肿瘤在局部形成转移瘤。细菌、寄生虫、虫卵和其他异物偶可进入血液循环引起栓塞。

# 第五节　梗　死

动脉血流供应中断，侧支循环又不能代偿时，引起局部组织或器官的缺血性坏死称为梗死。

## 一、梗死形成的原因和条件

### （一）梗死的原因

任何引起动脉血管腔阻塞，导致局部组织缺血的原因均可引起梗死。

1. **血栓形成**　是梗死最常见的原因。

2. **动脉栓塞**　也是梗死的常见原因，多为血栓栓塞，也可为气体栓塞和脂肪栓塞，常引起肾、脾、肺和脑的梗死。

3. **血管受压闭塞**　动脉受肿瘤或其他机械性压迫而致管腔闭塞时可引起局部组织梗死。如肠套叠、肠扭转和嵌顿性疝时肠系膜静脉受压，血液回流受阻，同时肠系膜动脉亦因受压供血减少，可引起肠梗死。

4. **动脉痉挛**　在动脉病变的基础上，如严重的冠状动脉硬化基础上冠状动脉发生持续痉挛，可引起心肌梗死。

### （二）梗死的条件

动脉血流阻断是否引起梗死，还与下列因素有关。

1. **侧支循环状况**　肺、肝具有双重血液供应，肠有着丰富的吻合支，容易建立有效的侧支循环，一般不至于引起梗死。有些器官如脾、肾及脑等无动脉吻合或动脉吻合支较少，这些器官的动脉阻塞后不易建立有效的侧支循环，常发生梗死。但淤血时侧支循环都不能形成。

2. **局部组织对缺血缺氧的耐受性**　组织细胞对缺氧的耐受性不同，如神经细胞的耐受性最低，一般为3～4分钟；其次是心肌细胞，一般为20～30分钟，一旦血流阻断容易发生梗死；纤维结缔组织和骨骼肌对缺氧的耐受性最强，一般不易发生梗死。

## 二、梗死的类型及病理变化

根据梗死灶内含血量以及病变特点，梗死分为贫血性梗死和出血性梗死两种。

梗死灶的形状决定于该器官的血管分布，如脾、肾、肺等器官的血管呈锥形分支，故其梗死灶也呈锥形，切面呈扇面形，其尖端位于血管阻塞处，底部则为该器官的浆膜面（图3-7、图3-8）。冠状动脉分支不规则，故心肌梗死形状亦不规则，呈地图状。肠系膜血管呈扇形分布，故梗死灶呈节段状。梗死灶的质地决定于其坏死的类型。凝固性坏死者较干燥，质硬，表面下陷。脑梗死为液化性坏死，新鲜时质地软疏松，日久液化成囊。梗死灶的颜色取决于病灶内的含血量。含血量少者，颜色灰白，称为贫血性梗死或白色梗死；含血量多者，颜色暗红，称为出血性梗死或红色梗死。

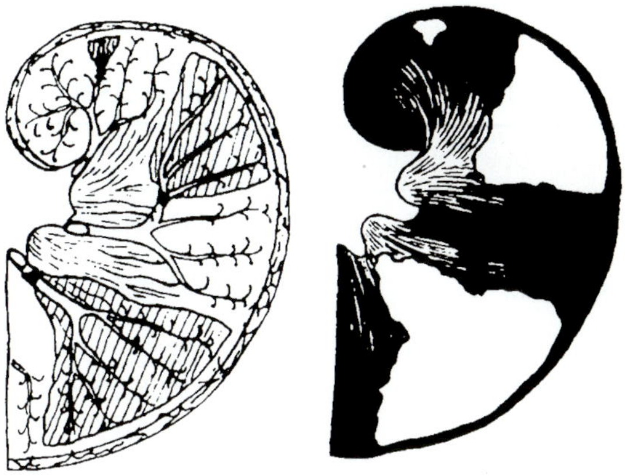

图 3-7　肾动脉分支栓塞及梗死示意图

1. **贫血性梗死**　贫血性梗死（anemic infarct）多发生于组织结构比较致密、侧支循环不充分的实质器官，如肾、脾、心肌，有时也见于脑。梗死灶周边的血管扩张充血、血管壁通透性增高，红细胞漏出，形成围绕梗死灶的充血出血带。因组织致密以及血管压力降低，故梗死区出血量较少，呈灰白色贫血状态。肉眼观，贫血性梗死的梗死灶呈灰白色或灰黄色，与正常组织分界清楚，分界处常有暗红色的充血及出血带。镜下观，早期梗死区的组织轮廓尚存，梗死灶周围有明显的炎症反应，可见炎症细胞浸润及充血、出血带。陈旧的梗死灶，梗死区组织轮廓消失，呈均匀、红染、颗粒状，充血出血带消失，周围有肉芽组织长入，最后形成瘢痕。

2. **出血性梗死**　出血性梗死（hemorrhagic infarct）主要发生在肺和肠等具有双重血液供应或血管吻合支丰富、组织结构较疏松的器官。特点是在梗死灶内有明显的出血现象，故称出血性梗死。肺有肺动脉和支气管动脉双重血液供应，在正常情况下，即使肺动脉分支堵塞，另一支动脉尚可维持血液供应，一般不引起梗死。但在肺严重淤血的情况下可引起局部组织缺血坏死；同时，由于严重淤血、组织结构疏松以及梗死后血管壁通透性增加，而导致梗死区发生弥漫性出血现象。严重淤血是出血性梗死的先决条件。肺梗死灶为锥体形，其尖端朝向肺门或血管堵塞处，底部靠近胸膜面；梗死灶因弥漫性出血呈暗红色。镜下梗死区肺泡壁结构不清，肺泡腔充满红细胞；随后，红细胞破坏崩解，从梗死灶周边开始发生机化，最后形成瘢痕。肠出血性梗死常见于肠扭转、肠套叠、嵌顿性肠疝，在这些情况下肠系膜静脉首先受压而发生高度淤血，继而肠系膜动脉也受压导致局部缺血而发生出血性梗死。肠梗死多发生于小肠，因为肠系膜动脉呈扇形、节段性分布，故肠梗死通常只累及某一段肠管。肉眼观，梗死的肠壁因弥漫性出血而呈紫红色，因淤血水肿及出血，肠壁增厚，质脆弱，易破裂；肠腔内充满浑浊的暗红色液体（图3-9），浆膜面可有纤维蛋白性渗出物。镜下观，肠壁各层组织坏死及弥漫性出血。肠梗死容易发生肠穿孔，引起弥漫性腹膜炎，进而危及生命。贫血性梗死与出血性梗死的区

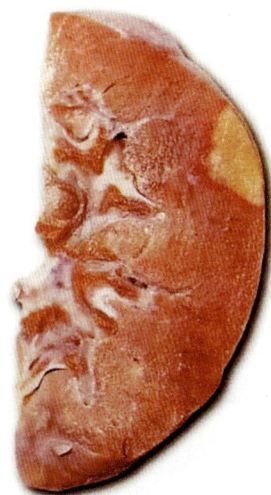

图 3-8　脾贫血性梗死

📚 **考点提示**

　　贫血性梗死和出血性梗死的特点。

别见表3-1。

表 3-1　贫血性梗死与出血性梗死的区别

| 区别点 | 贫血性梗死 | 出血性梗死 |
| --- | --- | --- |
| 组织特点 | 组织致密、侧支循环不丰富 | 组织疏松、侧支循环丰富，常具有双重血供 |
| 原因 | 单纯动脉血流阻断 | 动脉血流阻断＋严重淤血 |
| 病理变化 | 灰白色<br>边缘有充血出血带<br>与周围组织分界清楚<br>形状与血管分布一致<br>肾脾呈锥体形；心呈地图形 | 暗红色<br>与周围分界不清<br>肺呈锥体形；肠呈节段性 |

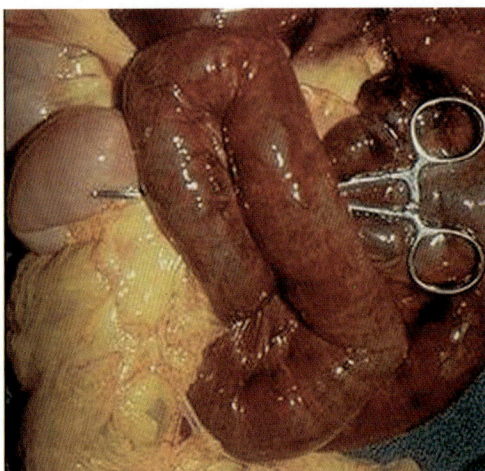

图 3-9　肠出血性梗死

3. **败血性梗死**　如果梗死区合并细胞感染，则为败血性梗死（septic infarct）。梗死灶内可见有细菌团及大量中性粒细胞，若有化脓性细胞感染时，可出现脓肿形成。

### 三、梗死对机体的影响和结局

梗死对机体的影响取决于梗死的器官、梗死区的大小和部位。如肾梗死仅出现肾区疼痛和血尿，对肾功能无明显影响；脾梗死出现左季肋区疼痛；肺梗死出现胸痛与咯血，较大范围的梗死可引起呼吸困难；脑梗死可引起相应部位的功能障碍甚至死亡；心肌梗死可致心脏功能障碍或猝死；肠梗死引起剧烈腹痛、呕吐及弥漫性腹膜炎；下肢梗死若发生坏疽，可出现毒血症、败血症等。

小的梗死灶可完全机化，形成瘢痕；大的梗死灶不能完全机化，形成纤维包裹并钙化；较大的脑梗死灶则液化成囊腔，周围由增生的胶质瘢痕包裹。

## 本章小结

局部血液循环障碍主要表现为充血、血栓形成、栓塞和梗死。充血和淤血都是指局部组织血管内的血液含量增多。充血是主动，是局部组织、器官由于动脉血输入量增多而发生的；淤血是被动的，是由于静脉受压、静脉阻塞、心力衰竭等引起局部组织或器官的静脉血液回流受阻使血液淤积在小静脉和毛细血管内而发生的。静脉性充血较动脉性充血多见，具有重要的临床和病理意义。血栓形成是由于血液中的凝血因子不断地被激活，凝血系统和纤维蛋白溶解系统的动态平衡被打破，触发了凝血过程，血液便可在心血管腔内凝固形成血栓。血栓形成的条件有3个方面：心血管内膜损伤、血流状态的改变、血液凝固性增加。血栓的结局有软化、溶解、吸收；软化、脱落；机化、再通和钙化。在循环血液中出现不溶于血液的异常物质，随血液运行阻塞某处心血管腔的过程称栓塞。引起栓塞的物质称栓子。最常见的栓子是脱落的血栓。栓塞的动脉缺乏有效的侧支循环时引起梗死。梗死是指各种原因引起动脉血流供应中断，侧支循环又不能代偿时，引起局部组织或器官的缺血性坏死。

# 习　题

## 一、选择题

### 【A1 型题】

1. 下列哪项不是慢性淤血的后果
   - A. 实质细胞的增生
   - B. 出血
   - C. 含铁血黄素沉积
   - D. 组织间质增生
   - E. 可并发血栓形成

2. 右心衰竭时引起淤血的器官主要是
   - A. 肺、肝及胃肠道
   - B. 肝、脾及胃肠道
   - C. 脑、肺及胃肠道
   - D. 肾、肺及胃肠道
   - E. 脾、肺及胃肠道

3. 左心衰竭时常引起
   - A. 下肢象皮肿
   - B. 肺淤血水肿
   - C. 胫骨前皮下黏液水肿
   - D. 眼睑水肿
   - E. 肝淤血

4. 槟榔肝是指
   - A. 肝脂变
   - B. 肝水变性
   - C. 门脉性肝硬化
   - D. 慢性肝淤血
   - E. 坏死后性肝硬化

5. 股静脉血栓脱落常栓塞在
   - A. 下腔静脉
   - B. 右下肢静脉
   - C. 右心房
   - D. 右心室
   - E. 肺动脉

6. 下列梗死中哪项属于液化性坏死
   - A. 肺梗死　　B. 脑梗死　　C. 肠梗死　　D. 肾梗死　　E. 脾梗死

7. 循环血液中的凝血块，随血流运行至相应大小的血管，引起管腔阻塞的过程叫作

A. 血栓      B. 血栓形成

C. 血栓栓塞      D. 梗死

E. 血栓栓子

8. 下述哪项是错误的

  A. 双重血液循环的器官不易发生梗死

  B. 全身血液循环状态对梗死的形成无影响

  C. 动脉痉挛促进梗死的形成

  D. 有效的侧支循环的建立可防止梗死的发生

  E. 梗死多由动脉阻塞引起

9. 心衰细胞是由于

  A. 心衰时肺泡内巨噬细胞吞噬了红细胞

  B. 女心衰时肺泡内巨噬细胞吞噬了尘埃颗粒

  C. 心衰时肺泡内巨噬细胞吞噬了纤维素样坏死物

  D. 心衰时巨噬细胞的集聚

  E. 以上都不是

10. 风湿性心脏病二尖瓣上的疣状赘生物是

  A. 白色血栓      B. 红色血栓

  C. 混合血栓      D. 透明血栓

  E. 血凝块

11. 延续性血栓的形成顺序为

  A. 白色血栓、混合血栓、红色血栓

  B. 混合血栓、红色血栓、白色血栓

  C. 红色血栓、白色血栓、混合血栓

  D. 混合血栓、白色血栓、红色血栓

  E. 红色血栓、混合血栓、白色血栓

12. 血栓形成的关键性始动过程是

  A. 血小板释放反应      B. 第Ⅶ因子被激活

  C. 组织因子被激活      D. 凝血酶形成

  E. 血小板在血管内膜损伤局部黏附和堆积

13. 新生的血管穿过阻塞的血栓，从而使阻塞两端血流重新恢复，称为

  A. 血栓溶解      B. 再通

  C. 血栓透明变      D. 液化性坏死

  E. 纤溶过程

14. 大量空气迅速进入血液循环引起死亡的原因是

  A. 脑栓塞      B. 心肌梗死

  C. 心脏破裂      D. 肺梗死

  E. 急性心力衰竭和呼吸衰竭

15. 患者下腹部挤压伤伴下肢粉碎性骨折，几天后死亡，尸检发现脑白质有许多红色斑点，这些斑点可能是

  A. 从骨折处来的脂肪栓塞      B. 腘静脉脓毒性血栓形成

C. 股静脉血栓形成                D. 脑动脉粥样硬化

E. 筛状软化灶

16. 健康孕妇在分娩时突然出现发绀、呼吸困难、休克，应考虑为

    A. 过敏性休克                      B. 羊水栓塞

    C. 心力衰竭                      D. 肺水肿

    E. 血栓栓塞

17. 潜水员如果从海底升到水面过快时易发生

    A. 肺气肿                         B. 肺水肿

    C. 氮气栓塞                      D. 左心衰竭

    E. 昏迷休克

18. 混合血栓可见于

    A. 静脉内柱状血栓的尾部

    B. 毛细血管内

    C. 急性风湿性心内膜炎的瓣膜闭锁缘

    D. 动脉血栓的头部

    E. 心室内附壁血栓

19. 脾、肾梗死灶肉眼观察的主要特点为

    A. 多呈地图状，灰白色         B. 多呈节段性，暗红色

    C. 多呈楔形，暗红色            D. 多呈地图形，暗红色

    E. 多呈楔形，灰白色

20. 脑充血时，引起最严重的后果是

    A. 颅内压升高                   B. 脑水肿

    C. 脑血管破裂出血            D. 头痛头晕

    E. 喷射状呕吐

21. 下列哪一项属于静脉性充血

    A. 减压后充血                 B. 妊娠子宫充血

    C. 炎症性充血                 D. 进食后胃肠道充血

    E. 静脉受压引起的充血

22. 最常见的栓子是

    A. 血栓                          B. 脂肪

    C. 空气                          D. 羊水

    E. 寄生虫虫卵

23. 血栓被肉芽组织取代的过程称为

    A. 血栓再通                   B. 血栓机化

    C. 血栓软化                   D. 血栓钙化

    E. 血栓栓塞

【X 型题】

24. 下列哪些器官易发生贫血性梗死

    A. 心        B. 肾        C. 肺        D. 脑        E. 脾

25. 肺栓塞的后果有

A. 猝死
B. 肺梗死
C. 间质性肺炎
D. 肺动脉高压
E. 右心房扩大

26. 下述关于肺淤血的描述中，哪些是正确的

A. 肺泡壁毛细血管扩张
B. 肺泡内中性粒细胞和纤维素渗出
C. 肺泡腔内有水肿液
D. 可发生漏出性出血
E. 常可见心衰细胞

27. 下述因素哪些与血栓形成有关

A. 血管内膜损伤
B. 血流缓慢
C. 血小板数量增多
D. 癌细胞崩解产物
E. 纤溶酶增加

28. 下列哪些情况会发生气体栓塞

A. 颈部外伤或手术
B. 胸部外伤或手术
C. 大隐静脉切开输液
D. 胎盘早期剥离
E. 锁骨下静脉插管输液

## 二、思考题

请分析淤血、血栓形成、栓塞和梗死之间有何联系？

（丁凤云）

扫码"练一练"

# 第四章 炎 症

临床上多数疾病的性质都属于炎性疾病，如感冒、阑尾炎、胃炎、肾炎及各种传染病等。各种炎症疾病的基本病变是相似的，主要表现为炎症局部组织的变质、渗出和增生，在临床上炎症局部出现红、肿、热、痛、功能障碍等表现，并常伴有不同程度的全身反应。炎症的本质是机体的一种防御反应，通过这种反应可局限和控制致病因素，修复损伤，否则机体将无法在充满挑战的自然环境中生存。

## 第一节 概 述

### 一、炎症概念

炎症是具有血管系统的活体组织对各种致炎因子引起的损伤所发生的一种以防御为主的反应。由致炎因子引起的损伤和机体的抗损伤反应贯穿于炎症的整个过程，特别是以局部血管反应为中心的一系列局部反应，不仅能局限和消灭致炎因子，还能清除坏死组织和异物，防止损伤的扩大，最终促进受损组织的修复。

### 二、炎症形成原因

引起炎症的原因较多，凡是能引起组织损伤的因素都可成为炎症的原因，这些因素通常称为致炎因子。根据致炎因子的性质不同，可分为以下几类。

1. **生物因素** 这是最常见、最重要的一类致炎因子，包括细菌、病毒、支原体、立克次体、螺旋体、真菌和寄生虫等各种病原体。由各种生物病原体引起的炎症，临床上通常称为感染。

2. **物理因素** 各种物理因素如机械力、高温、放射线等作用于人体，只要达到一定的强度或作用时间，均可引起损伤及炎症，如创伤、烧伤等。

3. **化学因素** 某些机体内源性或外源性化学物质在体内达到一定浓度、剂量，均能引起组织损伤导致炎症，如强酸强碱的腐蚀、坏死组织崩解产物的刺激、体内代谢产物的蓄积如尿素等。

**4. 免疫因素** 由异常免疫反应所造成的组织损伤可导致各型超敏反应性炎症，如过敏性鼻炎、肾小球肾炎等。

**5. 组织坏死** 各种疾病引起的机体局部组织坏死都可以引起炎症，如缺血导致的梗死灶周围常出现充血带和炎症细胞浸润，便是炎症的表现。

# 第二节  炎症局部的基本病理变化

任何炎症局部组织均有不同程度的变质、渗出和增生三种基本病理变化；其中变质为损伤反应，而渗出、增生是抗损伤和修复反应。在炎症中，三种基本病变的程度并不相同。一般来说，炎症的早期和急性炎症多以变质、渗出为主，而炎症的后期或慢性炎症则多以增生为主。

## 一、变质

变质是指炎症局部组织的变性和坏死。引起变质的原因可以是致炎因子的直接损伤，也可以是局部血液循环障碍和炎症产物的间接作用所致。

变质既可发生在实质细胞，也可发生于间质细胞。实质细胞常见的变质性改变有细胞水肿、脂肪变性、凝固性坏死和液化性坏死等，间质细胞常见的改变有黏液样变性和纤维蛋白样坏死等。

## 二、渗出

炎症局部组织血管内的液体成分、蛋白质和白细胞通过血管壁进入组织间隙、体腔、体表和黏膜表面的过程称为渗出。渗出是由于血管壁通透性增高和白细胞主动游出血管所致。渗出是炎症的特征性病变，在局部具有重要的防御作用。

渗出的液体称为渗出液。渗出的液体积聚于组织间隙称为炎性水肿，也可积聚于体腔内形成炎性浆膜腔积液。

渗出液的特点是外观混浊，比重高，细胞数目多，蛋白含量高，离体后能自凝。渗出液和漏出液有明显的差异，见表4-1，临床上正确区别两者有利于某些疾病的诊断和鉴别诊断。

表 4-1  渗出液与漏出液的区别

| 区别点 | 渗出液 | 漏出液 |
|---|---|---|
| 原因 | 炎症 | 非炎症 |
| 外观 | 混浊 | 澄清 |
| 比重 | >1.018 | <1.018 |
| 蛋白量 | >30g/L | <30g/L |
| 细胞数 | >500×10$^6$/L | <100×10$^6$/L |
| 凝固性 | 常自凝 | 不自凝 |

渗出液具有重要的防御作用：①稀释毒素，减轻毒素对局部组织的损伤。②给局部浸润的白细胞带来营养物质，并带走代谢产物。③渗出液中含有抗体和补体，有利于消灭病原体。④渗出的纤维蛋白交织成网，可限制病原体的扩散，有利于白细胞的游走和吞噬，还可作为组织修复的支架。⑤渗出的白细胞吞噬和杀灭病原微生物，清除坏死组织。⑥炎症局部的病原微生物和毒素可随淋巴回流至局部淋巴结，刺激机体产生细胞和体液免疫。

然而，渗出液过多对机体也会造成不良影响，大量的渗出液可压迫局部组织、器官，影响其功能。例如，大量心包积液可影响心脏的舒缩功能，严重的喉头水肿可导致窒息；渗出液中的大量纤维蛋白不能完全被吸收时，可发生机化，导致组织粘连，如心包粘连、胸膜粘连等。

**考点提示**

渗出液与漏出液的区别。渗出液的防御作用。

### 三、增生

在致炎因子的刺激下，炎症病灶局部组织细胞增殖、数目增多。增生的细胞可以是实质细胞，如病毒性肝炎时肝细胞的增生；也可以是间质细胞，如巨噬细胞、血管内皮细胞和成纤维细胞的增生。

一般在急性炎症后期和慢性炎症时，增生性病变较明显，但有少数急性炎症也可以以增生性病变为主，如急性弥漫性增生性肾小球肾炎和伤寒等。增生亦属于一种防御反应，具有限制炎症扩散和修复损伤组织的作用。

## 第三节 炎症介质

炎症介质是指能参与或诱导炎症发生的具有生物活性的化学物质，又可称为化学介质。炎症局部血管扩张、血管壁通透性增加及炎症细胞浸润等血管反应，主要由炎症介质介导发生。多数致炎因子并不能直接引起血管反应。此外，某些炎症介质还具有引起发热、疼痛、组织损伤和参与免疫反应等作用。炎症介质分为细胞源性和体液源性两类。

### 一、细胞源性的炎症介质

来自细胞的炎症介质多以细胞内颗粒形式储存于细胞内，在某些致炎因子的作用下，释放到细胞外引起炎症反应。

1. **血管活性胺** 包括组胺和5-羟色胺（5-HT）。组胺主要存在于肥大细胞、嗜碱性粒细胞的胞质颗粒和血小板内。在致炎因子如损伤、寒冷、高温等刺激下，使细胞脱颗粒，释放组胺。5-HT主要存在于血小板中。组胺和5-HT的作用相似，均可使细动脉扩张和微静脉通透性增加。

2. **花生四烯酸及其代谢产物** 花生四烯酸主要存在于细胞膜的磷脂内。在某些致炎因素和炎症介质的作用下，细胞的磷脂酶被激活，使细胞膜磷脂释放出大量的花生四烯酸，并形成两类代谢产物，即前列腺素（PG）和白细胞三烯（LT）。前列腺素在炎症中的主要作用是扩张小血管，增加血管壁的通透性，并对嗜中性粒细胞和嗜酸性粒细胞有趋化作用，还可引起发热和疼痛。白细胞三烯在炎症中的主要作用是使血管壁的通透性升高，对各种白细胞也有趋化作用。

**知识拓展**

临床上采用的某些抗炎症药物如阿司匹林、糖皮质激素等，其抗炎作用机制是通过抑制环氧合酶等酶的活性，减少花生四烯酸的释放及其代谢产物的形成，用于治疗疼痛和发热等症状，从而使炎症减轻。

## 二、体液源性的炎症介质

机体血液中的激肽系统、补体系统、凝血系统与纤维蛋白溶解系统在炎症过程中被激活后，可产生某些活性物质，起到炎症介质的作用。

1. **激肽系统**　在炎症过程中，组织的损伤可激活第XII因子，启动凝血系统，同时激活血浆中的激肽系统。激肽系统被激活后产生缓激肽，其主要作用是扩张小血管，增加血管壁的通透性，并有较强的致痛作用。

2. **补体系统**　在启动凝血系统的同时，激活补体系统。补体系统被激活后，其裂解片段中与炎症关系密切的是C3a和C5a。C3a和C5a可促使肥大细胞和血小板释放组胺，引起小血管扩张，增加血管壁的通透性。C5a对嗜中性粒细胞、单核细胞及嗜酸性粒细胞具有强烈的趋化作用。

3. **凝血系统与纤维蛋白溶解系统**　炎症时，凝血系统被激活，凝血酶原转变为凝血酶，后者可使纤维蛋白原转变为纤维蛋白；同时，可激活纤维蛋白溶解系统，使纤维蛋白溶解酶原转变为纤维蛋白溶解酶，后者可使纤维蛋白降解，形成纤维蛋白降解产物，进而使血管壁通透性升高，并对白细胞有趋化作用。

主要炎症介质的作用见表4-2。

表4-2　主要炎症介质的作用

| 作用 | 炎症介质 |
| --- | --- |
| 血管扩张 | 组胺、缓激肽、前列腺素 |
| 血管通透性增高 | 组胺、缓激肽、C3a、C5a、白细胞三烯 |
| 趋化作用 | 组胺、缓激肽、C5a、白细胞三烯、细胞因子（IL-8等） |
| 发热 | 细胞因子（IL-1、IL-6等）、前列腺素 |
| 疼痛 | 前列腺素、缓激肽、P物质 |
| 组织损伤 | 白细胞溶酶体酶、活性氧、NO |

# 第四节　炎症的局部表现和全身反应

## 一、炎症的局部表现

炎症局部的临床表现主要有红、肿、热、痛和功能障碍，尤其以急性炎症较为明显，其发生的基础是炎症局部的基本病变。

1. **红**　炎症早期由于动脉性充血，局部血液中氧合血红蛋白增多，使局部组织呈现鲜红色。

2. **肿**　急性炎症时由于充血、炎性水肿及炎症细胞浸润，可使局部组织明显肿胀。慢性炎症时，由于细胞和组织增生，也可引起肿胀。

3. **热**　炎症局部由于动脉性充血，血量增多，组织代谢增强，产热增多而使局部温度增高，尤以体表炎症最为明显。

4. **痛**　炎症局部常伴有疼痛，这主要是由于：①炎症病灶内，局部组织分解代谢增强，氢离子、钾离子浓度增高，刺激神经末梢引起疼痛。②某些炎症介质如前列腺素、5-羟色胺、缓激肽等有致痛作用。③局部组织肿胀，压迫神经末梢引起疼痛。

**5. 功能障碍** 炎症病灶内的实质细胞变性坏死，渗出物的压迫或阻塞以及局部组织的肿胀、疼痛等，均可导致病变组织或受累器官的功能障碍。

### 二、炎症的全身反应

虽然炎症的基本病变主要位于局部，但常可伴有不同程度的全身反应。

**1. 发热** 多见于病原微生物所致的炎症。一定程度的发热，是机体重要的防御反应之一，对机体是有利的。①可增强单核巨噬细胞系统的功能。②可促进抗体的形成。③可加强肝脏的解毒功能。但如果体温过高或持续时间过久，则会严重影响机体的代谢过程，并引起各系统尤其是中枢神经系统的功能紊乱。

> **+临床应用提示**
> 临床上因炎性疾病发热的患者应如何护理？

**2. 末梢血中白细胞的变化** 大多数炎症时，末梢血中白细胞数目增多。白细胞数目的增多可增强炎症反应，具有重要的防御意义。血中增多的白细胞类型与炎症的性质、病原体的种类、感染的程度有关。大多数细菌感染特别是化脓菌感染时，血中以嗜中性粒细胞增多为主；肉芽肿性炎症时，血中以单核细胞增多为主；寄生虫感染或变态反应性炎症时，以嗜酸性粒细胞增多为主；某些病毒感染时，以淋巴细胞增多为主。

但也有少数炎症，如伤寒、流行性感冒等，血中白细胞数目不但不增高，反而减少。因此，在临床上通过对血中白细胞的计数和分类有助于疾病的诊断。

**3. 单核巨噬细胞系统的增生** 炎症病灶区的病原体、坏死崩解产物等，可通过血液或淋巴引流到达全身单核巨噬细胞系统，刺激单核巨噬细胞增生，使其功能增强，有利于吞噬、消化病原体和坏死组织。临床上主要表现为肝大、脾大、淋巴结肿大。

> **考点提示**
> 炎症的局部表现与全身反应。

## 第五节 炎症的类型及病理变化

炎症的分类方法主要有临床分型与病理学分类两种。

### 一、炎症的临床分型

临床上，通常根据炎症发病缓急程度、病程持续时间的不同，可将炎症分为急性炎症和慢性炎症两种类型。

#### （一）急性炎症

起病急，病程短，一般持续数天，最长不超过1个月。病变以变质、渗出为主，病灶内渗出的炎症细胞主要为中性粒细胞。临床上局部症状和全身反应均较明显。

急性炎症的过程包括血管反应和白细胞反应两个方面。

**1. 血管反应** 炎症局部血管反应是血液成分渗出的基础。炎症时，由于致炎因子和炎症介质的作用，炎症局部发生一系列的血流动力学改变，即血流量和血管口径的改变。一般按下列顺序发展（图4-1）：①炎症局部细动脉短暂的痉挛、收缩，一般只持续几秒钟的时间。②细动脉和毛细血管扩张，局部血流加快，血流量增多，形成炎性充血。③小血管通透性增高，血浆渗出，血液浓缩、黏稠度增加，血流减慢以至停滞。血流减慢，白细胞靠近并黏附于血管壁，为其渗出创造了条件。

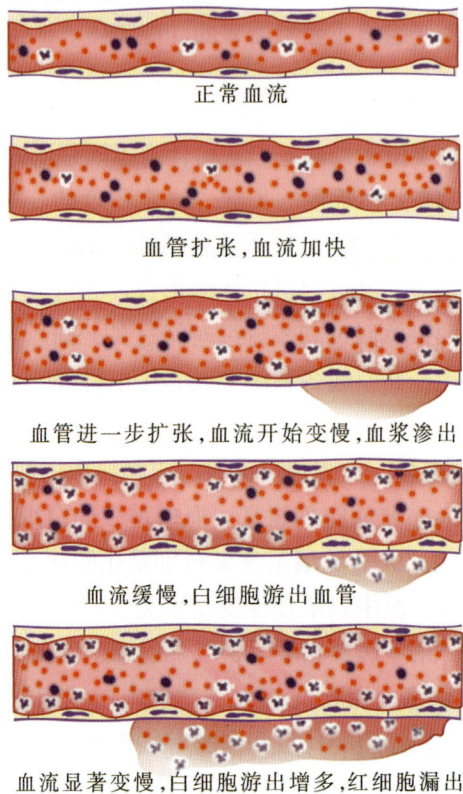

正常血流

血管扩张，血流加快

血管进一步扩张，血流开始变慢，血浆渗出

血流缓慢，白细胞游出血管

血流显著变慢，白细胞游出增多，红细胞漏出

图 4-1　炎症血管反应示意图

扫码"看一看"

**知识链接**

炎症病灶小血管管壁通透性增高的机制

炎症病灶内的小静脉和毛细血管管壁通透性增高，是由于：①炎症介质与血管内皮上的受体结合，使之收缩，内皮间隙扩大。②严重损伤，如烧伤，可直接破坏管壁。③内皮的穿胞作用增强，即内皮细胞中由多个囊泡互相连接形成穿胞通道，使血液中富含蛋白质的液体可直接经通道到达血管外。炎症局部小血管管壁通透性的增高为液体渗出创造了条件。

**2. 白细胞反应**　炎症时，除了液体成分的渗出外，还可有各种白细胞的渗出。白细胞的渗出是炎症反应的重要形态学特征，是炎症防御反应的主要表现。炎症病灶的血管内各种白细胞通过血管壁进入组织间隙的过程称为白细胞渗出。渗出于血管外的白细胞称为炎症细胞。渗出的炎症细胞聚集于炎症病灶的现象称为炎症细胞浸润。

（1）白细胞的渗出过程　包括白细胞的边集、黏附、游出和趋化作用等。

炎症的血管反应使血流速度减慢甚至停滞，导致血细胞集中的轴流消失，白细胞进入边流，靠近血管壁并沿着血管壁缓慢滚动，称为白细胞边集；随后，靠边的白细胞通过表面的黏附分子黏附于血管内皮上，这是白细胞游出的前提。

　　白细胞穿过血管壁进入组织间隙的过程，称为白细胞游出。黏着于血管壁的白细胞，以阿米巴样运动方式，穿过内皮细胞间隙、基底膜，游出血管外（图4-2）。白细胞的游出是一个主动过程，不同类型的炎症由于致炎因子不同，游出的白细胞也不尽相同。如化脓菌感染以嗜中性粒细胞渗出为主，病毒感染以淋巴细胞渗出为主，过敏反应则以嗜酸性粒细胞渗出为主。

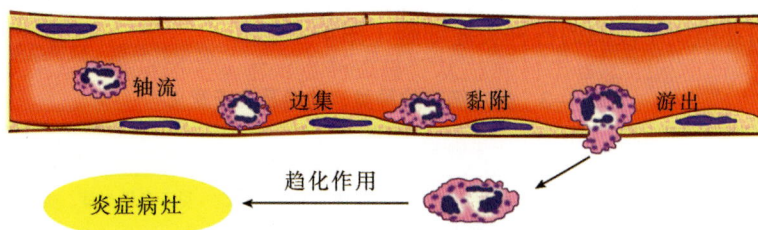

图 4-2　白细胞渗出过程示意图

　　游出血管壁的白细胞主动向炎症病灶做定向移动的现象，称为趋化作用。能吸引白细胞做定向移动的化学物质称为趋化因子，如炎症介质、细菌产物。

　　（2）白细胞的作用

　　1）吞噬作用　炎症病灶内的白细胞吞噬和消灭病原体、组织碎片和异物的过程，称为吞噬作用。具有较强吞噬能力的白细胞主要是中性粒细胞和巨噬细胞。其吞噬过程可分为三个阶段，即识别与黏着、吞入、杀灭和降解（图4-3）。

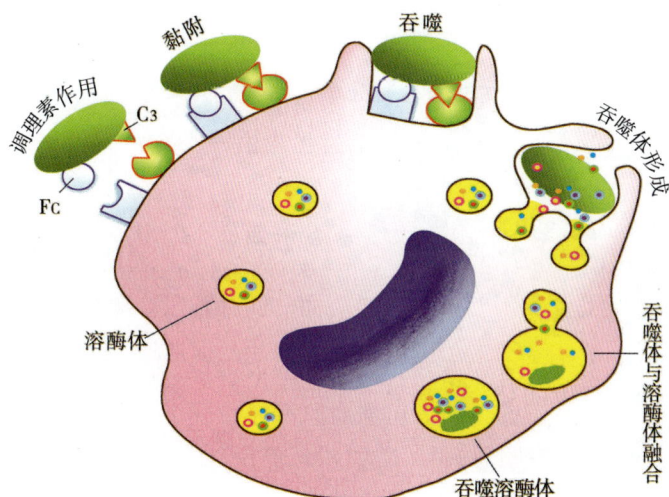

图 4-3　白细胞吞噬过程示意图

知识链接

　　在血清中存在着一类能增强吞噬细胞的吞噬功能的蛋白质，称为调理素，如免疫球蛋白的 Fc 段、补体 C3b 等。吞噬细胞借助其表面的 Fc 段和 C3b 受体，能识别被抗体或补体包裹的病原体（调理素作用），并与其结合，使之附着于吞噬细胞的表面。

扫码"看一看"

2）免疫作用　具有免疫作用的细胞主要为巨噬细胞和淋巴细胞。抗原进入机体后，巨噬细胞将其吞噬、处理，并将抗原传递给T淋巴细胞与B淋巴细胞，使其致敏发挥免疫作用。

3）组织损伤作用　到达炎症病灶区内的白细胞除了发挥其吞噬、降解作用外，还可释放多种产物，如嗜中性粒细胞可释放溶酶体酶、活性氧自由基等，引起组织细胞损伤。

（3）炎症细胞的种类、功能及临床意义　炎症时各种炎症细胞主要来自于血液，部分可由局部组织增生而来（如淋巴细胞、巨噬细胞、浆细胞等），其主要功能及临床意义见表4-3。下图为肉芽组织中浸润的各种炎症细胞（图4-4）。

表4-3　炎症细胞的种类、功能及临床意义

| 炎症细胞 | 主要功能 | 临床意义 |
| --- | --- | --- |
| 中性粒细胞 | ①较强的游走功能和吞噬能力；②可释放多种蛋白水解酶，溶解坏死组织及纤维蛋白 | 见于急性炎症、炎症早期及化脓性炎症 |
| 巨噬细胞 | ①具有很强的游走和吞噬能力；②能演变为上皮样细胞及多核巨细胞；③处理抗原，传递免疫信息 | 见于急性炎症后期，慢性炎症，肉芽肿性炎症，病毒和寄生虫感染等 |
| 嗜酸性粒细胞 | ①游走能力较弱，有一定吞噬能力；②吞噬免疫复合物及组胺 | 见于寄生虫感染及变态反应性炎症 |
| 淋巴细胞及浆细胞 | ①游走能力弱，无吞噬能力；②淋巴细胞参与免疫反应，致敏后产生淋巴因子和抗体，杀伤靶细胞 | 主要见于慢性炎症，病毒感染和某些细菌感染 |
| 嗜碱性粒细胞 | ①无明显游走和吞噬能力；②可释放组胺、5-羟色胺和肝素 | 主要见于变态反应性炎症 |

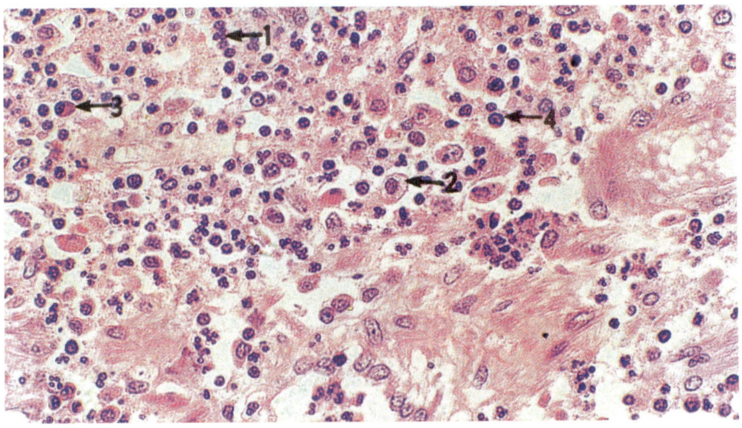

图4-4　肉芽组织中浸润的炎症细胞
1. 中性粒细胞　2. 巨噬细胞　3. 浆细胞　4. 淋巴细胞

### （二）慢性炎症

起病缓慢，病程较长，可持续几个月至多年。可由急性炎症经久不愈发展而来，也可隐匿地发生。炎症局部的基本病变常以增生为主，病灶内浸润的炎症细胞以淋巴细胞、浆细胞和巨噬细胞为主。临床表现较缓和，有时可急性发作，如慢性阑尾炎急性发作。

## 二、炎症的病理学分型及其特点

在病理学上，通常根据炎症局部组织的基本病变程度不同，可将炎症分为变质性炎、

渗出性炎和增生性炎。

### （一）变质性炎

变质性炎是指炎症局部组织细胞以变性、坏死为主；而渗出和增生性病变较轻微的炎症多由严重感染、中毒或变态反应所致，常发生于心、肝、肾、脑等实质器官。如病毒性肝炎时，以肝细胞变性、坏死为主；流行性乙型脑炎时，以神经细胞变性、坏死为主。变质性炎症多呈急性经过。

### （二）渗出性炎

渗出性炎是指炎症局部以渗出性病变为主，可同时伴有一定程度的变质性病变，而增生性病变较轻微的一类炎症，临床上表现为急性炎症过程。根据渗出的成分和发生的部位不同，可将渗出性炎分为以下几类。

1. **浆液性炎**　浆液性炎是指以大量浆液渗出为主，可同时伴有少量白细胞和纤维蛋白渗出的一类炎症。常发生于皮肤、黏膜、浆膜、关节滑膜和肺等部位。炎症局部组织明显充血、水肿。浆液性炎发生于皮肤的可形成水疱，如皮肤Ⅱ度烫伤时形成的水疱（图4-5）；发生于浆膜或关节滑膜的可形成积液，如胸腔积液、腹腔积液、关节腔积液等。

浆液性炎易吸收消散，但当胸腔或心包腔大量积液时，可严重影响呼吸和心脏功能；喉头浆液性炎可造成喉头水肿而导致窒息。

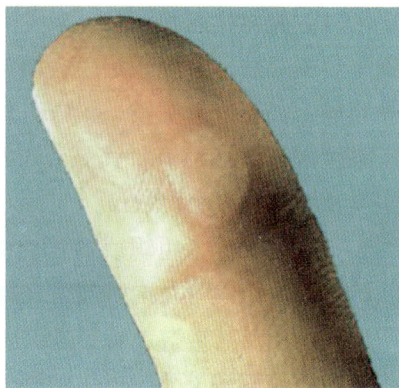

图4-5　手指烫伤水泡

2. **纤维蛋白性炎**　纤维蛋白性炎是以大量纤维蛋白渗出为主，并混有一定量的白细胞和坏死细胞碎片的一类炎症。多由细菌毒素或内、外源性毒物所致，是血管壁严重受损，通透性明显增高的结果。纤维蛋白性炎常发生于黏膜、浆膜和肺等部位。发生于黏膜的纤维蛋白性炎症，在黏膜表面渗出的纤维蛋白、中性粒细胞、坏死脱落的上皮细胞及病原体等混合，形成灰白色的膜状物，称为假膜；故此类炎症又可称为假膜性炎，如白喉、细菌性痢疾等。白喉时，位于气管、支气管表面的假膜容易脱落，阻塞气管或支气管，引起窒息；发生于浆膜的纤维蛋白性炎，主要病变为在浆膜表面有大量的纤维蛋白渗出。如心包的纤维蛋白性炎时，在心包脏壁两层之间有大量的纤维蛋白渗出，渗出的纤维蛋白随着心脏收缩、舒张的牵拉，形成绒毛状，故称绒毛心（图4-6）；发生于肺的纤维蛋白性炎，见于大叶性肺炎，表现为在肺泡腔内有大量的纤维蛋白渗出。

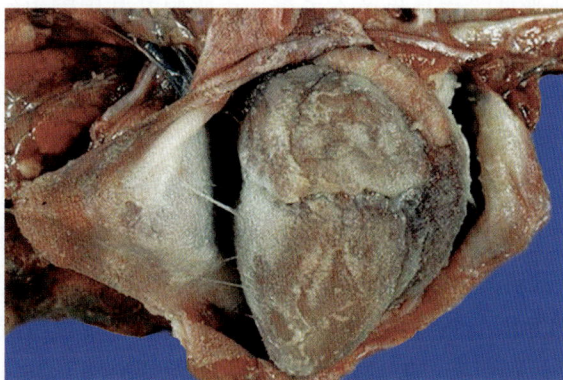

图4-6　绒毛心

纤维蛋白性炎多呈急性经过。若渗出的纤维蛋白较少，可被中性粒细胞崩解时释放的蛋白水解酶溶解、吸收；若渗出的纤维蛋白过多，而中性粒细胞较少，则不能完全被溶解吸收，可发生机化，导致组织或器官粘连，影响其功能。如心包粘连可影响心脏的舒缩功能。

3. **化脓性炎** 化脓性炎是以大量中性粒细胞渗出为主，伴有不同程度的组织坏死和脓液形成的炎症。多由化脓菌（如葡萄球菌、链球菌、大肠埃希菌、铜绿假单胞菌）感染所致。病灶内渗出的中性粒细胞释放的蛋白水解酶，将坏死组织溶解液化的过程，称为化脓。在化脓过程中形成的黄白色或黄绿色浑浊、黏稠的液状物，称为脓液。脓液的主要成分为大量变性、坏死的中性粒细胞（即脓细胞）、被溶解的坏死组织碎屑、少量的浆液和细菌等。根据化脓性炎症发生的原因和部位不同，可分为以下三种类型。

（1）表面化脓和积脓 指发生于黏膜、浆膜和脑膜等部位的化脓性炎症，其脓性渗出物主要向黏膜、浆膜和脑膜表面渗出，如化脓性扁桃体炎、化脓性脑膜炎等。其中发生于黏膜的，如支气管黏膜、泌尿道黏膜等，渗出的脓液可沿支气管或泌尿道排出体外；发生于黏膜腔或浆膜腔者，其脓液可积聚于腔道器官内或浆膜腔内，形成积脓。如阑尾积脓、胆囊积脓、胸膜腔积脓等。

（2）脓肿 指组织或器官内的局限性化脓性炎，常伴有脓腔形成，脓腔内充满脓液。脓肿常发生于皮下及内脏器官，如肺、肝、肾、脑等（图4-7）。多由金黄色葡萄球菌感染所致。细菌及其毒素致局部组织坏死，继而大量中性粒细胞渗出、浸润并释放蛋白水解酶，将坏死组织溶解液化，形成脓肿。早期脓肿与周围组织分界不清，以后逐渐有肉芽组织增生，形成脓肿膜，使脓肿局限化。

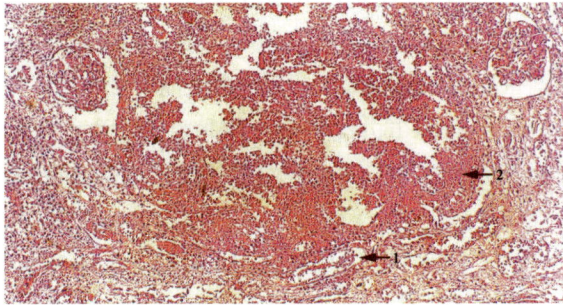

**图4-7 肾脓肿**
1.肉芽组织增生形成脓肿膜 2.脓腔内脓液

临床上以皮肤脓肿常见。疖是指单个毛囊、皮脂腺及其周围组织形成的脓肿；痈是由多个相邻的疖互相融合，在皮下脂肪和筋膜组织中形成互相沟通的脓肿。

小的脓肿可以吸收消散，较大的脓肿常需切开排脓或穿刺抽脓，而后由肉芽组织增生，瘢痕修复。若较大的脓肿，脓液形成过多，不能吸收或排出时，可发生机化或形成慢性脓肿。皮肤黏膜表浅部位的脓肿，可向表面破溃形成溃疡；深部组织的脓肿向体表或自然管道穿破，形成只有一个开口的病理性盲管，称为窦道；若深部组织脓肿一端向体表穿破，另一端向自然管道穿破或穿通两个空腔脏器，形成有两个或两个以上开口的病理性管道，称为瘘管。例如，肛门周围的脓肿向皮肤穿破形成的盲管可形成肛周窦道；若脓肿向外穿破皮肤，向内破入肛管，形成两端开口的管道，则称为肛瘘（图4-8）。

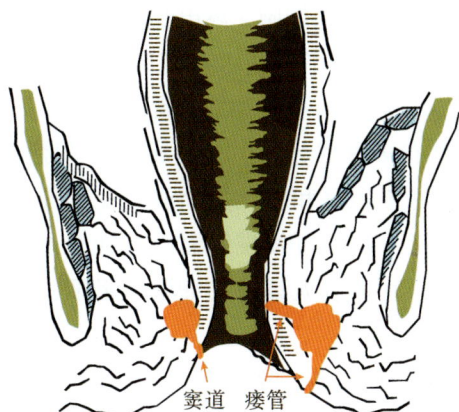

**图 4-8 肛周脓肿、窦道、瘘管示意图**

（3）蜂窝织炎　是指疏松组织内的弥漫性化脓性炎。炎症病灶内组织明显充血、水肿，大量中性粒细胞浸润。常见于皮下组织、黏膜下层、肌肉组织间和阑尾（图4-9）等部位。多由溶血性链球菌感染所致，此细菌能分泌透明质酸酶和链激酶，可溶解结缔组织基质中的透明质酸和纤维蛋白，使细菌易沿组织间隙蔓延、扩散，导致炎症不易局限，炎症病灶与正常组织界限不清，患者全身中毒症状严重。

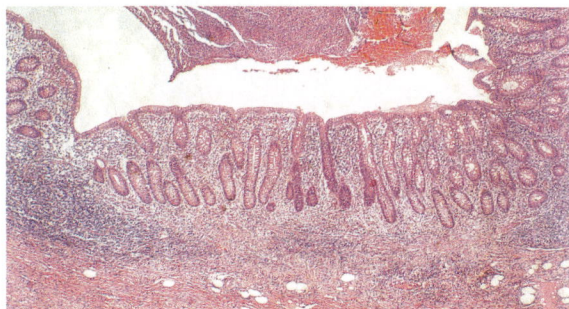

**图 4-9 阑尾蜂窝织炎**

4. **出血性炎**　是指炎症局部以大量红细胞漏出为特征的一类炎症。多因血管壁严重损伤，通透性明显增高所致，常见于某些烈性传染病，如流行性出血热、钩端螺旋体病和鼠疫等。

5. **溃疡**　发生在皮肤和黏膜的炎症可伴有皮肤和黏膜表面组织的坏死脱落而形成溃疡。溃疡可由中毒、创伤、消化液消化、血管阻塞引起。溃疡表面有明显组织坏死和大量中性粒细胞浸润。

上述各种炎症既可单独发生，也可以合并存在，如纤维蛋白性化脓性炎、浆液性纤维蛋白性炎等。此外，在炎症的病变过程中，一种炎症可以转变为另外一种炎症，如浆液性炎可以转化为化脓性炎。

**（三）增生性炎**

增生性炎是指炎症局部以组织、细胞增生为主，而变质和渗出较轻微的炎症。增生性炎多见于慢性炎症，但有少数急性炎症也可以增生性病变为主，如急性弥漫性增生性肾小球肾炎、伤寒等。根据炎症局部病变特点的不同，可将增生性炎分为以下几种类型。

1. **一般增生性炎**　炎症局部有明显的组织、细胞增生，并伴有慢性炎症细胞浸润。增生的组织细胞主要有成纤维细胞和血管内皮细胞，可伴有被覆上皮、腺上皮或实质细胞的增生。局部浸润的炎症细胞主要是巨噬细胞、淋巴细胞和浆细胞。

2. **炎性息肉**　在致炎因子的长期作用下，炎症局部的黏膜上皮、黏膜下腺体及肉芽组织共同增生，形成向表面突起的底部有蒂的肿物。常见的炎性息肉有鼻息肉、宫颈息肉等。

3. **炎性假瘤**　炎症局部有多种成分增生，形成境界清楚的肿瘤样团块，其本质为炎性增生，而非真性肿瘤，常见于眼眶和肺。炎性假瘤在影像学检查时，易误诊为恶性肿瘤，如肺炎性假瘤。在显微镜下观察可发现假瘤内有肺泡上皮细胞、血管内皮细胞、巨噬细胞及成纤维细胞的增生，并伴有大量淋巴细胞、浆细胞浸润。在临床上应注意与肺癌鉴别。

4. **肉芽肿性炎**　肉芽肿性炎是以局部巨噬细胞及其演化细胞增生，形成境界清楚的结节状病灶（即肉芽肿）为特征的一种慢性炎症。根据致炎因子和病变特点的不同，可将肉芽肿性炎分为感染性肉芽肿和异物性肉芽肿两类。

（1）感染性肉芽肿　主要是由于病原体感染引起机体免疫反应，特别是细胞免疫反应所致，常见的肉芽肿病灶有结核结节、伤寒小结和风湿小体等。典型的结核结节显微镜下观察可见中央为干酪样坏死，周围有多核的朗格汉斯（Langhans）细胞、上皮样细胞、成纤维细胞以及淋巴细胞围绕，形成境界清楚的结节状病灶（图4-10）。

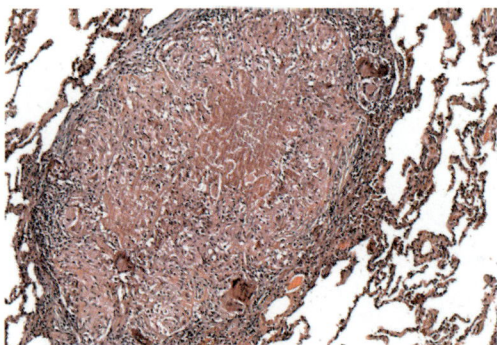

图4-10　结核肉芽肿

**考点提示**
肉芽肿性炎的概念与类型。

（2）异物性肉芽肿　是由异物长期刺激所引起的以巨噬细胞增生为主的结节状病灶。引起异物性肉芽肿的常见异物有外科缝线、木刺、滑石粉、石棉纤维、矽尘、寄生虫及其虫卵等。其主要病变特征是显微镜下观察可见病灶中央为异物，异物周围有数量不等的巨噬细胞、异物性多核巨细胞及成纤维细胞包绕。

# 第六节　炎症的结局

炎症的结局主要取决于致炎因子的性质、机体的防御功能和治疗措施等因素，可有以下三种情况。

## 一、痊愈

可有完全痊愈和不完全痊愈两种。完全痊愈是指病因消除，炎性渗出物及坏死组织被溶解吸收，由周围正常细胞再生修复，在形态和功能上完全恢复正常。不完全痊愈是指渗出物过多、坏死范围较大，主要由肉芽组织进行修复，在形态和功能上未能完全恢复正常。

## 二、迁延不愈

若机体抵抗力较差或致炎因子持续存在，使炎症反复发作，不断引起组织细胞损伤或免疫反应，导致炎症经久不愈，转变为慢性炎症。如急性阑尾炎反复发作可转为慢性阑尾炎。

## 三、蔓延扩散

当机体的抵抗力低下或感染的病原体数量多、毒力强时，炎症可向周围组织蔓延扩散或经血管、淋巴管播散全身。

1. **局部蔓延** 炎症病灶内的病原微生物，沿组织间隙、血管淋巴管周围间隙或自然管道向周围邻近的组织、器官蔓延扩展，如肾结核可沿输尿管蔓延至输尿管和膀胱。

2. **淋巴道扩散** 病原体侵入淋巴管，随淋巴液扩散，引起淋巴管和局部淋巴结炎症。常表现为局部淋巴结肿大、质地硬、压痛。如原发性肺结核病时，肺原发灶内的结核杆菌可沿淋巴道扩散，引起肺内淋巴管结核和肺门淋巴结结核。

3. **血道扩散** 病原体及其毒素侵入或吸收入血，或经淋巴道侵入血液，引起菌血症、毒血症、败血症和脓毒败血症。

（1）菌血症 细菌由局部病灶侵入血液，血中可查到细菌，但无明显的全身中毒症状。多见于某些炎症性疾病的早期。

（2）毒血症 细菌的毒素或毒性代谢产物被吸收入血，患者可出现高热、寒战等全身中毒症状，但血培养细菌检查为阴性。常同时伴有心、肝、肾等实质细胞的变性、坏死，严重者可出现中毒性休克。

（3）败血症 细菌入血并在血液中大量生长繁殖，产生毒素。患者出现严重的全身中毒症状，皮肤和黏膜有多发性出血斑点，以及肝、脾、全身淋巴结肿大等症状。血培养细菌检查为阳性。

（4）脓毒败血症 是指由化脓菌引起的败血症。化脓菌随血流到达全身，除可引起败血症的症状外，常可在全身各组织器官如肝、肾、肺、脑、皮肤等处，形成多发性小脓肿。此脓肿的形成是由于化脓菌菌落栓塞各组织器官内的小血管引起的，因此又可称为栓塞性脓肿。在这些小脓肿的中央及小血管内常可见到细菌菌落。

## 本章小结

炎症是具有血管系统的活体组织对各种致炎因子引起的损伤所发生的一种以防御为主的反应。

临床上多数疾病的性质都属于炎性疾病，其基本病变是相似的，为炎症局部组织的变质、渗出和增生。变质是损伤；渗出是炎症局部血管内的液体成分、蛋白质和白细胞通过血管壁进入组织间隙的过程，是炎症的特征性病变，在局部具有重要的防御作用；增生是为了修复损伤。在病理学上，由于炎症局部组织的基本病变程度不同，根据此可将炎症分为变质性炎、渗出性炎和增生性炎。渗出性炎根据渗出物的不同分为浆液性炎、纤维蛋白性炎、化脓性炎（包括表面化脓和积脓、脓肿和蜂窝织炎）与出血性炎等。增生性炎可有一般增生性炎、炎性息肉、炎性假瘤和肉芽肿性炎等类型。

在临床上，炎症局部表现为红、肿、热、痛和功能障碍，并常伴有发热、末梢血白细胞变化等全身反应。根据炎症发病快慢、持续时间的不同，可将炎症分为急性炎症和慢性炎症。炎症的结局有痊愈、迁延不愈和蔓延扩散三种情况。

# 习 题

## 一、选择题

### 【A1 型题】

1. 炎症最常见的病因是
   A. 物理性因子                    B. 化学性因子
   C. 生物性因子                    D. 组织坏死
   E. 变态反应

2. 急性炎症过程中最早的血管改变是
   A. 血管扩张                      B. 血流加速
   C. 血流缓慢                      D. 细动脉痉挛
   E. 血流停滞

3. 炎症过程中最有防御意义的是
   A. 炎性介质形成                  B. 组织分解代谢增强
   C. 白细胞渗出                    D. 炎性水肿
   E. 炎性充血

4. 深部脓肿自体表穿破，形成一排脓的盲管称为
   A. 导管       B. 瘘管       C. 窦道       D. 溃疡       E. 瘘道

5. 下述哪一类炎症红、肿、热、痛表现得较明显的是
   A. 黏膜的慢性炎症                B. 内脏的急性炎症
   C. 内脏的慢性炎症                D. 体表的急性炎症
   E. 体表的慢性炎症

6. 急性炎症早期，红的表现可能由下述哪项引起
   A. 静脉性充血                    B. 炎性充血
   C. 血栓形成                      D. 血流缓慢
   E. 血流停滞

7. 急性炎症时组织肿胀的主要原因是局部
   A. 纤维组织增生                  B. 实质细胞增生
   C. 肉芽组织增生                  D. 肉芽肿形成
   E. 充血和渗出

8. 炎症介质的作用有
   A. 发热、疼痛                    B. 趋化作用
   C. 组织损伤                      D. 血管壁通透性增加
   E. 以上均是

9. 急性炎症早期局部浸润的炎症细胞主要是
    A. 中性粒细胞　　　　　　　　　B. 单核细胞
    C. 嗜酸性粒细胞　　　　　　　　D. 淋巴细胞
    E. 浆细胞

10. 急性炎症的特点，下列哪项错误
    A. 起病急　　　　　　　　　　　B. 病程一般不超过 1 个月
    C. 症状明显　　　　　　　　　　D. 病变常以增生为主
    E. 主要为中性粒细胞浸润

11. 在慢性炎症组织中哪种炎症细胞最常见
    A. 嗜酸性粒细胞　　　　　　　　B. 肥大细胞
    C. 淋巴细胞　　　　　　　　　　D. 中性粒细胞
    E. 多核巨细胞

12. 寄生虫感染炎症反应中所见到的主要细胞是
    A. 淋巴细胞　　　　　　　　　　B. 中性粒细胞
    C. 嗜酸性粒细胞　　　　　　　　D. 浆细胞
    E. 单核细胞

13. "绒毛心"是指心包膜的
    A. 增生性炎　　　　　　　　　　B. 浆液性炎
    C. 化脓性炎　　　　　　　　　　D. 纤维蛋白性炎
    E. 肉芽肿性炎

14. 假膜性炎特征性的渗出物是
    A. 纤维蛋白　　　　　　　　　　B. 中性粒细胞
    C. 浆液　　　　　　　　　　　　D. 巨噬细胞
    E. 浆细胞

15. 假膜性炎症时假膜的成分不包括
    A. 纤维蛋白　　　　　　　　　　B. 白细胞
    C. 坏死的黏膜组织　　　　　　　D. 嗜酸性粒细胞
    E. 细菌

16. 脓细胞是指
    A. 渗出的中性粒细胞　　　　　　B. 吞噬化脓菌的中性粒细胞
    C. 变性坏死的中性粒细胞　　　　D. 变性坏死的炎症细胞
    E. 吞噬化脓菌的炎症细胞

17. 脓肿最常见的致病菌是
    A. 铜绿假单胞菌　　　　　　　　B. 金黄色葡萄球菌
    C. 溶血性链球菌　　　　　　　　D. 大肠埃希菌
    E. 变形杆菌

18. 蜂窝织炎的常见病原菌是
    A. 大肠埃希菌　　　　　　　　　B. 葡萄球菌
    C. 溶血性链球菌　　　　　　　　D. 草绿色链球菌
    E. 铜绿假单胞菌

19．肉芽肿性炎的主要炎症细胞是

    A．中性粒细胞                B．巨噬细胞

    C．嗜酸性粒细胞            D．淋巴细胞

    E．成纤维细胞

【X 型题】

20．渗出液在炎症中的作用有

    A．可带来抗体、补体

    B．可稀释毒素及有害物质

    C．渗出的纤维蛋白可限制病原菌扩散

    D．渗出的白细胞可吞噬细菌

    E．渗出的纤维蛋白吸收不良、机化可引起浆膜黏连

21．渗出液和漏出液的区别点有

    A．发生机制                   B．细胞数目

    C．比重                      D．蛋白质含量

    E．能否形成水肿或积液

22．炎症时可出现增生的有

    A．巨噬细胞                 B．成纤维细胞

    C．上皮细胞                 D．腺体

    E．毛细血管内皮细胞

## 二、思考题

    患者，女，24岁，未婚。呕吐、腹痛、腹泻20小时。患者于入院前24小时，在餐馆吃饭，约半天后出现腹部不适，呈阵发性并伴有恶心、呕吐，腹泻数次，去附近诊所就诊，按"急性胃肠炎"给予颠茄、小檗碱等治疗。晚间，腹痛加重，伴发热38.5℃，腹痛由上腹部移至右下腹部，仍有腹泻，夜里来医院急诊科看病，急收入院。

    查体：体温38.7℃，脉搏120次/分，血压100/70 mmHg，一般情况尚可。腹部检查：腹平，肝脾未及，无包块，全腹压痛以右下腹麦氏点周围为著，无明显肌紧张。辅助检查：白细胞 $18 \times 10^9$/L，中性粒细胞86%。

    请问：

    结合病史与查体结果，做出病理诊断并给出诊断的依据。

（孙志军）

扫码"练一练"

# 第五章　肿　　瘤

肿瘤是一类常见病，多发病。目前，恶性肿瘤已成为危害人类健康最严重的疾病之一。在欧美一些国家恶性肿瘤的死亡率仅次于心血管系统疾病，居第二位。在我国，肿瘤的发病率和死亡率都呈增加的趋势。近年的统计资料显示，恶性肿瘤在我国城市居民疾病死因中居第一位。因此，对肿瘤病因学、发病学及其预防的研究，是当今医学领域的重大任务。

## 第一节　肿瘤的概念与形态

### 一、肿瘤的概念

肿瘤是机体在各种致瘤因素作用下，局部组织细胞在基因水平上失去对其生长的正常调控，导致克隆性异常增生而形成的新生物，这种新生物常表现为局部肿块。

肿瘤细胞来源于机体的正常细胞的异常增生，这种异常增生叫作肿瘤性增生。当正常细胞转化为肿瘤细胞后，即具有异常的生物学特征。①与机体不协调，对机体有害。②一般是单克隆性的。③不同程度地失去了分化成熟的能力，肿瘤细胞常具有异常的形态、代谢和功能。④肿瘤细胞生长旺盛，失去控制，具有遗传性和相对自主性，即使致瘤因素已不存在，仍能持续性生长。这些现象提示肿瘤细胞是在基因水平发生了异常，每个肿瘤细胞都含有异常的基因组，并可将之传递给其子代细胞。

机体在生理状态下或在炎症、损伤修复时的病理状态下也常有组织、细胞的增生，称为非肿瘤性增生或反应性增生。非肿瘤性增生与肿瘤性增生有本质上的区别。①非肿瘤性增生有的属于正常新陈代谢所需的细胞更新，有的针对一定刺激或损伤的防御性、修复性反应，对机体有利。②一般是多克隆性的。③增生的细胞能分化成熟，基本保持正常的形态、代谢和功能。④增生有一定限度，引起增生的原因消除后，增生停止。

## 二、肿瘤的大体形态与组织结构

### （一）肿瘤的大体形态

肿瘤的大体形态多种多样，并可在一定程度上反映肿瘤的良、恶性。

1. **数目** 肿瘤通常为单发，也可呈多发，如多发性子宫平滑肌瘤，皮肤多发性神经纤维瘤等，转移性肿瘤通常多发。

2. **大小** 肿瘤的大小差别很大。小者很小，只有在显微镜下才能发现，如原位癌；大者质量可达数千克乃至数十千克。一般说，肿瘤的大小与其性质、生长时间及发生部位有一定关系。生长于体表或大的体腔内的肿瘤可长得很大，生长于狭小腔道（如颅腔、椎管）内的肿瘤则较小。大的肿瘤通常生长缓慢，生长时间较长，多为良性；恶性肿瘤一般生长迅速，短期内即可转移和致死，故一般长得不大。

3. **形状** 肿瘤的形状多种多样，有息肉状、乳头状、绒毛状、结节状、分叶状、囊状、菜花状、蕈状、浸润性和溃疡状等（图5-1）。肿瘤形状上的差异一般与其发生部位、组织来源、生长方式和肿瘤的良、恶性密切相关。

4. **颜色** 肿瘤的颜色由来源的正常组织细胞及其产物决定，如血管瘤多呈红色或暗红色，脂肪瘤呈黄色。多数肿瘤的切面多呈灰白色或灰红色，但可因其含血量的多少，有无变性、坏死、出血以及是否含有色素等，而呈现各种不同的色彩。

5. **质地** 肿瘤的质地取决于肿瘤的组织来源、实质与间质的比例以及有无继发改变等。如骨瘤很硬，脂肪瘤质软；实质多于间质的肿瘤一般较软，反之则较硬；肿瘤组织发生变性、坏死、囊性变时质地变软，有钙盐沉着（钙化）或骨质形成（骨化）时则质地变硬。

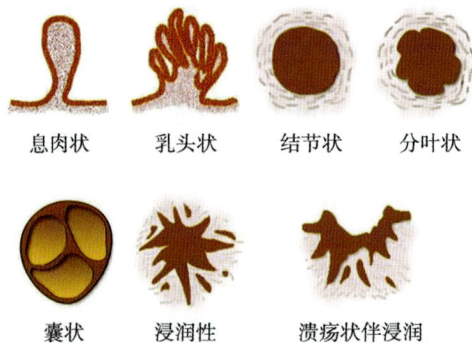

息肉状　　乳头状　　结节状　　分叶状

囊状　　浸润性　　溃疡状伴浸润

图 5-1　肿瘤的形状

### （二）肿瘤的组织结构

肿瘤的组织结构多种多样，但除绒毛膜癌和白血病无间质外，任何一个肿瘤组织的成分都可分为实质和间质两部分（图5-2）。

1. **肿瘤的实质** 是肿瘤细胞的总称，是肿瘤的主要成分。肿瘤细胞及其产物可提示肿瘤的分化方向或组织来源，是确定肿瘤性质、类型及分化程度的主要依据。肿瘤的实质通常只有一种成分，但少数肿瘤可以含有两种甚至多种实质成分，如乳腺纤维腺瘤、多形性腮腺瘤及畸胎瘤。

2. **肿瘤的间质** 一般由结缔组织和血管组成，间质成分不具特异性，对肿瘤实质起支持和营养作用。此外，肿瘤间质内往往有或多或少的淋巴细胞及单核细胞浸润，这是机体抗肿瘤免疫反应的表现。

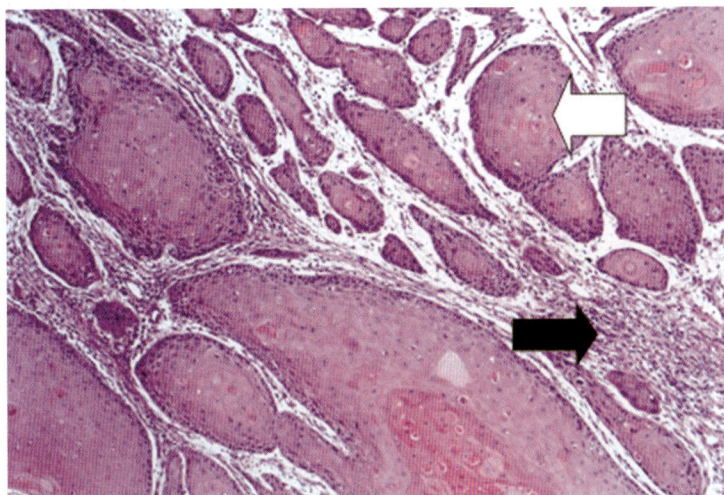

**图 5-2　肿瘤的实质与间质**
白色箭头指示肿瘤的实质；黑色箭头指示肿瘤的间质

# 第二节　肿瘤的分化与异型性

　　肿瘤组织在细胞形态和组织结构上，都与其来源的正常组织有不同程度的差异，这种差异称为异型性。肿瘤异型性的大小反映了肿瘤组织的分化程度。分化是指机体细胞、组织从幼稚到成熟的生长发育过程。分化程度是指肿瘤组织在形态和功能上与其来源的正常组织的相似程度。异型性小者，说明肿瘤与其来源的正常细胞和组织相似，肿瘤分化程度高；异型性大者，表示肿瘤分化程度低。异型性大小是诊断良、恶性肿瘤以及判断恶性肿瘤恶性程度高低的主要组织学依据，恶性肿瘤常具有明显的异型性。有些恶性肿瘤主要由未分化细胞构成，异型性显著，称为间变性肿瘤。

　　肿瘤的异型性主要有两方面，即组织结构异型性和细胞异型性。

## 一、肿瘤组织结构的异型性

　　良、恶性肿瘤在组织结构上都存在着不同程度的异型性。肿瘤组织在空间排列方式上（包括细胞的极向、排列的结构及其与间质的关系等方面）与其来源的正常组织存在的差异即为组织结构的异型性。良性肿瘤的细胞异型性不明显，主要表现为组织结构的异型性。例如，纤维瘤的瘤细胞和正常纤维细胞很相似，而其排列与正常纤维组织不同，呈编织状而且致密。

## 二、肿瘤细胞的异型性

　　良性肿瘤细胞的异型性小，一般与其来源的正常细胞相似。恶性肿瘤细胞则具有高度的异型性，主要表现为以下几方面。

　　**1. 肿瘤细胞的多形性**　恶性肿瘤细胞形态及大小极不一致，但普遍较正常细胞大，有时出现瘤巨细胞。也有少数分化很差的肿瘤，其瘤细胞较正常细胞小，大小也较一致，多为圆形，如肺小细胞癌。

扫码"学一学"

2. **肿瘤细胞核的多形性**　恶性肿瘤细胞核的体积大，胞核与胞质的比例较正常增大。核大小、形状和染色不一，并可出现双核、多核、巨核或奇异形核。核内染色加深，染色质呈粗颗粒状，分布不均匀，常堆积在核膜下，使核膜显得增厚。核仁肥大，数目也增多。核分裂象常增多，特别是出现不对称性、多级性及顿挫性等病理性核分裂象（图5-3）时，对诊断恶性肿瘤具有重要的意义。

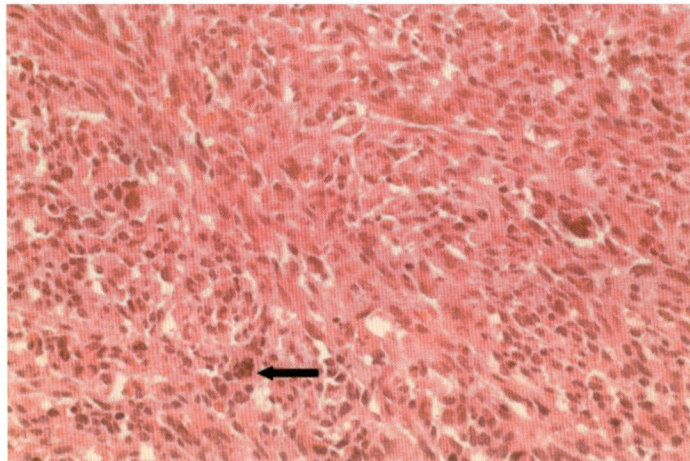

**图5-3　纤维肉瘤，示肿瘤细胞异型性及病理性核分裂象**
箭头指示顿挫性病理性核分裂象

> **考点提示**
> 　　肿瘤异型性、分化程度的概念；肿瘤异型性的表现。

3. **肿瘤细胞质的改变**　胞质多呈嗜碱性（胞质内核蛋白体增多）。有些瘤细胞可产生异常的胞质内产物或分泌物（如黏液、糖原、脂质、激素、角蛋白和激素等），有助于判断肿瘤的组织来源。

> **临床应用提示**
> 　　肿瘤细胞的形态，特别是细胞核的多形性常为恶性肿瘤的重要形态特征，对区别良、恶性肿瘤具有重要意义。

# 第三节　肿瘤的生长和扩散

## 一、肿瘤生长的代谢特点

### （一）蛋白质代谢

　　瘤细胞的蛋白质合成及分解代谢均增强，但合成代谢超过分解代谢，甚至夺取正常组织的蛋白质分解产物，合成肿瘤自身蛋白质，使机体能量严重消耗而导致恶病质。肿瘤细胞还可以合成肿瘤蛋白，其蛋白与胚胎蛋白具有共同抗原性，称为肿瘤胚胎抗原。恶性瘤细胞生长幼稚，这类抗原可重新合成量明显增高。如肝癌细胞产生的甲胎蛋白（AFP）和结肠癌细胞产生的癌胚抗原（CEA）等。

> **临床应用提示**
> 　　通过检测肿瘤患者血中AFP和CEA水平，有助于诊断肝癌和结肠癌。

### （二）核酸代谢

　　瘤细胞合成DNA和RNA的聚合酶活性均高于正常细胞，故核酸合成代谢旺盛，导致细胞内DNA、RNA含量增加。DNA与瘤细胞的分裂和增殖有关，RNA与瘤细胞的蛋白质合成及生长有关，核酸增多是肿瘤生长的物质基础。

### （三）糖代谢

在有氧条件下，肿瘤细胞仍以糖酵解获取能量。糖酵解过程中肿瘤细胞产生的中间代谢产物提供瘤细胞本身合成及增生所需的物质。

### （四）酶代谢

肿瘤细胞的酶一般只有量和活性的改变，无质的变化。通常参与核苷酸、DNA、RNA和蛋白质合成的酶活性最强，参与分解的酶活性降低。不同类型的肿瘤其酶变化各异，如肝癌和骨肉瘤患者血液中碱性磷酸酶增加，前列腺癌患者血液中酸性磷酸酶增加等。

## 二、肿瘤的生长和扩散

### （一）肿瘤的生长

**1. 肿瘤的生长速度** 各种肿瘤的生长速度有较大差别，主要取决于肿瘤细胞的分化成熟程度。良性肿瘤生长一般较缓慢，可长达数年甚至数十年。恶性肿瘤生长一般较快，短期内即可形成明显肿块，并且由于血管形成及营养供应相对不足，易发生坏死、出血等继发改变。

**+ 临床应用提示**

检查血液中酶的变化，有助于临床诊断肿瘤。

**知识拓展**

肿瘤的演进与异质化：恶性肿瘤在生长过程中，其侵袭性不断增加的现象，称为肿瘤的演进。肿瘤的异质化是指恶性肿瘤增生和生长，从一个发生恶性转化的单克隆性细胞经过许多代分裂繁殖所产生的子代细胞"亚克隆"的过程。由于出现不同的基因改变或分子的改变，其侵袭能力、生长速度、对激素的反应、对抗癌药的敏感性等方面存在差异。这种异质性的肿瘤在演进过程中，获得生长优势的细胞具有更强的生命力。

**2. 肿瘤的生长方式** 主要有以下三种。

（1）膨胀性生长 是大多数良性肿瘤所表现的生长方式。肿瘤逐渐增大，不侵袭周围正常组织，犹如膨胀的气球，推开或挤压四周组织。肿瘤往往呈结节状，有完整包膜，与周围组织分界清楚。对周围组织的影响主要是挤压和阻塞，一般不明显破坏器官的结构和功能。临床检查时肿瘤移动性良好，手术容易切除，切除后也常不复发。

**考点提示**
肿瘤的生长方式。

（2）外生性生长 发生在体表、体腔或管道器官腔面的肿瘤可呈外生性生长，形成乳头状、息肉状、菜花状等。良、恶性肿瘤都可呈外生性生长，但恶性肿瘤在外生性生长的同时，其基底部往往呈浸润性生长。

**+ 临床应用提示**

浸润性生长的肿瘤无包膜，与邻近组织紧密连接在一起而无明显界限。临床检查时移动性差或固定。手术切除范围应扩大，否则术后易复发。

（3）浸润性生长 为大多数恶性肿瘤的生长方式。肿瘤细胞分裂增生，侵入周围组织间隙、淋巴管和血管内，像树根长入土壤一样，浸润并破坏周围组织。

## （二）肿瘤的扩散

恶性肿瘤不仅可在原发部位浸润生长、累及邻近器官或组织，而且还可通过多种途径扩散到身体其他部位。这是恶性肿瘤最重要的生物学特点。

**1. 直接蔓延** 随着恶性肿瘤不断长大，肿瘤细胞常常连续地沿着组织间隙、淋巴管、血管或神经束衣浸润生长，破坏邻近器官或组织，这种现象称为直接蔓延，也称浸润。例如，胰头癌可蔓延到肝脏、十二指肠，晚期乳腺癌可穿过胸肌和胸腔蔓延至肺脏。

**2. 转移** 恶性肿瘤细胞从原发部位侵入淋巴管、血管或体腔，迁徙到他处而继续生长，形成与原发瘤同样类型的肿瘤，这个过程称为转移。所形成的肿瘤称为转移瘤或继发瘤。常见的转移途径有以下几种。

（1）淋巴道转移 是癌最常见的转移途径。例如，乳腺癌常先转移到同侧腋窝淋巴结，肺癌首先转移到肺门淋巴结。受累的淋巴结逐渐增大、变硬，切面呈灰白色。有时多个淋巴结相互融合成团块。局部淋巴结转移后，可继续转移至下一站的其他淋巴结，最后可经胸导管进入血流再继续发生血道转移。

（2）血道转移 是肉瘤最常见的转移途径。恶性瘤细胞侵入血管后可随血流到达远隔器官继续生长，形成转移瘤。血道转移的途径与栓子运行途径相同，即侵入体循环静脉的肿瘤细胞经右心到肺，在肺内形成转移瘤，如骨肉瘤的肺转移；侵入肺静脉的肺原发性恶性肿瘤细胞以及肺内转移瘤通过肺毛细血管而进入肺静脉的恶性细胞，可经左心随主动脉血流到达全身各器官，常见转移到脑、骨、肾及肾上腺等处。

血道转移可见于许多器官，但最常见的是肺，其次是肝和骨。转移瘤的形态学特点是边界清楚的结节，常多发散在分布，多位于器官表层。由于瘤结节中央出血、坏死而下陷，可形成"癌脐"。

> **+ 临床应用提示**
>
> 临床上恶性肿瘤患者必须做肺、肝、骨的影像学检查，判断其有无血道转移，以确定临床分期和治疗方案。

（3）种植性转移 体腔内器官的恶性肿瘤蔓延至浆膜表面时，瘤细胞可以脱落，种植在体腔其他器官的表面，形成转移瘤。如胃癌破坏胃壁侵及浆膜后，可在腹腔内器官表面、腹膜等处形成广泛的种植性转移；卵巢的Krukenberg瘤（库肯勃瘤）多为胃黏液癌经腹腔种植到卵巢表面浆膜再侵入卵巢所形成的肿瘤。卵巢的Krukenberg瘤经体腔转移常伴有体腔积液和脏器间的癌性粘连。积液多为血性，其内含有脱落的癌细胞，可供细胞学检查。值得注意是手术也可造成医源性种植，虽然可能性较小，但应尽量避免。

> **📚 考点提示**
>
> 扩散、转移的概念，转移的方式。

### 三、肿瘤的分级与分期

肿瘤的分级和分期一般用于恶性肿瘤，是制定治疗方案和估计预后的重要参考。

病理学上根据其分化程度的高低、异型性的大小及核分裂象的多少来确定恶性程度的级别。一般用三级分级法，即Ⅰ级为高分化，属低度恶性；Ⅱ级为中等分化，属中度恶性；Ⅲ级为低分化，属高度恶性。

肿瘤分期目前有不同的方案，其主要原则是根据原发肿瘤的大小、浸润的深度和范围、局部和远处淋巴结有无转移、有无血源性或其他远处转移等来确定肿瘤的分期。目前国际上广泛使用的是TNM分期系统。T指肿瘤原发病灶，随着肿瘤的增大依次用$T_1$ ~

扫码"学一学"

$T_4$来表示；N指局部淋巴结受累，无淋巴结转移时用$N_0$表示，随着淋巴结受累及程度和范围的扩大，依次用$N_1 \sim N_3$表示；M指血道转移，无血道转移者用$M_0$表示，有血道转移者用$M_1$或$M_2$表示。

**知识拓展**

　　肿瘤的复发是指恶性肿瘤经过正规治疗后，获得一段时间的消退或缓解，之后又重新出现同样的肿瘤。如淋巴瘤化疗消失后局部再复发。引起复发的原因是多方面的，主要与手术切除不净、切口种植和隐性转移灶的存在等有关。

# 第四节　肿瘤对机体的影响

## 一、局部影响

### （一）良性肿瘤的局部影响

　　1. **局部压迫和阻塞**　局部压迫和阻塞是良性肿瘤对机体的主要影响，如消化道良性肿瘤可引起肠梗阻或肠套叠，颅内良性肿瘤（如脑膜瘤）压迫脑组织可引起相应的神经系统症状。

　　2. **继发性改变**　良性肿瘤的继发性改变较少见，对机体产生不同程度的影响。例如，肠的乳头状腺瘤、膀胱的乳头状瘤和子宫黏膜下肌瘤等肿瘤，表面可发生溃疡而引起出血和感染。

### （二）恶性肿瘤的局部影响

　　1. **局部压迫和阻塞**　恶性肿瘤局部压迫和阻塞症状常呈进行性加重。

　　2. **继发性改变**　恶性肿瘤可因浸润、坏死而并发出血、穿孔，病理性骨折及感染。肿瘤可压迫、浸润局部神经而引起顽固性疼痛。恶性肿瘤晚期患者因机体免疫力低下，常并发严重肺内感染而致死。

## 二、全身影响

### （一）良性肿瘤的全身影响

　　某些内分泌腺的良性肿瘤因能引起某种激素分泌过多而对全身产生影响，如垂体前叶腺瘤可分泌大量的生长激素，引起巨人症或肢端肥大症。

### （二）恶性肿瘤的全身影响

　　1. **恶病质**　恶性肿瘤晚期，机体出现严重消瘦、乏力、贫血和全身衰竭的状态，称为恶病质，可导致患者死亡。其机制尚未完全阐明，可能由于进食减少、出血、感染、发热或肿瘤组织坏死所产生的毒性产物等引起机体的代谢紊乱所致。恶性肿瘤所致的顽固性疼痛、肿瘤快速生长消耗大量营养物质等，也是导致恶病质的重要因素。

　　2. **异位内分泌综合征和副肿瘤综合征**　有些非分泌腺发生的肿瘤能产生和分泌激素或激素类物质，而引起内分泌紊乱出现相应的临床症状，称为异位内分泌综合征。此类肿瘤称为异位内分泌肿瘤，大多数为恶性肿瘤，其中以癌为多，如肺癌、胃癌，也可见于纤维肉瘤、平滑肌肉瘤等。这类肿瘤可产生促肾上腺皮质激素（ACTH）、甲状旁腺素（PTH）、胰岛素等多种激素，引起相应激素过多的临床症状。

由于肿瘤的产物（包括异位激素产生）或异常免疫反应（包括交叉免疫、自身免疫和免疫复合物沉着等）或其他不明原因，引起内分泌、神经、消化、造血、骨关节、肾脏及皮肤等系统发生病变，出现相应的临床表现，称为副肿瘤综合征。异位内分泌综合征属于副肿瘤综合征。

# 第五节　良性肿瘤与恶性肿瘤的区别

区别良性肿瘤与恶性肿瘤，对于正确的诊断和治疗具有重要的实际意义。表5-1 是良、恶性肿瘤的区别要点。

表 5-1　良性肿瘤与恶性肿瘤的区别

| | 良性肿瘤 | 恶性肿瘤 |
| --- | --- | --- |
| 组织分化程度 | 分化好，异型性小，与原有组织形态相似 | 分化不好，异型性大，与原有组织的形态差别大 |
| 核分裂象 | 无或稀少，不见病理性核分裂象 | 多见，并可见病理性核分裂象 |
| 生长速度 | 缓慢 | 较快 |
| 生长方式 | 膨胀性或外生性生长，前者常有包膜形成，与周围组织一般分界清楚，故通常可推动 | 浸润性或外生性生长，前者无包膜，一般与周围组织分界不清楚，通常不能推动；后者常伴有浸润性生长 |
| 继发改变 | 很少发生坏死、出血 | 常发生出血、坏死、溃疡等 |
| 转移 | 不转移 | 常有转移 |
| 复发 | 手术切除后很少复发 | 手术切除等治疗后易复发 |
| 对机体影响 | 较小，主要为局部压迫或阻塞 | 较大，除压迫、阻塞外，还可以破坏周围组织，引起坏死、出血、感染，甚至造成恶病质和死亡 |

良性肿瘤与恶性肿瘤的区别并不是绝对的，有些肿瘤的组织形态和生物学行为介于良性、恶性肿瘤之间，称为交界性肿瘤。它们可表现为局部复发，但常不发生转移。此外，某些良性肿瘤可转变成恶性肿瘤，称为恶变，如结肠乳头状腺瘤可恶变为腺瘤。而极个别的恶性肿瘤，有时由于机体免疫力加强等原因，可以停止生长甚至完全自然消退。

# 第六节 肿瘤的命名与分类

## 一、肿瘤的命名原则

人体肿瘤的种类繁多，命名复杂。一般根据组织来源和生物学行为来命名。

### （一）肿瘤的一般命名原则

**1. 良性肿瘤命名** 良性肿瘤的命名原则为：部位＋组织来源＋瘤。如来自脂肪组织的良性肿瘤称为脂肪瘤，来源于甲状腺腺上皮的良性肿瘤称为甲状腺腺瘤。有时结合肿瘤形态特点命名，如结肠息肉状腺瘤、卵巢浆液性乳头状囊腺瘤等。

**2. 恶性肿瘤的命名**

（1）癌 来源于上皮组织的恶性肿瘤统称为癌（carcinoma），其命名原则为：部位＋组织来源＋癌。如食管鳞状细胞癌、胃腺癌、膀胱移行细胞癌等，由腺癌和鳞癌两种成分构成的癌称为腺鳞癌。有些癌还可结合其形态特点命名，如形成乳头状及囊状结构的腺癌，则称为乳头状囊腺癌。

（2）肉瘤 由间叶组织（包括纤维结缔组织、脂肪、肌肉、脉管、骨软骨组织等）发生的恶性肿瘤统称为肉瘤，其命名原则为：部位＋组织来源＋肉瘤，如子宫平滑肌肉瘤等。

（3）癌肉瘤 如一个肿瘤中既有癌的成分又有肉瘤的成分，则称为癌肉瘤。

应当强调，在病理学上，癌是指上皮组织的恶性肿瘤。通常所谓的癌症（cancer）则泛指所有恶性肿瘤。

### （二）肿瘤的特殊命名原则

有少数肿瘤不按上述原则命名。来源于幼稚组织的肿瘤称为"母细胞瘤"，其中大多数为恶性，如视网膜母细胞瘤、肾母细胞瘤等；有些恶性肿瘤因成分复杂或由于习惯沿袭，则在肿瘤的名称前加"恶性"二字，如恶性畸胎瘤。有些恶性肿瘤冠以人名，如尤文肉瘤和霍奇金淋巴瘤。因习惯淋巴瘤、黑色素瘤等省去了"恶性"二字，但仍代表其为恶性肿瘤。瘤病常用于多发性良性肿瘤，如神经纤维瘤病；或用于在局部呈弥漫性生长的良性肿瘤，如纤维瘤病、血管瘤病。少数恶性肿瘤采用病命名，如白血病。

## 二、肿瘤的分类

肿瘤通常依据其组织来源分为几大类。每一大类又可分为良性和恶性两组。表5-2列举了各组织来源的常见肿瘤分类。

表 5-2 常见肿瘤的分类

| 组织来源 | 良性肿瘤 | 恶性肿瘤 |
| --- | --- | --- |
| 上皮组织 | | |
| 鳞状上皮 | 鳞状细胞乳头状瘤 | 鳞状细胞癌 |
| 基底细胞或附件 | | 基底细胞癌 |
| 腺上皮 | 腺瘤 | 腺癌 |
| | 乳头状腺瘤 | 乳头状腺癌 |
| | 囊腺瘤 | 囊腺癌 |
| | 多形性腺瘤 | 恶性多形性腺瘤 |

续表

| 组织来源 | 良性肿瘤 | 恶性肿瘤 |
| --- | --- | --- |
| 移行上皮 | 乳头状瘤 | 移行细胞癌 |
| **间叶组织** | | |
| 纤维结缔组织 | 纤维瘤 | 纤维肉瘤 |
| 纤维组织细胞 | 纤维组织细胞瘤 | 恶性纤维组织细胞瘤 |
| 脂肪组织 | 脂肪瘤 | 脂肪肉瘤 |
| 平滑肌组织 | 平滑肌瘤 | 平滑肌肉瘤 |
| 横纹肌肉瘤 | 横纹肌瘤 | 横纹肌肉瘤 |
| 血管组织 | 血管瘤 | 血管肉瘤 |
| 淋巴管组织 | 淋巴管瘤 | 淋巴管肉瘤 |
| 骨组织 | 骨瘤 | 骨肉瘤 |
| 软骨组织 | 软骨瘤 | 软骨肉瘤 |
| 滑膜组织 | 滑膜瘤 | 滑膜肉瘤 |
| 间皮 | 间皮瘤（孤立性） | 恶性间皮瘤 |
| **淋巴、造血组织** | | |
| 淋巴组织 | | 淋巴瘤 |
| 造血组织 | | 白血病 |
| **神经组织** | | |
| 神经鞘膜组织 | 神经纤维瘤 | 神经纤维肉瘤 |
| 神经鞘膜细胞 | 神经鞘瘤 | 恶性神经鞘膜瘤 |
| 胶质细胞 | 胶质细胞瘤 | 恶性胶质细胞瘤 |
| 原始神经细胞 | | 髓母细胞瘤 |
| 脑膜组织 | 脑膜瘤 | 恶性脑膜瘤 |
| 交感神经节 | 节细胞神经瘤 | 神经母细胞瘤 |
| **其他肿瘤** | | |
| 黑色素细胞 | 色素痣 | 恶性黑色素瘤 |
| 胎盘滋养叶细胞 | 葡萄胎 | 绒毛膜上皮癌 |
| 生殖细胞 | | 精原细胞瘤<br>无性细胞瘤<br>胚胎性癌 |
| **性腺或胚胎残件中** | | |
| 全能干细胞 | 畸胎瘤 | 恶性畸胎瘤 |

## 第七节　癌前病变、非典型增生与原位癌

### 一、癌前病变

癌前病变是指某些具有癌变潜在可能性的良性病变，如长期存在有可能转变为癌。但并非所有癌前病变都必然转变为癌，也并非所有的癌都由癌前病变发展而来。临床上常见的癌前病变或疾病有以下几种。①结肠多发性息肉状腺瘤。②乳腺增生性纤维囊性变。③慢性萎缩性胃炎及胃溃疡。④慢性溃疡性结肠炎。⑤肝硬化等。

### 二、非典型增生

非典型增生是指增生的上皮细胞形态和结构出现一定程度的异型性，但还不足以诊断为癌的一些病变。根据异型性大小和累及范围，非典型增生分为轻、中、重三级。轻度非典型增生，异型性较小，累及上皮层下部的1/3；中度非典型增生，异型性中等，累及上皮层下部的2/3；重度非典型增生，异型性较大，累及上皮2/3以上但未达到全层。轻、中度非典型增生，在病因消除后可恢复正常；而重度非典型增生则很难逆转，常转变为癌。

### 三、原位癌

原位癌是指局限于上皮层内的癌，癌组织没有突破基底膜向下浸润。原位癌是一种早期癌，如果早期发现和积极治疗，可防止其发展为浸润性癌，从而提高肿瘤的治愈率。

上皮内瘤变是描述上皮从非典型增生到原位癌这一连续的过程。轻度非典型增生又称为上皮内瘤变Ⅰ级，中度非典型增生又称为上皮内瘤变Ⅱ级，重度非典型增生和原位癌又称为上皮内瘤变Ⅲ级。重度非典型增生和原位癌两者难以截然划分，其处理原则基本一致。

> **➕临床应用提示**
>
> 正确认识癌前病变、上皮内瘤变及原位癌，有利于防止肿瘤发生发展，是进行肿瘤早期诊断和治疗的重要环节。

> **📚考点提示**
>
> 癌前病变、非典型增生、原位癌的概念，常见癌前病变的举例。

## 第八节　常见肿瘤举例

### 一、上皮组织肿瘤

**（一）良性上皮组织肿瘤**

1. **乳头状瘤**　由被覆上皮（如鳞状上皮或移行上皮）发生的良性肿瘤。外耳道、阴茎、膀胱等处的乳头状瘤易复发或恶性变。

2. **腺瘤**　是由腺体、导管或分泌上皮发生的良性肿瘤。腺瘤的腺体与其起源的腺体不仅在形态上相似，而且常具有一定的分泌功能，但排列结构不同。腺瘤的常见类型有囊腺瘤、纤维腺瘤、多形性腺瘤、息肉状腺瘤等。

**（二）恶性上皮组织肿瘤**

由上皮发生的恶性肿瘤统称为癌，癌多见于40岁以上的人群，是人类最常见的一类恶性肿瘤。癌的常见类型有以下几种。

1. **鳞状细胞癌** 简称鳞癌，常发生在身体原有鳞状上皮被覆的部位，如皮肤、口腔、子宫颈等处，也可发生在有鳞状上皮化生的其他非鳞状上皮被覆的部位，如支气管、胆囊、肾盂等处。肉眼观察常呈菜花状，也可因坏死脱落而形成溃疡状，癌组织同时向深层浸润性生长。镜下，高分化的鳞癌癌巢中癌细胞异型性小，细胞间可见细胞间桥，在癌巢的中央可出现层状的角化物，称为角化珠或癌珠（图5-4）；低分化的鳞癌无角化珠形成，细胞间桥不明显，细胞异型性明显，并见较多的核分裂象。

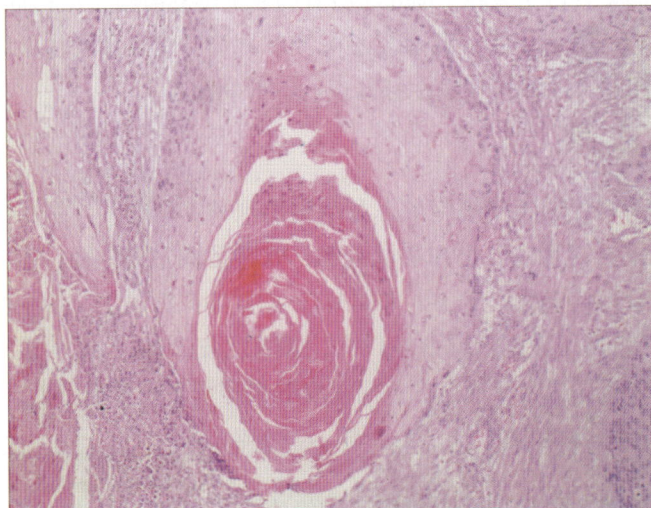

**图 5-4　高分化的鳞状细胞癌**
典型的鳞状细胞癌的癌巢，癌巢中央可见角化珠

2. **基底细胞癌** 多见于老年人面部。此癌生长缓慢，表面常形成溃疡，并可浸润，破坏深层组织，但很少发生转移，对放射治疗很敏感，临床上呈低度恶性经过。

3. **移行细胞癌** 来自膀胱或肾盂等处的移行上皮。

4. **腺癌** 镜下观，高分化腺癌可形成大小不等、形态不一的腺样结构（图5-5）；低分化腺癌可为无腺腔结构的实性巢，称为实性癌。

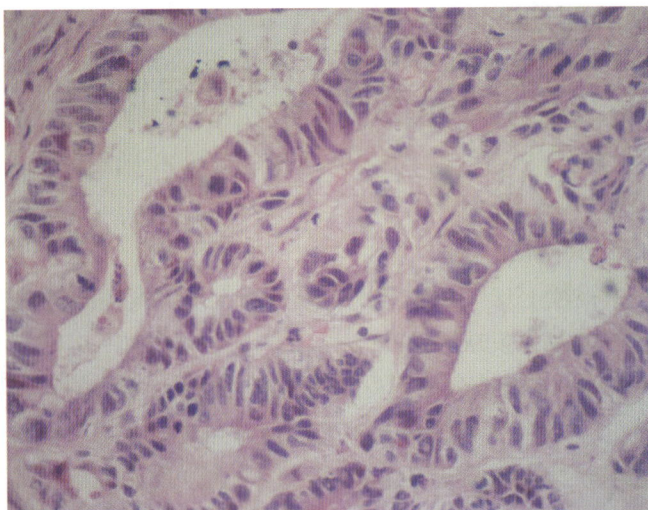

**图 5-5　腺癌**
分化良好的腺癌，大多数癌巢呈腺样结构

## 二、间叶组织肿瘤

### （一）良性间叶组织肿瘤

常见良性间叶组织肿瘤包括纤维瘤、脂肪瘤、脉管瘤（血管瘤、淋巴管瘤）、平滑肌瘤、骨瘤、软骨瘤。

### （二）恶性间叶组织肿瘤

恶性间叶组织肿瘤统称为肉瘤。肉瘤比癌少见，多发生于青少年。肉瘤体积常较大，切面多呈鱼肉状；易发生出血、坏死、囊性变等继发性改变。镜下观，肉瘤细胞大多不成巢，弥漫生长，与间质分界不清。肿瘤间质的结缔组织一般较少，但血管常较丰富，故肉瘤多先由血道转移，上述特点与癌有一定的区别。区分癌与肉瘤，对肿瘤的病理诊断及临床治疗均有实际意义。

癌与肉瘤的区别见表5-3。

**考点提示**
癌与肉瘤的区别。

表 5-3　癌与肉瘤的区别

|  | 癌 | 肉瘤 |
|---|---|---|
| 组织来源 | 上皮组织 | 间叶组织 |
| 发病率 | 较常见，约为肉瘤的9倍，多见于40岁以上的成年人 | 较少见，大多见于青少年 |
| 大体特点 | 质较硬、色灰白、较干燥 | 质软、色灰红、湿润、鱼肉状 |
| 组织学特点 | 多形成癌巢，实质与间质分界清楚，纤维组织常有增生 | 肉瘤细胞多弥漫分布，实质与间质分界不清，间质内血管丰富，纤维组织少 |
| 网状纤维 | 癌细胞间多无网状纤维 | 肉瘤细胞间多有网状纤维 |
| 转移 | 多经淋巴道转移 | 多经血道转移 |

# 第九节　肿瘤的病因学和发病学

## 一、肿瘤的病因学

肿瘤的病因十分复杂，包括环境致癌因素和机体内在因素两个方面，往往多种因素交互作用。环境致癌因素是引起肿瘤的重要条件，而机体内在因素则起着决定性作用。

### （一）外界致癌因素

1. **化学致癌因素**　迄今被确认的化学致癌物有1000多种，可分为直接致癌物和间接致癌物两类。直接致癌物较少见，主要的间接致癌物有多环芳烃、芳香胺类与氨基偶氮染料、亚硝胺类（具有较强烈的致癌作用，并且致癌谱广。在变质的蔬菜和食物中含量较高。亚硝酸盐可作为肉和鱼类食品的保存剂与着色剂进入人体，也可由细菌分解硝酸盐产生。亚硝酸盐和二级胺可在胃内的酸性环境中合成亚硝胺。亚硝胺在体内经过羟化作用活化，从而致癌）、真菌毒素（研究最多的是黄曲霉素，广泛存在于高温潮湿地区的霉变食品中，尤以霉变的花生、玉米及谷类含量最多，致癌性最强。这种毒素主要诱发肝细胞性肝癌）。

2. **物理性致癌因素**　主要是通过损伤细胞的染色体使细胞癌基因激活和抑癌基因失活，从而导致肿瘤发生。主要有电离辐射、紫外线、热辐射、慢性刺激与创伤（如皮肤慢性溃疡、慢性胃溃疡、慢性胆囊炎、慢性宫颈炎等慢性刺激使局部组织细胞增生，并进而发生癌变；骨肉瘤、睾丸肿瘤和脑瘤等患者有外伤史）、进入体内的某些异物刺激（如石棉纤维与胸膜间皮瘤的发生有关）。

**3. 生物性致癌因素**　现已知有上百种可引起动物肿瘤的致瘤病毒。与人类肿瘤关系比较密切的病毒有：乙型肝炎病毒和丙型肝炎病毒与肝细胞癌的发生有关；人类乳头瘤病毒（HPV）、单纯疱疹病毒、人类巨细胞病毒与宫颈癌的发生有关；EB病毒与鼻咽癌和伯基特（Burkitt）淋巴瘤的发生有关。

### （二）肿瘤发生的内在因素

肿瘤发生的内在因素包括遗传因素、免疫因素、种族因素、性别和年龄、激素因素等。

## 二、肿瘤的发病学

肿瘤的发病机制极其复杂。近年来，随着分子生物学的发展，从分子水平上对癌变机制的研究取得了一定进展。下面仅就目前比较公认的观点做一介绍。

### （一）正常细胞的转化与恶变

细胞内存在的原癌基因和抑癌基因对细胞的增殖和分化起着相应的正、负调控作用。各种致癌因素通过不同机制，可导致正常细胞内原癌基因激活和抑癌基因失活，使细胞因生长与分化调节失控而发生转化，在逐渐演进和异质化的过程中发生恶性转化，形成恶性肿瘤。因此，目前认为肿瘤本质上是一种基因病。

### （二）肿瘤的形成与演进

肿瘤的发生发展是一个长时间、多因素、多步骤的演化过程。一般将致癌过程分为激发、促发和进展三个阶段，每个阶段都涉及一系列的基因突变积累，这就是恶性肿瘤发生的多阶段突变学说。

# 第十节　肿瘤的防治原则

## 一、一级预防

即病因预防。消除或减少可能的致癌因素，注意保护环境（避免大气、水源、土壤和农作物等污染），减少和避免接触化学性致癌物（如戒烟、不吃霉变食物等），增强机体的抗肿瘤能力（如适当锻炼、合理饮食、保持良好的心理状态）等。

## 二、二级预防

对肿瘤采取早期发现、早期诊断、早期治疗（即"三早"），广泛开展防癌普查，积极治疗癌前病变等。

## 三、三级预防

即康复预防。通过治疗减轻肿瘤患者痛苦，提高生活质量，延长生命。

## 本章小结

肿瘤常形成肿块，但并非所有肿瘤一定有肿块，也并非所有肿块一定是肿瘤。肿瘤基本由实质和间质组成，实质的成分各不相同，间质却大同小异。

　　根据肿瘤的分化程度和异型性，可将肿瘤分为良性和恶性两类，区分肿瘤的良、恶性意义重大。恶性肿瘤既有组织结构的异型性，又有细胞的异型性；良性肿瘤则只有组织结构的异型性。病理性核分裂象和转移是恶性肿瘤典型的生物学特性，转移包括淋巴道转移、血道转移、种植性转移。恶性肿瘤根据组织来源的不同，可分为癌和肉瘤两类。

　　临床上常见的良性病变具有癌变的潜能，如不治疗可发生癌变，称为癌前疾病，其形态学的表现为非典型增生。

　　肿瘤的发生是致瘤因素引起机体原癌基因的激活、抑癌基因的失活及其他基因改变所致，受内在的遗传因素和外在的环境因素共同影响。

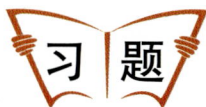

# 习题

## 一、选择题

### 【A1 型题】

1. 肿瘤的基本组织结构是
   A. 血管
   B. 癌细胞巢
   C. 实质和间质
   D. 瘤细胞
   E. 结缔组织

2. 肿瘤细胞的分化程度高，表明
   A. 异型性大
   B. 异型性小
   C. 病理性核分裂象多
   D. 恶性程度大
   E. 预后差

3. 诊断恶性肿瘤的组织学依据主要是
   A. 胞质嗜碱性
   B. 细胞核大
   C. 细胞异型性明显
   D. 瘤细胞体积增大
   E. 结缔组织

4. 恶性肿瘤最主要的特征是
   A. 浸润性生长
   B. 细胞丰富
   C. 细胞大小不一
   D. 核分裂象增多
   E. 转移

5. 交界性瘤是
   A. 发生于表皮与真皮交界处的肿瘤
   B. 癌前病变
   C. 介于良恶性之间的肿瘤
   D. 介于癌和肉瘤之间的肿瘤
   E. 介于癌与肉瘤之间的肿瘤

6. 对肿瘤的描述，错误的是
   A. 癌比肉瘤多见
   B. 凡称为瘤都是良性肿瘤
   C. 良性肿瘤不转移
   D. 浸润性生长的肿瘤多为恶性肿瘤
   E. 良性肿瘤可能恶变

7. 下列哪种组织不发生癌

    A. 皮肤              B. 肾上腺

    C. 甲状腺          D. 淋巴造血组织

    E. 胃黏膜腺体

8. 下列肿瘤中恶性可能性最大的是

    A. 乳头状    B. 息肉状    C. 结节状    D. 树根状    E. 囊状

9. 下列不符合鳞癌特征的是

    A. 只发生原有鳞状上皮覆盖的部位

    B. 有癌珠形成

    C. 呈外生性生长

    D. 癌细胞的排列及形态可保留鳞状上皮的某些特性

    E. 实质和间质分界清楚

10. 下列哪个肿瘤呈非浸润性生长

    A. 纤维腺瘤         B. 血管瘤

    C. 乳腺癌          D. 骨肉瘤

    E. 精原细胞瘤

11. 肿瘤恶性程度的高低取决于

    A. 肿瘤的发生部位      B. 肿瘤的肉眼形态

    C. 肿瘤的生长速度      D. 肿瘤的分化程度

    E. 肿瘤患者的临床表现

12. 癌与肉瘤的最根本区别是

    A. 发病年龄         B. 临床表现

    C. 生长方式         D. 转移途径

    E. 组织来源

13. 确定癌的最主要依据是

    A. 青年好发         B. 浸润性生长

    C. 组织异型性明显      D. 有癌巢形成

    E. 核分裂多见

14. 癌转移至淋巴结时，首先出现在

    A. 边缘窦          B. 髓窦

    C. 淋巴滤泡内       D. 副皮质区

    E. 淋巴结门部

15. 原位癌的主要特征是

    A. 发生于黏膜、表皮和腺体

    B. 癌细胞占据上皮全层，但基底膜仍完整

    C. 可以治愈

    D. 上皮内出现异型性细胞

    E. 由非典型增生发展而来

16. 癌性增生的特点，错误的是

    A. 瘤细胞分化不成熟

　B．致瘤因素只在肿瘤发生时起作用

　C．自主性生长

　D．遗传物质改变，去除致瘤因素肿瘤继续生长

　E．起源于正常组织

【X 型题】

17．关于肿瘤间质的叙述，正确的是

　A．各种肿瘤间质基本相同

　B．对瘤细胞起支持营养作用

　C．决定肿瘤的性质

　D．间质淋巴细胞浸润越多，预后越好

　E．间质的纤维组织对肿瘤起限制作用

18．癌的特点有

　A．细胞排列弥漫散在　　　　　　　B．易继发坏死、出血

　C．肉眼呈灰白，质硬干燥　　　　　D．发病率高，多见于中老年人

　E．多经血道转移

19．恶性肿瘤细胞的形态特点有

　A．胞质嗜酸性　　　　　　　　　　B．细胞大小不一、形态不规则

　C．核分裂象少见　　　　　　　　　D．核体积增大、大小不一

　E．病理性核分裂象

20．种植性转移的特点是

　A．血性积液形成　　　　　　　　　B．多发性瘤结节

　C．多见于腹腔　　　　　　　　　　D．也叫播种

　E．可人为造成

21．肿瘤细胞异常增生是指

　A．细胞生长与机体不协调

　B．细胞不同程度丧失分化成熟的能力

　C．可传给子代细胞

　D．生理性

　E．自主性

22．肿瘤血道转移最常累及的脏器是

　A．肺　　　　B．脑　　　　C．脾　　　D．肾　　　　E．肝

23．血道转移瘤的特点是

　A．肿瘤多发　　　　　　　　　　　B．多位于器官表面

　C．境界清　　　　　　　　　　　　D．有包膜

　E．散在分布

24．下列属于癌前病变的是

　A．黏膜白斑　　　　　　　　　　　B．肥厚性胃炎

　C．十二指肠溃疡　　　　　　　　　D．慢性宫颈炎

　E．炎性假瘤

25．下列符合肉瘤特点的描述是

A. 鱼肉状　　　　　　　　　　　　B. 实质、间质分界清

C. 间质血管丰富　　　　　　　　　D. 多发生淋巴道转移

E. 瘤细胞间可见网状纤维

## 二、思考题

患者，男，60岁。1月前，发现其左颈部有一直径约1.5cm的结节，质地较硬，用手推可移动。

请问：

1. 该患者左颈部可能发生哪些性质的病变？

2. 可以做何种检查以确定诊断？

3. 这些病变的镜下特点是什么？

（李　帅）

扫码"练一练"

# 第六章　缺　氧

**学习目标**

1. **掌握**　缺氧、发绀的概念；缺氧的类型；常用血氧指标的概念及其意义；缺氧护理原则。
2. **熟悉**　引起低张性缺氧、血液性缺氧、循环性缺氧和组织性缺氧的原因及其血氧变化特点。
3. **了解**　缺氧对机体的影响；氧疗和氧中毒。
4. 能够根据血氧指标和病因初步判断缺氧的类型并采取相应护理措施。
5. 具备根据缺氧护理原则正确护理缺氧患者的能力。

因供氧减少或用氧障碍引起组织细胞发生代谢、功能甚至形态结构异常的病理过程称为缺氧。缺氧是造成细胞损伤的最常见原因，也是临床极为常见的病理过程。静息状态下成年人需氧量约为250ml/min，而人体氧储备仅为1.5L左右。因此，一旦呼吸、心跳停止，患者在数分钟内就会死于缺氧。

**案例导入**

患者，女，25岁。半小时前其母发现患者叫不醒，房间有一煤火炉，患者一人单住。既往体健。查体：T36.8℃，P98次/分，R24次/分，BP120/70mmHg，昏迷，呼之不应，皮肤黏膜无出血点，对光反射灵敏，口唇呈樱桃红色。

**请问：**

1. 患者的诊断和诊断依据分别是什么？
2. 治疗和护理原则有哪些？

## 第一节　常用的血氧指标

### 一、血氧分压

指溶解于血液中的氧产生的张力。动脉血氧分压高低主要取决于吸入气体的氧分压和肺的外呼吸功能；静脉血氧分压取决于组织摄氧和用氧的能力。

### 二、血氧容量

指100ml血液中血红蛋白（Hb）所能结合的最大氧量。血氧容量取决于血红蛋白的质（与氧结合的能力）和量，其大小反映血液携带氧的能力。

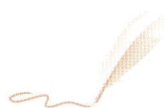

## 三、血氧含量

指100ml血液中血红蛋白实际结合的氧量。血氧含量主要取决于血氧分压和血氧容量。动-静脉血氧含量差反映组织的摄氧量。

## 四、血氧饱和度

指血氧含量占血氧容量的百分比，主要取决于氧分压，也受血液$PCO_2$、pH值、温度、2,3-二磷酸甘油酸（2,3-DPG）含量等的影响（图6-1）。

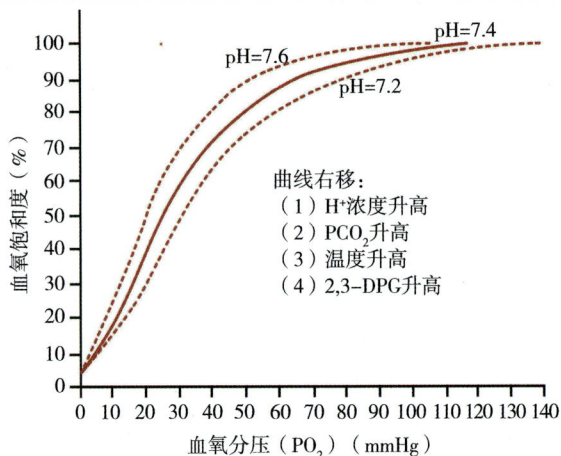

**图 6-1 氧解离曲线及其影响因素**

# 第二节 缺氧的类型

空气中的氧经肺通气进入肺泡、经肺换气扩散至血液后，由循环系统将其运输到全身供组织细胞利用（图6-2）。其中任何一个环节发生障碍均可导致缺氧。根据引起缺氧的原因和血氧变化的特点，一般将缺氧分为四种类型。

## 一、低张性缺氧

指由动脉血氧分压降低引起的组织供氧不足，故又称乏氧性缺氧。

### （一）原因与发病机制

1. **吸入气氧分压过低** 如海拔3000m以上的高原、高空；通风不良的坑道、矿井；低氧混合气及被惰性气体或麻醉剂过度稀释的空气等。

2. **外呼吸功能障碍** 如肺通气功能障碍使肺泡气氧分压降低；肺换气功能障碍使经肺泡扩散到血液中的氧减少。

3. **静脉血分流入动脉血** 有右向左分流的先天性心脏病患者，因室间隔缺损伴有肺动脉狭窄或肺动脉高压，右心的

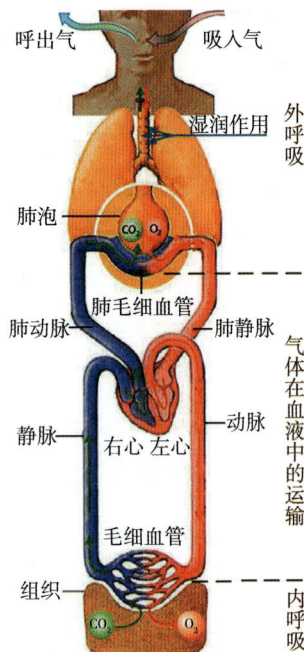

**图 6-2 呼吸的环节**

扫码"学一学"

压力高于左心，未经氧合的静脉血可直接掺入左心动脉血，导致$PaO_2$降低。

---

**知识拓展**

　　阻塞性睡眠呼吸暂停通气综合征是指睡眠时上气道塌陷、阻塞引起呼吸暂停和通气不足。患者睡眠时打鼾，反复出现呼吸暂停、血氧饱和度降低、高碳酸血症和睡眠结构紊乱，从而导致白天精神不济，甚至出现心脑肺血管并发症及多脏器损害，严重影响患者生活质量。

---

### （二）血氧变化的特点

　　动脉血$PaO_2$降至60mmHg以下时，血氧饱和度下降，血氧含量减少；等量血液供组织利用的氧减少，动-静脉血氧含量差一般减小。因Hb的质和量无改变，血氧容量正常。

　　$PaO_2$降低时血氧饱和度下降。当毛细血管血液中脱氧血红蛋白平均浓度超过5g/dl（正常约为2.6g/dl）时，皮肤和黏膜呈青紫色，称为发绀。

## 二、血液性缺氧

　　红细胞内的血红蛋白是携带氧的主要载体。当血红蛋白数量减少或性质改变时，血液携氧能力下降或与血红蛋白结合的氧不易释出，导致组织缺氧，称血液性缺氧，又称等张性缺氧。

### （一）原因与发病机制

　　1. **血红蛋白数量减少**　见于各种原因引起的严重贫血。

　　2. **血红蛋白性质改变**　如一氧化碳（CO）中毒时，因CO与Hb的亲和力是$O_2$的210倍，故吸入气体中含0.1%的CO就能使血液中50%的Hb形成碳氧血红蛋白而失去携氧能力；亚硝酸盐使大量Hb氧化成高铁血红蛋白，其三价铁与羟基结合牢固，从而失去携氧能力，称高铁血红蛋白血症；输入大量库存血（红细胞中2,3-DPG含量低）或碱性液体，氧解离曲线左移使氧不易释出；先天性血红蛋白病时血红蛋白携氧能力降低等。

**+临床应用提示**

　　输入大量库存血会导致哪些后果？

### （二）血氧变化的特点

　　动脉血$PaO_2$和血氧饱和度正常，但因血红蛋白数量减少或性质改变，血氧容量和血氧含量降低。

　　严重贫血患者皮肤、黏膜呈苍白色；CO中毒患者皮肤、黏膜呈樱桃红色；高铁血红蛋白血症患者皮肤、黏膜呈咖啡色或类似发绀的颜色。

## 三、循环性缺氧

　　因组织血流量减少引起的组织供氧不足，称循环性缺氧。在循环性缺氧中，因动脉血灌流不足引起的缺氧称为缺血性缺氧；因静脉血回流障碍引起的缺氧称为淤血性缺氧。

### （一）原因与发病机制

　　1. **全身性循环障碍**　主要见于心力衰竭和休克，此时心输血量减少，引起全身组织发生缺血性缺氧，同时又可因静脉回流受阻，引起组织发生淤血性缺氧。

　　2. **局部性循环障碍**　主要见于动脉硬化、血管炎、血栓形成和栓塞、血管痉挛或受压等情况下，血管阻塞或受压，引起局部组织缺血性或淤血性缺氧。

### （二）血氧变化的特点

未累及肺血流的循环性缺氧，动脉血 $PaO_2$、血氧饱和度、血氧容量和血氧含量均正常；左心衰或肺动脉栓塞引起广泛的肺淤血或缺血时，肺换气障碍，此时动脉血 $PaO_2$、血氧饱和度和血氧含量均降低；因循环障碍、血流缓慢导致血液通过毛细血管的时间延长，组织细胞从单位容量血液中摄取的氧增多，使静脉血 $PaO_2$ 和氧含量降低，动–静脉血氧含量差增大，是此类缺氧最有特征性的变化指标。

缺血性缺氧时，组织器官苍白。淤血性缺氧时，组织从血液中摄取的氧增多，毛细血管中脱氧血红蛋白含量增加，易出现发绀。

## 四、组织性缺氧

组织供氧正常的情况下，因细胞利用氧障碍而引起的缺氧称组织性缺氧，又称氧利用障碍性缺氧。

### （一）原因与发病机制

1. **线粒体损伤** 如严重缺氧、细菌毒素、大剂量射线和高压氧等均可抑制线粒体功能或损伤线粒体结构，引起细胞生物氧化障碍。

2. **细胞氧化磷酸化过程被抑制** 如氰化物、砷化物、硫化物、甲醇或某些药物等可抑制细胞氧化磷酸化过程，使细胞不能有效利用氧。

3. **维生素缺乏** 如维生素 $B_1$、维生素 $B_2$ 和维生素 PP 等是细胞生物氧化过程中辅酶的组成成分，严重缺乏时可引起细胞氧利用障碍。

### （二）血氧变化的特点

动脉血 $PaO_2$、血氧饱和度、血氧容量和血氧含量均正常；因细胞不能有效利用氧，故静脉血 $PvO_2$ 和血氧含量均高于正常，动–静脉血氧含量差减小。

由于细胞利用氧障碍，毛细血管中氧合血红蛋白增加，患者皮肤呈玫瑰红色。

虽然可将缺氧分为上述四种类型，但临床所见缺氧多为两种或两种以上缺氧类型混合存在，如失血性休克患者，既存在循环性缺氧，又可因大量失血以及复苏过程中大量输液使血液过度稀释，引起血液性缺氧，若并发肺功能障碍，还可合并低张性缺氧。各型缺氧的血氧变化特点见表6-1。

> **考点提示**
> 缺氧的类型及血氧变化的特点。

表 6-1 各型缺氧的血氧变化特点

| 缺氧类型 | 动脉血氧分压 | 动脉血氧饱和度 | 血氧容量 | 动脉血氧含量 | 动–静脉血氧含量差 |
|---|---|---|---|---|---|
| 低张性缺氧 | ↓ | ↓ | N 或↑ | ↓ | ↓ 或 N |
| 血液性缺氧 | N | N | ↓ 或 N | ↓ | ↓ |
| 循环性缺氧 | N | N | N | N | ↑ |
| 组织性缺氧 | N | N | N | N | ↓ |

注：↓降低，↑升高，N正常。

## 第三节　缺氧对机体的影响

缺氧对机体的影响因缺氧的原因、发生速度、部位、持续时间和患者对缺氧的耐受性等的不同而不同。轻度缺氧主要激发机体的代偿反应，而重度缺氧可造成细胞的功能和代谢障碍，甚至结构破坏。急性缺氧时机体往往来不及代偿而表现为细胞损伤，而慢性缺氧时机体的代偿反应和缺氧的损伤作用并存。

下面以低张性缺氧为例，介绍缺氧对机体的影响。

## 一、呼吸系统的变化

### （一）代偿性反应

动脉血 $PaO_2$ 降至 60mmHg 以下时，可刺激颈动脉体和主动脉体的外周化学感受器，反射性地引起呼吸加深、加快（如肺泡气氧分压下降时，图6-3），具有重要的代偿意义。

1. 增加肺泡通气量，提高肺泡气氧分压，使动脉血 $PaO_2$ 和血氧饱和度升高；并排出更多的二氧化碳，降低二氧化碳分压。

2. 呼吸深快时胸廓运动度增大使胸腔负压增大，促进静脉血回流，从而增加心输出量和肺血流量，有利于血液对氧的摄取和运输。

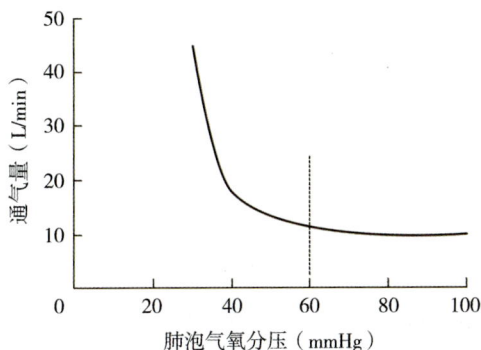

图 6-3　肺泡气氧分压与通气量之间的关系

### （二）损伤性变化

动脉血 $PaO_2$ 降至 30mmHg 以下时，缺氧对呼吸中枢的直接抑制作用超过 $PaO_2$ 降低对外周化学感受器的兴奋作用，可引起中枢性呼吸衰竭，表现为呼吸抑制，呼吸节律和频率不规则，肺通气量减少。

少数人短时间内从平原进入高原时会发生高原肺水肿，表现为呼吸困难、发绀、咳嗽、咳白色或粉红色泡沫痰、肺部湿啰音等，发生机制至今尚不清楚。

## 二、循环系统的变化

### （一）代偿性反应

1. **心输出量增加**　动脉血 $PaO_2$ 降低引起呼吸深快时胸廓运动度增大，可刺激肺牵张感受器，反射性地兴奋交感神经，使心率加快，心肌收缩力增强，心输出量增加；同时胸腔负压增大使回心血量增多，通过前负荷的影响机制使心输出量增加。

2. **肺血管收缩**　肺循环独有的生理现象是当某部位肺泡气 $PaO_2$ 降低时，该部位肺小动脉收缩，称缺氧性肺血管收缩。缺氧性肺血管收缩使血液流向通气更充分的肺泡，有利于通气和血流的匹配，提高肺换气效率。

3. **血流重新分布**　缺氧时，交感神经兴奋引起血管收缩，因皮肤、骨骼肌、肾脏和胃肠道等血管的交感缩血管神经纤维末梢分布密度高，血管收缩引起相应脏器的供血减少；冠脉和脑血管的交感缩血管神经纤维末梢分布少，且心、脑组织缺氧时生成大量乳酸、腺苷和前列腺素（$PGI_2$）等扩血管物质，因此重要脏器心、脑的供血量增多。

**4. 毛细血管增生**　长期缺氧使细胞生成缺氧诱导因子-1增多，诱导血管内皮生长因子等高表达，促使缺氧组织内毛细血管增生，缩短氧从血管扩散到细胞的距离，增加对组织的供氧量。

**（二）损伤性变化**

**1. 肺动脉高压**　慢性缺氧可使肺小动脉持续收缩，肺循环阻力增加，导致肺动脉高压；同时缺氧可引起血管平滑肌细胞和成纤维细胞肥大和增生，血管壁中胶原和弹性纤维沉积，血管壁增厚变硬，形成持续性的肺动脉高压。肺动脉高压增加了右心室的后负荷，可引起肺源性心脏病甚至右心衰竭。

**2. 心肌舒缩功能障碍和心律失常**　严重缺氧可因心肌ATP生成减少、细胞内外离子分布异常和心肌收缩蛋白破坏等原因，损伤心肌的收缩和舒张功能，改变心肌细胞的电生理特性诱发心律失常，甚至使心肌发生变性和坏死；慢性缺氧时红细胞代偿性增多，血液黏度增加，加重心脏负荷，损伤心肌。

**3. 回心血量减少**　缺氧时细胞生成大量乳酸、腺苷等代谢产物，其扩血管作用使血液淤滞于外周血管；严重缺氧抑制呼吸中枢，呼吸运动减弱，"呼吸泵"促进静脉回流的作用减小，回心血量减少。

## 三、血液系统的变化

**（一）代偿性反应**

**1. 红细胞和Hb增多**　慢性缺氧时肾生成和释放促红细胞生成素（EPO）增多，促进红细胞的生成和Hb的合成，并加速红细胞释放入血。

**2. 红细胞向组织释放氧的能力增强**　缺氧时红细胞内2,3-DPG含量增高，使Hb与氧的亲和力下降，利于氧释放进入组织细胞。

**（二）损伤性变化**

血液中红细胞过度增多，使血液黏度增大，循环阻力增加，是缺氧时发生心力衰竭的重要原因之一。

## 四、中枢神经系统的变化

脑组织的能量供应主要来源于葡萄糖的有氧氧化，因此对缺氧极为敏感。急性缺氧可出现头痛、情绪激动、运动不协调以及思维能力、记忆力、判断能力降低或丧失，严重者可出现惊厥和昏迷；慢性缺氧时精神神经症状比较缓和，表现为注意力不集中、易疲劳、嗜睡及精神抑郁等症状。

## 五、组织细胞的变化

**（一）代偿性反应**

**1. 细胞利用氧的能力增强**　慢性缺氧可使细胞线粒体数量增多和膜表面积增大，以及参与细胞生物氧化代谢的酶（如细胞色素氧化酶）含量增多和活性增强，细胞利用氧的能力增强。

**2. 糖酵解增强**　缺氧时ATP生成减少，ATP/ADP下降，可激活磷酸果糖激酶，糖酵解增强，一定程度上补偿了能量的不足。

**3. 肌红蛋白增加**　慢性缺氧可使肌肉中肌红蛋白含量增加，与Hb相比，其与氧更高的亲和力有利于肌肉从血液中摄取更多的氧，增加氧在体内的贮存。

**4. 低代谢状态**　缺氧可使细胞耗能减少，如蛋白质合成减少、离子泵功能抑制等，细胞处于低代谢状态，有利于缺氧时细胞的生存。

### （二）损伤性变化

**1. 细胞膜受损**　缺氧时 ATP 生成减少，引起细胞膜离子泵功能障碍、膜通透性增加、膜流动性下降和膜受体功能障碍等。

**2. 线粒体受损**　线粒体部位 $PaO_2$ 降至 1mmHg 时，可抑制线粒体内脱氢酶的功能，ATP 生成进一步减少；严重缺氧时还可见线粒体肿胀、嵴断裂崩解、钙盐沉积、外膜破裂和基质外溢等结构损伤的表现。

**3. 溶酶体受损**　缺氧可使磷脂酶异常激活，分解膜磷脂降低溶酶体膜的稳定性，使其通透性增高，严重时溶酶体膜破裂，释放水解酶引起细胞自溶，还可进入循环系统造成广泛的细胞损伤。

总之，肺通气量增加和心输出量增加是急性缺氧时的主要代偿方式，而组织利用氧的能力增强和红细胞数量增多是慢性缺氧时的主要代偿方式。

> **考点提示**
> 缺氧时机体的代偿反应及其意义。

# 第四节　缺氧防治的病理生理学基础

## 一、氧疗

缺氧的治疗，除了针对病因治疗外，吸氧是治疗缺氧的基本方法。吸入氧分压较高的空气或高浓度氧用于治疗缺氧的方法，称为氧疗。

氧疗对各种类型缺氧均有一定疗效，但对低张性缺氧的效果最好。因吸氧能提高肺泡气 $PaO_2$，通过肺换气，增加动脉血 $PaO_2$、血氧饱和度和血氧含量，从而增加组织供氧。但对于因静脉血分流入动脉引起的低张性缺氧，由于分流的血液未经肺泡直接掺入动脉血，故通过吸氧改善缺氧的作用较小。

血液性缺氧、循环性缺氧和组织性缺氧的共同特点是动脉血 $PaO_2$ 和血氧饱和度正常。吸入高浓度氧虽可提高 $PaO_2$，但 Hb 结合的氧增加有限，主要是增加血浆中物理溶解的氧量。在海平面吸入空气时，血液中溶解的氧只有 0.3ml/dl；吸入 1 个大气压的纯氧时溶解氧可增加到 1.7ml/dl；吸入 3 个大气压的纯氧时溶解氧可达 6ml/dl。正常情况下，组织从 100 ml 血液中约摄取 5 ml 氧，故吸入高浓度氧或高压氧使溶解的氧量增加，可改善组织供氧。CO 中毒患者吸氧后，血液 $PaO_2$ 升高，可提高氧与 Hb 结合的竞争力，从而加速 HbCO 的解离，促进 CO 排出，因此有很好的疗效。组织性缺氧时组织利用氧的能力降低，通过氧疗能提高血浆与组织间的氧分压差，促进氧向组织扩散，可能有一定治疗作用。

## 二、氧中毒

吸入气体氧分压过高（超过 0.5 个大气压的纯氧）对细胞具有毒性作用，可引起组织器官功能障碍，即氧中毒。氧中毒的发生取决于氧分压而不是氧浓度。当吸入气体氧分压过高时，肺泡气和动脉血的氧分压也随之增高，组织细胞因获得过多的氧而中毒。

人类氧中毒主要有两型。

## （一）肺型氧中毒

发生于吸入约1个大气压的氧8小时以后，出现胸骨后不适、烧灼或刺激感、胸痛、咳嗽、呼吸困难、肺活量减小；肺部呈炎性病变，有炎症细胞浸润、充血、水肿、出血和肺不张。此型氧中毒以肺的损害为主，故称肺型氧中毒。

## （二）脑型氧中毒

由吸入2~3个大气压以上的氧，可在短时间内（4个大气压数十分钟；6个大气压的氧数分钟）引起氧中毒，主要表现为视觉和听觉障碍、恶心、抽搐、晕厥等神经症状，严重者可昏迷、死亡。此型氧中毒以脑功能障碍为主，故称脑型氧中毒。

> **➕ 临床应用提示**
>
> 氧疗要注意哪些问题？如何避免发生氧中毒？

### 三、缺氧的护理原则

缺氧的护理原则是密切观察患者的皮肤及黏膜颜色、心率、思维、记忆力和判断力等，必要时给予氧疗；氧疗时应控制吸入气体氧分压和吸氧时间，防止发生氧中毒；注意监测和评估氧疗效果；保持呼吸道通畅，防止吸收性肺不张和肺气压伤等。

## 本章小结

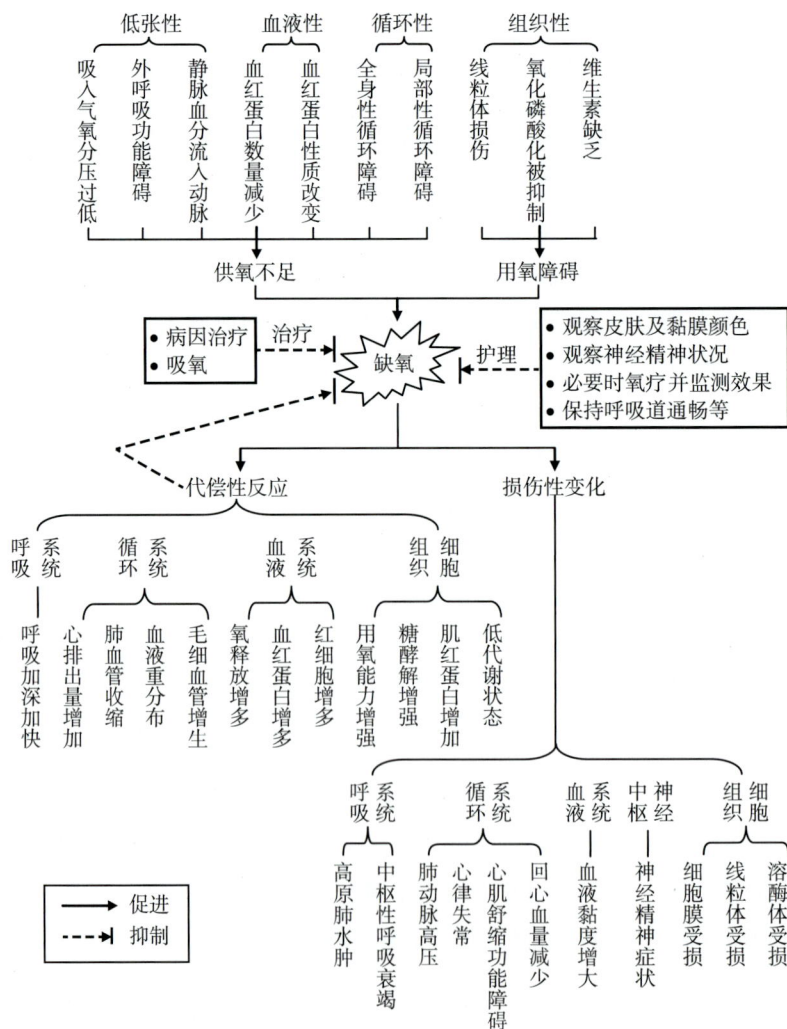

缺氧是临床极为常见的病理过程，是疾病引起死亡的重要原因。空气中的氧经肺通气进入肺泡、经肺换气扩散至血液后，由循环系统将其运输到全身供组织细胞利用，其中任何一个环节发生障碍都会引起缺氧。

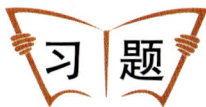

# 习　题

## 一、选择题

### 【A1 型题】

1. 大叶性肺炎引起低张性缺氧时
    A. 动 – 静脉氧差增大
    B. 动脉血氧分压下降
    C. 血氧容量下降
    D. 动脉血氧饱和度正常
    E. 血氧含量正常

2. 血氧容量、动脉血氧分压和血氧含量正常，静脉血氧分压与氧含量高于正常见于
    A. 心力衰竭
    B. 氰化钠中毒
    C. 失血性休克
    D. 慢性贫血
    E. 呼吸衰竭

3. 易引起血液性缺氧的原因是
    A. 甲醇中毒
    B. 氰化物中毒
    C. 砷化物中毒
    D. 硫化物中毒
    E. 亚硝酸盐中毒

4. 以下对发绀的描述，错误的是
    A. 缺氧不一定有发绀
    B. 毛细血管血液中脱氧血红蛋白平均浓度超过5g/dl时可出现发绀
    C. 动脉血氧分压低于50mmHg、血氧饱和度低于80%时易出现发绀
    D. 严重贫血引起的缺氧，其发绀一般较明显
    E. 一氧化碳中毒引起的缺氧，不出现发绀

5. 循环性缺氧的发生原因是
    A. 经肺泡扩散到循环血液中的氧减少
    B. 血中红细胞数减少
    C. 组织供血量减少
    D. 大气供氧不足
    E. CO中毒

6. 不属于缺氧引起的循环系统代偿反应的是
    A. 心、肺、脑血管扩张
    B. 心率加快
    C. 静脉回心血量增加
    D. 毛细血管增生
    E. 心肌收缩力加强

7. 能较好地反映组织性缺氧的指标是
    A. 血氧容量降低
    B. 动脉血氧分压降低
    C. 血氧含量降低
    D. 血氧饱和度降低
    E. 动 – 静脉血氧含量差减小

8. 动-静脉血氧含量差主要反映的是

    A. 吸入气氧分压                 B. 血红蛋白与氧的亲和力

    C. 肺的通气功能                 D. 组织摄取和利用氧的能力

    E. 肺的换气功能

**【X型题】**

9. 决定组织供氧量的因素为

    A. 动脉血氧分压                 B. 动脉血氧含量

    C. 血氧容量                      D. 组织血流量

    E. 动脉血二氧化碳分压

10. 大失血引起休克，且并发急性呼吸窘迫综合征时，可出现的缺氧类型有

    A. 低张性缺氧                  B. 血液性缺氧

    C. 循环性缺氧                  D. 组织性缺氧

    E. 肠源性发绀

11. 低张性缺氧引起呼吸运动增强的代偿意义在于

    A. 提高肺泡气氧分压有利于氧扩散入血

    B. 呼吸肌耗氧量增加

    C. 增加回心血量和心输出量有利于氧的运输

    D. 使氧解离曲线右移有利于氧的释放

    E. 增加肺血流量有利于对氧的摄取

12. 急性缺氧时机体的主要代偿反应是

    A. 肺通气量增加                 B. 心脏活动增强

    C. 氧解离曲线右移              D. 血液携氧增加

    E. 组织用氧能力增强

13. 慢性缺氧时具有代偿意义的变化有

    A. 毛细血管密度增加            B. 细胞线粒体数目增加

    C. 肌红蛋白量增加              D. 溶酶体膜通透性增高

    E. 红细胞增多

14. 氧中毒主要损伤

    A. 中枢神经系统              B. 血液系统

    C. 呼吸系统                    D. 消化系统

    E. 泌尿系统

15. CO中毒和亚硝酸盐中毒产生缺氧的相同之处有

    A. 典型发绀                     B. 氧合血红蛋白减少

    C. 呼吸兴奋剂疗效佳            D. 血氧饱和度正常

    E. 动脉血氧分压正常

## 二、思考题

1. 请问失血性休克患者可发生哪些类型的缺氧？并分析其发病机制。

2. "为了迅速缓解患者的缺氧状况，减轻缺氧对机体造成的不良影响，应尽量提高吸入气的氧分压"，这句话是否正确？为什么？并提出缺氧的护理原则。

（刘筱蔼）

扫码"练一练"

# 第七章 发　　热

**案例导入**

　　患儿，男，5岁。高热3天，抽搐2小时入院。3天前进食不洁食物后发热。初为低热（37.6℃），发热7小时后体温升至39.5℃，近2小时内多次出现双眼上翻，四肢强直。无口吐白沫及大小便失禁，伴呕吐。排黏液稀便，色黄，无脓血，每日5～7次。镇静处理后抽搐缓解。测体温39.5℃。查体：双肺、心脏正常，神经系统未见明显异常。

**请问：**

1. 该患儿发热的原因可能是什么？
2. 患儿发热导致机体出现哪些功能代谢改变？
3. 根据患儿的表现应该采取什么护理措施？

　　人和所有哺乳动物具有相对稳定的体温，是依靠体温调节中枢的调控来完成。体温调节的高级中枢位于视前区－下丘脑前部（POAH），延髓、脊髓对体温信息也有一定的整合作用，为体温调节的次级中枢。经过体温中枢调节，正常成人体温一般维持在37℃左右，尽管在一昼夜间人体体温呈现周期性波动，但波动幅度一般不超过1℃（图7-1）。同时，人体温度存在性别、年龄差异。女性的平均体温比男性高0.2℃。与健康青年人相比，健康老年人的口腔、腋窝温度偏低，但直肠温度无差异。多种生理性和病理性因素可以引起体温升高（图7-2）。

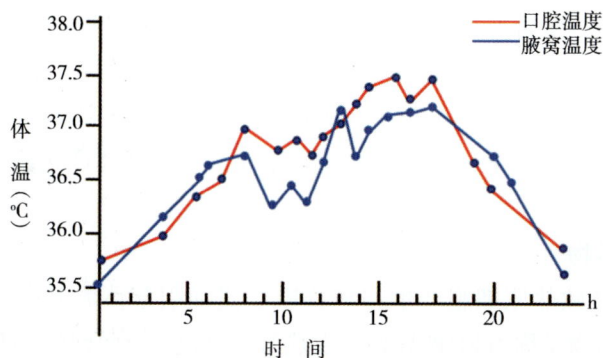

图 7-1　人体温度的昼夜变动

$$
体温升高 \begin{cases} 生理性 \begin{cases} 月经前期 \\ 剧烈运动 \\ 应激 \end{cases} \\ 病理性 \begin{cases} 过热（被动性体温升高，超过设定点水平） \\ 发热（调节性体温升高，与设定点相适应） \end{cases} \end{cases}
$$

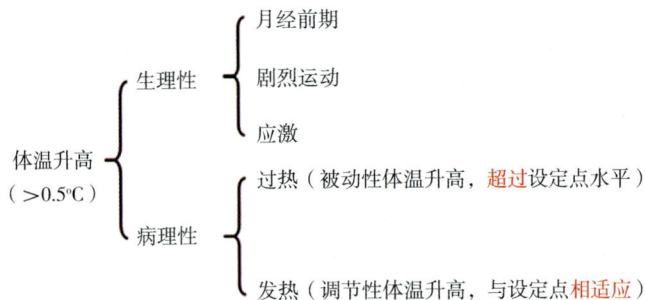

图 7-2　体温升高的分类

## 一、发热概念

发热是指机体在致热原的作用下，体温调节中枢调定点上移而引起的调节性体温升高。此时，体温调节功能是正常的，只是由于调定点上移，使得体温调节在高水平上进行。因此，发热不同于生理性的体温升高和非调节性体温升高（过热）。

> **考点提示**
> 发热的概念。

> **临床应用提示**
> 体温测量的方法有哪些？腋温测量的注意事项有哪些？

过热是调定点并未发生移动，而是由于体温调节障碍或散热障碍及产热器官功能异常等，使体温调节中枢不能将体温控制在与调定点相适应的水平上，属于被动性体温升高或称非调节性的体温升高。可见于：①体温调节中枢功能障碍，丧失调节能力，如下丘脑的损伤、出血、炎症等。②散热障碍，如先天性汗腺缺陷症（鱼鳞病），环境温度过高妨碍散热（中暑）等。③过度产热，如癫痫大发作剧烈抽搐、甲状腺功能亢进、某些全身性麻醉药（如氟烷、甲氧氟烷、琥珀酰胆碱等）导致的恶性高热等。过热的发生机制与发热不同，治疗原则也不同。

发热不是独立的疾病，而是多种疾病所共有的病理过程和临床表现。由于发热常出现于许多疾病的早期且容易被患者察觉，因此可以把发热看作是疾病的重要信号。发热反应是机体对疾病的一组复杂的病理生理反应，包括体温的升高，内分泌、免疫和诸多生理功能的广泛激活，急性期反应物的生成等。体温的变化往往与体内的疾病过程密切相关。因此，密切观察发热时的体温变化对判断病情、评价疗效和估计预后都有重要参考价值。

## 二、发热病因和发病机制

发热的病因很多，发病机制也比较复杂，许多细节尚未查明，但其主要的或基本的环节已比较清楚。即发热激活物作用于产致热原细胞，使其产生和释放内生致热原（EP）。EP作用于下丘脑体温调节中枢，在中枢发热介质的介导下，使体温调定点上移，引起机体产热增加和散热减少，从而引起体温升高。

> **考点提示**
> 发热的病因和发病机制。

### （一）发热激活物

凡能激活体内产致热原细胞产生和释放EP，进而引起体温升高的物质称为发热激活物。所以，发热激活物又称为EP诱导物。发热激活物包括外致热原和某些体内产物。

**1. 外致热原**　来自体外的发热激活物称为外致热原，如细菌菌体及其代谢产物与内外

毒素、真菌菌体及菌体内所含的荚膜多糖和蛋白质、病毒、其他微生物（立克次体、衣原体、钩端螺旋体等致病微生物的胞壁中亦含有脂多糖，其致热性可能与此有关）。

此外，尚有许多病原微生物并不产生特异的致热物质或其致热物质尚不清楚。它们引起发热的可能机制之一是其在体内繁殖引起相应的抗原表达或细胞自身抗原的变异，启动免疫反应，使单核-巨噬细胞、淋巴细胞等激活，合成、释放EP，进而引起发热。

**2. 体内产物** 体内产物如抗原-抗体复合物、致炎物和炎症灶激活物、坏死组织、致热性类固醇（体内某些类固醇代谢产物对人体有致热作用。给人肌注睾酮的中间代谢产物本胆烷醇酮可引起发热。体外实验证明，将本胆烷醇酮与人白细胞共同孵育，可诱生EP。本胆烷醇酮可能与人体某些不明原因的周期性发热有关）。

**（二）内生致热原**

产EP细胞在发热激活物的作用下，产生和释放的能引起体温升高的物质，称为内生致热原（EP）。可产生EP的细胞包括单核细胞、巨噬细胞、淋巴细胞、内皮细胞、神经胶质细胞以及肿瘤细胞等。目前已明确的EP主要有：①白细胞介素-1（IL-1）。②肿瘤坏死因子（TNF，是由巨噬细胞等分泌的一种小分子蛋白质）。③ 干扰素（IFN，可能是病毒感染引起发热的重要EP）。④白细胞介素-6（IL-6）。

除上述因素外，有人认为由内皮素（ET）刺激巨噬细胞产生的巨噬细胞炎症蛋白-1也是一种EP。另外，有研究表明，睫状神经营养因子、白细胞介素-2以及白细胞介素-8等注入动物体内也能引起发热，但这些因子是否属于EP尚有待进一步验证。

**（三）体温升高的机制**

**1. 体温调节中枢** 下丘脑、脊髓、脑干、大脑边缘皮质等多个中枢神经系统部位参与体温的调节。目前认为，基本的体温调节中枢位于视前区-下丘脑前部（POAH），该区含有温度敏感神经元，损伤该区可导致体温调节障碍。将微量致热原或发热介质注入POAH可引起明显的发热反应。POAH主要参与体温的正向调节。中杏仁核、腹中核和弓状核主要参与发热时的体温负向调节。研究表明，当致热信号传入中枢后，启动体温正负调节机制，一方面使体温上升，另一方面通过负性调节限制体温过度升高。正负调节综合作用的结果决定调定点上移的水平及发热的幅度和时程。

**2. EP信号进入体温调节中枢的途径** 血液循环中的EP都是一些大分子蛋白，不易透过血脑屏障，它们进入体温调节中枢的途径目前认为主要有以下三种：①通过下丘脑终板血管器（OLVT）神经元的作用。②通过血脑屏障直接进入中枢。③通过迷走神经向体温调节中枢传递致热信号。

**3. 发热中枢的调节介质及作用** 大量研究表明，无论EP以何种途径入脑，其本身并不能直接引起体温调定点上移，需要一些介质的介导才能完成。能介导EP调节体温调定点的介质称为中枢性发热介质，包括正调节介质和负调节介质。

（1）正调节介质 ①前列腺素$E_2$（$PGE_2$）。②促肾上腺皮质激素释放激素（CRH）。③环磷酸腺苷，许多研究支持环磷酸腺苷（cAMP）在EP升高"调定点"的过程中可能起重要作用。④$Na^+/Ca^{2+}$比值，实验表明脑室内$Na^+/Ca^{2+}$比值增高在发热机制中可能起着重要的中介作用。⑤一氧化氮（NO）。

（2）负调节介质 发热时，发热激活物作用于产EP细胞，产生和释放EP，EP在中枢性发热介质的介导下使体温调定点上移，从而引起体温升高。在体温上升的同时，负调节中枢也被激活，产生负调节介质。现已证实，体内的负调节介质主要包括精氨酸加压素、

α-黑素细胞刺激素及脂皮质蛋白-1等。

（3）热限　发热时，体温升高很少超过41℃，通常达不到42℃，这种发热时体温上升的高度被限制在一定范围内的现象称为热限。热限是机体重要的自我保护机制，对于防止体温无限上升而危及生命具有极其重要的意义。有关热限成因的学说有很多，但体温的负反馈调节可能是其基本机制。发热一定时间后，激活物被控制或消失，EP及增多的正调节介质被清除或降解，使体温正调节作用受到限制。同时，AVP、α-MSH等负调节介质产生和释放增多，使负调节作用加强。正负调节相互作用，共同控制"调定点"和体温升高的水平。

总之，发热是在发热激活物和EP作用下，体温正负调节相互作用的结果（图7-3）。

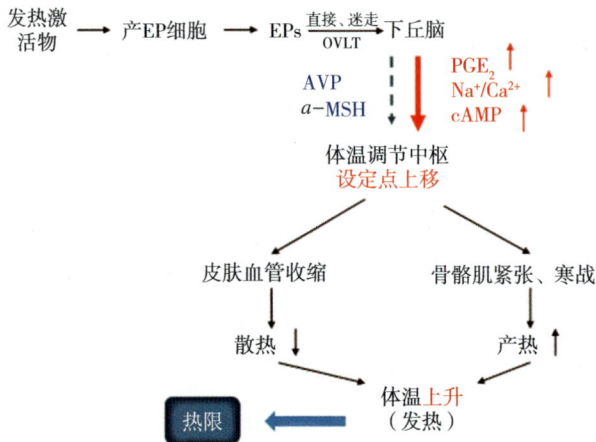

图7-3　发热发病学示意图

**（四）发热的时相**

多数发热的临床经过可分为三个时相，即体温上升期、高温持续期、体温下降期（图7-4）。三个时相的区别见表7-1。

考点提示

发热的时相。

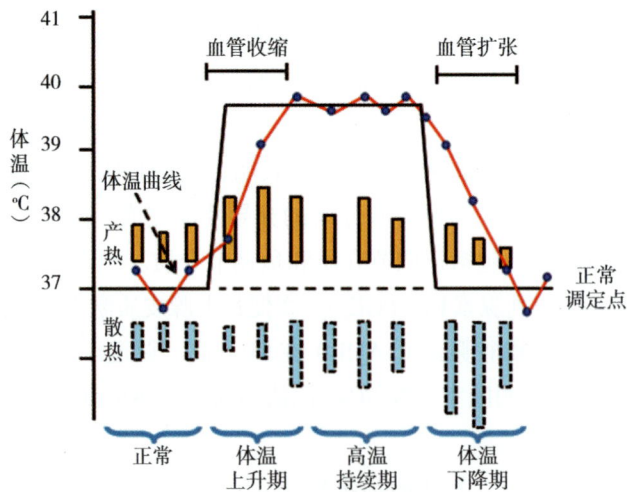

图7-4　发热的时相

1. **体温上升期**　发热初期，由于调定点上移，体温调节中枢发出神经信号，通过交感神经引起皮肤血管收缩、血流减少，散热减少；同时引起寒战和代谢增强，产热增加。因此，患者的中心体温开始迅速或逐渐上升，快者约几小时或一昼夜就达高峰；慢者需几天才达高峰，称为体温上升期。

此期患者的临床表现主要为畏寒、皮肤苍白、"鸡皮"和寒战。交感神经兴奋，皮肤血管收缩，血流量减少，从而出现皮肤苍白。交感神经兴奋还使竖毛肌收缩，出现"鸡皮"现象。皮肤血流量减少，皮温下降刺激冷感受器，患者出现畏寒的感觉。寒战是骨骼肌不随意的节律性收缩，由下丘脑发出冲动，经脊髓侧束的网状脊髓束和红核脊髓束，通过运动神经传递到运动终板而引起。该种方式可使产热量迅速增加4～5倍，是此期热量增加的主要来源。

体温上升期的热代谢特点是产热增多，散热减少，产热大于散热，体温上升。

此期应注意给患者保暖，增加衣被，脚部放热水袋，给服热饮料，以达到较温暖的内部和周围环境，从而缩短畏寒、寒战时间。同时密切观察体温变化，若体温超过38.5℃，则应用退热药。另外，体温上升期心率过快和心肌收缩力加强会增加心肌负担，对原有心肌劳损或心脏潜在病变的人容易诱发心力衰竭，因此发热患者应安静休息，减少体力劳动和情绪激动，以避免诱发心力衰竭。此期因出现畏寒、寒战等临床表现，患者可产生恐惧、紧张不安等心理反应，应允许家属陪同，以便进行耐心解释，做好精神安慰。

2. **高温持续期**　当体温上升到与新的"调定点"水平相适应的高度后，便不再上升，而是波动于该高度附近，称为高温持续期。由于此期体温已与调定点相适应，所以寒战停止并开始出现散热反应。患者自觉酷热，皮肤发红，口唇、皮肤干燥。此期持续时间的长短依不同的疾病而不同，短者数小时（如疟疾），长者可达1周以上。

此期的热代谢特点是中心体温与上移的"调定点"水平相适应，产热和散热在高水平上保持相对平衡。

此期应给患者退热，补充水分，并密切观察体温变化。如果发热不超过38.5℃，一般采用物理降温，如降低室温、温水擦浴或温水浴、酒精擦浴、冰敷等，同时需要少穿衣服才能达到降温效果。如果体温超过38.5℃，则需要物理降温配合药物降温。由于持续高热可引起患者焦虑等身心不适表现，应合理处理患者的需求，做好解释工作，多安慰、开导，消除患者的思想顾虑，稳定情绪。

3. **体温下降期**　当发热激活物、内生致热原得到控制和清除，或依靠药物使"调定点"恢复到正常水平后，机体出现明显的散热反应，称为体温下降期。对于已恢复到正常水平的"调定点"，此时的血温仍偏高，热敏神经元受刺激，发放冲动促进散热；而冷敏神经元受抑制，减少产热。散热反应除血管扩张将深部的体热带到表层发散外，常伴有较明显的发汗反应，通过汗液的蒸发可散发掉大量的体热，使体温下降。但大量出汗可造成脱水，甚至循环衰竭，应注意监护，补充水和电解质。

此期的热代谢特点是散热多于产热，体温下降，逐渐达到与调定点相适应的水平。

临床上应及时补充水分并适当补充电解质，更换被汗湿透的衣物、被单，适当较少患者盖被。此期大汗会丧失较多体液，对年老体弱及患有心血管疾病者易出现血压下降、脉搏细速、四肢湿冷等休克表现，容易诱发心血管疾病。临床应注意观察，加强护理，满足患者要求舒适的心理。

表 7-1　发热三个时相的比较

| 区别要点 | 体温上升期 | 高温持续期 | 体温下降期 |
| --- | --- | --- | --- |
| 体温与调定点的关系 | 调定点＞中心体温 | 中心体温与上升的调定点相适应 | 调定点＜中心体温 |
| 热代谢特点 | 产热＞散热，体温上升 | 产热与散热在高水平上保持平衡 | 产热＜散热，体温下降 |
| 临床特点 | 寒战、恶寒、"鸡皮" | 皮肤发红，酷热、口唇干燥 | 大汗、皮肤潮湿 |

**知识拓展**

不同疾病过程中，发热持续时间与体温变化规律不尽相同。将这些患者的体温按一定时间记录，绘制成曲线图即所谓热型。临床上发热性疾病具有独特的热型，加强观察有助于疾病的诊断和鉴别诊断，判断病情变化，评估治疗效果和预后。常见热型有稽留热、弛张热、间歇热、不规则热及周期热等。

## 三、发热时代谢与功能的变化

发热时可出现多种代谢和功能变化，有些变化是由致热原直接引起的。

### （一）物质代谢的改变

发热时代谢率增高一方面是致热原直接引起甲状腺激素、肾上腺素分泌增加，促使物质分解代谢增强，另一方面是体温升高后物质代谢增强。一般认为，体温升高 1 ℃，基础代谢率约升高13%。发热时蛋白质、糖原和脂肪分解增强。分解代谢的旺盛引起组织的明显消耗，肌肉消瘦与负氮平衡。肝糖原和肌糖原大量分解、使糖原储备较少，血糖升高，甚至出现糖尿，代谢率的明显增大使部分组织相对缺氧，使无氧酵解增强，导致血中乳酸生成增多，患者可出现肌肉酸痛，严重者可出现代谢性酸中毒。脂肪被大量分解，血自由脂肪酸浓度亦升高；维生素特别是水溶性维生素的消耗明显增大，而摄入和吸收减少，患者易出现维生素缺乏。发热时水的蒸发量明显加大，应注意水分的适当补充，以免引起脱水。发热时机体分解代谢增强，使 $K^+$ 从细胞内释放，可能导致细胞外液 $K^+$ 浓度升高。

### （二）中枢神经系统

在发热初期，由于中枢神经系统的兴奋性增高，患者常出现头痛、头晕、嗜睡等症状。当体温上升至40～41℃时，患者可出现烦躁不安、谵语、幻觉等。这些症状可能与致热原的作用有关。将 $PGE_2$ 导入第三脑室引起嗜睡、慢波睡眠，脑电图呈同步化改变。6个月至4岁的幼儿高热时易出现全身或局部肌肉抽搐，称为高热惊厥。高热惊厥多在高热24小时内出现，发病率相当高，约占儿童期惊厥的30%，且可在相当数量的患儿中（约1/3）造成脑损伤，表现为智力滞后、癫痫等。其发生机制不详，可能与高热时代谢率升高引起脑细胞缺氧或致热原和高热作用于神经元引起异常放电等因素有关。另有报道，高热惊厥可在部分家族表现为单一基因的常染色体显性遗传。

### （三）循环系统

体温每升高1℃，心率平均增加18次/分。但在某些疾病可例外，如伤寒，体温40℃，心率仅为80～90次/分。发热时的心率增快可能与交感-肾上腺髓质系统兴奋和血温升高刺激窦房结有关。发热患者的心输出量通常是增加的，这有利于向代谢旺盛的发热机体供应更多的氧和代谢底物。但同时心脏的负荷也加重，原有心功能低下的患者，发热可能成为心力衰竭的诱因，特别是有些发热激活物（如内毒素）、EP（如TNF）可直接造成心肌和血管功能的损伤，导致循环功能不全。

### （四）消化系统

发热时交感神经兴奋使消化液分泌减少、胃肠蠕动减慢，导致食欲缺乏、厌食、恶心等。EP也通过对下丘脑诱导引起厌食、恶心。由于食物在胃肠道停滞，发热患者也常出现腹胀、便秘。故应向患者及家属耐心解释营养摄取在治疗过程中的重要性，根据患者的病情及进食能力，制定合理的饮食计划，尽可能选择热量适中、蛋白质适量、高维生素、多水分、易消化的流质或半流质饮食，少量多餐。同时及时补充水和电解质，鼓励患者多喝水，遵医嘱静脉补液。发热时，由于唾液分泌减少，患者易出现口干、口腔异味、口腔炎症等。故应对患者做好口腔护理，可用消毒棉签蘸3%硼酸水轻轻擦洗口腔或用生理盐水含漱。

### （五）呼吸系统

发热时，血温升高及酸性代谢产物增多，刺激呼吸中枢，使呼吸加快。呼吸加快可增加散热，但也可引起呼吸性碱中毒。

### （六）泌尿系统

发热早期，由于交感神经兴奋，肾血流量减少和醛固酮、抗利尿激素分泌增加，使肾小球滤过减少，同时肾小管对钠水重吸收增强，所以患者尿量减少，尿色深，尿比重升高。体温下降期，由于交感神经兴奋性降低，尿量逐渐增加，尿比重回降。持续性高热可引起肾小管上皮细胞发生水肿，患者可出现蛋白尿和管型尿。

## 四、发热的生物学意义及防治原则

### （一）发热的生物学意义

发热有利有弊。总体来看，一定程度的发热有利于机体抵抗感染、清除对机体有害的致病因素。从机制上看，内生致热原都是一些具有免疫调节功能的细胞因子，它们可强化机体的特异性与非特异性免疫反应。

发热时机体处于一种分解代谢过旺的状态，持续高热必定引起机体能量物质过度消耗，脏器的功能负荷加重。在原有疾病的基础上，发热甚至可能诱发相关脏器的功能不全。高热可引起一些代谢旺盛的组织、细胞出现病理形态改变，如细胞肿胀、线粒体肿胀、内质网扩张等。发热可导致胎儿的发育障碍，是一个重要的致畸因素，因此孕妇应尽量避免发热。发热持续时间过长或体温升高过高可导致脱水、谵妄和高热惊厥等危重情况。发热对机体不利的作用是体温升高本身和发热激活物、内生致热原及发热性中枢介质对机体综合作用的结果。

因此，在讨论发热的生物学意义时，不能仅限于体温升高本身，还应看到发热激活物和EP对其他靶细胞的生物学效应。

### （二）发热的防治原则

发热是多种疾病所共有的基本病理过程，除去除病因外，对发热本身的治疗应针对病情，权衡利弊。对一些原因不明的发热，不能急于降低体温，以免掩盖病情、延误诊断和抑制机体的免疫功能。

1. 对发热不过高又不伴有其他严重疾病者，在疾病未得到确诊和有效治疗前，不必强行解热。解热本身不能使疾病康复。相反，疾病一经确诊而治疗奏效，则热自退。

**2. 下列情况应及时解热**

（1）体温过高（>40℃以上），尤其体温达到41℃以上者，无论有无明确的原发病，都应尽早解热。

（2）恶性肿瘤患者（持续发热加重病体消耗）。

（3）心肌梗死或心肌劳损者（发热加重心肌负荷）。

（4）小儿高热容易诱发惊厥，更应及早解热，预防高热为佳。

（5）妊娠期的妇女应尽早解热（妊娠早期的妇女发热，有致畸胎的风险；妊娠中、晚期，循环血量增多，心脏负担加重，发热会进一步增加心脏负担，有诱发心功能不全的可能性）。

**3. 选用适宜的解热措施**

（1）针对发热病因　传染病的根本治疗方法是消除传染源和感染灶。当抗感染奏效时，随着感染灶（包括炎症灶）的消退，便出现退热。为促进退热，解热药可与抗感染疗法合并使用。

（2）针对发热机制中心环节　根据发热机制，可针对下列三个环节采取解热措施：①干扰或阻止EP的合成和释放，包括抑制或减少激活物的产生或发挥作用。②阻碍或对抗EP对体温调节中枢的作用。③阻断发热介质的合成。这些措施可导致上升的调定点下降而退热。目前临床上采用的解热药包括化学解热药（如水杨酸盐）和类固醇解热药（如糖皮质激素）。

（3）物理降温　过高的体温会损害中枢神经系统，当体温过高时（如出现高热惊厥）时，头部局部的物理降温有助于保护大脑。

➕ **临床应用提示**

临床上应如何指导患者及家属认识并处理发热？

（4）加强对高热或持久发热患者的护理　对发热患者，应注意水、电解质和酸碱平衡，补足水分，预防脱水。保证充足易消化的营养食物，包括维生素。密切监护心血管功能，在退热期或用解热药致大量排汗时，要防止休克的发生。

## 本章小结

发热不是独立的疾病，是多种疾病所共有的以体温升高为主要表现的基本病理过程，是疾病的主要信号。发热是指在激活物的作用下，体温调节中枢调定点上移而引起的调节性体温升高，当体温升高超过正常值的0.5℃时，称为发热。需要与过热进行鉴别。发热的病因很多，临床上以病原微生物为主的外致热原多见，发生机制比较复杂，许多细节尚未查明，但其主要的或基本的环节已比较清楚。即发热激活物作用于产致热原细胞，使其产生和释放内生致热原，内生致热原作用于下丘脑体温调节中枢，在中枢发热介质的介导下，使体温调定点上移，引起机体产热增加和散热减少，从而引起体温升高。多数发热的临床经过可分为三个时相，即体温上升期、高温持续期、体温下降期。发热时可出现多种代谢和功能变化，如在幼儿高热时易出现全身或局部肌肉抽搐，称为高热惊厥。

扫码"学一学"

# 习 题

## 一、选择题

### 【A1 型题】

1. 引起发热的机制是
   - A. 外源性致热原
   - B. 内源性致热原
   - C. 体温调节中枢调定点上移
   - D. 变态反应
   - E. 感染

2. 引起体温调节中枢调定点上移的最重要物质是
   - A. 外源性致热原
   - B. 内生致热原
   - C. 传染性致热原
   - D. 体内产物
   - E. 肿瘤因子的释放

3. 下列哪项不是发热的激活物
   - A. 细菌
   - B. 肿瘤坏死因子
   - C. 内毒素
   - D. 外毒素
   - E. 类固醇

4. 内毒素被白细胞吞噬后，形成释放出
   - A. 外致热原
   - B. 内生致热原
   - C. 中枢介质
   - D. 补体
   - E. 凝血因子

5. 发热时体温升高1℃，心率加快约
   - A. 5 ~ 10次/分
   - B. 18次/分
   - C. 10 ~ 15次/分
   - D. 20 ~ 30次/分
   - E. 30次/分

6. 发热患者常有消化不良、口干、便秘等症状主要原因是
   - A. 迷走神经兴奋性升高
   - B. 交感神经兴奋性升高
   - C. 血管运动神经兴奋性升高
   - D. 外周神经兴奋性升高
   - E. 运动神经兴奋性升高

7. 发热患者尿中出现蛋白主要原因是
   - A. 肾小球滤过率增加
   - B. 肾小球通透性减弱
   - C. 肾小管上皮水肿后功能降低
   - D. ADH分泌减少
   - E. ALD分泌增多

8. 发热时机体代谢紊乱，常引起
   - A. 代谢性酸中毒
   - B. 代谢性碱中毒
   - C. 呼吸性酸中毒
   - D. 呼吸性碱中毒
   - E. 混合的酸碱平衡紊乱

9. 发热时糖分解代谢升高，可导致
   - A. 血糖升高
   - B. 乳酸血症

C．氮质血症 D．酮血症

E．贫血

10．发热时脂肪分解升高，可出现

A．尿糖升高 B．酮血症、酮尿

C．氮质血症，尿氮升高 D．乳酸血症

E．蛋白尿

11．发热时蛋白质分解升高可出现

A．糖尿 B．酮血症、酮尿

C．氮质血症，尿氮升高 D．乳酸血症

E．血糖升高

12．体温调节的高级中枢是

A．脊髓 B．中脑

C．脑桥 D．视前区-下丘脑前部

E．延髓

13．下列不属于发热的是

A．感冒体温升高 B．流脑体温升高

C．高渗性脱水体温升高 D．伤寒体温升高

E．痢疾体温升高

14．能直接引起发热的物质是

A．内毒素 B．外毒素

C．免疫复合体 D．内生致热原

E．炎性介质

15．体温每升高1℃，基础代谢率提高

A．2% B．8% C．10% D．13% E．18%

16．寒战是由于

A．全身骨骼肌不随意的节律性收缩

B．全身骨骼肌不随意的僵直性收缩

C．下肢骨骼肌不随意的周期性收缩

D．竖毛肌周期性收缩

E．脂肪分解加强

17．发热患者容易发生

A．低渗性脱水 B．等渗性脱水

C．高渗性脱水 D．水中毒

E．维生素

【X型题】

18．能作为发热激活物的病原微生物有

A．病毒 B．细菌

C．真菌 D．螺旋体

E．疟原虫

19．过热见于

A. 广泛鱼鳞病　　　　　　　B. 甲状腺功能亢进

C. 广泛汗腺缺乏　　　　　　D. 中暑

E. 感冒

20. 发热高温持续期的特点是

A. 寒战加重　　　　　　　　B. 大量出汗

C. 皮肤发红　　　　　　　　D. 皮肤干燥

E. 自觉酷热

## 二、思考题

发热分为哪三期？各期的热代谢特点是什么？

（侯菊花）　　扫码"练一练"

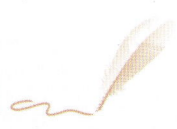

# 第八章　休　　克

## 学习目标

1. **掌握**　休克的概念；休克的发生发展过程；各期主要的微循环变化特点。
2. **熟悉**　休克的病因、分类；休克时的细胞损伤和主要器官代谢及功能变化。
3. **了解**　休克防治和护理的病理生理基础。
4. 学会对休克早期患者进行正确的评估，配合医生进行有效的救护。
5. 具有正确指导和护理休克患者的能力和意识。

## 案例导入

　　患者，男，50岁，因车祸受伤后1小时就诊。入院时有烦躁不安、面色苍白、四肢湿冷、脉快而弱（120次/分）、血压下降（75/50mmHg）、尿量减少、精神抑制，急诊手术探查脾有7处破裂，腹腔内大出血。诊断为脾破裂引起的失血性休克。立即快速给予输液及输全血1200ml。术后输入5%碳酸氢钠溶液，给予静脉注射呋塞米等治疗，4小时后血压回升，尿量开始增多，次日患者病情开始稳定，血压逐步恢复正常。

　　**请问：**

　　1. 请问患者出现了哪些休克的典型表现？为什么会有这样的表现？

　　2. 此患者休克发生的机制是什么？抢救原则是什么？

　　休克（shock）是指各种强烈致病因子作用于机体后引起的急性循环功能紊乱，其特征是组织微循环血液灌流量严重不足和细胞功能障碍，并由此而导致各重要器官功能、代谢紊乱和结构损害的全身性病理过程。休克患者典型的临床表现有面色苍白、四肢湿冷、呼吸浅促、脉搏细速、尿量减少、血压下降、烦躁不安或神志淡漠，甚至昏迷。休克是临床上常见的危重病症之一，若不及时抢救，可因器官功能严重障碍和组织细胞的不可逆损伤引起死亡。

## 知识链接

　　休克是英语shock的音译。该词源于希腊文choc，原意为打击、震荡。法国医生Henri Francois Le Dran 1737年首次用法语secousseuc描述患者因创伤而引起的临床危重状态，1743年英国医师Clare将此词翻译成英语shock。19世纪末，认为休克的本质是急性循环衰竭，其关键是血管运动中枢麻痹和动脉扩张引起低血压，主张应用肾上腺素类药物抢救，但仅能挽救部分患者。20世纪60年代，提出休克的关键在于血流而不是血压，其机制是交感神经兴奋，抢救时把补充血容量提到了首位，应用

**知识链接**

补液结合舒血管药改善微循环，休克患者抢救的成功率有所提高。20世纪80年代以来，发现休克的发生、发展与许多具有促炎或抗炎作用的体液因子有关。临床试用某些体液因子制剂治疗感染性休克，但未取得预期理想疗效。休克的研究尚需进一步深入。

# 第一节 休克的病因和分类

## 一、休克的病因

休克的原因很多，临床上常见的原因有以下几种。

（一）失血和失液 失血常见于外伤大出血、上消化道出血、肝或脾破裂、产后大出血等。在短时间内，当出血量超过机体总血量的20%以上时，即可发生失血性休克。失液见于剧烈呕吐、腹泻、大量出汗等原因引起的大量体液丢失。

（二）严重创伤 严重的外伤、挤压伤、多发性骨折、战伤、大手术等，可因失血和疼痛等因素引起休克。

（三）烧伤 大面积烧伤时可因疼痛、血浆大量丢失、合并感染等因素引起休克。

（四）严重感染 细菌、病毒、立克次体等感染均可以引起休克，但以革兰阴性细菌感染引起的休克最为常见，如大肠埃希菌、痢疾杆菌、脑膜炎双球菌引起的感染，其中细菌内毒素对休克的发生尤为重要。

（五）急性心功能障碍 急性心肌炎、大面积心肌梗死、急性心包压塞、严重心律失常时，因心排出量急剧减少，导致有效循环血量下降而引起休克。

（六）过敏 药物、血清制品或疫苗等引发严重的I型超敏反应时，肥大细胞释放出大量的组胺和缓激肽，可引起小血管扩张和毛细血管通透性增高，致使有效循环血量不足而引起休克，称为过敏性休克。

（七）强烈的神经刺激 剧烈的疼痛刺激、高位脊髓损伤、高位脊髓麻醉等可引起血管运动中枢抑制，阻止血管扩张，使得循环血量相对不足而导致休克，称为神经源性休克。

## 二、休克的分类

**（一）按休克的病因分类**

根据休克的病因，可将休克分为失血性休克、失液性休克、创伤性休克、烧伤性休克、感染性休克、心源性休克、过敏性休克、神经源性休克等。

**（二）按休克的血流动力学特点分类**

1. **低排高阻型休克** 又称低动力型休克，其血流动力学特点是心输出量降低，外周阻力升高。由于皮肤血管收缩，血流量减少，使皮肤温度降低，故又称为"冷休克"。常见于失血（失液）性休克、心源性休克和大多数的感染性休克。

2. **高排低阻型休克** 又称为高动力型休克，其血流动力学特点是心输出量高，外周血管阻力低。由于皮肤血管扩张，血流量增多，使皮肤温度升高，故又称为"暖休克"。常见于少数的感染性休克及某些神经源性休克。

扫码"学一学"

### （三）按休克的始动环节分类

维持机体正常血液循环的三个基本环节是正常的心泵功能、血容量和血管容量。虽然休克的病因多种多样，但主要是通过影响这三个基本环节，使机体有效循环血量减少而引发休克。休克始动环节有以下三方面。

1. **血容量急剧减少** 血容量减少是低血容量性休克的始动环节。由于循环血量减少，导致血压下降，使重要器官和外周组织微循环的灌流压降低，灌流量减少，若在15分钟内，失血量超过总血容量的20%，即可发生休克。

2. **心泵功能障碍** 心泵功能障碍是心源性休克的始动环节，也是加剧其他各型休克的重要因素。各种严重急性心功能障碍均可引起心输出量急剧减少，使组织和器官微循环灌流量严重不足而导致休克。其他原因引起的休克，因冠状动脉供血减少，造成心肌缺血缺氧，使心肌收缩力下降，导致心输出量进一步减少而加剧休克的发展。

3. **血管容量扩大** 过敏性休克、神经源性休克和创伤性休克始发于血管容量扩大。正常情况下，毛细血管是交替开放的，仅有20%左右开放。严重的I型超敏反应时，由于组胺、缓激肽等使小血管、微血管扩张，血管容量扩大，大量血液淤积在微循环内，回心血量骤减，有效循环血量减少，从而引起过敏性休克。疼痛、麻醉可抑制交感神经的缩血管功能，使血管紧张性下降，导致血管容量扩大，致使有效循环血量相对不足而发生神经源性休克。

按始动环节分类，休克分为低血容量性休克、心源性休克、血管源性休克。

# 第二节 休克的发生机制

各种原因引起有效循环血量减少，交感－肾上腺髓质系统兴奋，从而引起血管收缩，组织器官灌流不足和细胞功能紊乱。以典型的失血性休克为例，根据其微循环变化规律，可将其发展过程分为以下三期。正常微循环如图（图8-1）。

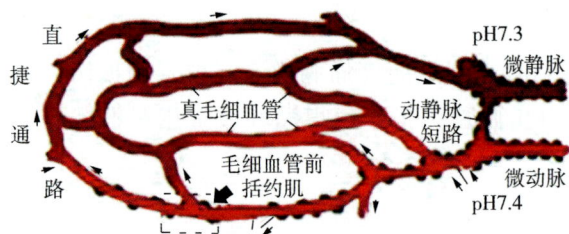

图 8-1 正常微循环

## 一、休克早期（微循环缺血性缺氧期）

1. **微循环变化的特点** 该期微循环变化的主要特点是缺血。表现为皮肤、内脏（除心、脑外）等器官微循环的微动脉、后微动脉、毛细血管前括约肌、微静脉等持续痉挛，真毛细血管网大量关闭，微循环"少灌少流，灌少于流"，组织呈缺血、缺氧状态（图8-2）。此时，微循环内血流速度显著减慢，血流限于从直捷通路或动－静脉吻合支回流，这一现象在皮肤、肌肉、肾脏等脏器较为显著。

2. **微循环变化的机制** ①交感－肾上腺髓质系统兴奋：引起微循环缺血的关键性变化是各种致休克病因（如创伤、疼痛、失血、大面积心肌梗死以及内毒素等）通过不同途径引

起交感–肾上腺髓质系统的强烈兴奋、儿茶酚胺大量释放入血，既刺激α受体造成皮肤、内脏血管明显痉挛，又刺激β–受体，引起大量动–静脉短路开放，使器官微循环灌流量锐减。②其他血管活性物质（缩血管物质）增加：休克早期除交感神经兴奋、儿茶酚胺大量增多外，体内还产生许多血管活性物质，如血管紧张素Ⅱ、血管加压素、血栓素$A_2$（$TXA_2$）、内皮素、白三烯（LTs）以及心肌抑制因子（MDF）等缩血管物质也参与微血管的痉挛收缩作用。

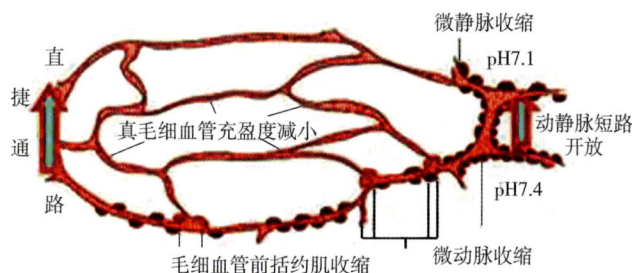

图 8-2 微循环缺血性缺氧期

**3. 微循环变化的代偿意义** 休克早期，机体的上述变化缩减了血管容量，驱使较多的血液加入全身循环，对保证心脑等重要脏器供血，维持有效循环血量、回心血量及血压有一定代偿意义。故本期也称之为代偿期，其代偿意义表现在下述两方面。

（1）维持动脉血压 本期休克患者的动脉血压可不降低，其机制如下：①回心血量增加：休克早期交感神经持续兴奋和儿茶酚胺大量分泌，使微静脉、小静脉血管明显收缩和动–静脉短路大量开放。静脉系统属于容量血管，可容纳血液总量的60%～70%。因此，静脉系统的收缩以及动–静脉短路开放可以迅速而短暂地增加回心血量，起到快速"自身输血"的作用，被称为休克时增加回心血量和循环血量的"第一道防线"。由于微动脉、后微动脉和毛细血管前括约肌比微静脉对儿茶酚胺的反应性更为敏感，导致毛细血管前阻力比后阻力升高更明显，毛细血管中流体静压下降，使组织液进入血管，循环血量增加，起到缓慢"自身输液"的作用，被称为休克时增加回心血量的"第二道防线"。此外，休克时肾素–血管紧张素–醛固酮系统激活和抗利尿激素的分泌增多，可促使肾脏对钠水重吸收增多，从而增加血容量。②心输出量增加：除心源性休克外，交感神经兴奋和儿茶酚胺增多可使心肌收缩力增强，心率加快，加上代偿性回心血量增加，而使心输出量增加。③外周血管阻力增大：由于大量缩血管物质的作用使微动脉、小动脉强烈收缩增加了外周阻力。

（2）保证心脑供血 由于机体各组织器官上α受体分布的数量和密度不同，所以对交感神经兴奋、儿茶酚胺增多的反应也不均一。皮肤、内脏器官、骨骼肌、肾的血管上α受体占优势，因而休克时这些部位血管收缩明显；而脑血管壁上交感缩血管纤维分布稀疏，受神经调节作用很小，加上脑血管平滑肌细胞α受体密度低，故脑血管口径改变不大。冠状血管的舒缩活动主要受心肌局部扩血管代谢产物（如$H^+$、$CO_2$、腺苷等）的影响，其平滑肌上分布有α和β两类肾上腺素能受体，但对儿茶酚胺反应的净效应是β受体兴奋引起的扩血管作用为主。因此，在休克早期，当灌注压（平均动脉压）不低于60mmHg时，心、脑血液供应仍保持正常。

> **考点提示**
> 休克早期微循环变化的特点、机制及意义。

**4. 临床表现** 本期的临床表现主要与交感–肾上腺髓质系统的强烈兴奋有关。交感神经兴奋使皮肤、内脏血管痉挛性收缩致患者面色苍白、四肢冰冷、尿量减少。交感神经兴奋还引起患者呼吸浅促、心率加快、脉搏细速、脉压减小（外周阻力增高所致）、动脉血压可正常或略降。支配汗腺的交感神经兴奋使患者冷汗淋漓。由于血液的重新分配，心脑灌流可以正常，所以早期休克的患者神志一般是清楚的，但是，由于儿茶酚胺的作用导致中枢神经系统兴奋，患者表现为烦躁不安。

该期为休克的可逆期，如果能在本期尽早消除休克动因，及时补充血容量，恢复循环血量，则患者较易恢复健康，否则，休克过程将继续发展而进入休克期。

## 二、休克期（微循环淤血性缺氧期）

如果休克病因未能及时去除，病情继续发展，交感－肾上腺髓质系统长期过度兴奋，组织持续缺血缺氧，病情恶化而发展到微循环淤血期。

1. **微循环变化的特点**　本期微循环变化的主要特点是淤血，表现为微动脉、后微动脉、毛细血管前括约肌扩张，微静脉仍处于收缩状态，大量血液淤积于微循环中。微循环"灌而少流，灌大于流"（图8-3）。此时组织处于严重的低灌流状态，组织细胞存在严重的淤血性缺氧，外周阻力也显著下降，机体逐渐由代偿向失代偿发展。故又将本期称为失代偿期。

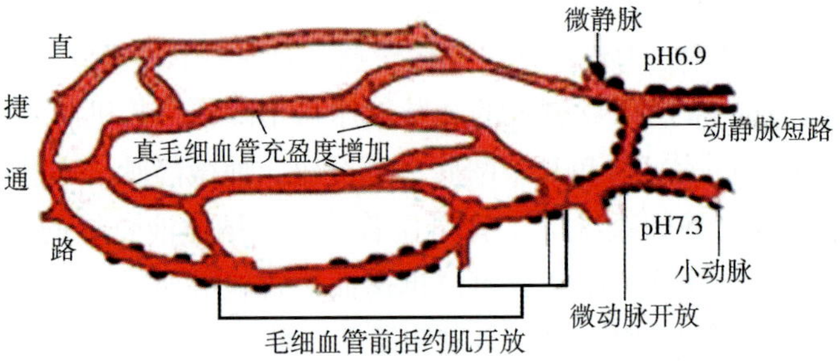

**图8-3　微循环淤血性缺氧期**

2. **微循环变化的机制**

（1）酸中毒　持续性微血管收缩使组织严重缺血、缺氧，引起组织氧分压下降，$CO_2$和乳酸堆积，发生酸中毒。酸中毒导致血管平滑肌对儿茶酚胺的反应性降低，微血管扩张、通透性增加。

（2）局部扩血管代谢产物增多　长期缺血、缺氧、酸中毒使组织局部组胺、腺苷、$K^+$、激肽等扩血管代谢产物增多，组织间液渗透压增高等，均可引起血管扩张。休克时形成的多种体液因子也参与微循环紊乱的发生。如$PGE_2$、$PGI_2$、一氧化氮、内啡肽等。

（3）内毒素的作用　除病原微生物感染引起的败血症外，休克后期常有肠源性细菌（大肠埃希菌）和脂多糖入血。脂多糖与其他毒素通过促进一氧化氮生成、激活激肽系统等多种途径，引起血管扩张，导致持续性的低血压。同时，还因内毒素损伤血管内皮细胞、中性粒细胞及血小板，致使血液流变学异常，从而加重微循环淤血。

（4）血液流变学的改变　休克时的血液流变学异常，在休克期微循环淤血的发生发展中起着非常重要的作用。在休克期，血流缓慢的微静脉中红细胞、血小板黏附聚集，加上组胺等体液因子使血管通透性增加，血浆外渗，血液黏度增高，使血流受阻，白细胞在微血管中滚动、贴壁、黏附于内皮细胞上，加大了毛细血管的后阻力，造成微循环血流缓慢，血液泥化、淤滞，甚至血流停止。

3. **微循环失代偿变化的后果**　本期微血管反应性低下，微循环内血液淤滞，带来以下后果。①自身输液停止：由于毛细血管后阻力大于前阻力，血管内流体静压升高，组织液进入毛细血管的缓慢"自身输液"停止，血浆外渗到组织间隙。②自身输血停止：大量的毛细血管开放及血管床容量增加，回心血量减少，"自身输血"停止。③有效循环血量锐减：该期微循环血管大量开放，血液淤滞在内脏器官，如肠、肝和肺，造成有效循环血量严重不足，静脉充盈不良，回心血量减少，心输出量和动脉血压进行性下降，组织缺氧日趋严重，形成恶性循环。

4. **临床表现**　由于全身组织器官严重淤血、缺氧，该期患者临床主要表现为神志淡漠、意识模糊，甚至昏迷；血压进行性下降、脉压缩小、脉搏频细、静脉塌陷；少尿，甚至无尿；皮肤出现发绀、花斑纹等。

> **➕ 临床应用提示**
>
> 　　休克患者应注意保暖如盖被、垫低温电热毯，但不宜用热水袋加温，以免烫伤和使皮肤血管扩张，加重休克。为什么？

微循环淤血期仍然处于"可逆性"阶段，只要得到及时正确的救治，患者仍可康复。否则，病情进一步恶化进入微循环衰竭期。

## 三、休克晚期（微循环衰竭期）

休克进入微循环衰竭期，即使采取输血补液及多种抗休克治疗措施，休克状态仍难以纠正，故该期又称为难治期。

1. **微循环变化的特点**　本期微循环变化的特征点是衰竭。表现为微血管的反应性显著下降并出现弛缓性麻痹扩张，毛细血管内血流停滞，出现不灌不流状态，甚至可有微血栓形成（图8-4）。

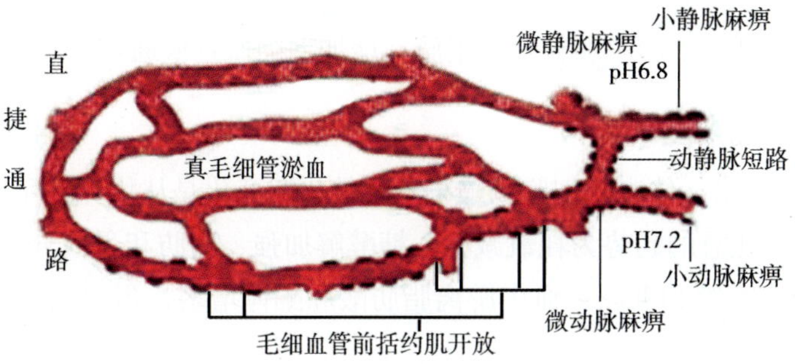

**图 8-4　微循环衰竭期（DIC 期）**

2. **微循环衰竭的机制及后果**

（1）微血管麻痹扩张　在休克难治期，即使在输血补液治疗以后，微血管对儿茶酚胺反应性仍然不断下降，出现微循环衰竭。本期血管反应性降低的机制可能与组织细胞酸中毒、一氧化氮生成增多、ATP敏感性$K^+$通道开放使血管平滑肌细胞膜超级化、钙内流减少等因素有关。

（2）微循环衰竭　微循环淤滞进一步加重，微血管对血管活性物质失去反应，呈麻痹性扩张状态。微循环血流停止，处于不灌不流状态，组织严重缺氧。

（3）弥散性血管内凝血（DIC）形成　休克期微循环淤滞，血流缓慢，血液黏滞性增高，血小板和红细胞易聚集而形成团块，导致DIC形成。严重缺氧、酸中毒、内毒素等原因使血管内皮细胞广泛损伤，使其下方的胶原暴露，激活凝血因子Ⅻ，启动内源性凝血系统；严重创伤、烧伤和外科手术等常伴有大量的组织破坏，组织因子释放入血启动外源性凝血系统。

休克晚期，由于严重的微循环淤血和DIC的发生，微循环灌流量严重不足，使组织细胞变性、坏死，各重要生命器官（心、脑、肝、肺、肾）发生不可逆性损伤，引起多系统器官功能衰竭，给治疗造成极大的困难。

3. **临床表现** 主要为循环衰竭、DIC以及重要器官功能不全或衰竭。

# 第三节 休克时细胞及代谢变化与机制

休克的原始动因可以直接损伤细胞，引起细胞的代谢、功能障碍和结构破坏。细胞损伤是器官功能障碍的基础。

## 一、细胞损伤

1. **细胞膜损伤** 细胞膜是休克时最早发生损伤的部位。缺氧、ATP减少、高钾、酸中毒和溶酶体酶释放、自由基引起膜的脂质过氧化、炎症介质和细胞因子都会导致细胞膜的损伤，出现离子泵功能障碍，水、$Na^+$和$Ca^{2+}$内流，细胞内水肿和跨膜电位明显下降。

2. **线粒体损伤** 休克初期线粒体ATP合成减少，细胞能量生成不足以致功能障碍。休克后期线粒体发生肿胀、致密结构和嵴消失等形态改变，钙盐沉积，最后崩解破坏。线粒体损伤后，能量物质进一步减少，导致细胞死亡。

3. **溶酶体损伤** 休克时缺血、缺氧和酸中毒导致溶酶体酶释放，引起细胞自溶、消化基膜、激活激肽系统，形成心肌抑制因子（MDF）等毒性多肽。除酶性成分外，溶酶体的非酶性成分可引起肥大细胞脱颗粒释放组胺，增加毛细血管壁通透性和吸引白细胞。

## 二、细胞代谢障碍

1. **物质代谢变化** 休克时细胞内最早发生的代谢变化是从优先利用脂肪酸转向利用葡萄糖供能，代谢变化总的趋势为耗氧减少、糖酵解加强、脂肪和蛋白分解增加和合成减少。表现为一过性的高血糖和糖尿，血中游离脂肪酸和酮体增多，蛋白质分解增加，出现负氮平衡。

2. **能量不足** 休克时，由于ATP产生减少使细胞膜$Na^+-K^+$泵转运失灵，$Na^+$进入细胞内，$K^+$则外逸，导致细胞水肿，血钾升高。

3. **代谢性酸中毒** 由于组织的严重缺氧，无氧酵解增强，乳酸生成增多，超过了肝脏代谢能力，造成代谢性酸中毒。再加上微循环障碍和肾功能损伤，酸性代谢产物不能被及时清除，也促进酸中毒的发生。

# 第四节 休克时各器官系统功能的变化

休克时各器官功能都可以发生改变，其中最易受累的器官是肺、肾、心和脑，特别是肺、肾、心功能的衰竭，是晚期休克难治的三大原因。休克患者亦常因某个或数个重要器官相继或同时发生功能障碍甚至衰竭而死亡。

## 一、肺功能的变化

休克早期，由于呼吸中枢兴奋，呼吸加深加快，通气过度可引起呼吸性碱中毒，如呼吸功能障碍较轻，可称为急性肺损伤（ALI）。严重休克患者晚期甚至有些休克患者在脉搏、血压和尿量平稳以后，常可发生急性呼吸衰竭。尸检时见肺重量增加，呈褐红色，有充血、水肿、血栓形成及肺不张、肺出血、透明膜形成等重要病理变化，这些病变称之为休克肺，属于急性呼吸窘迫综合征。休克肺是休克难治的重要原因之一。

## 二、肾功能的变化

休克时肾脏最易最早受到损伤，各种类型休克常伴有急性肾衰竭。休克早期交感肾上腺髓质系统强烈兴奋，导致肾血管收缩，肾灌流量不足，肾小球滤过率（GFR）降低，而发生功能性肾衰竭。及时恢复有效循环血量，肾血流得以恢复，肾功能即可恢复。但若肾小管持续缺血缺氧或由于毒素的作用而发生坏死，则会发生器质性肾衰竭，除严重少尿外，有明显的氮质血症、高钾血症和酸中毒。由于肾小管上皮细胞坏死，重吸收功能障碍，尿液不能浓缩，尿渗透压和比重都较低。此时，即使血流恢复，也不能在较短时间内恢复肾功能，要待上皮细胞再生后方能恢复。肾功能的严重障碍加重了内环境紊乱，使休克进一步恶化，甚至可因严重的急性肾衰竭而死亡。

> ➕ **临床应用提示**
>
> 为什么临床上休克患者要密切监测尿量？

## 三、胃肠道和肝功能的变化

胃肠因缺血、淤血和DIC形成，发生功能紊乱。肠壁水肿，消化腺分泌抑制，胃肠运动减弱，黏膜糜烂，有时形成应激性溃疡。肠道细菌大量繁殖，大量内毒素甚至细菌可以入血，从而使休克加重。

休克时亦常有肝脏功能障碍。肝脏由于缺血、淤血等原因而出现功能受损，一方面使由肠道入血的细菌内毒素不能被充分解毒，引起内毒素血症，增加了休克时感染与中毒的危险；另一方面也造成或加剧了物质代谢紊乱，特别是由于糖异生作用减弱使乳酸蓄积而加重代谢性酸中毒。这些改变会促使休克进一步恶化。

## 四、心功能的变化

除了心源性休克伴有原发性心功能障碍以外，在其他类型休克早期，由于机体的代偿，冠状动脉流量能够维持正常，因此，心泵功能一般不受到显著的影响。但是随着休克的发展，动脉血压进行性降低，使冠状动脉流量减少，心肌缺血缺氧，加上其他因素的影响，心泵功能发生障碍，有可能发生急性心力衰竭。休克持续时间越久，心力衰竭也越严重，并可产生心肌局灶性坏死和心内膜下出血，常是休克进入难治期的重要原因之一。

## 五、脑功能障碍

在休克早期，由于血液的重新分布和脑循环的自身调节，脑血流量并无明显减少。随着休克的发展，当血压降低到50mmHg以下或脑循环内出现DIC时，患者可出现神志淡漠甚至昏迷等。脑组织缺血、缺氧、酸中毒和毛细血管壁通透性增高等因素还可以引起脑水肿和颅内高压，使脑功能障碍更为加重。

**知识链接**

多器官功能障碍综合征（MODS）指在严重创伤、感染和休克时，原无器官功能障碍的患者同时或在短时间内相继出现两个或两个以上器官系统的功能障碍。休克晚期常出现 MODS，它是患者致死的重要原因。如有三个器官发生功能衰竭时，病死率可高达 80% 以上。

多器官功能障碍综合征的发生机制十分复杂，至今尚未充分揭示。各生命重要器官同时或相继发生衰竭，提示有共同的发病环节。在其发生机制上，一般认为器官血流量减少、再灌注损伤、炎症介质的作用、免疫功能低下、内毒素血症和肠道细菌移位等在多器官功能障碍综合征的发生中起重要作用。

# 第五节　休克防治的病理生理学基础

## 一、病因学防治

1. 积极防治引起休克的原发疾病，排除一切可能促使休克发生发展的因素，如控制感染、包扎固定、止血镇痛、输血输液、纠正酸中毒等。

2. 在应用可能引起过敏性休克的药物（如青霉素）、血清制剂（如破伤风、白喉、狂犬病抗毒素）或疫苗前，要询问过敏史，认真做好皮试，输血要严格检查供者、受者的血型，做好交叉配血试验。

## 二、发病学治疗

（一）扩充血容量　各种休克都存在有效循环血量绝对或相对不足，最终都导致组织灌流量减少。除了心源性休克外，补充血容量是提高心输出量和改善组织灌流的根本措施。输液强调及时和尽早，因为休克进入微循环淤血期，需补充的量会更大，病情也更严重。

**+ 临床应用提示**

患者发生休克时应处于什么体位，为什么？

补液的原则是"需多少，补多少"。在补液过程中，应动态地观察静脉充盈程度、尿量、血压和脉搏等指标，作为监护输液量多少的参考指标。

（二）合理使用血管活性药物　对失血性休克、创伤性休克和高阻力型感染性休克，在补充血容量的基础上，应使用扩血管的药物降低血管阻力，改善组织的血液灌流。因血管容量扩大所致的休克（如过敏性休克和神经源性休克），则应首选缩血管的药物，以提高动脉血压，保证重要生命器官的血液灌流。

（三）纠正酸中毒　其是促进休克恶化的重要因素。因此，及时纠正酸中毒是改善微循环、保护细胞和抗休克治疗的重要措施。

（四）增强心功能　酌情使用强心药物以增加心输出量，改善低灌流状态。

（五）防治器官功能障碍与衰竭　应预防 DIC 及重要器官功能衰竭，如一旦出现，除采取一般的治疗外，还应针对不同器官衰竭采取不同的治疗措施。

# 本章小结

休克是在严重失血失液、感染、创伤等强烈致病因素作用下，有效循环血量急剧减少，组织血液灌流量严重不足，以致机体组织细胞和重要生命器官发生功能、代谢障碍及结构损害的病理过程。各种病因通过血容量减少、血管床容量增加或心泵功能障碍三个始动环节导致休克的发生。休克的发生发展涉及微循环机制和细胞分子机制。根据失血性休克时的典型微循环变化特点，休克可分为微循环缺血期、微循环淤血期和微循环衰竭期。在此过程中，机体逐渐出现物质代谢紊乱、水电解质代谢紊乱及肺、肾、心、脑、肝和胃肠功能减退等，甚至出现多器官功能障碍综合征。临床上防治休克应在去除病因的前提下采取综合措施，以支持生命器官的血液灌流、防治细胞损伤和最大限度地保护各器官系统功能。

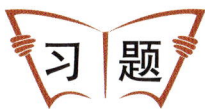

# 习 题

## 一、选择题

### 【A1 型题】

1. 休克初期微循环的变化，以下哪一项是错误的
  A. 微动脉收缩
  B. 后微动脉收缩
  C. 毛细血管前括约肌收缩
  D. 动–静脉吻合支收缩
  E. 微静脉收缩

2. 低阻力型休克最常见于下列哪一类休克
  A. 失血性休克
  B. 心源性休克
  C. 创伤性休克
  D. 烧伤性休克
  E. 感染性休克

3. 休克的主要临床表现下列哪一项是错误的
  A. 烦躁不安或表现淡漠甚至昏迷
  B. 呼吸急促、脉搏细速
  C. 尿少或无尿
  D. 血压均下降
  E. 面色苍白

4. 休克初期组织微循环灌流的特点是
  A. 多灌少流，灌多于流
  B. 不灌不流，灌少于流
  C. 少灌少流，灌少于流
  D. 少灌少流，灌多于流
  E. 多灌多流，灌少于流

5. 休克期（微循环淤血性缺氧期）微循环的灌流特点是
  A. 少灌少流，灌少于流
  B. 少灌多流，灌少于流
  C. 多灌少流，灌多于流
  D. 多灌多流，灌多于流
  E. 多灌多流，灌少于流

6. 休克时正确的补液原则是
  A. 血压正常不必补液
  B. "需多少，补多少"

C. 补充丧失的部分液体　　　　　　　　D. "失多少，补多少"

E. 补液宁多勿少

7. 低排高阻型休克特点是

A. 中心静脉压上升，血压下降，心输出量下降

B. 中心静脉压下降，血压正常，心输出量正常

C. 中心静脉压正常，血压下降，心输出量下降

D. 中心静脉压下降，血压下降，心输出量下降

E. 中心静脉压下降，血压下降，心输出量正常

8. 失血性休克时最易受损的器官是

A. 心　　　　　B. 脑　　　　　C. 肝　　　　　D. 肺　　　　　E. 肾

9. 休克时心力衰竭发生的机制中，下列哪一项是错误的

A. 动脉血压过低，冠脉流量减少

B. 酸中毒，高血钾抑制心肌

C. 前负荷增大，心室输出量减少

D. 交感神经兴奋，儿茶酚胺增多，心肌耗氧量增多

E. 心肌抑制因子抑制心肌收缩

10. 休克初期发生的急性肾功能衰竭属

A. 肾前性肾功能衰竭　　　　　　　　　B. 肾后性肾功能衰竭

C. 肾性肾功能衰竭　　　　　　　　　　D. 肾前性和肾性肾功能衰竭

E. 器质性肾功能衰竭

11. 急性呼吸窘迫综合征（ARDS）共同的发病环节是

A. 肺内DIC形成　　　　　　　　　　　B. 肺不张

C. 肺泡内透明膜形成　　　　　　　　　D. 肺淤血水肿

E. 弥漫性肺泡毛细血管膜损伤

12. 下列临床表现哪一项不是早期休克的表现

A. 脸色苍白　　　　　　　　　　　　　B. 四肢冰凉

C. 脉搏细速　　　　　　　　　　　　　D. 尿量减少

E. 神志昏迷

13. 在休克早期临床表现中哪项是错误的

A. 面色苍白　　　　　　　　　　　　　B. 四肢湿冷

C. 尿量减少　　　　　　　　　　　　　D. 脉压增大

E. 脉搏细速

14. 休克患者补液监测的最佳指标是

A. 血压　　　　　　　　　　　　　　　B. 脉压

C. 尿量　　　　　　　　　　　　　　　D. 中心静脉压

E. 表浅静脉充盈度

15. 休克缺血性缺氧期的心脑灌流量

A. 明显增加　　　　　　　　　　　　　B. 明显减少

C. 无明显改变　　　　　　　　　　　　D. 先增加后减少

E. 先减少后增加

【X型题】

16. 休克期患者的临床表现是
    A. 动脉血压进行性降低
    B. 皮肤发绀并出现花斑纹
    C. 四肢湿冷
    D. 神志淡漠，甚至昏迷
    E. 少尿或无尿

17. 休克期回心血量进行性减少的机制是
    A. 毛细血管流体静水压增高，液体外渗
    B. 组胺等血管活性物质引起毛细血管通透性增高
    C. 微循环淤滞，毛细血管床容量大大增加
    D. 凝血因子耗竭出血
    E. 组织间液生成增加

18. 休克初期抗损伤的代偿反应主要表现在
    A. 血液重新分配，保证心脑血液的供应
    B. 毛细血管前括约肌收缩，真毛细血管数量减少
    C. 动-静脉吻合支开放，经过真毛细血管的血流减少
    D. 回心血量增加和动脉血压的维持
    E. 组织处于少灌少流

19. 休克初期组织缺血和缺氧是由于微循环中
    A. 动-静脉吻合支开放
    B. 动-静脉吻合支关闭
    C. 微动脉和毛细血管前括约肌痉挛，毛细血管网血流减少
    D. 微静脉收缩，微循环淤滞
    E. 微循环麻痹

20. 休克淤血性缺氧期患者失代偿进入恶性循环是由于
    A. 毛细血管的静水压升高，血浆外渗
    B. 组胺、激肽等引起毛细血管通透性增加，血浆外渗
    C. 血液浓缩而泥化，血液黏滞度增加
    D. 毛细血管前括约肌松弛，血管床容量加大
    E. 交感神经由兴奋转入衰竭

## 二、思考题

试述休克缺血性缺氧期微循环改变的机制及临床特点。

（王　萍）　扫码"练一练"

# 第九章　弥散性血管内凝血

**学习目标**

1. **掌握**　DIC 的概念、病因；DIC 的发病机制及 DIC 患者的临床表现。
2. **熟悉**　DIC 的分期、分型；DIC 的诱因和促进因素。
3. **了解**　DIC 的防治原则。
4. 学会根据 DIC 患者的症状和体征进行正确的分期与预后的评估，配合医生进行有效的救护。
5. 具有正确指导和护理 DIC 患者的能力和意识。

**案例导入**

　　患儿，发热、呕吐、皮肤有出血点 2 天入院。出血点涂片检查见脑膜炎双球菌，入院后出血点逐渐增多，渐成片状，血压 64/40mmHg。实验室检查：Hb70g/L，RBC$2.7 \times 10^{12}$/L，外周血见裂体细胞；血小板 $85 \times 10^9$/L，纤维蛋白原 1.78g/L；凝血酶原时间 20.9S，鱼精蛋白副凝试验（3P 试验）阳性。

**请问：**

1. 患者是否存在 DIC？
2. 引起 DIC 的病因有哪些？该患者是什么原因？
3. DIC 引起出血的机制有哪些？DIC 引起的机体功能、代谢变化有哪些？

　　弥散性血管内凝血（DIC）是指机体在某些致病因子的作用下，凝血因子和血小板被激活，大量促凝物质入血，引起的一种以凝血功能障碍为主要特征的病理过程。患者可有出血、休克、器官功能障碍及贫血等临床表现。大多数 DIC 发病急、发展快、病情复杂、诊断困难、预后差、死亡率高。

# 第一节　病因和发病机制

## 一、病因

引起DIC 的病因很多，最常见的是感染性疾病。见表9-1。

表 9-1 DIC 的常见病因

| 类型 | 常见疾病 |
| --- | --- |
| 感染性疾病 | 革兰阴性或阳性菌感染、败血症等；病毒性肝炎、流行性出血热、病毒性心肌炎等 |
| 肿瘤性疾病 | 消化系统、泌尿生殖系统等恶性肿瘤及白血病等 |
| 妇产科疾病 | 流产、胎盘早期剥离、羊水栓塞、子宫破裂、宫内死胎等 |
| 创伤及手术 | 严重软组织创伤、挤压综合征、大面积烧伤及大手术等 |

## 二、发病机制

DIC 的发病机制比较复杂。主要的机制是组织因子的释放、血管内皮细胞的损伤、血细胞的破坏和血小板激活以及某些促凝物质入血等。

### （一）组织因子释放，启动外源性凝血系统

正常组织（特别是脑、肺、胰腺、前列腺、肾、肝脏、子宫、胎盘等）和恶性肿瘤组织中含有大量组织因子。在大面积组织损伤（如严重创伤、挤压综合征、大面积烧伤等）、产科意外、外科大手术、恶性肿瘤或实质性脏器坏死、严重感染等情况下，组织发生严重损伤，大量组织因子释放入血。组织因子与血浆中的 $Ca^{2+}$ 和凝血因子Ⅶ形成复合物，启动外源性凝血途径；同时，产生的凝血酶又可反馈激活凝血因子Ⅸ、Ⅹ、Ⅺ、Ⅻ等，扩大凝血反应，促进 DIC 的发生。

### （二）血管内皮细胞损伤，凝血、抗凝调控失调

缺氧、酸中毒、抗原-抗体复合物、严重感染、内毒素等原因都可以引起血管内皮细胞的损伤。血管内皮细胞损伤，暴露基底膜胶原，胶原和内毒素均为表面带负电荷的物质。当无活性的凝血因子Ⅻ接触胶原和内毒素后，即被激活为凝血因子Ⅻa。凝血因子Ⅻa可以启动内源性凝血系统，促使 DIC 发生。

### （三）血细胞破坏，血小板被激活

1. **红细胞大量破坏** 异型输血、恶性疟疾等疾病患者血液中的红细胞大量破坏，释放出 ADP 和红细胞素，ADP 可激活血小板，而红细胞素有类似血小板释放因子Ⅲ的作用，从而促进凝血。此外，红细胞膜内的磷脂也有促凝作用。

2. **白细胞大量破坏** 正常的中性粒细胞和单核-巨噬细胞内有促凝物质。在严重感染时，内毒素可使中性粒细胞合成和释放组织因子。患急性早幼粒细胞白血病患者的白血病细胞大量破坏（因坏死或化疗杀伤）时，大量组织因子样物质释放入血，可导致 DIC 的发生。

3. **血小板的激活** 内毒素、免疫复合物、凝血酶等均可激活血小板。血小板被激活后与纤维蛋白原结合，促进凝聚。血小板损伤后，可释放多种血小板因子，从而促进 DIC 的形成。

### （四）促凝物质入血，激活凝血系统

急性胰腺炎时，大量胰蛋白酶入血，激活凝血酶原，促进凝血酶生成，引起 DIC；一定量的羊水、转移的癌细胞或某些大分子颗粒（抗原-抗体复合物、细菌等）进入血液，可以通过表面接触而激活因子Ⅻ，进而启动内源性凝血系统，引起 DIC；动物毒素、蛇毒、蛋白水解酶等释放入血可以促进凝血酶原转变为凝血酶，从而直接激活凝血系统，导致 DIC（图 9-1）。

扫码"学一学"

总之，在多数情况下，原发病因是通过多种机制引发DIC的，而凝血酶的大量生成是发生凝血的中心环节。

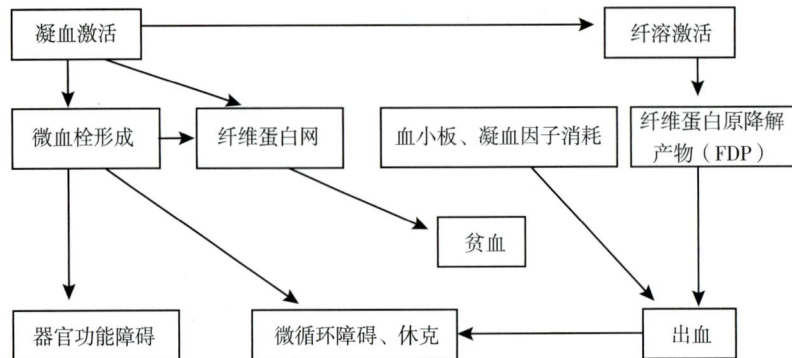

图 9-1 DIC 的临床表现及机制

# 第二节　DIC 的诱因

## 一、单核-吞噬细胞系统功能受损

单核-吞噬细胞具有清除血中的凝血酶、纤维蛋白、纤溶酶、内毒素等促凝物质的功能。这一功能在吞噬大量坏死组织、细菌或内毒素后，以及酮症酸中毒时吞噬大量脂质后被"封闭"，则可促进DIC的发生。例如，全身性Shwartzman反应时，由于第一次注入小剂量内毒素，使单核-吞噬细胞系统功能"封闭"；而当第二次注入内毒素时则易引起DIC。

## 二、肝功能严重障碍

主要的抗凝物质，如蛋白C、AT Ⅲ等以及纤溶酶原均在肝脏合成。FIXa、FXa、FXIa等也在肝脏灭活。当肝脏功能严重障碍时可使凝血、抗凝、纤溶过程失调。引起肝功能障碍的某些病因，如病毒、某些药物等可激活凝血因子。此外，当肝细胞大量坏死，也可释放组织因子等。这些因素在DIC的发生、发展中均有一定作用。

## 三、血液的高凝状态

妊娠3周开始，孕妇血液中某些凝血因子和血小板数量增多，同时血液中的纤溶酶原激活物减少，随着妊娠时间的增加，血液渐趋高凝状态，妊娠末期达到高峰。因此，发生羊水栓塞、胎盘早剥等产科意外时，DIC的发生率高。

酸中毒时，可使凝血因子的酶活性升高，肝素的抗凝活性减弱；还可促进血小板的聚集，导致血液处于高凝状态，成为促进DIC发生、发展的重要原因。酸中毒还可损伤血管内皮细胞，启动凝血系统。

> ➕ 临床应用提示
>
> 为什么妊娠末期的产科意外（如胎盘早期剥离、羊水栓塞）容易诱发DIC？

## 四、微循环障碍

休克状态下的严重微循环障碍，常有血液淤滞、血细胞聚集，由此而导致内皮细胞缺氧、酸中毒等，均可启动内源性凝血系统。血流在非轴流状态及低灌流状态下，凝血和纤溶产物清除受阻，可促进DIC的发生。

# 第三节 分期和分型

## 一、分期

根据DIC的病理生理特点和发展过程，典型的DIC可分为如下三期。

（一）高凝期 由于各种病因导致凝血系统被激活，可使凝血酶产生增多，血液中凝血酶含量增高，微循环中可形成大量微血栓。此时主要表现为血液的高凝状态。实验室检查的特点为血小板粘附性增加，凝血时间和复钙时间缩短。

（二）消耗性低凝期 大量的凝血酶的产生和微血栓的形成。广泛的微血栓形成必然消耗大量的凝血因子和血小板，使血液处于低凝状态，常有出血现象。实验室检查见外周血小板数 $<100 \times 10^9/L$，血浆纤维蛋白原减少，出血、凝血、复钙的时间延长。

（三）继发性纤溶功能亢进期 DIC时产生的大量凝血酶及凝血因子Ⅻa等激活了纤溶系统，产生大量纤溶酶。进而又有FDP的形成，使纤溶和抗凝作用增强，故此期出血表现十分明显。实验室检查见凝血酶原时间延长（>25秒），血浆鱼精蛋白副凝试验（3P试验）阳性，优球蛋白溶解时间缩短。

扫码"学一学"

> **知识链接**
>
> 血浆鱼精蛋白副凝试验又称3P试验，是一种较为古老的检测纤维蛋白降解产物的试验。将鱼精蛋白加入患者血浆后，可与纤维蛋白原降解产物（FDP）结合，使血浆中原与FDP结合的纤维蛋白单体分离并彼此聚合而凝固。这种不需酶的作用而形成纤维蛋白的现象称为副凝试验。3P试验阳性，常见于DIC伴继发纤溶的早期。而在DIC的后期，因纤溶物质极为活跃，纤维蛋白单体及纤维蛋白碎片X（大分子FDP）均被消耗，结果3P试验呈阴性。

## 二、DIC 的分型

### （一）按 DIC 发生的快慢分型

1. **急性型DIC** 可在数小时或 1～2天内发生，常见于各种严重的感染（特别是革兰阴性菌感染引起的感染性休克）、血型不合的输血、严重创伤、产科意外及移植后急性排异反应等。此型临床表现明显，常以休克和出血为主。患者的病情迅速恶化，分期不明显。

2. **亚急性型DIC** 在数天内逐渐形成，常见于恶性肿瘤转移、宫内死胎等患者，表现介于急性型和慢性型之间。

3. **慢性型DIC** 常见于恶性肿瘤、自身免疫性疾病、慢性溶血性贫血等疾病。病程较长，患者临床症状不明显，常常以某脏器功能不全的表现为主，有时仅有实验室检查异常。此类DIC往往在尸解后作组织病理学检查时才被发现。在一定条件下，可转化为急性型。

### （二）按 DIC 的代偿情况分型

1. **失代偿型** 主要见于急性DIC。凝血因子和血小板的消耗多于机体的代偿生成。

2. **代偿型** 主要见于轻症DIC。凝血因子和血小板的消耗与机体的代偿生成之间呈平衡状态。患者几乎没有临床症状，实验室检查也无明显异常。

3. **过度代偿型** 主要见于慢性 DIC 或恢复期 DIC。机体代偿生成的凝血因子和血小板多于消耗。

# 第四节　临床表现

## 一、出血

出血常成为 DIC 最早的临床表现。多部位严重的出血倾向是 DIC 的特征性表现及重要诊断依据之一。出血的发生率高达 85.0% 以上。DIC 时的出血形式多样，有时可出现明显的多部位出血，来势凶猛。

DIC 时出血的发病机制如下。

1. **凝血物质大量消耗** 广泛微血栓的形成，导致血小板和凝血因子的大量消耗，如果肝脏和骨髓的代偿功能不能够补充所消耗的凝血物质，则血液转入低凝状态而引起出血。

2. **继发性纤溶亢进** DIC 后期，纤溶酶原受凝血因子Ⅻa、凝血酶及纤溶酶原活化素作用而激活，使已形成的纤维蛋白被降解，导致出血。

> **考点提示**
> DIC 患者出现全身广泛、多部位出血的机制。

3. **纤维蛋白降解产物（FDP）的形成** 纤溶酶水解纤维蛋白和纤维蛋白原产生的各种片段，统称为纤维蛋白降解产物。FDP 可阻止纤维蛋白单体聚集，拮抗凝血酶及抑制血小板聚集，故具有抗凝作用，可引起出血。它还可使血管的通透性增高，加重血液渗出。

## 二、休克

急性型 DIC 常伴有休克，重度及晚期休克又可促进 DIC 的形成。两者互为因果，形成恶性循环。

DIC 引起休克发生的主要发病机制如下。

1. **广泛微血栓形成** DIC 时，广泛微血栓形成可直接引起组织器官血液灌流不足及回心血量明显减少。

2. **血管床容量扩大** DIC 时激肽、补体系统被激活。激肽能使微动脉和毛细血管前括约肌舒张，造成外周阻力显著下降；补体成分（C3a、C5a）可使肥大细胞和嗜碱性粒细胞脱颗粒，通过释放组胺而发挥激肽类似的作用。

3. **血容量减少** 广泛或严重的出血，可使循环血量减少；激肽、组胺、缺氧和酸中毒等可使微血管壁通透性增加，促使血管内溶质及水分滤出，导致血容量减少。血容量减少必然导致静脉回流不足，心输出量下降。

4. **心泵功能障碍** DIC 时，由于缺血、缺氧或受毒素作用，可导致心肌收缩力减弱，心输出量明显下降。

## 三、器官功能障碍

在 DIC 的高凝期，有广泛微血栓形成。如果合并严重出血或休克，更容易造成器官功能障碍。常见的有：肾皮质坏死和急性肾功能不全；肺水肿或肺出血，甚至呼吸衰竭，如肺内微血栓发生急骤且广泛，可引起死亡；脑组织多发性小灶性坏死，严重时可昏迷或死亡；心肌缺血、梗死，心力衰竭或心源性休克；胃肠黏膜广泛的小灶性溃疡；急性肾上腺皮质出血性坏死，发生华-弗综合征；垂体坏死，导致席汉综合征。

**知识链接**

席汉综合征是指垂体前叶机能减退症（西蒙－席汉综合征），一百多年前由席汉氏（Sheehan）发现的一种综合征，是多种病因所致腺垂体激素分泌不足，继发性腺、甲状腺、肾上腺皮质功能低下所呈现的临床征群。当产后发生大出血，休克时间过长，可造成脑垂体前叶功能减退的后遗症，表现为消瘦、乏力、脱发、畏寒、闭经、乳房萎缩等，严重者可致死。

### 四、微血管病性溶血性贫血

DIC时可伴发一种特殊类型的贫血，即微血管病性溶血性贫血。这种贫血常见于慢性DIC及某些亚急性DIC，它除了具有溶血性贫血的一般特点外，周围血中可发现一些形态特殊的异型红细胞或红细胞碎片，呈盔甲形、星形、三角形、新月形等，统称其为裂体细胞（图9-2）。外周血裂体细胞数大于2%对DIC有辅助诊断意义。

DIC时红细胞碎片的产生主要是纤维蛋白网和红细胞之间互相作用的结果。由于血管里有广泛的纤维蛋白性微血栓的形成，当循环中的红细胞流经由纤维蛋白丝构成的网孔时，会黏着或挂在纤维蛋白丝上，再加上血流不断冲击，引起红细胞破裂（图9-3）。

**考点提示**
DIC患者发生贫血的机制。

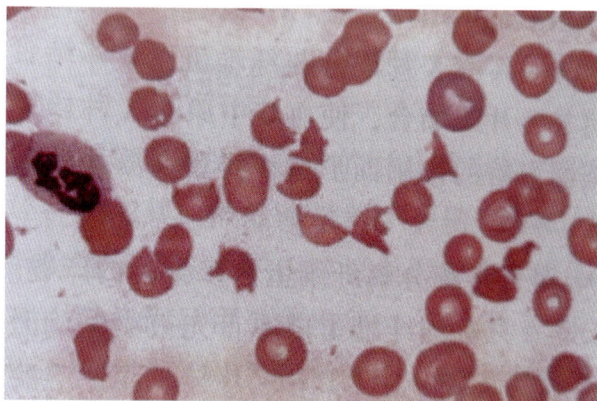

图9-2　微血管病性溶血性贫血涂片中的裂体细胞

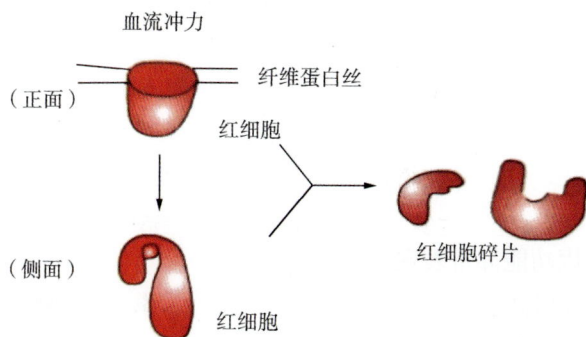

图9-3　红细胞碎片的形成机制

# 第五节 防治原则

## 一、病因学防治

及时预防和消除引起 DIC 的病因和诱因，是防治 DIC 的根本措施。例如，及时有效地控制感染、切除肿瘤、取出死胎和抢救休克等，对防治 DIC 均起决定性作用。因此，防治原发病是首先要采取的措施。

## 二、发病学防治

1. **改善微循环** 及时纠正微循环障碍，疏通有微血栓阻塞的微循环，增加重要脏器和组织微循环的血液灌流量，在 DIC 的防治中起重要的作用。包括扩充血容量、解除血管痉挛、溶栓等。

2. **重建凝血与抗凝血（含纤溶）间的动态平衡** DIC 时凝血系统和纤溶系统的变化往往交错在一起，但是，凝血亢进是其基本发病机制，故主要应采用肝素、AT Ⅲ 等抗凝血药物治疗。还可酌情补充凝血因子和血小板，如患者进入纤溶亢进期，可合理应用纤溶抑制剂。

3. **维持和保护重要器官功能** 器官功能障碍是 DIC 致死的主要原因之一，故对 DIC 防治应当注意重要器官的功能保护。必要时用人工辅助装置，如血液透析、人工心肺机等。

## 本章小结

DIC 是一种继发于基础疾病或病理过程、以凝血系统和纤溶系统相继激活、导致广泛微血栓形成及凝血功能障碍为病理特征的临床综合征。DIC 的主要特征是凝血功能异常，即首先是凝血功能过高，而后凝血功能低下。DIC 的主要临床表现为出血、器官功能障碍、休克及微血管病性溶血性贫血。典型的 DIC 可分为三期：高凝期、消耗性低凝期、继发性纤溶亢进期。DIC 与休克互为因果，可形成恶性循环。预防和去除 DIC 的病因是防治 DIC 的根本措施。

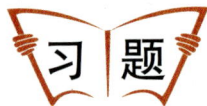

## 习题

## 一、选择题

【A1 型题】

1. DIC 时血液凝固功能异常表现为
   A. 血液凝固性增高
   B. 血液凝固性降低
   C. 血液凝固性先增高后降低
   D. 血液凝固性先降低后增高

E．血液凝固性增高和降低同时发生

2．弥散性血管内凝血的基本特征是

A．凝血因子和血小板的激活

B．凝血酶原的激活

C．凝血因子和血小板的消耗

D．纤溶亢进

E．凝血功能异常

3．下列哪项不是引起 DIC 的直接原因

A．血管内皮细胞受损

B．组织因子入血

C．异物颗粒大量入血

D．内毒素血症

E．血液高凝状态

4．外源性凝血系统的触发是由于组织细胞损伤释放出的组织因子与下列哪一凝血因子结合而开始的

A．凝血因子 X

B．凝血因子 IX

C．凝血因子 XI

D．凝血因子 VIII

E．凝血因子 VII

5．内皮细胞受损，启动内源性凝血途径是通过活化

A．凝血酶原

B．维蛋白原

C．钙离子

D．XII 因子

E．组织因子

6．妊娠末期的产科意外容易诱发 DIC，这主要是由于

A．微循环血流淤滞

B．血液处于高凝状态

C．单核–巨噬细胞系统功能低下

D．纤溶系统活性增高

E．胎盘功能受损

7．导致 DIC 发病的关键环节是

A．组织凝血因子大量入血

B．凝血因子 XII 的激活

C．凝血酶生成增加

D．纤溶酶原激活物生成增加

E．凝血因子 V 的激活

8．单核–巨噬细胞系统功能障碍时容易诱发 DIC 的原因是

A．体内大量血管内皮细胞受损

B．循环血液中促凝物质的生成增加

C．循环血液中促凝物质的清除减少

D．循环血液中凝血抑制物减少

E．纤溶系统活性减弱

9．严重创伤引起 DIC 的主要原因是

A．大量红细胞和血小板受损

B．凝血因子 III 大量入血

C．凝血因子 XII 被激活

D．凝血因子 X 被激活

E．直接激活凝血酶

10．DIC 患者出血与下列哪一项因素关系最密切

A．凝血因子 XII 的被激活

B．凝血因子大量消耗，纤溶活性增强

C．抗凝血酶物质增加

D．肝脏合成凝血因子障碍

E．血管通透性增高

11. DIC 患者晚期出血的原因是

    A. 血管通透性增加              B. 血小板减少

    C. 继发性纤溶亢进              D. 纤维蛋白原减少

    E. 凝血酶减少

12. DIC 产生的贫血属于

    A. 中毒性贫血                 B. 失血性贫血

    C. 溶血性贫血                 D. 缺铁性贫血

    E. 再生障碍性贫血

13. 裂体细胞的产生是因为

    A. 微血管内微血栓形成

    B. 纤维蛋白丝在微血管腔内形成细网

    C. 异型输血

    D. 微循环血液"泥化"淤滞

    E. 微血管内皮细胞受损

14. 血浆鱼精蛋白副凝试验（3P 试验）是检测

    A. 纤维蛋白原                 B. 纤维蛋白单体

    C. 纤维蛋白原降解产物        D. 凝血酶原

    E. 纤溶酶

15. 华 - 弗综合征的机制是

    A. 肾上腺皮质缺血坏死        B. 肾上腺皮质出血性坏死

    C. 肾上腺髓质出血性坏死     D. 肾上腺血管栓塞

    E. 肾上腺血管内皮细胞损伤

【X 型题】

16. DIC 病理过程中

    A. 有不同程度的出血发生     B. 有纤维蛋白溶解酶活性升高

    C. 有 RBC 的破坏               D. 有广泛微血栓形成

    E. 无 D - 二聚体生成

17. 下列哪些情况可导致大量组织因子入血

    A. 大手术                    B. 严重创伤

    C. 宫内死胎                  D. 胎盘早剥

    E. 恶性肿瘤

18. 影响 DIC 发生发展的因素有

    A. 单核 - 巨噬细胞系统功能受损    B. 肝功能严重障碍

    C. 血液的高凝状态             D. 休克

    E. 纤溶系统的过度抑制

19. 妊娠末期的产科意外（如胎盘早期剥离、羊水栓塞）容易诱发 DIC，主要由于

    A. 单核 - 吞噬细胞系统功能低下    B. 纤溶系统活性增高

    C. 血液处于高凝状态           D. 大量促凝物质入血

    E. XII 因子被激活

20. 下列哪些原因可损伤血管内皮细胞，触发凝血系统，导致 DIC

A. 细菌

C. 胰蛋白酶

E. 内毒素

B. 持续的缺氧

D. 抗原–抗体复合物

## 二、思考题

请阐述DIC患者发生出血的机制。

（王　萍）　　扫码"练一练"

# 第十章　水、电解质代谢紊乱

水和电解质是人体的重要组成成分，也是构成体液的主要成分。外界环境的变化和某些疾病等常可导致水、电解质平衡紊乱，影响全身各系统器官的功能，如不及时纠正可引起严重后果，甚至危及生命。

## 案例导入

患者，女，45岁。患糖尿病1年左右，近1周食欲减退，呕吐频繁，精神萎靡不振，乏力。今日出现神志不清急诊入院。查体：腱反射减弱。入院后注射胰岛素70U，并输入0.9%生理盐水及乳酸钠，患者神志逐渐清醒，但有烦躁不安，出现心律不齐。查心电图出现T波低平，频繁室性期前收缩，查血$K^+$浓度2.2 mmol/L，$Na^+$浓度142 mmol/L。

**请问：**

1. 该患者发生了何种电解质代谢紊乱？其发生的原因是什么？
2. 该患者在治疗护理上应注意什么？

## 第一节　水、钠代谢紊乱

水、钠代谢紊乱是临床上常见的病理过程，常影响疾病的发生发展及治疗效果。由于两者往往是同时或相继发生，并相互影响，故临床上常将两者同时考虑。一般根据体液容量、渗透压和血钠浓度来分类，具体见表10-1。

表 10-1 水、钠代谢紊乱的分类

| 分类 | 血钠浓度<br>（mmol/L） | 血浆渗透压<br>（mOsm/kg） | 体液分布特点 |
|---|---|---|---|
| 体液容量不足 | | | |
| 低渗性缺水 | <130 | <280 | 主要以细胞外液丢失为主 |
| 高渗性缺水 | >150 | >310 | 细胞内外液均减少，以细胞内液减少为主 |
| 等渗性缺水 | 130～150 | 280～310 | 以细胞外液减少为主，细胞内液变化不明显 |
| 水过多 | | | |
| 水中毒 | <130 | <280 | 细胞内外液均增加，以细胞内液增加为主 |
| 盐中毒 | >150 | >310 | 细胞外液容量增加，细胞内液容量减少 |
| 水肿 | 130～150 | 280～310 | 过多的液体聚积在组织间隙 |

## 一、体液容量不足

体液容量不足是指体液容量减少（超过原来体重的2%以上），并出现一系列功能、代谢紊乱的病理过程。根据水和钠丢失的比例及体液渗透压的改变，可将其分成低渗性缺水、高渗性缺水和等渗性缺水三类。

### （一）低渗性缺水

低渗性缺水的特征是失钠多于失水，血清钠浓度<130mmol/L，血浆渗透压<280mmol/L。细胞外液量明显减少（图10-1）。

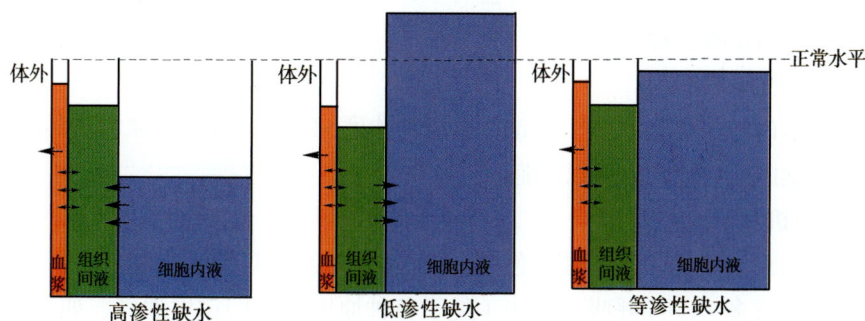

图 10-1 缺水时体液容量的变化

### 1. 原因和机制

（1）肾外性原因 ①消化液大量丢失（呕吐、腹泻或胃、肠吸引术）。②体液大量在体腔内积聚（大量胸腔积液、腹腔积液水形成）。③经皮肤大量失液，如大量出汗（丢失低渗性体液）或大面积烧伤使血浆大量渗出（丢失等渗性体液）。

（2）肾性原因 ①长期大量使用利尿药，如氯噻嗪、呋塞米、依他尼酸等。②肾脏疾病，如慢性间质性疾病，当髓质结构破坏和髓袢升支功能障碍，钠随尿丢失增多；急性肾功能衰竭多尿期。③肾上腺皮质功能不全，如Addison病。④过度渗透性利尿，如严重糖尿病或大量使用高渗葡萄糖、甘露醇、山梨醇等，水、钠经肾丧失过多。

以上原因在导致钠水丢失的情况下，如临床补液时不注意补钠，则可引起低渗性缺水发生。

**2.对机体的影响**

（1）口渴感不明显　轻度或早期患者不会出现渴感，重度或晚期患者由于血容量明显减少，可引起口渴中枢兴奋产生轻度渴感。

（2）尿的变化　细胞外液渗透压降低，抗利尿激素（ADH）分泌减少，故尿量无明显降低；当血容量明显降低时，尽管细胞外液渗透压低，ADH 分泌以"血容量优先"原则可明显增加，使肾脏重吸收水增多，故出现明显少尿。由肾外原因所致低渗性缺水，因醛固酮分泌释放增多，尿钠减少；而因肾性原因所致缺水患者尿钠增多。

（3）体液的改变　低渗性缺水患者细胞外液呈低渗状态，促使细胞外水分向细胞内转移，故细胞外液明显减少，细胞内液容量增加。体液的改变导致：①循环功能障碍（血容量明显减少，易出现循环功能障碍，甚至发生休克，表现为静脉塌陷、血压降低、脉搏细速、神志异常、尿量减少，甚至发生肾功能衰竭、氮质血症等）。②缺水症（组织液减少，可出现脱水症，表现为皮肤弹性降低，黏膜干燥，眼窝和婴儿囟门凹陷等体征即缺水外貌）。③细胞水肿（细胞水肿导致细胞功能代谢障碍，以脑细胞水肿的临床表现最为明显，出现头痛、惊厥、意识模糊、昏迷等一系列中枢神经系统障碍症状）。

> **知识拓展**
>
> "三凹"体征，即囟门凹陷、眼窝凹陷和舟状腹。

**3. 防治和护理原则**

（1）防治原发病，去除病因。

（2）对症治疗　①补液治疗，以补盐为主，一般补充盐水。②发生休克时，须及时抢救休克，并注意纠正酸中毒。

**（二）高渗性缺水**

高渗性缺水的特征是失水多于失钠，血清钠浓度>150mmol/L，血浆渗透压>310mmol/L。细胞外液和细胞内液均减少，但以细胞内液减少为主。

**1. 病因和机制**

（1）水摄入减少　多见于水源断绝、进食饮水困难或无口渴感患者。

（2）水丢失过多　①经呼吸道失水（见于各种原因引起的过度通气，如癔症或严重代谢性酸中毒等）。②经皮肤失水（见于发热或甲状腺功能亢进时，皮肤不感蒸发水分增多）。③经肾失水（见于中枢性尿崩症及肾性尿崩症；反复使用甘露醇或高渗葡萄糖引起渗透性利尿，使水丢失过多）。④经胃肠道丢失（见于呕吐、腹泻及消化道引流等可导致等渗或含钠量低的消化液丢失）。

**2. 对机体的影响**

（1）口渴　渴感发生是由于血浆渗透压增高；血容量减少使肾素–血管紧张素–醛固酮系统激活，血管紧张素Ⅱ刺激口渴中枢；缺水使唾液分泌减少，口腔咽喉部干燥使产生口渴。

（2）尿的变化　细胞外液渗透压增高，可通过刺激渗透压感受器使ADH分泌增多，加强肾小管对水的重吸收，因而尿量减少。在高渗性缺水早期，由于血容量变化不明显，故醛固酮分泌无明显增加，尿钠浓度可增高；在中、重度高渗性缺水，血容量和肾血流量明显降低时，醛固酮分泌增加，则尿钠浓度减低。

（3）体液的改变　高渗性缺水患者细胞外液呈高渗状态，促使细胞内水分向细胞外转移，故细胞内液明显减少，细胞外液得到补充。①早期无循环功能障碍。高渗性缺水时由于有口渴饮水；尿少而比重高；细胞内水分向细胞外转移，使体液丢失，以细胞内液更明显。这三方面反应使细胞外液渗透压有所回降，也使缺水早期血容量不容易降低到发生休克的程度。②细胞缺水。严重高渗性缺水使细胞内液明显减少时，可引起脑功能障碍，表现为嗜睡、肌肉抽搐、昏迷甚至死亡。脑体积因缺水而显著缩小时，因牵拉作用可引起脑静脉破裂出血及蛛网膜下腔出血。血容量降低使皮肤血管收缩，细胞内液减少也使汗腺分泌减少，机体散热功能降低。在小儿易引起体温调节中枢功能减弱，体温升高，导致"缺水热"。

**3. 防治和护理原则**

（1）防治原发病，去除病因。

（2）对症治疗 ①补液治疗，以补水为主，可饮水或静脉输入5%～10%葡萄糖溶液。②缺水基本纠正后须适量补充含钠溶液，防止细胞外液转为低渗状态。

（3）护理方面 应注意输液的速度，以防加重心脏的负担。特别是对于老年人、儿童及心脏病患者，要注意补液不宜过多过快。发生休克时，须及时抢救休克，并注意纠正酸中毒。

**（三）等渗性缺水**

等渗性缺水的特征是水和钠以等比例丢失，血清钠浓度为135～145mmol/L，血浆渗透压为280～310mmol/L。细胞外液量减少，细胞内液量变化不明显。

**1. 病因和发生机制** 等渗性缺水的常见病因是呕吐、腹泻，大量丢失接近等渗的消化液；大量胸腔积液、腹腔积液形成；大面积烧伤和严重创伤使血浆丢失等。

**2. 对机体的影响** 等渗性缺水时由于细胞外液渗透压在正常范围，主要丢失细胞外液，血容量和组织间液量均减少；细胞内液容量无明显变化。等渗性缺水常兼有低渗性及高渗性缺水的临床表现。由于血容量减少，可通过醛固酮和ADH的释放增多，使肾对钠、水的重吸收增加，使细胞外液容量得到一定的补充，同时尿量减少，尿钠减少。严重时由于细胞外液明显减少，可以兼有低渗性缺水的部分症状，如发生血压降低和外周循环衰竭等；同时可兼有高渗性脱水的部分症状，如尿少、口渴、体温升高等。如不及时处理，则可通过不感蒸发丢失水分而转变为高渗性缺水；如只补水而不注意补钠，也可转变为低渗性缺水。

> **知识拓展**
>
> 等渗溶液是指渗透压与血浆渗透压相等的溶液。如临床上常用于静脉补液的0.9%NaCl溶液（称为生理盐水）和5%葡萄糖溶液都是等渗溶液。而等张溶液是指能使悬浮于其中的红细胞保持正常形态和大小的溶液。例如，1.9%尿素是等渗溶液，但它能通过细胞膜导致溶血，因此不是等张溶液。但0.9% NaCl既是等渗溶液也是等张溶液。

**3. 防治和护理原则**

（1）防治原发病，去除病因。

（2）对症治疗 输注渗透压偏低的氯化钠溶液，以渗透压为等渗液的1/3～2/3为宜。

（3）护理方面 注意防治患者继续失水向高渗性缺水转变或因补水过多而向低渗性缺水转变。

## 二、水肿

水肿是指过多的体液在组织间隙或体腔中积聚，习惯上把过多体液在体腔内积聚称为积水或积液，如胸腔积液（胸水）、腹腔积液（腹水）、脑室积液（脑积水）等。水肿不是独立的疾病，而是多种疾病共有的病理过程。而细胞内水分增多，称为细胞水肿。

### （一）水肿的原因

水肿的原因有心脏疾病、肾脏疾病、肝脏疾病、炎症、过敏、营养不良、淋巴循环障碍等。

### （二）水肿的分类

1. **根据水肿的原因**　可分为心性水肿、肾性水肿、肝性水肿、炎性水肿、过敏性水肿、营养不良性水肿、淋巴性水肿等。

2. **根据水肿的范围**　可分为全身性水肿、局部性水肿。

3. **根据水肿的发生部位**　可分为脑水肿、肺水肿、皮下水肿、喉头水肿。

4. **根据水肿液存在状态**　可分为凹陷性水肿、非凹陷性水肿。

### （三）水肿的发生机制

正常人体液容量和组织液容量是相对恒定的，这种恒定是建立在机体内外液体交换平衡和血管内外液体交换平衡的基础之上。水肿的发生机制是这两个平衡的失平衡。

1. **血管内外液体交换失衡——组织液生成大于回流**　正常机体组织液生成和回流保持动态平衡，维持这种平衡的因素如下。①促使组织液生成的力量是毛细血管血压和组织液胶体渗透压。②促使组织液回流的力量是组织液静水压和血浆胶体渗透压。有效滤过压=（毛细血管血压+组织液胶体渗透压）-（血浆胶体渗透压+组织液静水压），正常情况下组织液的生成大于回流。③淋巴回流。组织液回流剩余的部分经过淋巴系统送回循环系统内，维持血管内外液体交换处于动态平衡（图10-2）。如果以上因素一个或多个同时或先后失调，将导致组织液积聚而形成水肿。

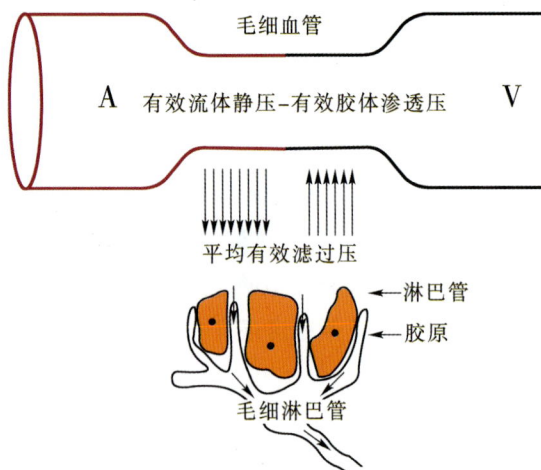

图 10-2　血管内外液体交换平衡示意图

（1）毛细血管血压增高　毛细血管血压增高可导致有效滤过压增高，组织液生成增多，当超过淋巴回流的代偿能力时，便可引起水肿发生。常见病因包括以下几方面：全身或局部静脉压升高，如充血性心力衰竭、血栓栓塞、肿瘤压迫等可使毛细血管血压增高，导致水肿；动脉压升高，如炎症可导致动脉扩张充血实动脉压升高，导致水肿。

（2）血浆胶体渗透压降低　血浆胶体渗透压降低可导致有效滤过压增高，组织液生成增加，当超过淋巴回流的代偿能力时，便可发生水肿。常见病因主要是引起血浆蛋白尤其是白蛋白减少的疾病，主要病因如下。①蛋白质摄入不足，如食物供给不足、胃肠道吸收障碍。②蛋白质合成减少，如肝硬化、营养不良等。③蛋白质丢失过多，如肾病综合征、烧伤等。④蛋白质分解代谢增强，常见于慢性感染、恶性肿瘤等。

（3）微血管壁通透性增强　当微血管壁通透性增强时，血浆蛋白可从毛细血管和微静脉壁滤出，导致毛细血管和微静脉内的胶体渗透压降低，而组织间液的胶体渗透压升高，引起有效滤过压明显升高，组织液生成增多，当超过淋巴回流的代偿能力时，便可引起水肿发生。常见病因包括以下几方面。①炎症性疾病，如炎症介质可引起血管扩张。②过敏性疾病，如组胺、5-羟色胺等物质使血管扩张。③组织缺血缺氧，如酸性代谢产物、前列腺素和氧自由基等物质增多而损伤血管壁。

（4）淋巴回流障碍　正常的淋巴回流不仅能把组织液及其所含蛋白质回收到血液循环，而且在组织液生成增多时，还能进行代偿性回流，因而具有重要的抗水肿作用。但各种疾病导致淋巴回流障碍，使含蛋白的水肿液可在组织间隙聚积，从而形成水肿。常见的病因如下。①局部淋巴结摘除：如乳腺癌根治术，摘除腋窝淋巴结后局部淋巴循环破坏，导致患侧上肢水肿。②淋巴管阻塞：如丝虫病时腹腔主干淋巴管被成虫或虫卵阻塞，可引起下肢和阴囊的慢性水肿。

**2. 机体内外液体交换失衡——钠水潴留**　正常人钠水的摄入量和排出量处于动态平衡状态，以保持体液总量和组织液总量的恒定。这一动态平衡的维持是在神经-内分泌的调节下，主要依赖肾脏的排泄功能而实现的。正常情况下，肾小球的滤过功能与肾小管的重吸收功能保持平衡（球-管平衡）。当某些因素使肾小球的滤过率降低和（或）肾小球的重吸收减少时，可引起球-管失衡，导致钠水潴留，成为水肿发生的重要原因（图10-3）。

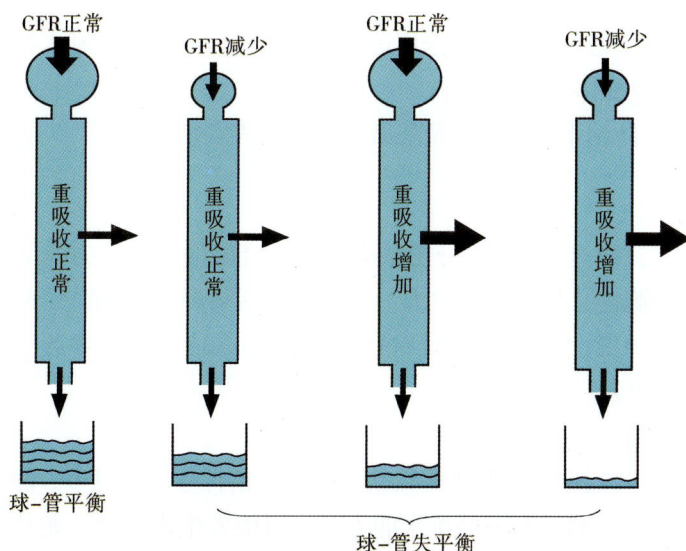

图10-3　球-管失衡基本形式示意图

（1）肾小球滤过率降低　当肾小球滤过率降低时，可引起钠水潴留。常见原因如下：①广泛的肾小球疾病，如肾小球肾炎。②有效循环血容量减少，如充血性心力衰竭、肾病综合征等。

（2）肾小管、集合管重吸收　钠水增多。

### （四）全身性水肿的分布特点

常见的全身性水肿是心性水肿、肾性水肿和肝性水肿。水肿液的分布特点与下列因素有关。①重力效应：毛细血管流体静压受重力影响，距心脏水平面垂直距离越远的部位，外周静脉压与毛细血管流体静压越大。因此，心性水肿首先出现在肢体的低垂部位。②组织结构：组织疏松、延展性大的组织部位容易积聚水肿液；相反，组织致密、延展性小的部位不易发生水肿。因此，肾性水肿首先出现于眼睑或颜面部。

**考点提示**

全身性水肿的分布特点。

③局部血流动力学因素：肝硬化时由于肝内广泛的结缔组织增生与收缩，以及再生肝细胞结节的压迫，肝静脉回流受阻，进而使肝静脉压和毛细血管流体静压升高，成为肝硬化时易伴发腹水的原因。

### （五）水肿对机体的影响

#### 1. 有利影响

（1）有利于抗损伤　炎性水肿时水肿液可稀释毒素、输送抗体及药物，水肿液中的大分子物质能吸附有害物质，并具有协助吞噬细胞游走、增强机体抗损伤能力的作用。

（2）减轻心脏负荷　水肿是循环系统的重要"安全阀"。心力衰竭患者发生水肿，由于过多的液体积聚在组织间隙中，降低了容量负荷，避免了因血容量过度增多而对心功能产生的不利影响。

#### 2. 不利影响

（1）组织细胞营养障碍　水肿发生时，大量液体积聚在组织间隙，使营养物质的弥散距离加大，导致组织细胞营养障碍。

（2）组织器官功能障碍　主要见于急速发展的重度水肿和重要器官的水肿。如脑水肿可使颅内压升高，严重时形成脑疝危及生命；喉头水肿可引起气道阻塞，严重者窒息死亡。

### （六）防治原则

1. **治疗原发病。**

2. **对症治疗**　对于心性水肿，可选用适当的利尿药，必要时限制水钠的摄入。对局部性水肿，通过引流和改变体位缓解水肿。

3. **防止并发症**　防治水、电解质及酸碱平衡紊乱的发生。

## 三、水中毒

当水的摄入过多，超过神经-内分泌系统调节和肾脏的排水能力降低时，使大量水分在体内潴留，导致细胞内、外液容量扩大，并出现包括稀释性低钠血症在内的一系列病理生理改变，被称为水中毒。其特点有血清钠浓度<130mmol/L，血浆渗透压<280mmol/L，细胞外液和细胞内液均增多。

### （一）原因与机制

1. **水摄入过多**　口渴中枢受刺激所致饮水过多或精神性饮水过多，静脉输入含盐少或不含盐的液体过多过快，超过肾脏的排水能力时，可能发生水中毒。尤其是婴幼儿，由于其水、电解质的调节功能尚未成熟，过多给予不含电解质的液体更易发生水中毒。

2. **肾功能不全**　肾功能不全时，肾脏的排水能力降低，容易发生水中毒，特别是急性肾衰竭少尿期或慢性肾衰竭晚期对水的摄入未加控制者。

3. **ADH分泌过多**　ADH分泌过多使肾远曲小管和集合管重吸收水增强，肾排水能力降低，若一旦摄入水稍多，就会引起明显的水中毒症状。ADH分泌异常增加的原因如下。

（1）ADH分泌异常增多综合征（SIADH）　如中枢神经系统疾病（脑炎、脑肿瘤、脑脓肿、脑血栓、脑出血等），急性精神病，药物如环磷酰胺、长春新碱等，肺部疾病（肺炎、肺结核、肺脓肿、肺不张等），恶性肿瘤等。

（2）其他原因　①各种原因所致的应激，如手术、创伤及强烈精神刺激等。②肾上腺皮质功能低下，糖皮质激素不足，对下丘脑分泌ADH的抑制功能减弱。③某些药物如吗啡、氯磺丙脲等的作用。④外源性ADH，如加压素、催产素。

**（二）对机体的影响**

细胞内液容量增大或细胞水肿是水中毒的突出表现。这是由于水中毒时，细胞外液量明显增多，且细胞外液的低渗状态又促使大量的水分进入细胞内所致。

由于细胞内液容量两倍于细胞外液，水潴留时往往有2/3水进入细胞内，因此轻度水中毒时细胞内、外液量增加可不明显，轻度和慢性水中毒的症状也不明显。可有乏力、头晕、嗜睡、记忆力减退、恶心、呕吐和肌肉挛痛，有时有唾液、泪液过多等。

急性重度水中毒（血钠<120mmol/L，血浆渗透压<250mmol/L）主要引起脑细胞水肿和颅内压增高，可危及患者的生命。各种神经-精神症状出现较早，如头痛、恶心、呕吐、昏睡、昏迷、惊厥等，症状与血钠下降速度有关。患者可突然发生脑疝，导致心跳、呼吸骤停。此外，水中毒尚能因循环血量增加使心血管系统负荷增大而引起肺水肿或心力衰竭。

**（三）防治和护理原则**

1. **防治原发病**　心力衰竭、急性肾衰竭的患者，应严格限制水的摄入，预防水中毒的发生。

2. **轻症患者**　只要停止或限制水分摄入，造成水的负平衡即可自行恢复。

3. **重症或急症患者**　除严格控制进水量外，尚应给予高渗盐水，以迅速纠正脑细胞水肿；静脉给予甘露醇等渗透性利尿剂，或呋塞米等利尿剂以促进体内水分的排出。

4. **护理方面**　应注意观察患者体液出入量、体重增减、生命体征、尿量等情况，还需密切观察预防患者脑细胞水肿和颅内压增高等急性重度水中毒的发生。

## 四、盐中毒

是由于盐摄入过多造成的高钠血症。其特点有血清钠浓度>150mmol/L，血浆渗透压>310mmol/L，伴有细胞外液容量的增多。

**（一）原因与机制**

1. **医源性盐摄入过多**　见于临床上在治疗低渗性脱水或酸中毒时，过量使用高渗盐水或碳酸氢钠溶液，可引起钠水潴留。

2. **原发性钠潴留**　见于原发性醛固酮增多症患者，由于醛固酮的分泌增多，导致肾小管对钠、水的重吸收增加，引起血钠含量增加，同时细胞外液量增多。

**（二）对机体的影响**

盐中毒时细胞外液高渗，液体自细胞内向细胞外转移，导致细胞脱水，严重者引起中枢神经系统功能障碍。

**（三）防治原则**

1. **防治原发病**

2. **轻症患者**　肾功能正常者可用利尿剂，如呋塞米，以除去过量的钠。

3. **重症患者** 肾功能低下或对利尿剂反应差者，或血清钠浓度>200mmol/L患者，可用高渗葡萄糖液进行透析。

# 第二节　钾代谢及钾代谢紊乱

## 一、正常钾代谢

### （一）钾的分布

钾是体内最重要的无机阳离子之一，正常人体内的含钾量为50～55mmol/kg，其中98%存在于细胞内，浓度可达140～160mmol/L，其余2%存在于细胞外液中，血清钾浓度为3.5～5.5mmol/L。

### （二）钾的生理功能

（1）维持细胞新陈代谢，参与糖原、蛋白质合成。

（2）保持细胞静息膜电位，参与动作电位的形成。

（3）调节细胞内外的渗透压和酸碱平衡。

### （三）钾平衡的调节

机体对钾平衡的调节主要依靠钾的跨细胞转移和肾的调节。

1. **钾的跨细胞转移** 影响钾的跨细胞转移的主要因素有以下几种。

（1）激素的作用　①胰岛素：可激活细胞膜$Na^+$，$K^+$–ATP酶，促进$K^+$向细胞内转移。②儿茶酚胺：兴奋α–受体，促进$K^+$向细胞外移；兴奋β–受体，促进$K^+$向细胞内移。

（2）酸碱平衡状态　酸中毒可促进$K^+$向细胞外转移，引起高钾血症；碱中毒可促进$K^+$向细胞内转移，引起低钾血症。

（3）细胞外液$K^+$浓度　细胞外液$K^+$浓度升高，可激活$Na^+$，$K^+$–ATP酶，促进$K^+$向细胞内转移；相反，细胞外液$K^+$浓度降低，则$K^+$向细胞外转移。

（4）物质代谢状况　细胞内糖原和蛋白质的合成，需要$K^+$的参与，因此，$K^+$向细胞内转移。相反，在糖原和蛋白质的分解过程中，$K^+$由细胞内释出。

2. **肾对钾排泄的调节** 影响肾排钾的主要因素有以下几种。

（1）醛固酮　醛固酮分泌增加，可促进远曲小管和集合管对$Na^+$的重吸收，$K^+$的排泌。

（2）细胞外液钾浓度　血钾浓度升高可刺激肾小管上皮细胞$Na^+$–$K^+$泵的活性，并增大其管腔膜对$K^+$的通透性，从而明显增加肾远曲小管和集合管的泌钾速率。

（3）远端小管原尿流速　远曲小管原尿流速增加，可迅速使管腔内$K^+$浓度降低，从而有利于肾小管上皮细胞对$K^+$的分泌。

（4）酸碱平衡状态　由于远曲小管和集合管上皮细胞对$Na^+$–$H^+$和$Na^+$–$K^+$交换有竞争作用，因此，酸中毒时肾小管上皮细胞代偿性泌$H^+$增多，泌$K^+$减少，易引起血钾升高；相反，碱中毒时则泌$H^+$减少，泌$K^+$增多，易引起血钾降低。

钾代谢障碍通常以血钾浓度的高低分为低钾血症和高钾血症。

## 二、低钾血症

血清钾浓度低于3.5mmol/L，称为低钾血症。

### （一）原因和机制

低钾血症的发生包括钾摄入不足、钾丢失过多和体内钾分布异常（钾进入细胞内过多）

三个基本原因。

**1. 钾摄入不足** 正常饮食一般不会发生低钾血症。在某些疾病情况下，如消化道梗阻、昏迷、神经性厌食等不能进食或手术后禁食，静脉输液时又未补钾，可引起血钾降低。

**2. 失钾过多** 钾可以通过消化道、肾脏或皮肤丢失。其中，通过消化道和肾脏丢失是临床上最常见和最重要的失钾原因。

（1）经消化道丢失 在严重呕吐、腹泻、肠瘘或胃肠减压等情况下，由于大量消化液丢失，可引起失钾。同时失液又可引起血容量降低和醛固酮分泌增加，故也可能使肾排钾增多。

（2）经肾丢失 见于①利尿药的大量使用：如渗透性利尿剂甘露醇，使肾小管远端流速增加促进排钾。②肾脏疾病：如急性肾功能衰竭多尿期排出尿素增多，引起渗透性利尿和远端流速加快；间质性肾疾患如慢性肾炎或肾盂肾炎，因近曲小管和髓袢对钠、水重吸收障碍，使远端流速加快和 $Na^+ - K^+$ 交换增强。③醛固酮增多：醛固酮是主要的盐皮质激素，能促进钠的重吸收和钾、氢的分泌，所以原发性或继发性醛固酮增多症，可引起钾的丢失。④肾小管性酸中毒：肾小管性酸中毒可由遗传性因素、肾实质疾病或药物导致的肾损害所引起，分远曲小管性酸中毒（Ⅰ型）和近曲小管性酸中毒（Ⅱ型）。Ⅰ型系远端肾小管泌 $H^+$ 障碍，使 $Na^+-K^+$ 交换增强，肾排钾增强。Ⅱ型系近曲小管对 $HCO_3^-$ 重吸收障碍，远曲小管内负离子（$HCO_3^-$）增加，促进 $K^+$ 的分泌排出。④镁缺失：机体缺镁时，髓袢升支粗段上皮细胞的 $Na^+$，$K^+$-ATP 酶失活，引起钾重吸收障碍和钾丢失。

（3）经皮肤丢失 高温环境下进行强体力劳动，引起大量出汗，如未补充适当的电解质，可引起低钾。

**3. 钾向细胞内转移**

（1）碱中毒 碱中毒时，作为酸碱平衡紊乱的一种代偿机制，$H^+$ 从细胞内转移至细胞外，$K^+$ 进入细胞内，使血钾降低；此时，肾小管 $Na^+-H^+$ 交换减弱而 $Na^+-K^+$ 增强，故肾排钾也增加。

（2）胰岛素的使用 糖尿病患者使用胰岛素治疗，可使细胞利用葡萄糖合成糖原，使细胞外钾进入细胞内；同时，胰岛素又有加强 $Na^+$，$K^+$-ATP 酶活性的作用，促进钾进入细胞内。如果不注意补钾，可引起低钾血症。

（3）钡中毒 如氯化钡、碳酸钡、氢氧化钡等中毒。钡中毒时，$Na^+$，$K^+$-ATP 酶活性增强，钾不断进入细胞内，加之阻断细胞膜上由细胞内通向细胞外的钾通道，故使血清钾降低。

（4）低钾血症型周期性麻痹症 其是一种少见的常染色体显性遗传病。发作时可出现一时性肢体瘫痪和低钾血症。

**（二）对机体的影响**

低钾血症引起的功能代谢变化及其严重程度与血钾降低的速度、幅度及持续时间有关。血钾降低速度越快，血钾浓度越低，对机体影响越大。一般当血清钾低于3.0mmol/L或2.5mmol/L时，才出现较为明显的临床表现。慢性失钾者，尽管血钾浓度较低，临床症状也不是很明显。

低钾血症的临床症状主要是神经肌肉方面和心脏方面的症状。神经肌肉方面主要表现为肌无力、肌麻痹、腹胀和麻痹性肠梗阻。心脏方面主要为心律失常、容易诱发洋地黄中毒，并有相应的心电图异常。另外，低钾血症还可引起酸碱平衡紊乱、肾损害和细胞代谢

扫码"学一学"

障碍。低钾血症对神经、肌肉组织的兴奋性和传导性有显著影响。急性低钾血症时神经肌肉细胞的兴奋性降低，严重时兴奋性甚至消失。同时神经肌肉的传导性亦降低。

低钾血症最突出的表现是骨骼肌松弛无力，甚至引起弛缓性麻痹。一般当血清钾低于3.0mmol/L 时，可有四肢无力的症状，常首先累及下肢，以后可影响上肢及躯干的肌群。低于 2.5mmol/L 时可出现软瘫，严重者可因呼吸肌麻痹而致死。

平滑肌无力表现为胃肠蠕动减弱、肠鸣音减少或消失，腹胀（肠胀气），甚至发生麻痹性肠梗阻。

神经系统受累的表现为肌肉酸痛或感觉异常、肌张力降低，腱反射减弱或消失。少数患者可出现精神萎靡、反应迟钝、定向障碍、嗜睡甚至昏迷等中枢神经系统症状和体征。

慢性低钾血症由于细胞外液钾浓度降低缓慢，细胞外钾能通过细胞内钾逸出得到补充，临床上肌肉兴奋性降低的症状也不明显。慢性低钾血症使细胞内明显缺钾，导致细胞代谢障碍，肌细胞肿胀。

**2. 对心脏的影响**　低钾血症对心脏的影响主要表现为对心肌生理特性及心电图的影响。

（1）对心肌生理特性的影响　表现有兴奋性升高、自律性增高、传导性降低、收缩性增强。

（2）对心电图（ECG）的影响　典型的表现有ST段压低、T波低平、U波增高、Q-T间期延长，严重低钾血症时P波增高、P-R间期延长，QRS复合波增宽（图10-4）。

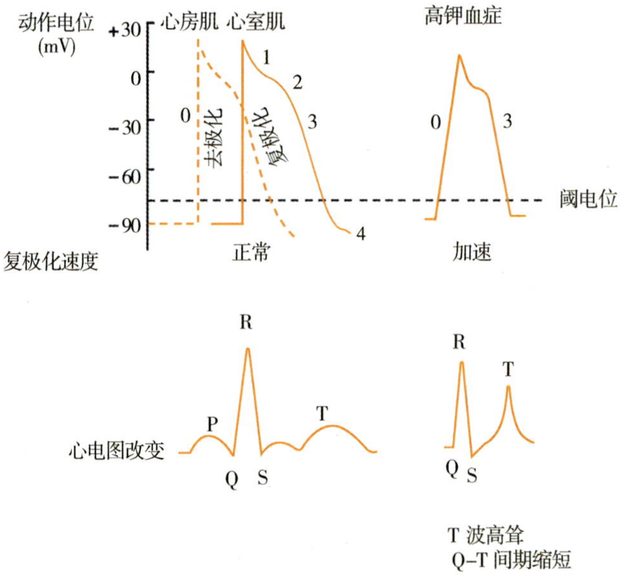

图 10-4　低钾血症对心肌动作电位的影响及其与心电图的对应关系

**考点提示**
低钾血症对心脏的影响。

（3）心肌功能的损害　低钾血症易发生期前收缩、房室传导阻滞、心室纤维颤动等各种心律失常；心肌对洋地黄类药物的敏感性增加。

**3. 对酸碱平衡的影响**

（1）细胞内 $K^+$ 与细胞外 $H^+$ 交换　低钾血症时，细胞内 $K^+$ 向细胞外转移，而细胞外 $H^+$ 向细胞内转移，使细胞外 $H^+$ 降低，发生代谢性碱中毒。

（2）肾小管上皮细胞排 $H^+$ 增加　血钾降低时，肾小管上皮细胞内 $K^+$ 降低，$H^+$ 升高，导

致肾小管 $Na^+$–$K^+$ 交换减弱，$Na^+$–$H^+$ 交换增强，肾排 $K^+$ 减少，排 $H^+$ 增加。此时血液 pH 呈碱性，而尿液呈酸性，称为反常性酸性尿。

4. **对血管的影响** 血钾降低时可能直接使小动脉舒张，也可能因扩血管物质 PGE 增多，使外周血管阻力降低。因此，低钾血症患者易有眩晕、低血压等症状。

5. **对肾脏的影响** 慢性低钾血症除能引起肾血流量和肾小球滤过率降低外，可使各段肾小管结构和（或）功能发生改变，如对 ADH 的反应性降低，髓袢升支粗段对 NaCl 重吸收障碍，使肾的浓缩功能障碍，出现多尿、夜尿，甚至肾性尿崩症。

**（三）防治原则**

1. **治疗原发病，去除引起低钾的病因。**

2. **补钾原则** 总的原则为见尿补钾，禁止静脉推注。

（1）补钾首选口服。

（2）不能口服者可静脉补钾，静脉补钾应遵循以下四个原则：①不宜过早，须见尿补钾，尿量 >500ml/d。②不宜过快，速度 <10mmol/h。③不宜过浓，浓度 <40mmol/L。④不宜过多，总量 <120mmol/d。静脉内补钾时要定时测定血钾浓度，检测心电图，防止高钾血症的发生。

3. **纠正水、电解质代谢紊乱**

扫码"学一学"

**＋ 临床应用提示**

临床上对低钾血症患者补钾时应注意什么？如补钾过多过快会造成什么后果？

## 三、高钾血症

血清 $K^+$ 浓度大于 5.5mmol/L，称为高钾血症。

**（一）原因和机制**

1. **摄入过多** 常见于静脉补钾滴注过快、浓度过高，或静脉输入大量库存血可引起高钾血症。

2. **肾排钾减少** 这是引起体内钾潴留和高钾血症的主要原因。可见于以下几种情况。①急性肾功能衰竭的少尿期；慢性肾功能衰竭终末期（少尿）；休克、大失血等原因引起的 GFR 严重降低，可发生高钾血症。②醛固酮分泌减少，使肾小管排钾减少，引起钾潴留。如艾迪生病。③长期使用潴钾类利尿剂，如氨苯蝶啶和螺内酯，使肾小管排钾减少。

3. **钾向细胞外转移**

1）酸中毒 酸中毒时细胞外液 H+ 浓度升高，$H^+$ 进入细胞内，而细胞内 $K^+$ 外移；肾小管上皮细胞，$Na^+$–$H^+$ 交换增强，$Na^+$–$K^+$ 交换减弱，尿排钾减少。

2）严重组织损伤或溶血 如严重创伤、血型不合的输血，使细胞破坏，细胞内钾释放到细胞外。

3）严重组织缺氧 细胞 ATP 生成不足，膜钠泵功能障碍，使细胞内 $Na^+$ 增高，细胞外 $K^+$ 增多。

4）某些药物的作用 如洋地黄类药物中毒、β–受体阻滞剂等通过抑制钠泵活性，影响细胞外 $K^+$ 进入细胞内，引起细胞外液 $K^+$ 增高。

5）高钾血症型周期性麻痹 也是一种少见的常染色体显性遗传病，肌肉瘫痪发作时常伴血钾升高。

**（二）对机体的影响**

1. **对神经肌肉的影响** 急性轻度高钾血症（5.5 ~ 7.0mmol/L）常表现为神经肌肉兴奋

性增加，临床上有手足感觉异常，震颤、肌痛或肠绞痛与腹泻。急性重度高钾血症（7.0～9.0mmol/L）常使肌细胞出现去极化阻滞状态，而兴奋减弱或消失，临床上有肌肉软弱、弛缓性麻痹等症状。慢性高钾血症时，细胞内外钾浓度梯度变化不大，很少出现神经肌肉方面的症状。

### 2. 对心脏的影响

（1）对心肌生理特性的影响　①兴奋性先升高后降低。急性轻度高钾血症时，心肌兴奋性增高；急性重度高钾血症时，心肌兴奋性降低；慢性高钾血症时，心肌兴奋性变化不明显。②自律性降低。高钾血症时，心肌细胞膜对 $K^+$ 通透性增高，自律细胞4期 $K^+$ 外流增加而 $Na^+$ 内流相对减少，因而心肌自律细胞4期自动去极化减慢，自律性降低。③传导性降低。高钾血症时，$E_m$ 绝对值变小，$E_m$–$E_t$ 间距缩小，使0期除极化速度减慢、幅度减低，因此传导性降低。④收缩性降低。高钾血症时，细胞外液 $K^+$ 增高，可抑制2期 $Ca^{2+}$ 内流，使心肌细胞内 $Ca^{2+}$ 浓度降低，影响心肌细胞内的兴奋–收缩偶联，使收缩性降低。

（2）对ECG的影响　T波高尖、P波和QRS波振幅降低、间期增宽、S波变深、Q–T间期轻度缩短（图10-5）。

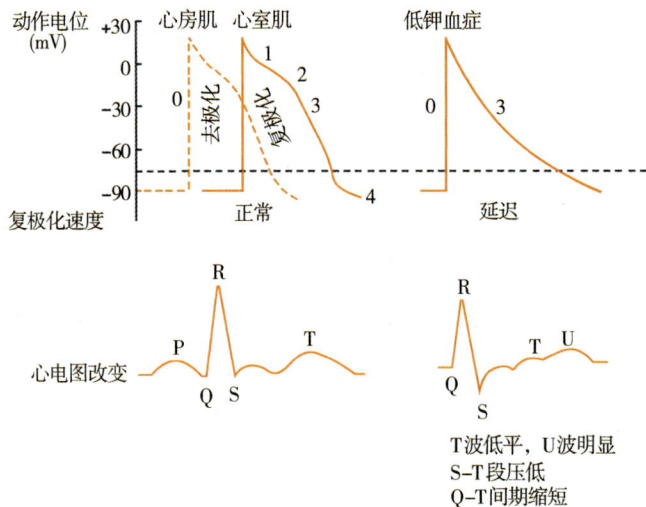

图10-5　高钾血症对心肌动作电位的影响及其与心电图的对应关系

（3）心肌功能的损害　可引起传导缓慢、单向传导阻滞、心室纤维颤动等心律失常，严重高钾血症可发生心搏骤停。

> **考点提示**
> 高钾血症对心脏的影响。

### 3. 对酸碱平衡的影响

（1）细胞外 $K^+$ 与细胞内 $H^+$ 交换　血钾升高，细胞外 $K^+$ 向细胞内转移，而细胞内 $H^+$ 向细胞外转移，使细胞外 $H^+$ 升高，发生代谢性酸中毒。

（2）肾小管上皮细胞排 $H^+$ 减少　血钾升高时，肾小管上皮细胞内 $K^+$ 升高，$H^+$ 减少，导致肾小管 $Na^+$–$K^+$ 交换增强，$Na^+$–$H^+$ 交换减弱，肾排 $K^+$ 增加，排 $H^+$ 减少。此时血液pH呈酸性，而尿液呈碱性，称为反常性碱性尿。

## （三）防治原则

### 1. 防治原发病　去除引起高钾的原因。

### 2. 减低血清钾

（1）减少钾的来源　禁食含钾量高的食物，不用库存血，清除积血及坏死组织。

（2）促进钾的排泄 ①口服阳离子交换树脂，促进肠道排钾。②可用排钾利尿药，促进肾脏排钾。若肾功能障碍者，可行腹膜透析或血液透析，促进钾的排泄。③静脉内注射葡萄糖和胰岛素，或输入碳酸氢钠，促进钾向细胞内转移。

（3）拮抗$K^+$对心肌的毒性 静脉内给予钠盐和钙制剂，对抗高钾对心肌的毒性作用。

**3. 纠正水、电解质代谢紊乱**

## 本章小结

水、电解质是体液中的重要物质，对机体的生命活动具有重要的意义。水、电解质代谢紊乱可引起机体功能代谢的异常，严重时可导致机体死亡。水钠代谢紊乱是较常见的水、电解质紊乱，根据体液容量和渗透压的变化分为体液容量过少（低渗性缺水、高渗性缺水、等渗性缺水）和体液容量过多（水肿、水中毒、盐中毒）。低渗性缺水以细胞外液容量减少为主，可出现循环衰竭、缺水征、细胞水肿等症状；高渗性缺水以细胞内液减少为主，可有口渴、细胞缺水等症状。水肿是特殊类型的水钠代谢紊乱。低钾血症时神经肌肉兴奋性降低，心肌的兴奋性升高、自律性升高、传导性降低、收缩性升高。高钾血症时神经肌肉兴奋性的影响是双向的，严重高钾血症时心肌的兴奋性、自律性、传导性、收缩性均降低，往往可因严重的心律失常、心搏骤停而致死亡。低钾血症和高钾血症心肌生理特性的变化亦导致心电图发生相应的改变。

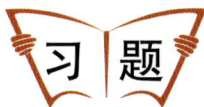

## 习题

### 一、选择题

**【A1型题】**

1. 血浆中含量最多的阳离子是
   A. $K^+$　　　　B. $Na^+$　　　　C. $Ca^{2+}$　　　　D. $Fe^{2+}$　　　　E. $Mg^{2+}$

2. 组织间液和血浆所含溶质的主要差别是
   A. $K^+$　　　　B. $Na^+$　　　　D. 蛋白质　　　　C. 有机酸　　　　E. 尿素

3. 决定细胞外液渗透压的主要因素是
   A. 白蛋白　　B. 球蛋白　　　　C. $K^+$　　　　D. $Na^+$　　　　E. $Ca^{2+}$

4. 细胞内液和细胞外液的渗透压是
   A. 细胞内液大于细胞外液　　　　　　　　B. 细胞外液大于细胞内液
   C. 血浆大于细胞内液　　　　　　　　　　D. 组织间液小于细胞内液
   E. 基本相等

5. 高渗性缺水是指
   A. 失水 > 失钠，细胞外液渗透压 > 310mmol/L，血清钠 > 150mmol/L 的缺水
   B. 失水 > 失钠，细胞外液渗透压 > 280mmol/L，血清钠 > 130mmol/L 的缺水
   C. 失钠 > 失水，细胞外液渗透压 < 310mmol/L，血清钠 < 130mmol/L 的缺水

  D. 失钠>失水，细胞外液渗透压<280mmol/L，血清钠<150mmol/L的缺水

  E. 失钠<失水，细胞外液渗透压=280mmol/L，血清钠=140mmol/L的缺水

6. 缺水热产生的原因是

  A. 散热减少         B. 产热增加

  C. 体温调节中枢功能障碍      D. 体温调节中枢调定点上移

  E. 产热增加和散热减少

7. 患者口渴，尿少，尿中钠高，血清钠>150mmol/L，其水与电解质平衡紊乱的类型是

  A. 等渗性缺水         B. 高渗性缺水

  C. 低渗性缺水         D. 水中毒

  E. 水肿

8. 低渗性缺水时主要缺水部位是

  A. 细胞内液          B. 细胞外液

  C. 细胞内外液         D. 血浆

  E. 淋巴液

9. 低渗性缺水的婴儿发生皮肤弹性降低眼窝凹陷，囟门下陷主要是由于

  A. 血容量减少         B. 细胞内液减少

  C. 组织间液减少        D. 细胞外液减少

  E. 淋巴减少

10. 下列哪一类水、电解质代谢紊乱早期易发生休克

  A. 低渗性缺水         B. 高渗性缺水

  C. 低钾血症          D. 高钾血症

  E. 水中毒

11. 低渗性缺水时体液丢失的特点是

  A. 细胞内，外液均减少，但以细胞内液减少为主

  B. 细胞内液并未丢失，主要是细胞外液明显减少

  C. 细胞内液无丢失，仅仅丢失血浆

  D. 细胞内液无丢失，仅仅丢失组织间液

  E. 细胞内外均明显减少

12. 给严重低渗性缺水患者输入大量水分而未补钠盐可引起

  A. 高渗性缺水         B. 等渗性缺水

  C. 水肿           D. 水中毒

  E. 低钾血症

13. 急性轻度低钾血症对心肌组织的影响是

  A. 心肌兴奋性增高、传导性增高、自律性增高、收缩性增高

  B. 心肌兴奋性增高、传导性降低、自律性增高、收缩性增高

  C. 心肌兴奋性降低、传导性降低、自律性降低、收缩性降低

  D. 心肌兴奋性增高、传导性增高、自律性降低、收缩性降低

  E. 心肌兴奋性降低、传导性降低、自律性增高、收缩性增高

14. 患者消化道手术后禁食1周，仅静脉输入葡萄糖盐水，最容易发生

  A. 低血钠    B. 低血钙    C. 低血镁    D. 低血磷    E. 低血钾

15．细胞内的钾转移到细胞外引起高钾血症见于

　　A．碱中毒　　　　　　　　　　　　B．血管溶血

　　C．静脉输入大量葡萄糖　　　　　　D．静脉输入大量胰岛素

　　E．静脉输入大量氨基酸

16．大面积肌肉挤压伤患者易出现

　　A．低钾血症　　　　　　　　　　　B．高钾血症

　　C．低钠血症　　　　　　　　　　　D．高钠血症

　　E．低镁血症

17．急性轻度高钾血症对神经肌肉的影响是

　　A．兴奋性增高，肌肉软弱无力　　　B．兴奋性降低，肌肉弛缓性麻痹

　　C．兴奋性增高，肌肉弛缓性麻痹　　D．兴奋性降低，肌肉软弱无力

　　E．兴奋性增高，感觉异常，肌肉疼痛，肌束震颤

18．低渗性缺水早期出现循环衰竭症状是由于

　　A．细胞内液减少　　　　　　　　　B．细胞外液增加

　　C．组织间液减少　　　　　　　　　D．细胞内、外液减少

　　E．血浆减少

【X 型题】

19．下列哪些不是高钾血症和低钾血症的特点

　　A．代谢性酸中毒　　　　　　　　　B．代谢性碱中毒

　　C．肾小管泌氢增加　　　　　　　　D．肾小管泌钾增加

　　E．心律失常

20．下列哪些原因可以引起低钾血症

　　A．长期使用呋塞米　　　　　　　　B．代谢性酸中毒

　　C．代谢性碱中毒　　　　　　　　　D．禁食

　　E．肾上腺皮质功能亢进

## 二、思考题

患者，男，2 岁。腹泻 3 天，每天 5～6 次，水样便；呕吐 4 次，呕物为食物，不能进食。伴有口渴、腹胀、少尿。查体：精神萎靡，T 37.5℃，BP 85/50 mmHg，皮肤弹性减退，两眼凹陷，囟门凹陷，心跳快而弱，肺无异常所见，腹胀，肠鸣音增强，腹壁反射消失，膝反射迟钝，四肢发凉。实验室检查见血清 $K^+$ 3.2 mmol/L，$Na^+$ 145 mmol/L。

请问：

1．该患儿发生何种水、电解质代谢紊乱？

2．依据是什么？

（吴晓岚）

扫码"练—练"

# 第十一章　酸碱平衡紊乱

人体体液适宜的酸碱度是维持正常代谢和功能活动的基本条件。在生命活动过程中，机体经常摄入一些酸性或碱性物质，同时体内也不断生成酸性或碱性代谢产物，但是体液酸碱度却可通过机体的调节维持相对稳定，用动脉血pH表示，其值为7.35～7.45，平均值7.40，是一个波动范围很窄的弱碱性环境。生理情况下，机体通过体内各种缓冲系统、肺和肾的调节维持体液酸碱度相对稳定的过程，称为酸碱平衡。病理情况下，酸碱负荷过度、严重不足或调节机制障碍，导致体液内环境酸碱平衡稳定性破坏，超出正常范围，称为酸碱平衡紊乱。

酸碱平衡紊乱是临床常见的病理过程，是许多疾病或病理过程的继发性变化，一旦发生酸碱平衡紊乱，就会使病情进一步加重。能否及时发现和正确判断机体的酸碱状况，常常是治疗成败的关键。因此，学习和掌握酸碱平衡紊乱的基本理论对临床工作有非常重要的意义。

## 案例导入

糖尿病患者出现呼吸深快，血气检测结果为pH 7.25，实际碳酸氢盐（AB）4 mmol/L，$PaCO_2$ 16 mmHg。

**请问：**

1. 该患者发生了何种酸碱平衡紊乱，根据是什么？

2. 患者为什么出现呼吸深快？

# 第一节　酸碱平衡及其调节机制

## 一、酸碱的概念

在化学反应中，能释放出$H^+$的化学物质称为酸，如HCl、$H_2SO_4$、$H_2CO_3$、$CH_3COOH$、

乳酸、$NH_4^+$、HPr（蛋白酸）等；能接受 $H^+$ 的化学物质称为碱，如 $OH^-$、$HCO_3^-$、$NH_3$ 等。因此，一个酸总是与相应的碱形成一个共轭体系，如 $H_2CO_3$ 与 $HCO_3^-$、$H_2PO_4^-$ 与 $HPO_4^{2-}$ 等。

## 二、酸碱物质的来源

体液中的酸性或碱性物质可从组织细胞的分解代谢过程中产生，亦可来自摄入的食物。正常人在普通膳食条件下，体内酸性物质的产量远远多于碱性物质。

### （一）酸的来源

体液中的酸性物质按其特性分为挥发性酸和固定酸。

1. **挥发性酸** 糖、脂肪、蛋白质在分解代谢过程中可产生二氧化碳（$CO_2$）和水，$CO_2$ 和水在碳酸酐酶（CA）的催化下结合形成碳酸（$H_2CO_3$），$H_2CO_3$ 不稳定，在体内可释出 $H^+$，也可形成 $CO_2$ 气体由肺呼出，故称为挥发性酸。正常成人在静息状态下每天生成 $CO_2$ 300~400 L，如果全部与 $H_2O$ 结合形成 $H_2CO_3$，每天可释放 15 mol 左右的 $H^+$，为体内酸性物质的主要来源。通常将肺对挥发酸的调节，称为酸碱平衡的呼吸性调节。

2. **固定酸** 这类酸性物质不能变成气体由肺呼出，而只能通过肾脏随尿排出，又称非挥发性酸。固定酸主要来自体内糖、脂肪、蛋白质分解代谢过程中产生的丙酮酸、乳酸、乙酰乙酸、β–羟丁酸、硫酸、磷酸、尿酸等，正常成人每天由固定酸释出的 $H^+$ 50~100 mmol，比挥发性酸量要少很多。固定酸可以通过肾脏进行调节，称为酸碱平衡的肾性调节。

### （二）碱的来源

体内碱性物质主要来源于食物，特别是蔬菜、水果中所含的有机酸盐，如苹果酸盐、柠檬酸盐、草酸盐等。另外，机体在物质代谢过程中也可产生碱性物质，如氨基酸脱氨基生成氨。

## 三、酸碱平衡的调节机制

生理情况下，机体不断地生成和摄取酸性或碱性物质，但血液 pH 仍能维持在正常范围内，这是由于机体内有完善的酸碱平衡调节机制，主要包括体液缓冲系统、组织细胞、肺及肾的调节。

### （一）血液的缓冲作用

缓冲作用主要由缓冲系统完成，血液的缓冲系统是由弱酸及其共轭碱组成，主要有 4 种，见表 11–1。

1. **碳酸氢盐缓冲系统** 由 $HCO_3^-/H_2CO_3$ 构成，为细胞外液中最为重要的缓冲系统。其特点如下。①只缓冲碱和固定酸，不能缓冲挥发酸。②缓冲能力强，其缓冲固定酸的能力占全血缓冲总量的53%。③缓冲潜力大，通过肺和肾对 $H_2CO_3$ 和 $HCO_3^-$ 的调节使缓冲物质易于补充或排出。④血浆 $NaHCO_3$ 与 $H_2CO_3$ 的浓度比决定血液 pH 的高低。

2. **磷酸盐缓冲系统** 由 $HPO_4^{2-}/H_2PO_4^-$ 构成，存在于细胞内、外液，主要在细胞内液发挥作用。

3. **蛋白质缓冲系统** 由 $Pr^-/HPr$ 构成，主要存在于血浆及细胞内。

4. **血红蛋白缓冲系统** 由 $Hb^-/HHb$ 和 $HbO_2^-/HHbO_2$ 构成，主要在缓冲挥发性酸中发挥作用。

扫码"学一学"

表 11-1 血液的缓冲系统

| 缓冲体系 | 构成 | 占全血缓冲系统百分比（%） |
|---|---|---|
| 碳酸氢盐缓冲系统 | $HCO_3^-/H_2CO_3$ | 53 |
| 磷酸盐缓冲系统 | $HPO_4^{2-}/H_2PO_4^-$ | 5 |
| 蛋白质缓冲系统 | $Pr^-/HPr$ | 7 |
| 血红蛋白缓冲系统 | $Hb^-/HHb$ 和 $HbO_2^-/HHbO_2$ | 35 |

当体液中酸碱性物质发生改变时，缓冲系统是如何调节的呢？现以碳酸氢盐缓冲系统为例来加以阐明。

$$H_2CO_3 \rightleftharpoons H^+ + HCO_3^-$$

当体液中酸（$H^+$）过多时，缓冲系统中的缓冲碱（$HCO_3^-$）立即与其结合，上述反应向左移动，使 $H^+$ 的浓度不至于显著增高，同时缓冲碱浓度降低；反之，当体液中 $H^+$ 减少时，缓冲系统中的弱酸（$H_2CO_3$）可以释出 $H^+$，反应向右移动，使体液中 $H^+$ 的浓度得到部分恢复，同时缓冲碱浓度增加。

总之，血液缓冲系统反应迅速，一旦体内酸碱负荷过度或不足，缓冲系统马上起缓冲作用，将强酸或强碱转变成弱酸或弱碱，缓冲系统自身被消耗。因此，血液缓冲系统具有反应迅速、缓冲作用不持久的特点。

### （二）肺的调节作用

肺的调节作用是通过改变 $CO_2$ 的排出量来调节血浆 $H_2CO_3$ 浓度，从而维持血液 pH 的相对恒定。这种调节作用发挥较快，数分钟内即可见明显效果。

肺泡通气量受延髓呼吸中枢控制，延髓呼吸中枢接受来自中枢化学感受器和外周化学感受器的刺激。中枢化学感受器能够感受脑脊液中 $H^+$ 浓度的变化，$H^+$ 浓度增加可以兴奋呼吸中枢使肺泡通气量增加。$CO_2$ 属脂溶性物质，易透过血脑屏障，并在碳酸酐酶的作用下生成碳酸，使脑脊液 $H^+$ 浓度增加。因此，中枢化学感受器对 $PaCO_2$ 的变化非常敏感。外周化学感受器（主要指主动脉体和颈动脉体）能感受缺氧、pH 和 $CO_2$ 的刺激，当 $PaO_2$ 降低、pH 降低、$PaCO_2$ 升高时，均可通过外周化学感受器反射性兴奋呼吸中枢，使呼吸加深加快、肺泡通气量增加、$CO_2$ 排出量增多。

肺的调节很迅速，约 30 分钟可达高峰，但仅对 $CO_2$ 有调节作用，不能缓冲固定酸。

### （三）组织细胞的调节作用

组织细胞对酸碱平衡的调节作用有两种方式，包括细胞内外的离子交换和细胞内的缓冲作用，其缓冲作用是通过细胞内外的离子交换实现的。细胞内外离子交换含有 $H^+$-$K^+$、$H^+$-$Na^+$、$Na^+$-$K^+$、$Cl^-$-$HCO_3^-$ 等多种交换方式。如酸中毒时，细胞外液过多的 $H^+$ 通过 $H^+$-$K^+$ 交换进入细胞内，被细胞内缓冲碱缓冲，而 $K^+$ 从细胞内逸出，导致血钾升高；相反，碱中毒时，细胞内的 $H^+$ 通过 $H^+$-$K^+$ 交换进入细胞外，而 $K^+$ 进入细胞内，导致血钾降低。当 $HCO_3^-$ 升高时，$Cl^-$-$HCO_3^-$ 交换很重要，因为 $Cl^-$ 是可以交换的自由离子，$HCO_3^-$ 的排泄只能通过 $Cl^-$-$HCO_3^-$ 交换完成。

细胞内液容量大，所以细胞内液的缓冲作用强于细胞外液。由于细胞内液的缓冲需要细胞内外的离子交换，发生较慢，在 3～4 小时后开始发挥调节作用，并常可引起血钾的异常。

### （四）肾的调节作用

肾脏主要通过肾小管上皮细胞的排酸保碱作用来调节固定酸的排出量和维持血浆

$HCO_3^-$浓度，从而维持血液pH的相对恒定。肾脏对酸碱的调节主要通过肾小管上皮细胞的活动来实现的，肾小管上皮细胞在不断分泌$H^+$的同时，将肾小球滤过的$HCO_3^-$重吸收入血，防止细胞外液$HCO_3^-$的丢失。如仍不足以维持细胞外液$HCO_3^-$浓度，则通过磷酸盐的酸化和泌$NH_4^+$生成新的$HCO_3^-$，以补充机体$HCO_3^-$的消耗，从而维持血液$HCO_3^-$浓度的相对恒定。如果体内$HCO_3^-$含量过高，肾脏可减少$HCO_3^-$的重吸收和生成，降低血浆$HCO_3^-$浓度。

肾脏的调节作用比较缓慢，常在酸碱平衡紊乱发生数小时后才开始发挥作用，3～5天达到高峰，但效能高、作用持久，特别是固定酸的排出和$HCO_3^-$含量的恢复最终要靠肾来完成。

此外，肝可以通过合成尿素清除$NH_3$调节碱中毒。在甲状旁腺激素（PTH）的作用下，骨骼钙盐的分解有利于对$H^+$的缓冲。如：

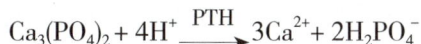

> 📚 **考点提示**
> 酸碱平衡调节作用各自的特点。

$$Ca_3(PO_4)_2 + 4H^+ \xrightarrow{PTH} 3Ca^{2+} + 2H_2PO_4^-$$

酸碱平衡几种调节作用的比较见表11-2。

**表 11-2 酸碱平衡调节作用的比较**

| 调节作用 | 作用时间 | 作用特点 |
| --- | --- | --- |
| 血液的缓冲 | 立即起效 | 反应迅速，缓冲作用不持久，对碱缓冲能力弱 |
| 肺的调节 | 数分钟内 | 启动快而强，但仅对$CO_2$有调节作用，不能缓冲固定酸 |
| 组织细胞的调节 | 3～4小时发挥作用 | 能力强，但常导致血钾的异常 |
| 肾的调节 | 3～5天发挥最大效能 | 作用缓慢，效率高，持续时间长，调节固定酸，维持$NaHCO_3$浓度 |

# 第二节 酸碱平衡紊乱的分类及检测指标

## 一、酸碱平衡紊乱的分类

1. **根据血液pH值的变化分类** pH <7.35，酸中毒；pH >7.45，碱中毒。

2. **根据血液$HCO_3^-$含量的变化特点分类** 血液$HCO_3^-$含量主要受代谢因素影响，由血液$HCO_3^-$浓度原发性降低引起的酸碱平衡紊乱，称为代谢性酸中毒；由血液$HCO_3^-$浓度原发性增高引起的酸碱平衡紊乱，称为代谢性碱中毒。

3. **根据血液$H_2CO_3$含量的变化特点分类** 血液$H_2CO_3$含量主要受呼吸因素影响，由血液$H_2CO_3$浓度原发性增高引起的酸碱平衡紊乱，称为呼吸性酸中毒；由血液$H_2CO_3$浓度原发性降低引起的酸碱平衡紊乱，称为呼吸性碱中毒。

4. **根据存在单一还是两种以上酸碱紊乱分类** 仅存在一种酸碱平衡紊乱称为单纯型酸碱平衡紊乱；若同时发生两种或两种以上的酸碱平衡紊乱，则称为混合型酸碱平衡紊乱。

5. **根据酸碱平衡紊乱时pH是否正常分类** 血液pH在正常范围，称为代偿性酸碱平衡紊乱；如果血液pH已偏离正常范围，则称为失代偿性酸碱平衡紊乱。

## 二、常用检测指标及意义

1. **酸碱度（pH）** 血液pH是指动脉血中$H^+$浓度的负对数，反映了酸碱平衡紊乱的性质及严重程度。根据Henderson-Hasselbalch方程式：

扫码"学一学"

$$pH=pKa+lg\frac{\left[HCO_3^-\right]}{\left[H_2CO_3\right]}$$

式中，pKa为$H_2CO_3$电离常数的负对数值，37℃时为6.1，可知血液pH主要取决于$HCO_3^-$与$H_2CO_3$比值，正常为20∶1。

pH<7.35，出现失代偿性酸中毒；pH>7.45，出现失代偿性碱中毒。pH是判断失代偿性酸碱平衡紊乱的首要检测指标，但不能区分引起酸碱平衡紊乱的原因是呼吸性还是代谢性。pH在正常范围可能有以下三种情况。①处于酸碱平衡状态。②属于代偿性酸碱平衡紊乱。③属于酸中毒和碱中毒相互抵消的混合型酸碱平衡紊乱。

**2. 动脉血二氧化碳分压(PaCO₂)** $PaCO_2$是指血浆中以物理状态溶解的$CO_2$分子所产生的张力。正常值为33 ~ 46 mmHg，平均为40 mmHg。动脉血$PaCO_2$的高低直接受肺泡通气量的影响，因此$PaCO_2$是反映呼吸性酸碱平衡紊乱的重要指标。

当$PaCO_2$>46 mmHg时，表明肺通气不足，体内有$CO_2$潴留，见于呼吸性酸中毒或代偿后的代谢性碱中毒；$PaCO_2$<33 mmHg时，表示肺通气过度，$CO_2$呼出过多，见于呼吸性碱中毒或代偿后的代谢性酸中毒。在代谢性酸碱中毒时，由于机体的代偿调节，$PaCO_2$可发生继发性降低或升高。

**3. 标准碳酸氢盐和实际碳酸氢盐** 标准碳酸氢盐（SB）是指全血在标准条件下，即血液温度38℃，血红蛋白氧饱和度为100%，$PaCO_2$为40 mmHg，所测得的血浆$HCO_3^-$的含量。正常值为22 ~ 27 mmol/L，平均值为24 mmol/L。由于测定$HCO_3^-$时排除了呼吸因素的影响，所以SB是反映代谢性酸碱平衡紊乱的重要指标。代谢性酸中毒时SB降低，代谢性碱中毒时SB升高。但在呼吸性酸或碱中毒时，由于肾脏的代偿也可发生继发性增高或降低。

实际碳酸氢盐（AB）是指隔绝空气的血标本，在实际的$PaCO_2$、体温和血氧饱和度的条件下测得的血浆$HCO_3^-$含量。正常人AB=SB。代谢性酸中毒时，两者都降低；代谢性碱中毒时，两者都升高。AB受呼吸和代谢两方面因素的影响，因此AB与SB的差值反映了呼吸因素对酸碱平衡的影响。当AB＞SB时，表明体内有$CO_2$潴留，见于呼吸性酸中毒；反之，AB＜SB，说明$CO_2$排出过多，见于呼吸性碱中毒。

**4. 缓冲碱** 缓冲碱（BB）是指全血在标准条件下，血液中一切具有缓冲作用的碱性物质的总和，如$HCO_3^-$、$Hb^-$、$HbO_2^-$、$HPO_4^{2-}$、$Pr^-$等。正常值为45 ~ 51 mmol/L，平均值为48 mmol/L。代谢性酸中毒时BB减少，而代谢性碱中毒时BB升高。当慢性呼吸性酸碱平衡紊乱时，由于肾的代偿调节，BB可出现继发性升高或降低。

**5. 碱剩余** 碱剩余（BE）是指在38℃，血红蛋白完全氧合，$PaCO_2$为40mmHg的条件下，将1L全血或血浆滴定到pH7.40所需要的酸或碱的量。若用酸滴定表示被测血液的碱过多，用正值表示；如需用碱滴定，说明被测血液的碱不足，用负值表示。正常值为–3.0 ~ +3.0 mmol/L。代谢性酸中毒时，BE负值增加；代谢性碱中毒时，BE正值增加。在慢性呼吸性酸或碱中毒时，由于肾的代偿作用，BE可出现代偿性升高或降低。

**6. 阴离子间隙** 阴离子间隙（AG）是指血浆中未测定的阴离子（UA）与未测定的阳离子（UC）的差值，即AG=UA–UC。$Na^+$占血浆阳离子总量的90%，称为可测定阳离子。$HCO_3^-$和$Cl^-$占血浆阴离子总量的85%，称为可测定阴离子。正常时，血浆中阳离子与阴离子总量相等，从而维持电荷平衡。

$$Na^+ + UC = HCO_3^- + Cl^- + UA$$

故AG可用血浆常规测定的阳离子（$Na^+$）与常规测定的阴离子$Cl^-$和$HCO_3^-$的差算出，即AG=UA — UC= $Na^+$–（$HCO_3^-$+

**考点提示**
常用检测指标的概念、正常值及意义。

Cl$^-$）=140–（24+104）=12mmol/L，AG的正常值为12±2mmol/L（图11-1）。

当HPO$_4^{2-}$、SO$_4^{2-}$和有机酸阴离子增加时，AG增大，AG实质上是反映血浆中固定酸含量的指标，因而AG可判断代谢性酸中毒的类型和诊断混合型酸碱平衡紊乱。

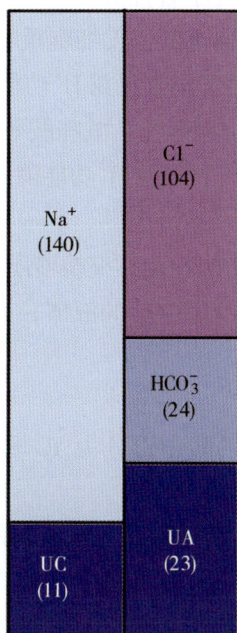

图 11-1　血浆阴离子间隙示意图（单位：mmol/L）

# 第三节　单纯型酸碱平衡紊乱

单纯型酸碱平衡紊乱包括代谢性酸中毒、呼吸性酸中毒、代谢性碱中毒、呼吸性碱中毒四种类型。

## 一、代谢性酸中毒

代谢性酸中毒是指细胞外H$^+$增加和（或）HCO$_3^-$丢失而引起的以血浆HCO$_3^-$浓度原发性减少、pH呈降低趋势为特征的酸碱平衡紊乱。代谢性酸中毒是临床上最常见的单纯型酸碱平衡紊乱。

### （一）原因和机制

**1. 酸性物质增多**

（1）固定酸摄入过多　①过量服用水杨酸类药物：过量服用阿司匹林等水杨酸类药物；②含氯酸性药物摄入过多：过量摄入含氯酸性药物，如氯化铵、盐酸精氨酸、盐酸赖氨酸等。

（2）固定酸产生过多　包括乳酸酸中毒和酮症酸中毒。乳酸酸中毒，可见于休克、心力衰竭、肺部疾病、严重贫血等引起的组织缺氧时，糖酵解增强导致乳酸生成增加；还可见于各种原因引起的乳酸利用障碍，如严重肝脏疾病使乳酸通过糖异生合成葡萄糖和糖原障碍，导致血中乳酸堆积。酮症酸中毒多发生于糖尿病、严重饥饿及酒精中毒时，葡萄糖利用减少或糖原储备不足，脂肪分解加速，产生大量酮体、β-羟丁酸和乙酰乙酸等。

（3）肾脏排泄固定酸障碍　急、慢性肾衰竭晚期，肾小球滤过率降低，固定酸排泄减少。

**2．碱性物质减少**

（1）消化道丢失 $HCO_3^-$　肠液、胰液和胆汁中的 $HCO_3^-$ 含量均高于血浆，因此，严重腹泻、肠瘘、胆道瘘、肠道引流等均可引起 $HCO_3^-$ 大量丢失。

（2）肾脏重吸收 $HCO_3^-$ 障碍　肾小管性酸中毒（RTA）时肾小管排 $H^+$ 和重吸收 $HCO_3^-$ 障碍。近端肾小管酸中毒是由于近曲小管上皮细胞重吸收 $HCO_3^-$ 功能障碍，导致血浆 $HCO_3^-$ 浓度降低；远端肾小管酸中毒是由于集合管泌 $H^+$ 功能障碍，导致 $H^+$ 在体内蓄积，使血浆 $HCO_3^-$ 浓度降低。此外，碳酸酐酶抑制剂（乙酰唑胺等）的大量使用，醛固酮的分泌不足或肾小管对其反应性的降低，也可引起肾脏泌 $H^+$ 功能障碍。

**3．其他因素**

（1）高钾血症　血钾增高使细胞内外 $H^+$-$K^+$ 交换增强，细胞内 $H^+$ 外移，引起代谢性酸中毒。

（2）血液稀释　见于快速输入无 $HCO_3^-$ 的液体，如葡萄糖或生理盐水，$HCO_3^-$ 被稀释，血浆 $HCO_3^-$ 浓度降低。

**（二）分类**

根据 AG 值的变化，可将代谢性酸中毒分为 AG 增高型代谢性酸中毒和 AG 正常型代谢性酸中毒两类。

**1．AG 增高型代谢性酸中毒**　是指除了含氯以外的任何固定酸在血浆中浓度增大时的代谢性酸中毒。特点是：$HCO_3^-$ 降低、AG 增大、血氯正常。

**2．AG 正常型代谢性酸中毒**　是指各种原因引起血浆 $HCO_3^-$ 浓度降低并伴有 $Cl^-$ 浓度代偿性升高，而 AG 无明显变化的一类代谢性酸中毒。特点是：$HCO_3^-$ 降低、AG 正常、血氯增高，所以又称为高血氯性代谢性酸中毒。

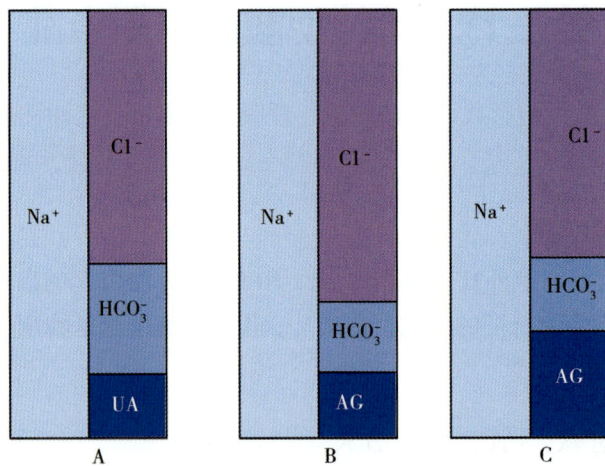

**图 11-2　正常和代谢性酸中毒时阴离子间隙示意图**
A. 正常 AG；B. AG 正常型代谢性酸中毒；C. AG 增高型代谢性酸中毒

**（三）机体的代偿调节**

**1．血液的缓冲**　代谢性酸中毒时，血液中过多的 $H^+$ 立即被血液缓冲系统所缓冲，其结果是 $HCO_3^-$ 及其他缓冲碱不断被消耗，产生的 $H_2CO_3$ 通过呼吸排出。

**2．肺的调节**　血液 $H^+$ 浓度增加，可通过刺激外周化学感受器，反射性引起呼吸中枢兴奋，使呼吸加深加快，$CO_2$ 的排出量增加，使血液 $H_2CO_3$ 浓度继发性降低，以维持 $HCO_3^-$/$H_2CO_3$ 值在 20∶1，进而维持血液 pH 在正常范围。肺的代偿反应非常迅速，30 分钟达高峰。

3. **肾的调节** 除了肾功能障碍和高钾血症引起的代谢性酸中毒外，其他原因引起的代谢性酸中毒，肾脏均能起代偿调节作用。代谢性酸中毒时，肾小管上皮细胞中的碳酸酐酶和谷氨酰胺酶活性增强，肾泌$H^+$、泌$NH_4^+$和重吸收$HCO_3^-$增多。肾的代偿作用缓慢，一般在数小时后开始作用，3～5天才达作用高峰。

4. **细胞的调节** 该调节一般在酸中毒2～4小时后发生，通过$H^+$-$K^+$交换方式，使细胞外$H^+$进入细胞内，被细胞内缓冲系统所缓冲，而细胞内$K^+$逸出细胞，使血钾增高。

### （四）常用检测指标变化

通过上述调节，如果能使$HCO_3^-$与$H_2CO_3$的比值维持在20∶1，血pH仍在正常范围，这种代谢性酸中毒称为代偿性代谢性酸中毒。如代偿后$HCO_3^-$与$H_2CO_3$的比值低于20∶1，则血pH低于7.35，这种代谢性酸中毒称为失代偿性代谢性酸中毒。血浆$HCO_3^-$浓度原发性减少，所以pH、AB、SB、BB值均降低，BE负值加大；通过呼吸代偿，$PaCO_2$继发性下降，AB<SB，pH可正常。

### （五）对机体的影响

代谢性酸中毒主要引起心血管系统和中枢神经系统的功能障碍。

1. **对心血管系统的影响**

（1）心律失常 代谢性酸中毒时出现的心律失常主要与血钾升高有关。严重高钾血症对心脏有明显的毒性作用，可引起心脏传导阻滞、心室纤维性颤动甚至心脏停搏。

（2）心肌收缩力减弱 其机制如下。①$H^+$竞争性地抑制$Ca^{2+}$与肌钙蛋白结合。②$H^+$影响舒张期$Ca^{2+}$内流，储$Ca^{2+}$。③$H^+$抑制心肌细胞收缩期内肌浆网释放$Ca^{2+}$。

（3）血管对儿茶酚胺的反应性降低 酸中毒时，外周血管尤其是毛细血管前括约肌对儿茶酚胺的反应性降低，引起血管扩张，血压下降。

2. **对中枢神经系统的影响** 代谢性酸中毒对中枢神经系统功能的影响主要表现为出现乏力、倦怠、嗜睡、昏迷等症状，其发生机制如下。①能量供应不足：酸中毒时参与生物氧化的酶类活性受到抑制，导致ATP生成减少，脑组织能量供应不足。②γ-氨基丁酸生成增多：酸中毒时谷氨酸脱羧酶活性增强，使抑制性神经递质γ-氨基丁酸生成增多，加重中枢神经系统的抑制效应。

### （六）防治与护理的病理生理学基础

1. 防治原发疾病，去除引起代谢性酸中毒的原因。

2. 注意纠正水、电解质紊乱，及时补钾补钙，防治低血钾和低血钙的出现。

3. 补充碱性药物。补碱的剂量和方法应根据病情而定，一般在血气监护下分次补碱，剂量宜小不宜大，因为肾具有排酸保碱的能力，约有50%的酸要靠非碳酸氢盐缓冲系统来调节。通常首选的碱性药物是碳酸氢钠，也可选用乳酸钠等。乳酸钠通过肝脏可转化为$HCO_3^-$，但在肝功能不良或乳酸酸中毒时不宜使用。

> **考点提示**
> 代谢性酸中毒对机体的影响。

## 二、呼吸性酸中毒

呼吸性酸中毒是指$CO_2$排出障碍或吸入过多引起的以血浆$H_2CO_3$（$PaCO_2$）浓度原发性升高、pH呈降低趋势为特征的酸碱平衡紊乱。

### （一）原因和机制

1. **$CO_2$排出障碍** 见于以下几种情况。①呼吸中枢抑制。②呼吸肌功能障碍。③气道阻塞。④肺部疾病（这是引起呼吸性酸中毒的最常见原因）。⑤胸廓疾病等。

**2. CO₂吸入过多**　在通风不良的环境如坑道、矿井等，因吸入气中CO₂浓度过高，使CO₂吸入过多。

**（二）分类**

根据发病的时间长短分为两类，即发病在24小时以内者为急性呼吸性酸中毒，CO₂潴留持续达24小时以上者为慢性呼吸性酸中毒。

**（三）机体的代偿调节**

肺通气功能障碍是导致呼吸性酸中毒的最主要环节。所以在呼吸性酸中毒时，呼吸系统的代偿调节作用往往难以发挥。此外，由于碳酸氢盐缓冲系统不能缓冲挥发酸，血浆其他缓冲碱含量相对较低，故血液缓冲能力极为有限。此时的代偿主要靠组织细胞的调节和肾的调节来完成。组织细胞的调节是急性呼吸性酸中毒的主要代偿方式，急性呼吸性酸中毒患者往往处于失代偿状态。肾的调节是慢性呼吸性酸中毒的主要代偿方式。急性呼吸性酸中毒时肾脏往往来不及代偿；慢性呼吸性酸中毒时，由于肾脏具有强大的排酸保碱作用，代偿有效。

**（四）常用检测指标变化**

血pH降低，PaCO₂原发性升高，AB>SB；急性呼吸性酸中毒，由于肾脏来不及发挥代偿作用，AB可略升高，SB、BB与BE变化不大。慢性呼吸性酸中毒，通过肾脏等代偿后，代谢性指标AB、SB、BB值均继发性升高，BE正值增大。

**（五）对机体的影响**

**1. 对心血管系统的影响**　呼吸性酸中毒对心血管方面的影响与代谢性酸中毒相似，因为这两类酸中毒均有H⁺浓度的升高和由此引起的高钾血症。也可引起心律失常、心肌收缩力减弱、外周血管扩张等。

**2. 对中枢神经系统的影响**　呼吸性酸中毒尤其是急性呼吸性酸中毒引起的中枢神经系统功能紊乱较代谢性酸中毒更为严重，其机制如下。①CO₂易通过血脑屏障，CO₂是脂溶性的，能迅速通过血脑屏障，引起脑内H₂CO₃浓度增高；而HCO₃⁻是水溶性的，通过血脑屏障缓慢。因此，呼吸性酸中毒时脑脊液pH值降低的程度较代谢性酸中毒更为明显。②CO₂潴留可直接扩张脑血管，使脑血流量增加，引起颅内压升高、脑水肿等。③CO₂潴留往往伴有明显的缺氧。

当PaCO₂大于80mmHg时，可出现CO₂麻醉现象。CO₂麻醉的初期症状是持续头痛、烦躁不安、焦虑等，进一步发展可表现为精神错乱、震颤、嗜睡、抽搐直至昏迷。

**（六）防治与护理的病理生理学基础**

**1. 积极治疗原发病，改善肺的通气功能**　应针对呼吸系统疾病的发病环节，去除引起通气障碍的各种原因。祛痰、排除异物、控制感染、解除气管平滑肌痉挛、通畅气道；如呼吸中枢抑制应给予呼吸中枢兴奋剂；必要时可做气管插管、气管切开或使用人工呼吸机。

> **考点提示**
> 呼吸性酸中毒时机体的代偿调节。

**2. 应用碱性药物**

## 三、代谢性碱中毒

代谢性碱中毒是指细胞外液碱增多或H⁺丢失而引起的以血浆HCO₃⁻浓度原发性增多、pH呈上升趋势为特征的酸碱平衡紊乱。

**（一）原因和机制**

**1. H⁺丢失过多**

（1）经胃丢失　见于频繁呕吐和胃液引流等原因引起的胃液大量丢失，导致HCl大量丧失。同时伴有$Cl^-$、$K^+$的丢失和细胞外液容量减少，这些因素均参与代谢性碱中毒的发生。

（2）经肾丢失　①应用髓袢利尿剂如呋塞米等可抑制髓袢升支对$Cl^-$、$Na^+$、$H_2O$的重吸收，导致远端肾小管原尿流速加快，促进了$H^+$的排泌；$Na^+$在远端肾小管内含量增多，进而促进肾远曲小管和集合管$Na^+-H^+$和$Na^+-K^+$的交换，$NaHCO_3$重吸收增加，导致血浆$HCO_3^-$浓度增高；$Cl^-$则以氯化铵的形式排出，引起低氯性碱中毒；此外，过度利尿也可导致有效循环血量不足，醛固酮分泌增多，发生代谢性碱中毒和低钾血症。②肾上腺皮质激素过多常见于原发性皮质激素分泌增多症、Cushing综合征和有效循环血量减少等引起的继发性醛固酮增多症。醛固酮能促进肾远曲小管和集合管$Na^+-H^+$和$Na^+-K^+$的交换，$NaHCO_3$的重吸收增加，出现代谢性碱中毒，伴有低钾血症。

**2. 碱性物质摄入过多**　多见于医源性因素。

（1）碳酸氢盐摄入过多　消化道溃疡病患者服用过量的碳酸氢钠；或纠正酸中毒时，输入过多的碳酸氢钠。

（2）乳酸钠摄入过多　纠正酸中毒时输乳酸钠溶液过量，经肝脏代谢生成$HCO_3^-$。

（3）枸橼酸盐摄入过多　大量输入库存血，因为库存血常用枸橼酸盐抗凝，枸橼酸盐在体内经代谢产生$HCO_3^-$。但应指出，肾脏具有较强的排泄$NaHCO_3$能力，只有当肾功能受损后才会引起代谢性碱中毒。

**3. 低钾血症**　低钾血症时细胞外液$K^+$浓度降低，细胞内$K^+$通过离子交换（$H^+-K^+$）移至细胞外，而细胞外$H^+$则交换入细胞内，发生代谢性碱中毒。此时，在肾小管上皮细胞内$H^+$增多，肾排$H^+$增多，尿液呈酸性称为反常性酸性尿。这是缺钾性碱中毒的一个特征。

### （二）机体的代偿调节

机体的代偿调节包括血液的缓冲、肺的调节、细胞的调节、肾的调节。

### （三）常用检测指标变化

血浆$HCO_3^-$浓度原发性增多，所以pH、AB、SB、BB值均升高，BE正值加大；通过呼吸代偿，$PaCO_2$继发性升高，AB>SB。

### （四）对机体的影响

轻度代谢性碱中毒患者通常缺乏典型的症状和体征，临床表现常被原发疾病所掩盖。但急性或严重的代谢性碱中毒可出现如下变化。

**1. 中枢神经系统功能障碍**　急性代谢性碱中毒患者可出现烦躁不安、精神错乱、谵妄、意识障碍等中枢神经系统症状。其发生机制可能如下。①$\gamma$-氨基丁酸减少：碱中毒时脑组织内谷氨酸脱羧酶活性降低，$\gamma$-氨基丁酸转氨酶活性增高，导致$\gamma$-氨基丁酸生成减少、分解加强。由于$\gamma$-氨基丁酸含量减少，对中枢神经系统的抑制作用减弱，从而出现兴奋症状。②脑组织缺氧：脑组织对缺氧特别敏感，血液pH升高使血红蛋白氧离曲线左移，引起脑组织供氧不足，导致中枢神经系统功能障碍。

**2. 对神经肌肉的影响**　急性碱中毒患者可出现腱反射亢进、面部和肢体肌肉抽动、手足搐搦、惊厥等神经肌肉应激性增高的症状。其发生机制主要与血浆游离钙（$Ca^{2+}$）浓度降低有关。血钙分为结合钙和游离钙，两者之间的相互转变受pH值的影响。当血浆pH升高时，结合钙增多而游离钙减少。游离钙能稳定细胞膜电位，对神经肌肉的应激性有抑制作用。因此，碱中毒时，血浆游离钙浓度降低，使神经肌肉阈电位下降，兴奋性增高。此外，碱中毒引起的惊厥可能与脑组织$\gamma$-氨基丁酸含量减少有关。

**3. 低钾血症**　细胞外液$H^+$浓度降低，细胞内$H^+$与细胞外$K^+$交换，引起细胞内$K^+$浓度升高，细胞外 $K^+$ 浓度降低；同时，肾脏发生代偿作用，使 $H^+$–$Na^+$ 交换减弱，$K^+$–$Na^+$ 交换增强，肾排 $K^+$ 增多，导致低钾血症，尿呈碱性。

**4. 血红蛋白氧解离曲线左移** 碱中毒时，血液 $H^+$ 浓度下降，血红蛋白对 $O_2$ 的亲和力增强，血红蛋白氧解离曲线左移，使血液流经组织时氧合血红蛋白不易释放 $O_2$，导致组织缺氧。

### （六）防治与护理的病理生理学基础

1. 积极治疗原发病。
2. 对症治疗。

## 四、呼吸性碱中毒

呼吸性碱中毒是指肺通气过度引起以血浆 $H_2CO_3$ 浓度原发性减少，pH 呈升高趋势为特征的酸碱平衡紊乱。

### （一）原因和机制

**1. 低氧血症** 各种原因引起的外呼吸功能障碍或吸入气中氧分压过低，均可因 $PaO_2$ 降低而引起通气过度，造成 $CO_2$ 排出过多，发生呼吸性碱中毒。

**2. 中枢神经系统疾病** 如颅脑损伤、脑炎、脑血管障碍、脑肿瘤等可刺激呼吸中枢引起通气过度。

**3. 精神性通气过度** 癔症发作、剧烈疼痛、小儿哭闹等可引起精神性通气过度。

**4. 代谢旺盛** 如高热、甲状腺功能亢进、败血症等，由于血温升高或机体分解代谢亢进可兴奋呼吸中枢，引起肺通气过度。

**5. 肺部疾病** 许多肺部疾病如肺炎、肺水肿、肺栓塞等可引起呼吸性碱中毒。

**6. 某些药物** 如水杨酸类、氨等可兴奋呼吸中枢导致通气加强。

**7. 呼吸机使用不当** 常因通气量过大而使 $CO_2$ 排出过多，导致呼吸性碱中毒。

### （二）分类

呼吸性酸中毒可按发病时间分为急性呼吸性碱中毒和慢性呼吸性碱中毒。

**1. 急性呼吸性碱中毒** 是指 $PaCO_2$ 在 24 小时内急剧下降而导致 pH 升高，常见于低氧血症、高热和呼吸机使用不当等情况。

**2. 慢性呼吸性碱中毒** 是指 $PaCO_2$ 大于 24 小时以上的持久下降而导致 pH 升高，常见于慢性颅脑疾病、肺部疾病、肝脏疾病等。

### （三）机体的代偿调节

呼吸性碱中毒的发生机制是肺泡通气过度。如果刺激肺泡通气过度的原因持续存在，则肺的调节作用不明显，需通过以下方式进行代偿。①组织细胞的调节是急性呼吸性碱中毒的主要代偿方式。急性呼吸性碱中毒时，这种缓冲作用十分有限，难以维持 $HCO_3^-/H_2CO_3$ 的正常比值，所以急性呼吸性碱中毒患者往往处于失代偿状态。②肾的代偿调节起效慢，一般需 3～5 天才能达到最大效应，故其是慢性呼吸性碱中毒的主要代偿方式。

### （四）常用检测指标变化

急性呼吸性碱中毒多为失代偿性，血 pH 升高，$PaCO_2$ 原发性降低，AB<SB；由于肾脏的代偿调节尚未起效，AB 可略降低，SB、BB 与 BE 基本不变。

慢性呼吸性碱中毒可根据肾的代偿程度分为代偿性（血 pH 正常）或失代偿性（血 pH 升高）两类。$PaCO_2$ 原发性降低，AB<SB；AB、SB、BB 均继发性降低，BE 负值加大。

## （五）对机体的影响

呼吸性碱中毒对机体的影响与代谢性碱中毒相似，更易出现窒息感、气促、眩晕，四肢和口周感觉异常，手足搐搦（与血浆游离 $Ca^{2+}$ 降低有关）等症状。呼吸性碱中毒引起的神经系统功能障碍除与碱中毒对脑功能的损伤有关外，还与低碳酸血症引起脑血管收缩导致脑血流量减少有关。

## （六）防治与护理的病理生理学基础

1. 积极治疗原发病，去除引起通气过度的原因。

2. 急性呼吸性碱中毒患者可给予吸入含 5% $CO_2$ 的混合气体，也可用面罩或纸袋罩于患者口鼻使其吸入呼出的气体，以维持血浆 $H_2CO_3$ 浓度。

3. 精神性通气过度患者可酌情给予镇静剂；有手足抽搐的患者，可静脉补充钙剂；使用呼吸机的患者应及时调整吸、呼气比例。

# 第四节　混合型酸碱平衡紊乱

混合型酸碱平衡紊乱是指患者有两种或两种以上酸碱平衡紊乱同时存在。临床上主要有双重性酸碱平衡紊乱和三重性酸碱平衡紊乱。

## 一、双重性酸碱平衡紊乱

双重性酸碱平衡紊乱可分为酸碱一致性（相加性）和酸碱混合性（相消性）两类。

### （一）酸碱一致性

指两种酸中毒或两种碱中毒合并存在，使 pH 向同一方向移动，称为酸碱一致性酸碱平衡紊乱。

### （二）酸碱混合性

指一种酸中毒与一种碱中毒合并存在，使 pH 向相反方向移动，称为酸碱混合性酸碱平衡紊乱。

## 二、三重性酸碱平衡紊乱

由于呼吸性酸中毒和呼吸性碱中毒不可能在同一患者体内存在，所以三重性酸碱平衡紊乱只有以下两种类型：呼吸性酸中毒合并代谢性酸中毒和代谢性碱中毒、呼吸性碱中毒合并代谢性酸中毒和代谢性碱中毒。

三重性混合型酸碱平衡紊乱比较复杂，必须在充分了解原发病的基础上，结合实验室检查进行综合分析后，才能得出正确结论。

扫码"学一学"

> **知识拓展**
>
> 临床上分析判断酸碱平衡紊乱，一般采用简易酸碱图法。酸碱图是各种不同酸碱平衡紊乱时动脉血 pH 或 $H^+$ 浓度、$PaCO_2$ 和 $HCO_3^-$ 浓度三个变量关系的相关坐标图。根据血气报告，比照酸碱图，可以快速、准确地判断酸碱失衡的类型。因此，护理工作者应用这种简易酸碱图法判断酸碱失衡，尤其重要。

## 本章小结

人体体液适宜的酸碱度是维持正常代谢和功能活动的基本条件。生理状态下，机体通过血液缓冲系统、肺的调节、组织细胞的调节及肾的调节维持体液酸碱度在正常范围内。病理情况下，可引起酸碱超负荷，严重不足或调节机制障碍，导致体液内环境酸碱稳态破坏，形成酸碱平衡紊乱。常用的检测酸碱平衡紊乱的指标有pH值、$PaCO_2$、SB、AB、BB、BE及AG。单纯型酸碱平衡紊乱有代谢性酸中毒、呼吸性酸中毒、代谢性碱中毒、呼吸性碱中毒四种类型。代谢性酸中毒以$HCO_3^-$原发性减少为特征，主要是酸多碱少引起，血气变化为AB、SB、BB降低，BE负值加大，$PaCO_2$继发性降低，AB<SB；可引起心血管系统和中枢神经系统的功能障碍。呼吸性酸中毒是以原发性$H_2CO_3$浓度升高为特征，主要由$CO_2$排出障碍引起，血气变化为$PaCO_2$升高，AB>SB，AB、SB、BB代偿性升高，BE正值加大；其对机体的影响与代谢性酸中毒相似。代谢性碱中毒以$HCO_3^-$原发性升高为特征，主要是酸少碱多引起，血气变化为AB、SB、BB升高，BE正值加大，$PaCO_2$继发性升高，AB>SB；严重的代谢性碱中毒可引起中枢神经系统的功能障碍、神经肌肉应激性增高、氧离曲线左移及低钾血症等。呼吸性碱中毒是以原发性$H_2CO_3$浓度降低为特征，主要由肺通气过度引起，血气变化为$PaCO_2$降低，AB<SB，AB、SB、BB代偿性降低，BE负值加大；其对机体的影响与代谢性碱中毒相似。混合型酸碱平衡紊乱可分为双重性酸碱平衡紊乱和三重性酸碱平衡紊乱。通常根据疾病本身以及血气变化特点进行综合判断。

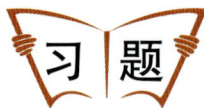

## 习题

### 一、选择题

【A1 型题】

1. 机体在分解代谢过程中产生的最多的酸性物质是
   A. 碳酸　　　　B. 乳酸　　　　C. 磷酸　　　　D. 硫酸　　　　E. 丙酮酸
2. 对挥发性酸进行缓冲的最主要系统是
   A. 碳酸氢盐缓冲系统　　　　　　　　　　B. 无机磷酸盐缓冲系统
   C. 有机磷酸盐缓冲系统　　　　　　　　　D. 血红蛋白缓冲系统
   E. 蛋白质缓冲系统
3. 对固定酸进行缓冲的主要系统是
   A. 碳酸氢盐缓冲系统　　　　　　　　　　B. 磷酸盐缓冲系统
   C. 血浆蛋白缓冲系统　　　　　　　　　　D. 还原血红蛋白缓冲系统
   E. 氧合血红蛋白缓冲系统
4. 延髓中枢化学感受器对下述哪些刺激最敏感
   A. 动脉血氧分压　　　　　　　　　　　　B. 动脉血二氧化碳分压
   C. 动脉血pH　　　　　　　　　　　　　　D. 血浆碳酸氢盐浓度
   E. 脑脊液碳酸氢盐

5. 血液pH的高低取决于血浆中
  A. NaHCO$_3$浓度　　　　　　　　　　B. PaCO$_2$
  C. CO$_2$–CP　　　　　　　　　　　　D. HCO$_3^-$/H$_2$CO$_3$
  E. BE

6. 判断酸碱平衡紊乱是否为代偿性的主要指标是
  A. 标准碳酸氢盐　　　　　　　　　　B. 实际碳酸氢盐
  C. pH　　　　　　　　　　　　　　　D. 动脉血二氧化碳分压
  E. 碱剩余

7. 直接受机体呼吸功能影响的指标是
  A. pH　　　　B. SB　　　　C. CO$_2$–CP　　　　D. PaCO$_2$　　　　E. BE

8. 直接反映血浆HCO$_3^-$的指标是
  A. pH　　　　B. AB　　　　C. PaCO$_2$　　　　D. BB　　　　E. BE

9. BE负值增大可见于
  A. 代谢性酸中毒　　　　　　　　　　B. 代谢性碱中毒
  C. 急性呼吸性酸中毒　　　　　　　　D. 急性呼吸性碱中毒
  E. 慢性呼吸性酸中毒

10. 血浆HCO$_3^-$浓度原发性增高可见于
  A. 代谢性酸中毒　　　　　　　　　　B. 代谢性碱中毒
  C. 呼吸性酸中毒　　　　　　　　　　D. 呼吸性碱中毒
  E. 呼吸性酸中毒合并代谢性酸中毒

11. 血浆H$_2$CO$_3$浓度原发性升高可见于
  A. 代谢性酸中毒　　　　　　　　　　B. 代谢性碱中毒
  C. 呼吸性酸中毒　　　　　　　　　　D. 呼吸性碱中毒
  E. 呼吸性碱中毒合并代谢性碱中毒

12. 下述哪项原因不易引起代谢性酸中毒
  A. 糖尿病　　　　　　　　　　　　　B. 休克
  C. 呼吸心搏骤停　　　　　　　　　　D. 呕吐
  E. 腹泻

13. 代谢性酸中毒时细胞外液H$^+$升高，其最常与细胞外哪种离子交换
  A. Na$^+$　　　　B. K$^+$　　　　C. Ca$^{2+}$　　　　D. Cl$^-$　　　　E. HCO$_3^-$

14. 代谢性酸中毒时肾的主要代偿方式是
  A. 泌H$^+$、泌NH$_3$及重吸收HCO$_3^-$减少
  B. 泌H$^+$、泌NH$_3$及重吸收HCO$_3^-$增加
  C. 泌H$^+$、泌NH$_3$增加，重吸收HCO$_3^-$减少
  D. 泌H$^+$、泌NH$_3$减少，重吸收HCO$_3^-$增加
  E. 泌H$^+$、泌NH$_3$不变，重吸收HCO$_3^-$增加

15. 治疗代谢性酸中毒的首选药物是
  A. 碳酸氢钠　　　　　　　　　　　　B. 乳酸钠
  C. 三羟甲基氨基甲烷　　　　　　　　D. 枸橼酸钠
  E. 葡萄糖酸钠

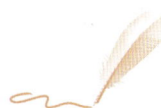

16. 下述哪项原因不易引起呼吸性酸中毒
    A. 呼吸性中枢抑制        B. 气道阻塞
    C. 肺泡通气量减少        D. 肺泡气体弥散障碍
    E. 吸入气中 $CO_2$ 浓度过高

17. 慢性呼吸性酸中毒时，下述哪项不能发挥代偿作用
    A. 血浆蛋白缓冲系统        B. 肾
    C. 细胞内外离子交换        D. 肺
    E. 血红蛋白缓冲系统

【X 型题】

18. 哪些不是急性呼吸性酸中毒时机体的主要代偿机制
    A. 增加肺泡通气量        B. 细胞内外离子交换和细胞内缓冲
    C. 肾小管泌 $H^+$、泌 $NH_3$ 增加        D. 血浆碳酸氢盐缓冲系统进行缓冲
    E. 肾重吸收 $HCO_3^-$ 减少

19. 单纯型代谢性酸中毒时可能出现哪些变化
    A. pH 降低        B. $PaCO_2$ 升高
    C. SB 降低        D. BB 降低
    E. BE 为负值

## 二、思考题

慢性支气管炎、肺气肿患者，近日因受凉后肺部感染而入院。化验检查结果：血 pH 7.32，$PaCO_2$ 70 mmHg，SB 36 mmol/L。请分析其酸碱平衡紊乱的类型并说明诊断的依据。

（吴晓岚）

# 第十二章　心血管系统疾病

**学习目标**

1. **掌握** 动脉粥样硬化的概念及基本病理变化；冠状动脉粥样硬化的病理变化；高血压的病变分期及病理变化；风湿病的基本病理变化，风湿性心内膜炎的病理变化；感染性心内膜炎的概念；心肌炎的概念；心功能不全和心力衰竭的概念；心功能不全时机体的代偿及代谢变化。

2. **熟悉** 动脉粥样硬化的病因及发病机制；高血压的病因及发病机制；心功能不全的病因、诱因及发病机制。

3. **了解** 风湿病的病因及发病机制；感染性心内膜炎的病理与临床联系；心肌炎的病理变化；心功能不全的防治护理原则。

4. 具备认知和观察动脉粥样硬化、高血压性心脏病、风湿性心脏病的大体及显微镜下结构特点的能力；能运用心功能不全的相关知识判断患者的临床分期及预后。

5. 具有正确应用心血管系统疾病病理知识指导防治和护理心血管系统疾病患者的能力和意识。

心血管系统疾病，尤其是高血压、动脉粥样硬化、心功能不全等严重危害人类健康和生命安全。本章主要介绍常见而重要的心血管系统疾病。

## 第一节　动脉粥样硬化

动脉粥样硬化（AS）是一种与血脂代谢障碍及血管壁成分改变有关的动脉疾病。主要累及大、中动脉，以动脉内膜脂质沉积、内膜灶状纤维化、粥样斑块形成为基本特征，导致动脉管壁增厚、变硬、弹性下降、管腔狭窄，并引起一系列继发性病变，尤其是病变累及心脑血管时引起的缺血性改变危害大。本病在心血管系统疾病中最常见，严重危害人类健康。多见于40岁以上中老年人，男性发病比女性多见，且病情重于女性。近年，我国动脉粥样硬化的发病率有明显上升趋势。

动脉粥样硬化是动脉硬化的一种类型，动脉硬化泛指一组以动脉管壁增厚、变硬和弹性减退为特征的疾病，包括动脉粥样硬化、细动脉硬化和动脉中层钙化三种类型。

### 一、病因和发病机制

#### （一）病因

动脉粥样硬化的病因尚不明确，下列因素被视为危险因素。

**1. 高脂血症** 动脉粥样硬化最主要的发病因素，指血浆中总胆固醇（TC）和（或）三酰甘油（TG）水平的异常增高。血浆中的脂质多以脂蛋白形式存在，根据密度不同可分为乳糜微粒（CM）、极低密度脂蛋白（VLDL）、低密度脂蛋白（LDL）和高密度脂蛋白（HDL）。流行病学研究证明，大多数动脉粥样硬化患者血浆中胆固醇水平比正常人高，而动脉粥样硬化的严重程度及死亡率随血浆胆固醇水平的升高而增高。特别是血浆LDL和VLDL水平的持续升高和HDL水平的降低，与动脉粥样硬化的发病率呈正相关。

目前认为，沉积在血管壁中的LDL被氧化修饰后形成的氧化LDL (ox-LDL)，是导致血管内皮细胞和平滑肌细胞损伤的最主要因子，能促进粥样斑块的形成。ox-LDL不能被正常的LDL受体识别，而被巨噬细胞的清道夫受体识别，并被快速摄取，导致巨噬细胞形成泡沫细胞。与之相反，HDL可通过胆固醇逆向转运机制，将胆固醇转运至肝脏代谢并排出体外，以清除动脉壁的胆固醇，防止动脉粥样硬化的发生。此外，HDL具有抗氧化作用，防止LDL氧化，并通过竞争性抑制LDL与内皮细胞受体的结合而减少其摄取。因此，LDL和VLDL是判断动脉粥样硬化的最佳指标，而HDL具有很强的抗动脉粥样硬化的作用。

2. **高血压**　与动脉粥样硬化互为因果，相互促进。高血压时，血流对血管壁的机械压力大、冲击作用强，可引起血管内皮细胞的损伤和功能障碍，使内膜对脂质的通透性增加，脂质易于沉积在内膜下，从而引起血小板和单核细胞黏附聚集、中膜平滑肌细胞迁入内膜等变化，均可促进动脉粥样硬化的发生和发展。

3. **吸烟**　流行病学研究表明，吸烟是动脉粥样硬化的危险因素之一，是心肌梗死主要的、独立的危险因子。大量吸烟可使血浆中LDL易于氧化，ox-LDL可促进血液单核细胞迁入内膜并转化为泡沫细胞，具有更强的致动脉粥样硬化的作用。大量吸烟可致血中一氧化碳浓度升高，从而造成血管内皮细胞缺氧性损伤，利于脂质渗入，并刺激血管内皮细胞释放生长因子，促使中膜平滑肌细胞向内膜迁入和增生，参与动脉粥样硬化的发生。烟内含有一种糖蛋白，可激活凝血因子Ⅻ及某些致突变物质，后者可引起血管壁平滑肌细胞增生，以促进动脉粥样硬化发生。

4. **致继发性高脂血症的疾病**　①糖尿病患者血中三酰甘油及VLDL水平明显升高，而HDL水平较低，并且高血糖可导致LDL氧化，促进血液单核细胞迁入内膜并转变为泡沫细胞。②高胰岛素血症可促进动脉壁平滑肌增生，并且与血浆中HDL的含量呈正相关。③甲状腺功能减退症和肾病综合征都可引起高胆固醇血症，使血浆LDL显著增高。

5. **遗传因素**　冠状动脉粥样硬化性心脏病的家族聚集现象，提示遗传因素是动脉粥样硬化的危险因素。LDL受体的基因突变及功能缺陷，导致血浆中LDL水平极度升高，可引起家族性高胆固醇血症，低龄即可发病。

6. **其他因素**　动脉粥样硬化的检出率和病变程度随年龄的增长而增加。女性在绝经前，血浆中HDL水平高于男性，LDL水平低于男性，动脉粥样硬化和冠心病的发病率低于同龄男性，但绝经后，两性间发病率无差异，这可能与雌激素改善血管内皮功能、降低血浆胆固醇水平有关。此外，肥胖或体重超重、某些病毒感染都可能促进动脉粥样硬化的发生。

> ➕ **临床应用提示**
>
> 为预防动脉粥样硬化，在生活中有哪些注意事项？

**（二）发病机制**

动脉粥样硬化的发病机制非常复杂，学说颇多，但均不能单独而全面地解释动脉粥样硬化的发生与发展。目前一般倾向于以下学说。

**1. 损伤应答学说** 各种原因（吸烟、机械性、LDL、高胆固醇血症等）引起血管内皮细胞损伤，损伤的内皮细胞分泌生长因子，如血小板源性生长因子、转化生长因子β等，能吸引单核细胞聚集、黏附于内皮，并迁入内皮下间隙，且不断地吞噬内膜中已发生氧化的脂质，形成单核细胞源性泡沫细胞。

**2. 脂质渗入学说** 各种机制导致的血脂异常是动脉粥样硬化发病的始动环节。该学说认为动脉粥样硬化的发生是血浆中含量高的脂质沉积在动脉内膜并刺激结缔组织增生的结果。因高脂血症引起的内皮细胞损伤和内皮细胞通透性增加，使血液中的脂质易于沉积在内膜，引起巨噬细胞的清除反应和中膜平滑肌细胞增生，从而形成粥样斑块。

**3. 单核-巨噬细胞作用学说** 单核细胞的黏附被认为是动脉粥样硬化的早期病变。在动脉粥样硬化的发病中，单核-巨噬细胞主要具有以下作用。①吞噬作用：动脉粥样硬化早期病变的脂纹，是由内皮下大量吞噬胆固醇的泡沫细胞聚集而成的。早期的泡沫细胞多来源于血中的单核细胞，后者进入内皮转变为巨噬细胞，摄入大量胆固醇，成为泡沫细胞。②促进增殖作用：被激活的巨噬细胞可以释放多种生长因子和细胞因子，促进中膜平滑肌细胞的迁移和增生。③参与炎症和免疫过程：在动脉粥样硬化病变中，常可见T淋巴细胞浸润，T淋巴细胞可能与粥样斑块生长中的自身免疫反应有关。

## 二、基本病理变化

动脉粥样硬化主要累及大动脉（主动脉）和中动脉（冠状动脉、大脑中动脉、肾动脉等），多发生于动脉分叉、分支开口、血管弯曲凸面等部位。动脉粥样硬化的基本病变是在动脉内膜形成粥样斑块，根据粥样斑块形成过程可分为以下几个阶段。

### （一）脂纹脂斑

脂纹脂斑是动脉粥样硬化肉眼可见的最早期病变。肉眼观，在动脉内膜表面可见宽1～2mm、长短不等的淡黄色条纹（脂纹）或帽针头大小的淡黄色斑点（脂斑），平坦或微隆起于内膜表面，尤其多见于血管分支开口处。镜下观，脂纹脂斑处血管内膜下可见大量充满脂质的泡沫细胞聚集，泡沫细胞来源于巨噬细胞和平滑肌细胞，体积大，圆形或椭圆形，胞质中含有大小不一的脂质空泡（图12-1），苏丹Ⅲ染色呈橘黄色。该病变最早可见于儿童期，但并非都发展为纤维斑块，是一种可逆性病变，病因消除后脂纹脂斑可自行消退。

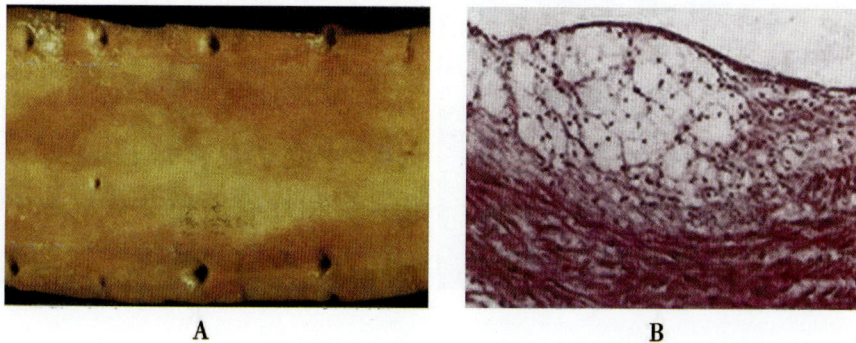

图 12-1 动脉粥样硬化（脂纹脂斑）

### （二）纤维斑块

随病变进一步发展，脂质沉积增多，引起病灶周围的纤维组织增生，形成隆起于内膜表面的斑块。肉眼观，动脉内膜表面散在不规则隆起的斑块，初为浅黄色或灰黄色，后随斑块表层胶原纤维增多和玻璃样变性而转为瓷白色，呈蜡滴状（图12-2）。镜下观，典型病变主要由三个区组成：①纤维帽，由病灶表层密集的胶原纤维、散在的平滑肌细胞及巨噬细胞、少量弹力纤维和蛋白聚糖构成。②脂质区，由纤维帽下方数量不等的泡沫细胞、细胞外脂质及坏死组织碎片构成，该区较小或不明显。③基底部，由增生的平滑肌细胞、结缔组织和炎症细胞构成。

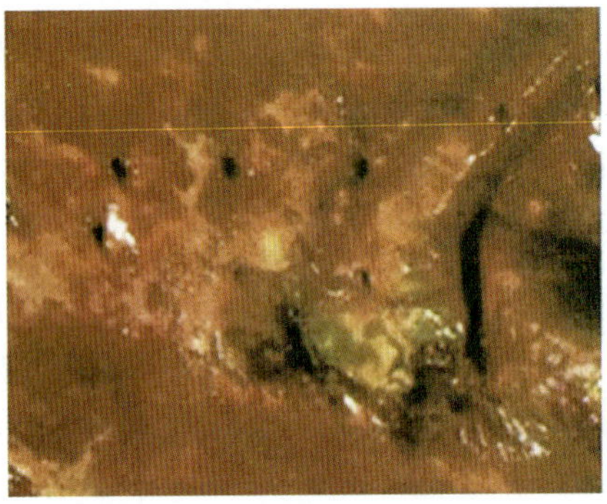

A 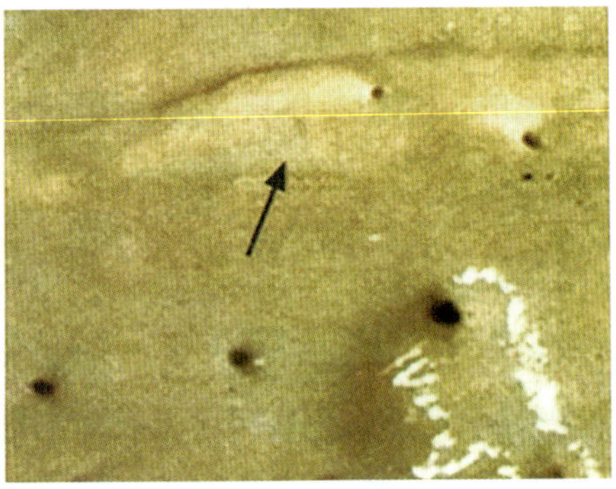                                    B

图 12-2　动脉粥样硬化（纤维斑块）

### （三）粥样斑块

纤维斑块继续发展，斑块深层的组织缺血坏死，坏死物与脂质混合形成粥样斑块，又称为粥瘤。肉眼观，动脉内膜表面可见明显隆起的灰黄色斑块，向深部压迫中膜，致中膜变薄，切面可见纤维帽下方有大量黄色粥糜样物质。镜下观，斑块表层由增生的纤维组织继发玻璃样变性构成纤维帽，纤维帽深部为大量红染不定型的坏死崩解产物，其中可见大量细胞外脂质、胆固醇结晶（苏木素－伊红染色切片中呈针形或梭形空隙）和钙盐沉积。斑块底部和边缘可见肉芽组织增生，浸润少量泡沫细胞和淋巴细胞。中膜因斑块压迫、平滑肌萎缩、弹性纤维破坏而变薄。外膜可见新生的毛细血管、增生的结缔组织及浸润的淋巴细胞和浆细胞（图12-3）。

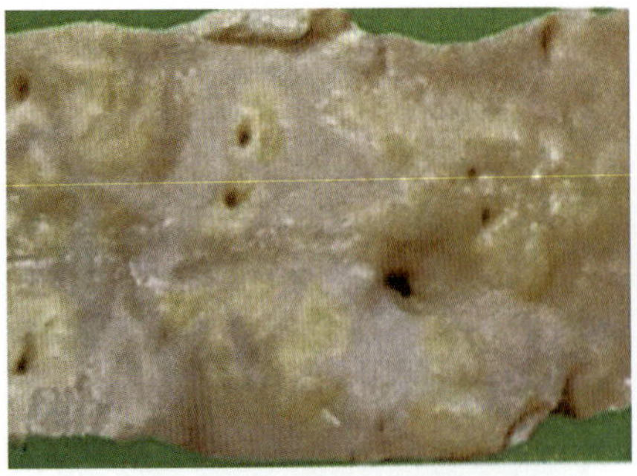

A 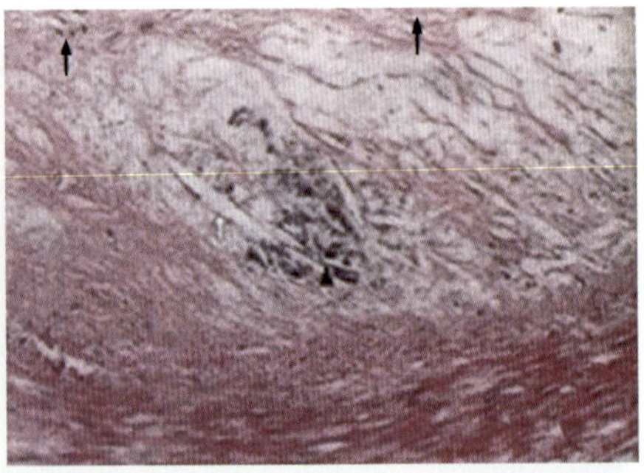                                    B

图 12-3　动脉粥样硬化（粥样斑块）

### （四）继发性改变

是指在纤维斑块和粥样斑块的基础上继发的病变。

1. **斑块内出血**　粥样斑块底部及边缘新生的毛细血管破裂出血，形成斑块内血肿，使斑块体积迅速增大，隆起入管腔，使血管腔狭窄，甚至完全闭塞，导致该器官的供血急性中断，因缺血而继发梗死。

2. **斑块破裂**　斑块表层纤维帽破裂，深部粥糜样物质自破裂口进入血流，成为胆固醇栓子，造成栓塞，血管壁遗留粥瘤样溃疡，易致血栓形成。

3. **血栓形成**　斑块破裂形成粥瘤样溃疡，使动脉壁胶原纤维暴露，可促进血栓形成，使病变动脉更加狭窄甚至阻塞血管腔，导致相应部位血供不足甚至梗死。

4. **钙化**　多见于陈旧的病灶内。钙盐沉着于纤维帽和粥瘤灶内，致血管壁变硬、变脆，易破裂。

5. **动脉瘤形成**　严重粥样斑块底部的中膜平滑肌可发生不同程度的萎缩变薄、弹性下降，在血管内压力的作用下，动脉壁发生局限性扩张，形成动脉瘤（图12-4），动脉瘤破裂可致大出血。此外，血液还可从粥瘤样溃疡处侵入大动脉中膜，或中膜内血管破裂出血，导致中膜撕裂而形成夹层动脉瘤。

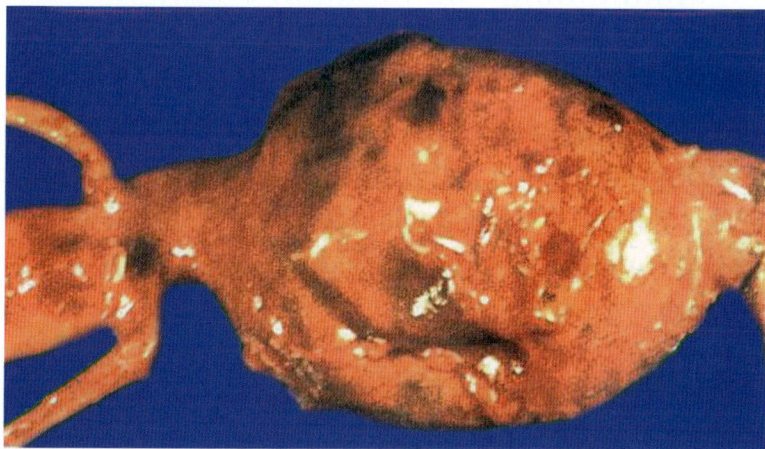

图 12-4　腹主动脉瘤

6. **血管腔狭窄**　弹力肌层动脉可因粥样斑块形成而导致管腔狭窄，引起所供血区的血量减少，致相应器官发生缺血性病变。

> **考点提示**
> 动脉粥样硬化的病理分期，每期的基本病理变化特点及继发性改变。

## 三、冠状动脉粥样硬化

冠状动脉粥样硬化是动脉粥样硬化中对人类威胁最大的疾病，最常累及左冠状动脉前降支，其次为右冠状动脉主干、冠状动脉左旋支及左主干。冠状动脉粥样硬化的病变多呈节段性，粥样斑块位于血管的心壁侧，血管横切面可见斑块呈新月形，导致管腔呈不同程度的偏心性狭窄。根据粥样斑块引起管腔狭窄的程度，可将冠状动脉粥样硬化分为四级，即Ⅰ级，≤25%；Ⅱ级，

> **考点提示**
> 冠状动脉粥样硬化最常累及左冠状动脉前降支。

26%～50%；Ⅲ级，51%～75%；Ⅳ级，>76%。若发生冠状动脉痉挛或粥样斑块破裂、血栓形成等继发改变，可导致原有的管腔狭窄程度加剧，甚至完全阻塞，引起心肌缺血及相应的心脏病变，如心绞痛、心肌梗死等，亦可成为心源性猝死的病因。

➕ 临床应用提示

临床采用介入治疗方法治疗冠状动脉粥样硬化性心脏病的机制是什么？

### 知识拓展

冠状动脉粥样硬化性心脏病是指冠状动脉粥样硬化引起的缺血性心脏病，简称冠心病，表现为心绞痛、心肌梗死、心肌纤维化和冠状动脉性猝死等。心绞痛是冠状动脉供血不足和（或）心肌耗氧量骤增使心肌短暂缺血、缺氧所引起的临床综合征，临床常表现为胸骨后或心前区阵发性压榨感或紧缩性疼痛，常放射至左肩、左臂，持续数分钟，经休息或药物治疗可缓解。心肌梗死是指冠状动脉供血不足引起的心肌缺血性坏死，常见于左心室前壁、心尖部及室间隔前 2/3。心肌纤维化是指因冠状动脉粥样硬化引起心肌慢性缺血缺氧，出现萎缩、变性、坏死，纤维组织增生，临床表现为心律失常和心力衰竭等。

### 四、主动脉粥样硬化

主动脉粥样硬化最常累及主动脉后壁及其分支开口处，其中腹主动脉病变最严重，其次为胸主动脉、主动脉弓和升主动脉。主动脉管腔大，虽有严重粥样硬化，但一般不阻塞血流，临床症状并不明显。但病变严重者，可继发斑块破裂、粥糜样溃疡、血栓形成，因中膜平滑肌萎缩和弹力板断裂，致使局部管壁变薄弱，在血压作用下，薄弱处向外膨出，形成主动脉瘤，若破裂可发生致死性大出血。

### 五、脑动脉粥样硬化

脑动脉粥样硬化最常累及基底动脉、大脑中动脉和Willis环。病变动脉呈不同程度的管腔狭窄，并可继发斑块内出血、溃疡及血栓形成，以加重管腔狭窄甚至管腔闭塞。患者脑组织因长期缺血而发生萎缩。临床上，患者记忆力和智力减退，甚至痴呆。急性供血中断可致脑梗死。另外，脑动脉粥样硬化病灶还可形成小动脉瘤，当血压骤升时破裂，引起致命性脑出血。

### 六、肾动脉粥样硬化

肾动脉粥样硬化最常累及肾动脉开口处及主干近侧端，也可累及弓形动脉和叶间动脉。可引起肾实质萎缩和间质纤维组织增生、肾血管性高血压及肾梗死。肾梗死灶机化后形成较大凹陷瘢痕，使肾脏缩小，称为动脉粥样硬化性固缩肾。

# 第二节　高血压病

**案例导入**

患者，男，52岁，公务员。3年前出现头痛、头晕，健忘等症状，到医院治疗，测得血压154/96mmHg，服用降压药一段时间后，自觉上述症状缓解，后未坚持服药。1天前出现剧烈头痛、视物模糊，呕吐及右侧面神经麻痹及左侧上、下肢瘫痪，急性病容，测血压160/100mmHg，双下肢水肿，颈静脉怒张、尿蛋白阳性，紧急入院。

**请问：**

1. 患者可能发生了什么疾病？

2. 为什么患者会有这些临床表现？

3. 作为护士，应该建议患者怎样用药？

高血压是以体循环动脉血压持续升高为主要表现的临床综合征，成年人收缩压≥140mmHg和（或）舒张压≥90mmHg可诊断为高血压。中国高血压基层管理指南（2014年修订版）高血压水平定义和分级如下，见表12-1。

表 12-1　中国高血压基层管理指南（2014 年修订版）高血压水平定义和分级

| | 收缩压（mmHg） | 舒张压（mmHg） |
| --- | --- | --- |
| 高血压 | 收缩压≥140 | 或舒张压≥90 |
| 一级高血压（轻度） | 收缩压140～159 | 或舒张压90～99 |
| 二级高血压（中度） | 收缩压160～179 | 或舒张压100～109 |
| 三级高血压（重度） | 收缩压≥180 | 或舒张压≥110 |

高血压可分为原发性高血压和继发性高血压两类。

原发性高血压是一种原因未明的、以体循环动脉血压持续升高为主要表现的独立性全身性疾病，又称为高血压病。该型占高血压的90%～95%，是人类最常见的心血管疾病之一。多见于中、老年人，无明显性别差异，病程较长，症状显隐不定，是以全身细小动脉硬化为基本病变的全身性疾病，常引起心、脑、肾和眼底病变，并出现相应的临床症状。本节主要叙述高血压病。

继发性高血压继发于机体某种疾病，高血压仅为其体征之一，由于原发疾病明确，故又称症状性高血压。该型占高血压的5%～10%，常见原发病有慢性肾小球肾炎、肾盂肾炎和肾动脉狭窄所引起的肾性高血压，肾上腺肿瘤或嗜铬细胞瘤所引起的内分泌性高血压等，病变特点将在相应疾病章节中介绍。

**⊕ 临床应用提示**

为什么不能在运动后或情绪激动的情况下测量血压？

**📚 考点提示**

高血压的概念及诊断标准。

## 一、病因和发病机制

高血压病的病因和发病机制复杂，尚未完全阐明，一般认为是彼此之间相互影响的多种因素综合作用的结果。

**1. 病因**

（1）遗传因素　高血压病患者有明显的家族集聚性，约75%的患者具有遗传素质。近年研究发现，高血压病的发病与某些基因的变异、突变或遗传缺陷有密切关系。目前认为，高血压病是一种受多基因遗传影响，在多种后天性因素相互作用下正常的血压调节机制失调而引起的疾病。

（2）膳食因素　钠盐摄入过多可引起高血压病。日均摄盐量高的人群，高血压病的患病率普遍高于日均摄盐量低的人群，降低日均摄盐量或用药物增加 $Na^+$ 的排泄，均可改善高血压病的病情。WHO建议每人每日摄盐量应控制在5g以下，可起到预防高血压病的作用。同时，$K^+$ 摄入减少，可使 $Na^+/K^+$ 比例升高，促进高血压病的发生，说明钾摄入量与血压升高呈负相关。此外，$Ca^{2+}$ 摄入不足，也易导致高血压病，高钙饮食可降低高血压的发病率。

（3）社会心理因素　某些不良的社会心理因素，如精神高度紧张、焦虑、失眠或长期从事精神处于紧张状态的职业，可引起高血压病患病率升高。这些应激因素可引起大脑皮质功能紊乱，皮质下血管舒缩中枢功能失调，导致血管收缩占优势，使外周阻力增加，血压升高。

（4）神经内分泌因素　一般认为，交感神经兴奋性增强是高血压病发病的重要神经因素。交感神经节后有缩血管神经纤维和舒血管神经纤维，当缩血管神经纤维活性升高，释放大量的缩血管神经递质（如去甲肾上腺素、神经肽Y等），而舒血管神经纤维活性下降，舒血管神经递质（如降钙素基因相关肽、P物质等）释放减少，可引起外周血管阻力增大，血压升高。

（5）其他因素　肥胖、大量吸烟、饮酒、年龄增长和缺乏体力活动等，也是血压升高的重要危险因素。尤其是肥胖，据统计，肥胖或超重儿童高血压的患病率是正常体重儿童的 2～3 倍，高血压患者中，约1/3有不同程度的肥胖。

> **知识链接**
>
> 肥胖是高血压的重要诱因。据流行病学调查显示，血压随体重、体重指数、皮下脂肪厚度或体脂的增加而升高，尤其是缺少其他因素影响的年轻人，肥胖与高血压的关系是非常明确的。对我国儿童和青少年的研究也表明，体重和血压的关系在儿童和青年期就已存在，肥胖儿童时常出现血压波动，随着年龄与体重的增加，高血压危险性进行性增加，体重下降常伴血压下降。肥胖和高血压均有家族聚集性，对高血压易感者，肥胖促进血压升高。此外，高血压还与肥胖者脂肪的分布有很大的关系，中心性肥胖者高血压患病率最高。

**2. 发病机制**　有关高血压病发病机制的学说较多，各有侧重，主要涉及以下环节。

（1）各种机制引起的 $Na^+$ 潴留　因体内 $Na^+$ 过多，引起水潴留，可使细胞外液量增加，血容量增多，导致血压上升。盐摄入过多引起血压升高，即是通过钠、水潴留的途径引起的。肾素–血管紧张素系统基因缺陷、上皮细胞 $Na^+$ 通道蛋白单基因突变等，均可引起肾性钠、水潴留，使血压升高。另外，由于血管平滑肌细胞内 $Na^+$、$Ca^{2+}$

> **➕ 临床应用提示**
>
> 高血压病患者为什么要限制盐的摄入？

的浓度增高，动脉壁平滑肌细胞过度收缩，引起外周阻力增加，左心室压力负荷增大，导致血压升高。

（2）功能性细小动脉收缩　缩血管物质，如肾素、内皮素、儿茶酚胺等释放增多，可引起外周细小动脉口径缩小，使外周阻力增加，血压升高。如交感神经兴奋的缩血管作用，引起肾缺血，刺激肾小球球旁细胞分泌肾素，肾素可使血液中的血管紧张素原转变为血管紧张素Ⅰ，再经血管紧张素活化酶的激活作用，形成血管紧张素Ⅱ，可直接引起细小动脉强烈收缩，导致血压升高。同时，血管紧张素Ⅱ还能刺激醛固酮的分泌，引起钠、水潴留，血容量增加，血压升高。交感神经兴奋还可分泌大量的去甲肾上腺素，与细小动脉平滑肌受体结合，引起细小动脉收缩或痉挛，使血压升高。

（3）细小动脉结构异常　由于血管壁平滑肌细胞反应性增高，血管痉挛收缩，细小动脉壁中膜平滑肌细胞增生、肥大，使血管壁增厚、管腔缩小，外周血管阻力增大，血压升高。此外，血液中血管紧张素Ⅱ水平升高，可引起血管平滑肌增生、肥大和基质沉积，导致血管壁增厚，血压上升。

> **考点提示**
> 高血压病主要累及全身细小动脉。

## 二、类型和病理变化

高血压可分为良性高血压病和恶性高血压病两种类型。

### （一）良性高血压病

良性高血压病又称缓进型高血压病，占高血压病的95%以上，多见于中老年人。该病起病隐匿，病程长，进展缓慢，最终常死于心、脑病变。病变发展过程分三期。

1. **功能紊乱期**　病变早期阶段。基本变化为全身细小动脉间歇性收缩、痉挛，导致血压上升，痉挛缓解后血压可恢复正常。血管舒缩功能障碍，但心、脑、肾、眼底等器官无器质性病变。患者血压升高，但处于波动状态，可伴有头晕、头痛，经适当休息，血压可恢复正常。

2. **动脉病变期**　此期全身细小动脉硬化，患者血压进一步升高，并持续在较高水平，失去波动性。心电图可提示左心室轻度肥大，尿中可有少许蛋白，常需降压药才能降低血压。

（1）细动脉硬化是高血压病的主要病变特征，表现为细动脉壁玻璃样变，可累及全身细动脉，最易累及肾小球入球动脉和视网膜中央动脉，且对高血压病具有诊断意义。

（2）小动脉硬化因小动脉长期处于高压状态，血浆蛋白渗入其内膜下，内膜胶原纤维及弹性纤维增生，内弹分裂。中膜平滑肌细胞增生、肥大，伴不同程度地胶原纤维和弹力纤维增生，导致小动脉管壁增厚，管腔狭窄。

（3）大动脉可伴发粥样硬化。

3. **内脏病变期**　为高血压病的晚期阶段，多数内脏器官受累，尤以心、肾、脑和视网膜最严重。

（1）心脏病变　主要为左心室肥大。因外周阻力增大，血压持续升高，压力负荷增加，左心室发生代偿性肥大。肉眼观，心脏肥大，重量增加，可达400g以上，左心室壁增厚，可达1.5～2cm，乳头肌和肉柱明显增粗变圆。镜下观，心肌细胞变粗、变长。病变早期，心肌肥大，但心腔不扩张，称为向心性肥大（图12-5）；随病变继续进展，肥大的心肌细胞与间质毛细血管供血不相适应，心肌细胞供血不足，收缩力降低，左心室功能失代偿，心腔逐渐扩张，称为离心性肥大，严重时可引起心力衰竭。由高血压病引起的心脏病变，又称为高血压性心脏病。

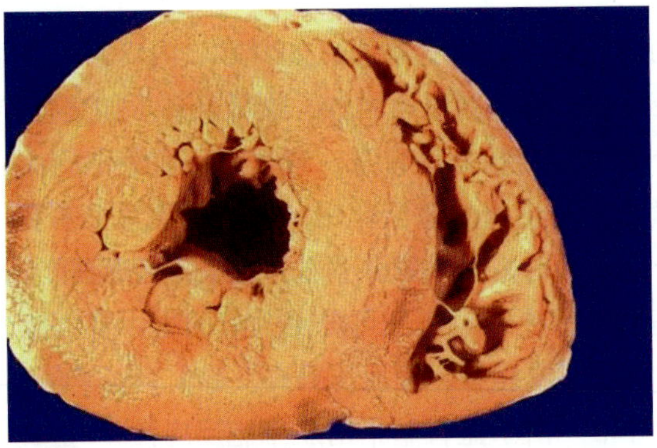

图 12-5　高血压性心脏病左心室肥大

（2）肾病变　高血压病晚期，形成原发性颗粒性固缩肾。肉眼观，双侧肾脏对称性体积缩小，重量减轻，质地变硬，肾表面呈均匀弥漫的细颗粒状，称为原发性颗粒性固缩肾。镜下观，肾小球入球小动脉玻璃样变性及肌型小动脉硬化，血管壁增厚，管腔缩窄，病变严重的肾小球因缺血而发生纤维化和玻璃样变性，所属肾小管则因缺血及功能失用而萎缩、消失，间质伴有结缔组织增生和淋巴细胞浸润。纤维化的肾小球和增生的纤维结缔组织收缩，使肾脏表面凹陷；健存的肾小球代偿性肥大，所属肾小管代偿性扩张，突出于肾表面，形成肉眼可见的细小颗粒。随着纤维化、硬化的肾单位越来越多，肾小球滤过率降低，患者可出现多尿、夜尿、管型尿、低比重尿，最后可出现氮质血症，甚至尿毒症。

（3）脑病变　高血压病时，脑细小动脉痉挛和硬化，导致局部脑组织缺血，毛细血管通透性增加，可出现一系列病变。①脑水肿：由于脑内细小动脉痉挛和硬化，局部脑组织缺血、缺氧，毛细血管通透性增加，引起脑水肿，患者出现头晕、头痛、视物模糊、呕吐及视力障碍等，临床上称为高血压脑病。如血压急剧升高，可引起急性脑水肿和颅内高压，患者出现剧烈头痛、呕吐、抽搐、意识障碍，甚至昏迷，临床上称为高血压危象。②脑软化：由于脑的细小动脉硬化和痉挛，导致其供血区脑组织缺血、梗死，称为脑软化，患者出现偏瘫、失语等表现。肉眼可见脑软化灶数量多，体积小，称微梗死灶。③脑出血：俗称中风，是高血压最严重且致命的并发症。脑出血多为大出血，常发生于基底节、内囊，其次为大脑白质、脑桥和小脑，尤以基底节的豆状核区域最多见。引起脑出血的原因为：脑细小动脉变硬、变窄、变脆，使局部脑组织缺血缺氧，血管壁通透性增高，加之血管内压力增大，引起漏出性出血或细小动脉壁破裂性出血；此外，脑细小动脉血管壁变硬、变脆，弹性下降，局部可膨出形成微小动脉瘤，当血压剧烈波动，可引起微小动脉瘤破裂而出血；供应基底节区域的豆纹动脉从大脑中动脉呈直角分出，当受到大脑中动脉压力较高的血流直接冲击时，易使已有病变的豆纹动脉破裂出血。临床表现常因出血部位和出血量大小不同而异。患者常表现为突然昏迷、呼吸加深、脉搏加快、肢体弛缓、腱反射消失、大小便失禁，甚至死亡。内囊出血可引起对侧肢体偏瘫及感觉消失；出血破入侧脑室时，患者发生昏迷，常导致死亡；脑桥出血可引起同侧面神经麻痹及对侧上下肢瘫痪；脑出血可因血肿占位及脑水肿，引起颅内高压，并导致脑疝。

➕临床应用提示

临床上，高血压病患者最应该警惕的并发症是什么？

（4）视网膜病变　视网膜中央动脉发生细小动脉硬化。高血压眼底改变包括血管和视网膜病变。眼底检查可见血管迂曲、颜色苍白、反光增强，呈银丝样改变，动-静脉交叉处静脉受压（图12-6）。严重者出现视神经盘水肿、视网膜出血、视力减退等。眼底检查对高血压病的诊断有重要意义。

**➕临床应用提示**

临床上，眼底检查对高血压病的诊断及分期有什么重要意义？

**📖考点提示**

良性高血压病的病理分期，内脏病变期心、肾、脑和视网膜的病理变化特点。

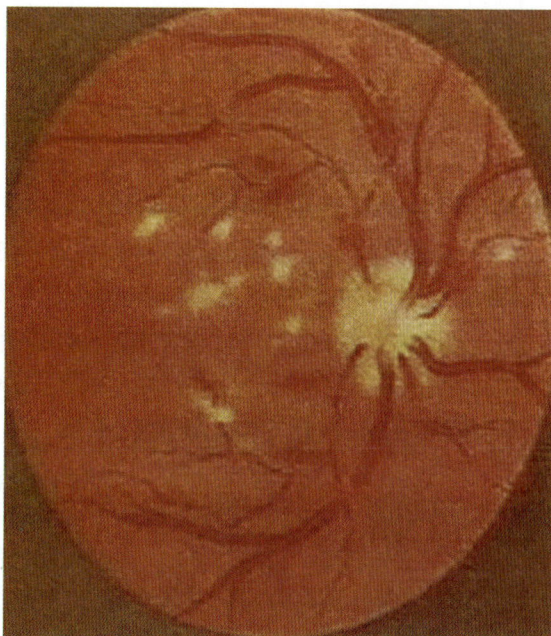

图 12-6　高血压病眼底血管病变

### （二）恶性高血压

恶性高血压病又称急进型高血压病，约占高血压病的5%，多见于青壮年。该型多为原发，部分可继发于良性高血压病。起病急，病情进展迅速，血压显著升高，常超过230/130mmHg，预后差。恶性高血压病的特征性病变为增生性小动脉硬化和坏死性细动脉炎。坏死性细动脉炎主要累及动脉内膜和中膜，管壁发生纤维素样坏死。病变主要累及肾、脑，引起缺血性坏死和出血，患者大多死于尿毒症、脑出血或心力衰竭。

# 第三节　风湿病

风湿病是一种与A组乙型溶血性链球菌感染有关的超敏反应性疾病。病变主要侵犯全身结缔组织，最常累及心脏和关节，其次为皮肤、血管、浆膜和脑等，呈急性或慢性结缔组织炎症，以形成具有诊断意义的风湿小体为其病理特征。急性期称为风湿热，临床上，除有心脏和关节的症状体征外，常伴有发热、皮肤环形红斑、皮下结节、小舞蹈病等症状和体征，血液检查可见抗链球菌溶血素"O"抗体滴度增高、白细胞增多、血沉加快。

本病男女发病率无差异，可发生于任何年龄，但以儿童多见，6～9岁为发病高峰。我国东北、西北和华北等寒冷地区发病率较高，以秋冬春季多发。

扫码"学一学"

## 一、病因和发病机制

风湿病的发生认为与咽喉部A组乙型溶血性链球菌感染有关。其根据为：①发病前2～3周患者常有咽峡炎、扁桃体炎等上呼吸道链球菌感染史。②发病时，95%以上患者血液中抗链球菌溶血素"O"抗体滴度增高。③与链球菌感染的好发地区、季节一致。④使用抗生素防治链球菌感染后，本病的发生率和复发率明显减少。

但本病并非由A组乙型溶血性链球菌直接导致，因为：①风湿病为超敏反应性炎症，而链球菌感染引起的是化脓性炎症。②风湿病发病不在链球菌感染当时，而是2～3周后。③风湿病典型病变多见于心、关节、脑和皮肤等，而不在链球菌感染灶。④典型病变区从未培养出链球菌。

风湿病的发病机制仍然不十分清楚，目前多倾向于抗原-抗体交叉反应学说。该学说认为，链球菌与结缔组织成分之间存在交叉免疫反应，如链球菌细胞壁的C抗原（糖蛋白）引起的抗体可与结缔组织（如心脏瓣膜及关节等）的糖蛋白发生交叉反应；同时，链球菌壁的M蛋白与存在于心脏、关节及其他组织中的糖蛋白亦发生交叉反应，导致组织损伤。

## 二、基本病变

风湿病病变主要累及全身结缔组织，根据病变发展过程大致可分为三期。

1. **变质渗出期** 在心脏、浆膜、皮肤、关节等病变部位的结缔组织出现黏液样变性、纤维素样坏死，并伴有浆液或浆液纤维素性渗出，可见少量淋巴细胞、浆细胞浸润。此期持续约1个月。

2. **增生期或肉芽肿期** 此期病变以增生为主，形成具有特征性病变的风湿性肉芽肿，称为风湿小体或阿少夫小体（Aschoff body），具有病理诊断意义。风湿小体多位于心肌间质、心内膜下和皮下结缔组织中，其中央为纤维素样坏死，周围出现大量风湿细胞和少量淋巴细胞、浆细胞及成纤维细胞，形成圆形或椭圆形结节状病灶（图12-7）。风湿细胞又称为阿少夫细胞（Aschoff cell），是在纤维素样坏死的基础上，是大量巨噬细胞增生、聚集、吞噬坏死物质后形成的。风湿细胞呈圆形，体积较大，胞质丰富，嗜碱性，核大，圆形或椭圆形，核膜清晰，染色质集中位于中央，细胞核的横切面似枭眼状，纵切面似毛虫状。此期持续2～3个月。

3. **瘢痕期或愈合期** 风湿小体内的纤维素样坏死物被逐渐溶解吸收，风湿细胞转变为成纤维细胞，合成胶原纤维，并演变为纤维细胞，使风湿小体纤维化，最终形成梭形小瘢痕。此期持续2～3个月。

上述整个病程4～6个月。因风湿病反复发作，受累组织和器官中可出现新旧病变并存。病变若持续反复进展，可致组织、器官纤维化，瘢痕形成，甚至器官功能障碍。

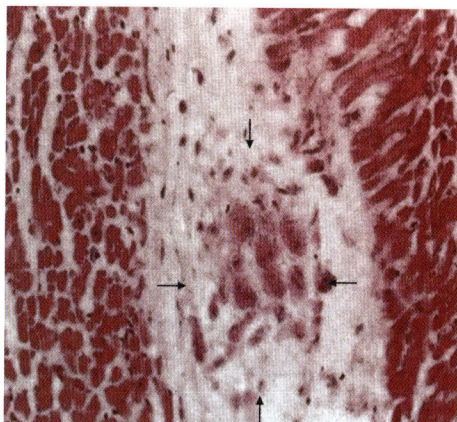

图 12-7　风湿小体

### 三、风湿性心脏病

风湿病常累及心内膜、心肌和心外膜，分别称为风湿性心内膜炎、风湿性心肌炎和风湿性心外膜炎，若病变累及心脏全层，则称为风湿性全心炎或风湿性心脏炎。

1. 风湿性心内膜炎是风湿病最重要的病变，主要累及心瓣膜和瓣膜周围的心内膜及腱索，引起瓣膜炎、瓣膜变形和功能障碍。瓣膜病变最常累及二尖瓣，其次为二尖瓣和主动脉瓣联合受累。病变初期，瓣膜间质内出现黏液样变性和纤维素样坏死，浆液渗出和炎症细胞浸润，导致瓣膜肿胀、增厚。病变瓣膜表面，尤其瓣膜闭锁缘在血流冲击和瓣膜开、关的摩擦作用下，内皮细胞损伤、脱落，其下胶原纤维暴露，诱导血小板沉积、凝集，形成单行排列、粟粒大小、灰白色、半透明的疣状赘生物（图 12-8）。赘生物与瓣膜粘连牢固不易脱落，串珠状排列。镜下可见，疣状赘生物是由血小板和纤维素构成的白色血栓。风湿病常反复发作，病变后期，赘生物机化，纤维组织增生，使瓣膜增厚、变硬、卷曲、短缩、瓣膜间相互粘连，腱索增粗、短缩，最终导致瓣膜口狭窄和（或）关闭不全，引起慢性风湿性心瓣膜病。

2. 风湿性心肌炎常与风湿性心内膜炎同时发生，也可单独发病，成人常表现为灶性间质性心肌炎。病变主要累及小血管周围的心肌间质，以风湿小体形成为特征。风湿小体呈梭形，灶状分布，大小不一，可见于心肌各处。病变后期，风湿小体纤维化，形成梭形小瘢痕，累及传导系统可致心律失常，严重者心肌收缩力下降，心功能不全。儿童病变常表现为弥漫性间质性心肌炎。

3. 风湿性心外膜炎多同时伴有风湿性心内膜炎和风湿性心肌炎的发病。病变主要累及心外膜脏层，呈浆液性和（或）纤维素性炎症，可见风湿小体形成。以浆液渗出为主时，形成心包积液，叩诊发现心浊音界扩大，听诊时心音遥远；以纤维素渗出为主时，大量纤维素覆盖于心外膜表面，因心脏不停搏动而牵拉形成无数的绒毛状结构，称为绒毛

> **考点提示**
> 风湿性心内膜炎、风湿性心肌炎和风湿性心外膜炎的病理变化特点。

心，听诊可闻及心包摩擦音。活动期后，渗出的浆液和纤维素都可被溶解吸收，仅少数患者心外膜表面渗出的纤维素未被完全溶解吸收而发生机化，导致心外膜脏、壁两层之间发生粘连，甚至形成缩窄性心包炎，导致心功能不全。

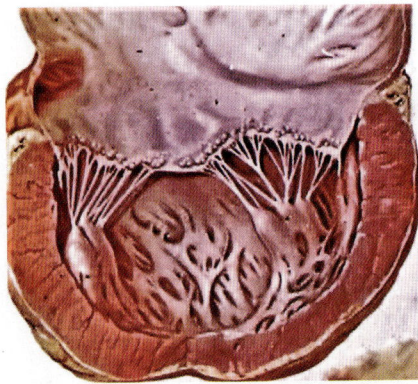

图 12-8　急性风湿性心内膜炎

### 四、心脏外的风湿病变

1. **风湿性关节炎**　风湿病急性发作时，约75%的患者出现风湿性关节炎。多见于成人，儿童少见。病变常累及膝、踝、肩、腕、肘、髋等大关节，呈游走性，反复发作。病变关节滑膜充血、水肿，关节腔内大量浆液渗出。关节局部出现红、肿、热、痛、活动障碍等炎症症状。急性期病变消退后，浆液性渗出物可被完全吸收，一般不引起关节畸形。

2. **风湿性动脉炎**　大小动脉均可受累，以小动脉受累较多见，如冠状动脉、肠系膜动脉、肾动脉、肺动脉及脑动脉等。急性期，血管壁结缔组织发生黏液样变性和纤维素样坏死，伴淋巴细胞、单核细胞浸润，可有风湿小体形成。后期，血管壁因纤维化而增厚，使管腔狭窄，甚至闭塞。

3. **风湿性皮肤病变**　急性风湿病时，皮肤的风湿性病变可表现为环形红斑和皮下结节，具有诊断意义。

（1）环形红斑儿童多见，病变多位于躯干和四肢皮肤，为淡红色环状红晕，微隆起，中央皮肤色泽正常。镜下可见非特异性渗出性炎症表现，红斑处真皮浅层血管扩张充血、周围组织水肿，伴淋巴细胞和单核细胞浸润。病变持续1～2天即消退。

（2）皮下结节多见于腕、肘、膝、踝等大关节附近深侧皮下结缔组织中，结节直径0.5～2cm，圆形或椭圆形，境界清楚，质地较硬，可活动，无压痛。镜下可见增生性病变。病变持续数周后消退，因结节纤维化，遗留小瘢痕。

4. **风湿性脑病**　多见于5～12岁儿童，女孩较男孩多见。表现为脑的风湿性动脉炎和皮质下脑炎，后者主要累及大脑皮质、基底节、丘脑及小脑皮层，表现为神经细胞变性和胶质细胞增生，导致胶质结节形成。当病变累及锥体外系时，患儿可出现头面部及肢体的不自主运动，临床上称小舞蹈症。

### 五、心瓣膜病

心瓣膜病是指心瓣膜因受各种致病因素作用损伤后或因先天性发育异常所造成的器质性病变，表现为瓣膜口狭窄和（或）关闭不全，最后导致心功能不全，引起全身血液循环障碍，为常见的慢性心脏病之一。

瓣膜口狭窄指瓣膜口在开放时不能充分张开，导致血流通过障碍。常见病因为相邻瓣膜互相粘连、瓣膜纤维性增厚、弹性减弱或丧失、瓣膜环硬化和缩窄等。瓣膜关闭不全是指心瓣膜关闭时不能完全闭合，使一部分血流反流。常见病因为瓣膜增厚、变硬、卷曲、缩短或瓣膜破裂、穿孔，以及腱索增粗、缩短或与瓣膜粘连。瓣膜口狭窄和瓣膜关闭不全可单独发生，亦可合并存在，病变可累及一个瓣膜，或两个以上瓣膜同时或先后受累。

心瓣膜病多由风湿性心内膜炎、亚急性感染性心内膜炎反复发病引起，二尖瓣最常受累，其次为二尖瓣和主动脉瓣同时受累。

1. **二尖瓣狭窄**　正常二尖瓣口面积为$5cm^2$，二尖瓣狭窄时，瓣膜口面积可缩窄至$1 \sim 2cm^2$，甚至呈"鱼口状"。由于二尖瓣口狭窄，心舒张期左心房血液流入左心室受阻，导致舒张末期仍有部分血液滞留于左心房，左心房血液量不断增多，导致左心房代偿性肥大、扩张。后期，左心房失代偿、左心房血液淤积，肺静脉血回流受阻，肺静脉压升高，出现肺淤血。同时，肺内小动脉反射性收缩，肺动脉压升高，致使右心室代偿性肥大、扩张，引起三尖瓣相对关闭不全，右心房淤血，最终导致右心功能不全，引起体循环静脉淤血。肺淤血时出现呼吸困难、咳嗽、发绀、面颊潮红，称"二尖瓣面容"；体循环淤血时出现下肢水肿、肝淤血、颈静脉怒张及浆膜腔积液。X线显示左心房肥大，呈倒置的"梨形心"。

2. **二尖瓣关闭不全**　二尖瓣关闭不全多与二尖瓣狭窄同时存在。二尖瓣关闭不全时，在心收缩期，左心室部分血液经关闭不全的瓣口反流至左心房，加上回流的肺静脉血液，左心房血容量增多，压力升高，出现左心房代偿性肥大；在心舒张期，大量血液涌入左心室，左心室过度充盈，导致左心室代偿性肥大。久之，左心房和左心室均可发生失代偿，导致左心功能不全，并依次出现肺淤血、肺动脉高压、右心室和右心房代偿性肥大、右心功能不全及体循环淤血，表现出相应的临床症状。听诊心尖区可闻及收缩期吹风样杂音。X线显示左心室肥大，呈"球形心"。

3. **主动脉瓣狭窄**　主动脉瓣狭窄常与二尖瓣病变合并发生。主动脉瓣口狭窄，心收缩期左心室射血阻力增加，压力负荷升高，左心室发生代偿性肥大，心室壁增厚，但心腔不扩张，呈向心性肥大。后期，左心室功能失代偿，左心室淤血，呈离心性肥大。继之出现左心房淤血、左心功能不全、肺淤血、肺动脉高压、右心功能不全及体循环淤血，并表现出相应的临床症状。听诊可闻及主动脉瓣听诊区吹风样收缩期杂音。X线检查显示心脏呈"靴形"。患者因体循环动脉供血不足，出现心绞痛、眩晕、晕厥甚至猝死。

4. **主动脉瓣关闭不全**　心舒张期，由于主动脉瓣关闭不全，主动脉部分血液经关闭不全的瓣膜口反流入左心室，使左心室血容量增加，负荷加重，发生代偿性肥大。久之，左心室功能失代偿，心腔扩张，导致二尖瓣相对关闭不全，继之出现左心功能不全、肺淤血、肺动脉高压、右心功能不全及体循环淤血。听诊可闻及主动脉瓣区舒张期叹气样杂音。患者脉压增大，出现颈动脉搏动、水冲脉、血管枪击音及毛细血管搏动现象。

**知识拓展**

心脏瓣膜置换术是一种以人工瓣膜替换原有病变或者先天性发育异常心脏瓣膜的胸心血管外科手术，适应证为瓣膜口狭窄和瓣膜口关闭不全。人工瓣膜主要有两种，一种是生物瓣，一种是机械瓣。生物瓣血流动力学特性良好，血栓发生率低，不必终身抗凝，但其使用寿命短，大多患者会面临二次手术；机械瓣耐力和持久性好，临床应用广泛，但其最大的难题是患者必须终身抗凝，并且有血栓栓塞（抗凝不足）和出血（抗凝过度）的潜在风险，给患者的工作、生活带来诸多不便。因此，出院后患者能否做好自我管理，对预防术后并发症及提升生活质量有着重要意义。

# 第四节　感染性心内膜炎

感染性心内膜炎是由病原微生物直接侵袭心内膜，特别是心瓣膜而引起的炎症性疾病。病原微生物包括各种细菌、真菌、立克次体等，最常见的是细菌，故也称细菌性心内膜炎。根据起病急缓和病变程度，可分为急性和亚急性两类，以亚急性者多见。

## 一、急性感染性心内膜炎

急性感染性心内膜炎又称为急性细菌性心内膜炎，通常由致病力强的化脓菌引起，如金黄色葡萄球菌、溶血性链球菌、肺炎球菌等。病变多发生于正常的心内膜，最常侵犯二尖瓣，其次为主动脉瓣，且病变多见于二尖瓣的心房面及主动脉瓣的心室面，引起急性化脓性心瓣膜炎。

1. **病理变化**　肉眼观，在病变的心瓣膜上形成疣状赘生物，呈灰黄或浅绿色，体积较大、质地松脆，破碎后脱落，可形成细菌性栓子，引起体循环系统心、脑、脾、肾等器官的栓塞、感染性梗死和继发性脓肿。若瓣膜受累严重，可发生破裂、穿孔及腱索断裂，引起急性心瓣膜功能不全。镜下观，疣状赘生物主要由坏死组织、脓性渗出物、血栓和大量细菌菌落混合而成。

2. **病理与临床联系**　本病起病急，发展快，病程短，病情严重，患者多于数日或数周内死亡。近年由于抗生素的广泛应用，本病的死亡率明显下降，瓣膜炎症可消退，但因为赘生物机化、粘连、瘢痕形成，可导致慢性心瓣膜病。

## 二、亚急性感染性心内膜炎

亚急性感染性心内膜炎也称为亚急性细菌性心内膜炎（SBE），主要是由致病力相对较弱的甲型溶血性链球菌感染引起，其他如肠球菌、革兰阴性杆菌、肺炎球菌、立克次体和真菌也可引发本病。病原菌可自感染灶（如扁桃体炎、咽喉炎、骨髓炎等）入血，也可因医源性操作（如拔牙、心脏手术、心导管等）入血，形成菌血症，再随血流侵犯瓣膜，引起心内膜炎症。亚急性感染性心内膜炎多发生于已有病变的心瓣膜，如因风湿性心内膜炎受累的心瓣膜。

1. **病理变化**　亚急性感染性心内膜炎主要累及二尖瓣和主动脉瓣。肉眼观，病变瓣膜上可见单个或多个大小不等、形态不规则的赘生物，呈灰黄色或灰绿色、息肉状或菜花状，干燥质脆，易破碎脱落形成栓子引起栓塞。病变心瓣膜增厚、变形，导致瓣膜口狭窄或关闭不全，严重者发生溃疡、穿孔甚至腱索断裂。镜下观，赘生物由血小板、纤维蛋白、坏死组织、中性粒细胞和细菌菌落构成，赘生物与瓣膜附着处可见炎症细胞浸润和肉芽组织增生。

2. **病理与临床联系**　本病起病隐匿，病程较长，可迁延数月，甚至1年以上。患者除有心脏体征外，还伴有长期发热、脾大、皮肤黏膜点状出血、栓塞症状及进行性贫血等迁延性败血症的表现。

（1）瓣膜病变　病变瓣膜赘生物机化，形成瘢痕，导致瓣膜增厚、变硬、变形，腱索增粗、缩短，引起瓣膜口狭窄和（或）关闭不全，严重者发生瓣膜穿孔或腱索断裂，导致急性心瓣膜功能不全，甚至心力衰竭。

（2）栓塞　瓣膜上的赘生物破碎脱落形成栓子，随血流引起各器官的动脉栓塞和血管炎，脑动脉栓塞最多见，其次为肾和脾，冠状动脉栓塞少见。由于栓子内细菌数量少，毒力弱，常为无菌性梗死。

（3）败血症 赘生物内的细菌侵入血液，并不断繁殖产生毒素，患者出现败血症的一系列临床表现，血培养阳性是诊断本病的重要依据。

（4）脾大 脾中度肿大。

（5）贫血 脾大伴脾功能亢进，大量破坏红细胞。另外，甲型溶血性链球菌也可引起红细胞溶血破裂。

（6）超敏反应 病原菌导致血液中大量抗原-抗体复合物形成，引起局灶性或弥漫性肾小球肾炎。部分患者由于皮下小动脉炎，于指（趾）末节腹面、足底或大、小鱼际处，出现红紫色、微隆起、有压痛的小结节，称Osler小结。

# 第五节 心肌炎

心肌炎是指由各种原因引起的心肌局限性或弥漫性炎症。心肌炎的病因很多，根据病因可分为病毒性心肌炎、寄生虫性心肌炎、细菌性心肌炎、免疫反应性心肌炎和孤立性心肌炎。本节主要介绍较常见的病毒性心肌炎、细菌性心肌炎及孤立性心肌炎。

## 一、病毒性心肌炎

病毒性心肌炎是由亲心肌病毒引起的原发性心肌炎症。引起心肌炎的常见病毒有柯萨奇病毒、流行性感冒病毒、埃可病毒和风疹病毒等。病毒可直接引起心肌细胞的损伤，也可以通过T细胞介导的免疫反应间接地引起心肌炎症。主要表现为坏死性心肌炎，病变初期可见心肌细胞变性、坏死及间质中性粒细胞浸润，其后可见浆细胞、淋巴细胞、巨噬细胞浸润及肉芽组织形成，晚期可见明显的心肌间质纤维化，并伴有代偿性心肌肥大及心腔扩张。临床表现轻重不一，炎症若累及传导系统，患者可表现为心律失常。预后一般较好，但婴幼儿及病变严重者可引起心力衰竭等并发症，甚至猝死。

## 二、细菌性心肌炎

细菌性心肌炎是由细菌感染引起的心肌炎症。常因化脓菌导致脓毒败血症性细菌栓塞引起，如链球菌、肺炎双球菌、葡萄球菌及脑膜炎双球菌等。肉眼观，可见心肌表面及切面有多发性黄色化脓灶。镜下观，脓腔内弥漫分布大量脓细胞及数量不等的细菌菌落，脓肿周围心肌细胞有不同程度的变性和坏死，间质内有单核细胞和中性粒细胞浸润。

## 三、孤立性心肌炎

孤立性心肌炎或特发性巨细胞性心肌炎，以往称为Fiedler心肌炎。该型心肌炎原因不明，多发于20～50岁的青、中年人。急性型常引起心腔扩张，可突然导致心力衰竭而致死。依组织学变化分为两型：①弥漫性间质性心肌炎。②特发性巨细胞性心肌炎（心肌内可见灶性坏死及肉芽肿形成）。

# 第六节 心功能不全

心功能不全是指在各种致病因素作用下，心脏的收缩和（或）舒张功能发生障碍，使心排血量绝对或相对减少，以致不能满足机体代谢需要的病理生理过程。心功能不全包括从心脏泵血功能下降但尚

**考点提示**
心功能不全的概念。

未出现临床症状和体征的代偿阶段直至失代偿阶段的全过程。心力衰竭是指心功能不全的失代偿阶段。心功能不全和心力衰竭本质是相同的，只是病变程度不同。慢性心力衰竭时，因机体钠、水潴留，引起血容量增多，患者出现明显的静脉淤血、组织水肿及心腔扩张，临床称为充血性心力衰竭（CHF）。

## 一、心功能不全的病因、诱因和分类

### （一）心功能不全的病因

多因心脏本身的病变引起，也可继发于某些心外病变，如严重贫血、甲状腺功能亢进、维生素 $B_1$ 缺乏等。

**1. 原发性心肌舒缩功能障碍** 因心脏自身的结构病变或能量代谢障碍，导致受累的心肌舒张和（或）收缩功能原发性降低。这是导致心功能不全最主要的原因。

（1）心肌病变 如心肌梗死、心肌病、病毒性心肌炎及风湿性心肌炎等。

（2）心肌能量代谢障碍 当冠状动脉粥样硬化、严重贫血、休克及心肌肥大时，心肌长期缺血缺氧引起心肌能量代谢障碍和酸中毒，导致心肌收缩性逐渐下降，甚至发生心力衰竭。严重维生素 $B_1$ 缺乏，葡萄糖有氧代谢减少，能量生成障碍，若同时伴有能量利用障碍，则更易导致心力衰竭。

**2. 心脏负荷过重**

（1）压力负荷过重 压力负荷又称后负荷，是指心室在收缩射血时所承受的阻抗负荷。左心室压力负荷过重主要见于高血压、主动脉瓣狭窄、主动脉缩窄等；右心室压力负荷过重主要见于肺动脉高压、肺动脉狭窄、肺动脉栓塞等。

（2）容量负荷过重 容量负荷又称前负荷，是指心室在收缩之前所承受的负荷，取决于心室舒张末期的容积。容量负荷过重主要见于主动脉瓣、二尖瓣和肺动脉瓣关闭不全引起的血液反流，严重贫血、维生素 $B_1$ 缺乏、甲状腺功能亢进等引起的高动力循环状态。

**3. 心脏舒张及充盈受限** 在心包积液、缩窄性心包炎、限制性心肌病及房室瓣狭窄等情况下，心的舒张功能受限，心舒张期充盈不足，导致心排血量减少。

### （二）心功能不全的诱因

凡能使心肌供氧量不足或耗氧量增加的因素，都有增强基本病因的作用，诱发或加重心力衰竭，成为导致心力衰竭的诱因。据统计，60%～90%的心力衰竭病例都伴有明显的诱因，临床上及时发现和消除诱因，可有效预防和控制心力衰竭的发生。

**1. 感染** 尤其是全身感染，可经多种途径加重心脏负荷，诱发心力衰竭。主要机制如下。①感染引起发热，机体代谢加强，心脏负荷加重，心肌耗氧量增加。②心率加快，既增加心肌耗氧，又缩短心舒张期，引起冠状动脉血液灌流量减少而导致心肌缺血缺氧。③细菌内毒素能直接损伤心肌细胞，加重心排出量下降。④肺部感染可引起缺氧，进一步加重心肌缺氧。

**2. 酸碱平衡及电解质代谢紊乱** 酸中毒和高钾血症可直接或间接影响心肌舒缩功能，同时造成心律失常，诱发心力衰竭的发生。

**3. 心律失常** 快速性心律失常，如室性心动过速、心房纤颤、心室纤颤等是心力衰竭的常见诱因。其诱发心力衰竭的主要机制如下。①心房心室协调性紊乱，引起心室充盈不足，心室射血功能障碍。②心舒张期缩短，冠状动脉供血不足，心肌缺血缺氧。③心率

> **考点提示**
> 心功能不全的病因及诱因。

加快，心肌耗氧量增加，加重缺氧。心律失常既是心力衰竭的基本病因，又可使患者从心功能不全的代偿期转向失代偿期，导致心力衰竭。

**临床应用提示**

为什么某些先天性心脏病的女性患者不能孕育下一代？

**4. 妊娠与分娩**　孕妇在妊娠期血容量增多，心率加快，心输出量增多，导致心脏负荷加重；分娩时，紧张、焦虑、疼痛等因素，引起交感-肾上腺髓质系统兴奋，不仅通过增加静脉回心血量加重心脏的前负荷，还通过收缩外周血管加重心脏的后负荷，加之心率加快，导致心耗氧量增多而冠状动脉供血不足，引起心力衰竭。

**5. 其他**　情绪激动、过度劳累、输血输液过多过快、洋地黄类药物中毒、严重贫血、甲状腺功能亢进等均可诱发心力衰竭。

**（三）心功能不全的分类**

**1. 根据发病部位分类**

（1）左心衰竭　最常见的一种心力衰竭类型。常继发于高血压性心脏病、心肌病、冠心病、二尖瓣关闭不全、主动脉瓣狭窄或关闭不全等。

（2）右心衰竭　常继发于肺动脉高压、肺心病、慢性阻塞性肺疾病、肺动脉瓣狭窄、法洛四联症等，常继发于左心衰竭。

（3）全心衰竭　病变同时累及左心、右心，可引起全心衰竭，如严重的心肌炎和心肌病、重度贫血、严重的心肌梗死等。也可继发于一侧心力衰竭，如慢性左心衰竭引起肺淤血，肺静脉压增高，肺循环阻力增大，右心后负荷加重，导致右心衰竭；右心衰竭时，引起回心血量不足，肺循环血流量减少，以致左心不能充盈，冠状动脉供血减少，左心受损，导致左心衰竭。患者既有体循环淤血的体征，也有肺循环淤血的体征。

**2. 根据发病速度分类**

（1）急性心力衰竭　发病急骤，心排出量在短时间内急剧减少，机体来不及代偿，动脉血压进行性下降，常引起心源性休克。常继发于严重心肌炎、急性心肌梗死等。

（2）慢性心力衰竭　临床常见，发病缓慢，病程长。患者长期处于一种持续的心力衰竭状态，伴有钠水潴留、静脉淤血和水肿，表现为充血性心力衰竭。常继发于肺动脉高压、高血压、心脏瓣膜病等。

**3. 根据心排出量分类**

（1）低心排出量性心力衰竭　临床多见，患者心排出量绝对减少，在基础状态下明显低于正常值，且降低程度与病情严重程度成正比。常见于高血压、心肌病、冠心病、心瓣膜病及严重缓慢性心律失常等引起的心力衰竭。

（2）高心排出量性心力衰竭　常见于甲状腺功能亢进、严重贫血、维生素$B_1$缺乏和动-静脉瘘等，患者处于高动力循环状态。心力衰竭时心排出量较心力衰竭前有所降低，但仍可稍高于或接近正常水平。心脏长期处于高排出量状态，做功增大而能量供应相对不足，引起心泵功能降低，心排出量下降。此时，由于机体处于高代谢水平，组织需氧量增多，使心排出量相对不足。

**4. 根据病情严重程度分类**

（1）轻度心力衰竭　心功能Ⅰ级或Ⅱ级，体力活动不受限或轻度受限。患者休息时无症状，日常活动不引起或引起轻微的乏力、呼吸困难和心悸。

（2）中度心力衰竭　心功能Ⅲ级，体力活动明显受限。患者休息时无症状，轻度日常活动即引起乏力、呼吸困难和心悸。

（3）重度心力衰竭　心功能Ⅳ级，体力活动完全受限。患者静息状态下亦有症状，稍有体力活动即加重。

**5. 根据心肌收缩与舒张功能障碍分类**

（1）收缩功能不全性心力衰竭　因心肌收缩功能障碍而引起的心力衰竭，多因心肌纤维变性、坏死所致。

（2）舒张功能不全性心力衰竭　因心肌舒张受限而引起的心力衰竭，多因限制性心肌病、房室瓣狭窄、心肌缺血所致。

（3）收缩和舒张功能混合障碍型心力衰竭　因心肌收缩功能和舒张功能均受损而引起的心力衰竭，较常见。

## 二、心功能不全的发生机制

心功能不全发生机制包括心肌收缩功能障碍、心肌舒张功能障碍和心脏各部分舒缩功能不协调等引发不同类型的心功能不全的机制各有侧重，但也可共同作用导致发病。

**（一）心肌收缩功能障碍**

心肌收缩力减弱是导致心脏泵血功能减退的主要原因。其发生机制可由心肌结构破坏、心肌能量代谢障碍和心肌兴奋–收缩耦联障碍分别或共同引起。

**1. 心肌结构破坏**　完整而正常的心肌结构是保证心肌正常收缩功能的先决条件。当发生严重的心肌细胞缺血、缺氧、中毒、心肌炎、感染及心肌病时，大量心肌纤维变性、坏死、纤维化，使心肌收缩蛋白被大量分解破坏，引起心肌收缩功能障碍而发生心功能不全。心肌收缩蛋白破坏的程度与心肌收缩功能降低的程度成正相关。

**2. 心肌能量代谢障碍**　心肌收缩活动是一个主动耗能过程，肌丝滑行和 $Ca^{2+}$ 的转运等都需要消耗能量。三磷酸腺苷（ATP）是心肌细胞唯一能直接利用的能量形式。因此，心肌能量代谢的任何环节发生障碍，如ATP生成、储存和利用障碍，都可导致心肌收缩功能障碍。

（1）心肌能量生成障碍　心肌缺血、休克、冠状动脉粥样硬化、严重贫血等可引起心肌细胞缺氧，使有氧氧化障碍，导致能量生成不足，心肌收缩功能减弱。另外，心肌肥大时，毛细血管数量增加不足和线粒体数量相对不足，均可导致肥大的心肌细胞能量产生不足。维生素 $B_1$ 缺乏时，使丙酮酸氧化脱羧障碍，不能合成足够的乙酰辅酶A，导致心肌细胞有氧氧化障碍，ATP生成不足。

（2）心肌能量转化储存障碍　磷酸肌酸是心肌能量的主要储存形式。在磷酸肌酸激酶（CK）的催化下，ATP将高能磷酸键转移给肌酸，生成磷酸肌酸以储存心肌的能量。当心肌肥大时，磷酸肌酸激酶的活性下降，心肌能量储存减少，引起心肌收缩功能减弱。此外，甲状腺功能亢进时，机体甲状腺素水平升高，细胞内氧化磷酸化过程减弱，不能生成足够的ATP，能量以热能的形式散失。

（3）心肌能量利用障碍　心肌细胞通过肌球蛋白头部ATP酶水解ATP，将化学能转变为机械能，为心肌收缩提供能量。当心肌过度肥大时，肥大心肌内的肌球蛋白头部ATP酶的肽链结构发生变异，使该酶活性降低，ATP水解减少，利用ATP的能力下降，心肌收缩能量不足，心肌收缩功能障碍。

**3. 心肌兴奋–收缩耦联障碍**　心肌细胞的电活动通过兴奋–收缩耦联过程转变为机械

活动，引起心肌细胞收缩。$Ca^{2+}$ 的正常运转是心肌细胞兴奋-收缩耦联的关键。因此，任何影响 $Ca^{2+}$ 转运、分布、结合的因素均可引起心肌兴奋-收缩耦联障碍，导致心肌收缩力下降。

（1）细胞外 $Ca^{2+}$ 内流障碍　①心肌因各种原因引起缺血缺氧时，心肌细胞内 ATP 生成减少伴酸中毒，可通过影响膜电压依赖性钙通道，导致细胞外 $Ca^{2+}$ 内流障碍。②过度心肌肥大时，心肌交感神经分布密度下降，去甲肾上腺素含量减少，心肌细胞膜 β-肾上腺素受体密度也显著降低，妨碍 $Ca^{2+}$ 通道开放，引起 $Ca^{2+}$ 内流减少，导致心肌兴奋-收缩耦联障碍。③酸中毒或高血钾时，细胞外 $K^+$ 增多，竞争性抑制细胞外 $Ca^{2+}$ 内流，同时，酸中毒引起心肌细胞膜 β-肾上腺素受体对去甲肾上腺素的敏感性下降，也使 $Ca^{2+}$ 内流减少，引起心肌胞质内 $Ca^{2+}$ 浓度下降。

（2）肌浆网摄取、储存和释放 $Ca^{2+}$ 障碍　肌浆网上的多种钙转运蛋白通过对 $Ca^{2+}$ 的摄取、储存和释放来调节肌浆网内的 $Ca^{2+}$ 浓度。在严重受损的心肌或过度肥大的心肌中，肌浆网 ATP 酶活性降低，$Ca^{2+}$ 泵功能减弱，导致心肌复极化时肌浆网摄取和储存的 $Ca^{2+}$ 不足，而除极化时肌浆网向心肌胞质中释放的 $Ca^{2+}$ 也随之减少，导致胞质中 $Ca^{2+}$ 浓度下降。心肌细胞除极化时胞质中 $Ca^{2+}$ 浓度低下，是心肌收缩力降低的重要原因。心肌缺血缺氧引起酸中毒，使 $Ca^{2+}$ 与储钙蛋白牢固结合，不易解离，导致 $Ca^{2+}$ 释放减少，心肌出现兴奋-收缩耦联障碍。

（3）肌钙蛋白与 $Ca^{2+}$ 结合障碍　$H^+$ 可与 $Ca^{2+}$ 竞争肌钙蛋白结合位点，且 $H^+$ 与肌钙蛋白的亲和力远大于 $Ca^{2+}$ 与肌钙蛋白的亲和力。当心肌因各种病因引起酸中毒时，大量 $H^+$ 和肌钙蛋白稳定结合，而 $Ca^{2+}$ 和肌钙蛋白结合减少，导致心肌的兴奋-收缩耦联受阻，心肌收缩功能障碍。

**（二）心肌舒张功能障碍**

心排出量不仅取决于心肌的收缩功能，还取决于心肌的舒张功能。若心室舒张功能障碍，血液充盈不足，心输出量必然下降，引起心功能不全。约30%的心功能不全是由心室舒张功能障碍引起的。发生机制如下。

1. **$Ca^{2+}$ 复位延缓**　在心肌缺血、缺氧时，由于心肌能量生成减少，使心肌细胞膜和肌浆网上的钙泵功能降低，不能快速地将胞质内的 $Ca^{2+}$ 分别泵至细胞外或肌浆网中，导致心肌舒张延缓或舒张不完全，影响心脏充盈。

2. **肌球-肌动蛋白复合体解离障碍**　正常的心肌舒张过程需要肌球-肌动蛋白复合体解离，这是个主动耗能过程，需要 ATP 的参与。因此，任何影响心肌细胞能量产生和供应的因素，都会引起肌球-肌动蛋白复合体解离障碍，影响心室的正常舒张，甚至引起心功能不全。

3. **心室舒张势能降低**　心室收缩末期由于心室几何结构的改变，可产生一种促使心室复位的舒张势能，即心室舒张势能。心室收缩越好，舒张势能越大，就越有利于心室的舒张。因此，凡是能影响心室收缩的因素，也能影响心室的舒张。此外，心室舒张有助于冠状动脉灌流，心肌供血充足又进一步促进心室舒张的进行。因此，任何导致冠状动脉灌流不足的致病因素，也都能导致心室舒张势能降低，引起心功能不全。

4. **心室顺应性降低**　心室顺应性是指心室在单位压力变化下所引起的心室容积变化。心肌肥大引起的心室壁增厚、心肌炎、纤维化、水肿和间质增生等均可使心室顺应性降低，心室舒张充盈不良，心输出量下降。

### （三）心脏各部分舒缩功能不协调

为维持正常的心功能，心房和心室之间、左心和右心之间的舒缩活动处于高度协调的工作状态。一旦这种舒缩活动的协调性被破坏，将引起心泵功能紊乱，心排出量下降，甚至心功能不全。常见于大面积心肌病变，如心肌梗死、心肌炎、心律失常等。

## 三、心功能不全时机体的代偿反应

心排出量减少是心功能不全的关键环节，机体通过一系列代偿反应防止心排出量进一步减少。代偿反应的强度与心力衰竭是否发生、发生速度以及严重程度密切相关。通过机体的代偿，心排出量能满足机体的正常代谢需要，未出现心功能不全的临床表现，称为完全代偿；若心排出量仅能满足机体在安静状态下的代谢需要，轻度体力活动即出现心功能不全的临床表现，称为不完全代偿；严重者心排出量甚至不能满足机体在安静状态下的代谢需要，出现明显而严重的心力衰竭的临床表现，称为失代偿，是心功能不全的终末阶段。

### （一）心脏的代偿反应

1. **心率加快**  是一种快速代偿反应。心功能不全时，机体通过神经反射引起交感神经兴奋，心率加快。一定程度的心率加快，可增加心排出量，对维持动脉血压和心、脑供血有积极意义。但当心率过快（超过150次/分）时，则由于心肌耗氧量增加、心舒张期缩短导致冠状动脉灌流减少、心脏充盈不足，而引起每分钟心排出量减少，诱发或加重心力衰竭。

2. **心肌紧张源性扩张**  心肌肌节的初长度等于2.2μm时，收缩力最大。根据Frank-Starling定律，在一定范围内，心肌收缩力与心肌肌节长度成正比。当心排出量减少或回心血量增多时，心室舒张末期容积增大，心肌肌节初长度增加，在肌节长度未超过2.2μm范围内，心肌收缩力逐渐增强，心排出量增大，称为紧张源性扩张，具有重要的代偿意义。但当肌节长度大于2.2μm后，随心腔扩大，心肌收缩力反而减弱，心排出量进一步减少，称为肌源性扩张，发生失代偿。

3. **心肌肥大**  主要是指心肌细胞体积增大，心脏重量增加。心肌肥大时，心肌收缩力增大，心排出量增多，是心脏负荷长期过重时的一种重要的慢性代偿机制。但当心肌过度肥大时，冠状动脉血流灌注相对不足，心肌缺血、缺氧，能量代谢障碍，心收缩力减弱，发生失代偿。根据是否伴有心腔扩张，心肌肥大可分为如下几种。①向心性肥大：在长期压力负荷作用下，心肌细胞并联性增生，心肌纤维增粗，心室壁增厚，心腔无明显扩大。②离心性肥大：在长期容量负荷作用下，心肌细胞串联性增生，心肌纤维长度增加，心腔明显扩大。这两种类型的心肌肥大均可增加心脏做功和心排出量，使心功能在相当长的时间内处于稳定状态，不发生心力衰竭，但离心性肥大的代偿能力较向心性肥大弱。

### （二）心脏外的代偿反应

因慢性心功能不全导致机体低动力性缺氧，引起一系列心脏外的继发性代偿反应，包括血液、呼吸、神经-体液系统的代偿以及组织细胞摄氧和用氧能力的增强等。

1. **血容量增加**  慢性心功能不全时，血容量增加是其主要代偿方式之一。通过肾小球滤过率降低和肾小管重吸收增加，引起机体钠、水潴留，血容量增多，心排出量增加。但钠、水潴留加重心血管负荷，亦存在潜在危险。

2. **血流重分布**  心功能不全时，交感-肾上腺髓质系统兴奋，引起血流重分布，其中肾血管收缩明显，其次是皮肤和肝，使血流量显著减少，而心、脑血管不收缩，血流量增多，有利于保障重要器官的血流供应。

**3. 红细胞增多**　心功能不全时，体循环及肺循环淤血，加之血流速度缓慢，引起机体缺氧，缺氧可刺激肾合成、分泌更多的促红细胞生成素，促进骨髓造血功能，使血液中红细胞数量和血红蛋白含量增多，血液携氧能力增强，有利于改善周围组织的供氧。但红细胞过多，使血液黏滞性增大，心脏负荷加重。

**4. 组织细胞摄氧、用氧能力增强**　心功能不全时，组织细胞摄氧的能力增强，心功能愈差，血流愈缓慢，组织从单位血流中摄氧愈多。此时，不仅组织细胞内线粒体的数量增多，而且线粒体中呼吸酶的活性也增强，使组织细胞用氧能力增强。

> **考点提示**
> 　心功能不全时心脏和心外的代偿反应。

## 四、心功能不全时机体的功能与代谢变化

心功能不全时，由于心排出量不足、肺循环淤血和体循环淤血，机体出现一系列的功能与代谢变化，表现出明显的临床症状和体征。

扫码"学一学"

### （一）心血管系统的功能变化

**1. 心功能变化**　心功能降低是心力衰竭时最根本的变化。

（1）心排出量降低　在低心排出量性心力衰竭时，每搏心排出量和每分心排出量都降低。在高心排出量性心力衰竭时，每搏心排出量和每分心排出量都从心力衰竭前的高水平下降，但仍接近或高于正常水平。

（2）心脏指数降低　心脏指数是指单位体表面积的每分心排出量。绝大部分心力衰竭患者的心脏指数降低，少数高心排出量性心力衰竭患者，心脏指数高于正常，但因血流加快、组织代谢率增高，心脏指数仍相对不足。

（3）射血分数降低　射血分数是指每搏心排出量与心室舒张末期容积的比值，是反映心室收缩功能的常用指标。心力衰竭时，心肌收缩功能下降，引起每搏心排出量减少，心室舒张末期容积增大，导致射血分数降低。

（4）心房压和心室舒张末期压增高　左心衰竭时，左心室收缩力减弱，容量负荷过重或舒张顺应性降低等，都可引起左心房压和左心室舒张末期压增高。因肺动脉楔压与左心房压和左心室舒张末期压相近，临床上常用肺动脉楔压评估左心室的功能状态。右心衰竭时，右心室收缩力减弱，若伴有回心血量增多，超过心脏最大负荷限度时，右心房压和右心室舒张末期压增高。因中心静脉压与右心房压和右心室舒张末期压相近，临床上常用中心静脉压评估右心室的功能状态。

**2. 动脉血压的变化**　急性心力衰竭时，因心排出量原发性急剧减少，引起动脉血压在发病早期即进行性下降，组织血液灌流减少，甚至导致心源性休克；慢性心力衰竭时，机体可通过兴奋交感–肾上腺髓质系统和肾素–血管紧张素–醛固酮系统，引起外周小动脉收缩、心率加快、血容量及组织间液量增多等代偿性变化，使动脉血压基本维持正常水平。

**3. 淤血、静脉压升高和水肿**

（1）淤血　心力衰竭引起淤血的机制为：①机体钠、水潴留，导致血容量增多。②心肌收缩力减弱，射血不充分，心排出量减少，心室内残留血量增多，引起心室舒张末期容积增大、心室舒张末期压力增高及心房压力增高，导致静脉血回流障碍。左心衰竭时，肺循环淤血，重症患者可发生肺水肿；右心衰竭时，体循环静脉淤血，可引起心性水肿。

（2）静脉压升高　心力衰竭时，静脉淤血和交感神经兴奋，引起小血管收缩，导致静脉压升高。

（3）水肿  淤血和静脉压升高是引起水肿的重要机制。左心衰竭可引起肺淤血和肺静脉压升高，严重者发生肺水肿，出现呼吸困难、发绀、咳嗽、咳粉红色泡沫状痰，甚至咯血。右心衰竭可引起体循环静脉淤血和静脉压升高，患者可发生心性水肿，出现下肢或腰骶部位水肿、肝脾大、颈静脉怒张、肝颈静脉反流征阳性等。

**（二）呼吸系统的功能变化**

左心衰竭的患者更多表现为呼吸系统的症状，主要如下。

**1. 呼吸困难**  左心衰竭患者最早出现的临床表现是呼吸困难，表现为在主动呼吸时感到呼吸费力或喘不过气，并伴有呼吸幅度、呼吸频率的变化。左心衰竭引起的肺淤血和肺水肿，是导致呼吸困难的主要原因。

（1）劳力性呼吸困难  是左心衰竭引起的呼吸困难中最早期的典型表现。多见于轻度心力衰竭患者，仅在体力活动时出现呼吸困难，休息后消失，称为劳力性呼吸困难。其发生机制为：①体力活动时，回心血量增多，加重肺淤血和肺水肿。②体力活动时，心率加快，心舒张期缩短，左心室充盈减少，加重肺淤血。③体力活动时，机体需氧量增加，但因衰竭的心脏不能代偿性地增加心排出量，导致机体缺氧明显加重，刺激呼吸中枢，使呼吸加深加快，患者感到呼吸困难。

（2）端坐呼吸困难  重度心力衰竭患者，在安静状态下已感到呼吸困难，平卧时更是加重，只能被迫采取端坐位或半卧位，以减轻呼吸困难的程度，称为端坐呼吸。其发生机制为：①端坐位时，受重力影响，下半身静脉血回流减少，从而减轻肺淤血和肺水肿。②端坐位时，膈肌下移，胸腔容积增大，肺活量增加，从而改善肺通气。③端坐位时，下肢水肿液重吸收减少，血容量降低，减轻肺淤血。

> **➕临床应用提示**
> 临床护理中，为什么重度心力衰竭患者应采取端坐位或半卧位？

（3）夜间阵发性呼吸困难  心力衰竭患者常在夜间入睡后突然感到胸闷憋气而惊醒，立即坐起咳嗽和喘息，称为夜间阵发性呼吸困难，是左心衰竭患者的典型临床表现。若此时伴有哮鸣音，则称为心源性哮喘。其发生机制为：①平卧位时，下半身静脉血回流增多，下肢水肿液重吸收进入循环也增多，加重肺淤血和肺水肿。②平卧位时，膈肌上抬，胸腔容积缩小，肺活量减小，加重机体缺氧。③熟睡时，迷走神经兴奋性增高，引起支气管收缩，气道阻力增大，加重呼吸困难。④熟睡时，神经反射敏感性下降，只有当严重肺淤血引起的动脉血氧分压不断下降到一定水平后，才能刺激呼吸中枢，使患者突然感到呼吸困难而惊醒坐起。

> **➕临床应用提示**
> 左心衰竭患者为什么会发生心源性哮喘？

**2. 肺水肿**  肺水肿是急性左心衰竭最严重的表现。当重度急性左心衰竭时，肺毛细血管压急剧增高，当超过30 mmHg后，若肺抗水肿的代偿能力不足，则发生肺水肿。此外，左心衰竭患者若输液量过大、输液速度过快，都会导致肺血容量急剧增加，引起肺毛细血管压迅速升高，加速肺水肿发生。同时，肺淤血、缺氧，肺泡壁毛细血管通透性增高，导致血浆渗入肺泡，形成肺泡水肿。肺泡内的水肿液稀释和破坏肺泡表面活性物质，使肺泡表面张力增大，造成肺泡壁毛细血管内的血浆成分被吸入肺泡中，加重肺水肿。患者出现发绀、气促、呼吸困难、端坐呼吸、咳嗽、咳粉红色泡沫状痰等显著临床表现。

**（三）其他器官的功能变化**

**1. 肝脏和消化系统功能的变化**  右心衰竭时，因体循环静脉淤血引起肝淤血肿大，患者出现肝区压痛和上腹不适感，重者可出现黄疸，若肝淤血持续时间过久，甚至发展为淤血性肝硬化。胃肠淤血引起消化功能减退，表现为食欲不振、消化不良及胃肠道刺激症状，如恶心、呕吐、腹泻等。胰腺淤血、缺氧，可影响其内分泌和外分泌功能，导致食物的化学性消化功能减退和糖代谢障碍。

2. **肾功能的变化** 心功能不全时，肾血流量减少，引起肾小球滤过率下降和肾小管重吸收增加，机体钠、水潴留，患者出现少尿，尿钠含量低而比重高，并伴有一定程度的氮质血症。心力衰竭早期，肾功能的改变一般为功能性肾功能衰竭；若心力衰竭持续时间长、程度重，则肾功能可发展为器质性肾功能衰竭。

> **＋临床应用提示**
> 为什么心力衰竭患者会发生少尿？

3. **脑功能的变化** 心功能不全早期，由于机体各种代偿机制，引起血流重分布，脑组织供血充足，不表现出明显的中枢神经系统症状。在严重心力衰竭时，脑组织缺血、缺氧，功能紊乱，患者出现头晕、头痛、失眠、记忆力减退等症状，甚至昏迷。其发生可能与脑细胞能量代谢障碍、脑细胞水肿、酸中毒、钙超载等因素有关。

4. **皮肤黏膜** 心功能不全引起心排出量减少，加之交感神经兴奋、皮肤血管收缩，导致皮肤的血液灌流量减少，患者皮肤苍白、皮温下降。若心力衰竭引起严重缺氧，可因血液中还原型血红蛋白的含量超过50g/L而发生发绀，皮肤黏膜呈青紫色。

### （四）水、电解质代谢和酸碱平衡紊乱

1. **水肿** 左心功能不全主要引起肺静脉淤血，出现肺水肿；右心功能不全主要引起体循环静脉淤血，出现全身性水肿，即心源性水肿。由于重力效应，心源性水肿首先出现在身体低垂部位。能起床活动者，首先出现在踝关节区域；长期卧床者，主要见于腰骶部位；严重时甚至形成腹水、胸水和心包积液。

2. **电解质代谢紊乱** 在进食少、限盐、应用利尿药不当等情况下，患者可发生低钾血症、低钠血症和低镁血症等。在酸中毒、肾功能不全、长期使用保钾利尿药等情况下，也可发生高钾血症，诱发心律失常。

> **📚考点提示**
> 心功能不全时机体的功能与代谢变化。

3. **酸碱平衡紊乱** 严重心功能不全时，心排出量减少，组织动脉血灌注不足，引起缺血、缺氧，导致机体发生代谢性酸中毒。此外，低钾血症能引起碱中毒，而高钾血症能引起酸中毒。当同时伴有肾功能障碍时，更易引起酸中毒，加重酸碱平衡紊乱。

## 五、心功能不全的防治护理原则

1. **积极防治原发病，消除病因及诱因** 如控制感染、发热、纠正水电解质及酸碱平衡紊乱、控制心律失常等。

2. **改善心肌舒缩功能** 对于因心肌收缩功能减退所致的心功能不全，如充血性心力衰竭的患者，可使用多巴胺、洋地黄类正性肌力药，通过增加心肌收缩力而增加心排出量。

3. **减轻心脏前后负荷** 使用静脉扩张药，以减少回心血量，减轻心脏前负荷；使用合适的动脉血管扩张药，如卡托普利、肼屈嗪和钙通道阻滞药等，减轻心脏后负荷，降低心肌耗氧量，增加心输出量。

4. **减少血容量、控制水肿** 合理限制钠盐的摄入，适当使用利尿药，排除体内多余的水、钠，减少血容量，防治心源性水肿。

**5. 改善心肌供氧和能量代谢**　重度心力衰竭患者，出现缺氧、呼吸困难，可给予氧疗，同时使用葡萄糖、能量合剂和氯化钾等改善心肌能量代谢，增加心排出量。

**6. 调整神经内分泌，干预心室重塑**

## 本章小结

　　动脉粥样硬化是一种与血脂代谢障碍及血管壁成分改变有关的动脉疾病。高脂血症、高血压、吸烟、糖尿病、高胰岛素血症、甲状腺功能减退、肾病综合征、遗传、年龄、肥胖及某些病毒感染都是导致动脉粥样硬化的病因。该病主要累及大、中动脉，以动脉内膜粥样斑块形成为基本病变。斑块经历脂纹脂斑、纤维斑块和粥样斑块发展而来，引起一系列的继发性改变，如斑块内出血、斑块破裂、血栓形成、钙化、动脉瘤形成及血管腔狭窄。冠状动脉粥样硬化最常累及左冠状动脉前降支，可引起相应供血区域的心肌缺血，出现心绞痛、心肌梗死等。

　　高血压是以体循环动脉血压持续升高为主要表现的临床综合征。高血压病即原发性高血压，多见于中老年人，病程长，症状显隐不定，以全身细小动脉硬化为基本病变。遗传、钠盐摄入过多、不良的社会心理因素、交感神经兴奋性增强、肥胖、大量吸烟、饮酒、年龄增长和缺乏体力活动等是引起高血压病的主要原因。良性高血压经历功能紊乱期、动脉病变期和内脏病变期，引起心、脑、肾和眼底病变，并出现相应的临床症状。

　　风湿病是一种与A组乙型溶血性链球菌感染有关的变态反应性疾病，主要侵犯全身结缔组织，最常累及心脏和关节，其次为皮肤、血管、浆膜和脑等，呈急性或慢性结缔组织炎症，以形成具有诊断意义的风湿小体为其病理特征。风湿性心内膜炎是风湿病最重要的病变，最常累及二尖瓣，其次为二尖瓣和主动脉瓣联合受累，导致瓣膜口狭窄和（或）关闭不全，引起慢性心瓣膜病。

　　感染性心内膜炎是由病原微生物直接侵袭心内膜，特别是心瓣膜而引起的炎症性疾病。病原微生物包括各种细菌、真菌、立克次体等，最常见的是细菌，故也称细菌性心内膜炎。

　　心肌炎是指由各种原因引起的心肌局限性或弥漫性炎症。

　　心功能不全是指在各种致病因素作用下，心脏的收缩和（或）舒张功能发生障碍，使心排血量绝对或相对减少，以致不能满足机体代谢需要的病理生理过程。心力衰竭是指心功能不全的失代偿阶段。原发性心肌舒缩功能障碍、心脏负荷过重、心脏舒张及充盈受限是心功能不全的病因。感染、酸碱平衡及电解质代谢紊乱、心律失常、妊娠与分娩、洋地黄类药物中毒、严重贫血等是心功能不全的诱因。心肌收缩功能障碍、心肌舒张功能障碍、心脏各部分舒缩功能不协调是心功能不全的发生机制。心功能不全时心脏的代偿反应包括心率加快、心肌紧张源性扩张、心肌肥大，心脏外的代偿反应包括血容量增加、血流重分布、红细胞增多、组织细胞摄氧、用氧能力增强。心功能不全时，心血管系统出现心功能降低、动脉血压下降、淤血、静脉压升高和水肿等病理改变，呼吸系统出现呼吸困难、肺水肿表现，肝、肾、脑、皮肤黏膜也出现相应病理改变，并可伴有水、电解质代谢和酸碱平衡紊乱。

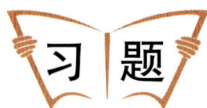

# 习 题

## 一、选择题

### 【A1 型题】

1. 主动脉粥样硬化病变最为严重的部位是
   - A. 升主动脉
   - B. 主动脉弓
   - C. 降主动脉
   - D. 腹主动脉
   - E. 胸主动脉

2. 冠状动脉粥样硬化病变的最常见累及部位是
   - A. 左冠状动脉前降支
   - B. 左冠状动脉旋支
   - C. 右冠状动脉主干
   - D. 左冠状动脉主干
   - E. 右冠状动脉旋支

3. 下列有关病毒性心肌炎的叙述，哪项是不正确的
   - A. 常由柯萨奇B组病毒感染引起
   - B. 病毒通过B淋巴细胞介导引起炎症反应
   - C. 心肌间质内炎症细胞浸润
   - D. 心肌细胞变性、坏死
   - E. 晚期有明显的间质纤维化

4. 原发性高血压最常受损的血管是
   - A. 全身中、小动脉
   - B. 全身大、中动脉
   - C. 全身细、小静脉
   - D. 全身细、小动脉
   - E. 全身中、小静脉

5. 以下疾病均可引起继发性高血压，除外
   - A. 肾动脉狭窄
   - B. 肾上腺皮质腺瘤
   - C. 慢性硬化性肾小球肾炎
   - D. 嗜铬细胞瘤
   - E. 颅脑外伤性颅内压升高

6. 良性高血压晚期可引起
   - A. 颗粒性固缩肾
   - B. 瘢痕性固缩肾
   - C. 肾盂积水
   - D. 肾动脉狭窄
   - E. 肾贫血性梗死

7. 风湿病病变最严重的部位是
   - A. 关节
   - B. 血管
   - C. 皮肤
   - D. 小脑
   - E. 心脏

8. 风湿性心内膜炎最常累及
   - A. 二尖瓣和主动脉瓣
   - B. 三尖瓣和肺动脉瓣
   - C. 主动脉瓣
   - D. 二尖瓣
   - E. 三尖瓣

9. 风湿性心内膜炎心内膜之赘生物的实质是
   - A. 增生的肉芽组织
   - B. 风湿性肉芽肿

C. 混合血栓
D. 机化的瘢痕

E. 白色血栓

10. 急性感染性心内膜炎具有以下特点，除外
   A. 多发生于有病变的心脏
   B. 常是脓血症的并发症之一
   C. 主要累及二尖瓣或主动脉瓣
   D. 可致瓣膜糜烂，穿孔或破裂
   E. 瓣膜表面常形成巨大、松脆的含菌赘生物

11. 与亚急性细菌性心内膜炎无关的病变是
   A. 肾梗死
   B. 脾大
   C. 皮肤环形红斑
   D. 心瓣膜赘生物
   E. 皮肤黏膜出血点

12. 下列哪项不是动脉粥样硬化的危险因素
   A. 高血压
   B. 糖尿病
   C. 吸烟
   D. 肾病综合征
   E. 甲状腺功能亢进

13. 原发性高血压的脑出血，血管破裂常发生于
   A. 大脑上动脉
   B. 脑基底动脉
   C. 大脑下动脉
   D. 大脑中动脉
   E. 豆纹动脉

14. 心肌向心性肥大的主要原因是
   A. 心肌能量代谢障碍
   B. 心肌结构受损
   C. 心肌压力负荷长期增加
   D. 心肌容量负荷长期增加
   E. 血流重新分布

15. 下列哪种情况可导致低排出量性心力衰竭
   A. 甲亢
   B. 心肌炎
   C. 严重贫血
   D. 动－静脉瘘
   E. 维生素$B_1$缺乏

16. 下列哪种情况可导致左心室后负荷过重
   A. 心肌炎
   B. 高血压
   C. 肺动脉高压
   D. 主动脉瓣关闭不全
   E. 二尖瓣关闭不全

17. 下列哪项不是左心室衰竭的原因
   A. 高血压病
   B. 冠心病
   C. 二尖瓣狭窄
   D. 二尖瓣关闭不全
   E. 主动脉瓣狭窄

18. 心脏能迅速动员的最早代偿方式是
   A. 心率加快
   B. 心脏扩张
   C. 心肌肥大
   D. 心肌收缩力加强
   E. 血容量增加

19. 下列哪种情况最常出现中心静脉压升高
   A. 左心衰竭
   B. 右心衰竭

　　C．心源性休克　　　　　　　　　　D．原发性高血压

　　E．心律失常

20．动脉粥样硬化的最危险的并发症是

　　A．斑块破裂　　　　　　　　　　　B．斑块内出血

　　C．粥瘤性溃疡　　　　　　　　　　D．钙化

　　E．动脉瘤形成

【X型题】

21．与动脉粥样硬化形成有关的因素包括

　　A．肾病综合征　　　　　　　　　　B．高血压

　　C．高胆固醇血症　　　　　　　　　D．吸烟

　　E．糖尿病

22．风湿性关节炎的特点包括

　　A．呈游走性　　　　　　　　　　　B．反复发作

　　C．多累及大关节　　　　　　　　　D．常造成肢体畸形

　　E．关节腔有浆液渗出

23．原发性高血压晚期常见的脏器改变有

　　A．脑水肿　　　　　　　　　　　　B．冠状动脉粥样硬化

　　C．心脏向心性肥大　　　　　　　　D．颗粒性固缩肾

　　E．心力衰竭

24．病毒性心肌炎的特点是

　　A．病毒可直接损伤心肌细胞　　　　B．常累及心瓣膜

　　C．心肌间质内炎症细胞浸润　　　　D．心肌细胞变性、坏死

　　E．晚期有明显的间质纤维化，伴心肌肥大及心腔扩张

25．过度肥大的心肌由代偿转为衰竭是由于

　　A．心肌供血相对不足　　　　　　　B．心肌能量生成不足

　　C．心肌细胞凋亡不足　　　　　　　D．心肌能量利用障碍

　　E．心肌内交感神经末梢分布密度下降

26．心功能降低表现为

　　A．心力储备降低　　　　　　　　　B．心排出量降低

　　C．心脏指数降低　　　　　　　　　D．射血分数降低

　　E．肺动脉楔压和中心静脉压降低

## 二、思考题

1．简述动脉粥样硬化的病理分期及各期的病理变化特点。

2．简述高血压病时心、肾、脑的病理变化特点。

3．左心衰竭患者为什么出现夜间阵发性呼吸困难？

4．简述心功能不全时机体有哪些心脏的代偿方式及心脏外的代偿方式。

5．试比较高血压性心脏病、风湿性心脏病、冠状动脉粥样硬化性心脏病的心脏病变特点。

扫码"练一练"

（石娅莉　吕洪臻）

# 第十三章　呼吸系统疾病

呼吸系统由上呼吸道（鼻腔至环状软骨）、下呼吸道（环状软骨以下至各级支气管）、肺、胸膜及胸膜腔组成，肺是呼吸系统的主要器官。每3～5个终末细支气管连同它们的分支及肺泡组成一个肺小叶，是肺的基本功能单位；呼吸系统的主要功能是进行机体与外界的气体交换。呼吸系统具有很强的防御功能，鼻黏膜血流丰富，可对吸入的空气加温、加湿和清除较大的粉尘颗粒；呼吸道除喉及声带被覆复层鳞状上皮以外，其余均被覆假复层纤毛柱状上皮或单层纤毛柱状上皮，纤毛与腺体和杯状细胞的分泌物共同构成黏液−纤毛排送系统，将黏膜分泌的黏液和黏着的细菌、粉尘颗粒推向咽部，通过咳嗽反射排出体外；肺巨噬细胞能吞噬、降解进入肺泡和肺间质的尘粒、细菌等异物，其分泌的溶菌酶等生物活性物质能进一步加强杀灭细菌的作用，并通过抗原提呈作用激活T淋巴细胞发生免疫应答。各种原因引起的机体防御功能下降或外界刺激过强均可引起呼吸系统的损伤和病变，从而导致呼吸系统疾病的发生。

呼吸系统常见的疾病有慢性阻塞性肺疾病（慢性支气管炎）、慢性肺源性心脏病、肺炎（大叶性肺炎、小叶性肺炎、间质性肺炎）、肺癌、呼吸功能不全等。

**案例导入**

患者，男，63岁。因咳嗽、咳痰、喘息反复发作30年，伴气促、心悸3年，下肢水肿2年，腹胀3个月入院。30年来每年冬季咳嗽、咳痰、喘息，持续3～4个月，经抗感染及平喘治疗症状有所缓解。1周前因感冒，症状加重，并出现腹胀，不能平卧，急诊入院。

**请问：**

1. 患者为什么出现咳嗽、咳痰、喘息反复发作，继而出现气促、心悸、腹胀、不能平卧等症状？

2. 此时该患者的诊断是怎样？入院可给予哪些健康指导？

# 第一节　慢性阻塞性肺疾病

## 一、慢性阻塞性肺疾病概述

慢性阻塞性肺疾病（COPD）是一组慢性气道阻塞性疾病的统称，其共同特点为肺实质和小气道受损，导致慢性不可逆性气道阻塞、呼吸阻力增加和肺功能不全，主要包括慢性支气管炎等疾病。

## 二、慢性支气管炎

慢性支气管炎是指发生于支气管黏膜及其周围组织的慢性非特异性炎症，是一种常见病、多发病，属于慢性阻塞性肺疾病。主要临床症状和诊断标准为：反复发作的咳嗽、咳痰或伴有喘息；症状每年发作至少持续3个月，连续2年以上。此病易在比较寒冷的冬春季节发生，北方较南方多见，以中老年男性为主，有"老慢支"之称，病情持续多年者常并发严重影响身体健康的慢性阻塞性肺气肿、支气管扩张症及慢性肺源性心脏病。

### （一）病因与发病机制

慢性支气管炎是由多种因素长期综合作用所致，常见的致病因素如下。

1. **感染因素**　病毒和细菌感染与慢性支气管炎的发病密切相关。常见的主要致病病毒有鼻病毒、腺病毒和呼吸道合胞病毒；主要的致病菌有肺炎球菌、流感嗜血杆菌、奈瑟球菌和甲型链球菌。慢性支气管炎的发病与感冒有密切关系。呼吸道反复的病毒和细菌感染是导致慢性支气管炎病变发展和加重的重要因素。

2. **过敏因素**　喘息型慢性支气管炎患者往往有过敏史，且以脱敏为主的综合治疗可取得较好的治疗效果。

3. **理化因素**　吸烟是慢性支气管炎发病的主要因素，吸烟史越久、吸烟量越大，患病率越高。据统计，吸烟者比不吸烟者的患病率高2～10倍。烟雾中的有害物质，能损伤呼吸道黏膜，降低局部抵抗力；烟雾又能刺激小气道产生痉挛，从而增加气道阻力。此外，长期接触工业粉尘、大气污染，可以损伤支气管黏膜亦能促进慢性支气管炎的发生。

> **➕临床应用提示**
>
> 对于吸烟的患者，应给予怎样的护理指导？

4. **内在因素**　机体抵抗力下降、呼吸系统防御功能受损、劳累及神经–内分泌功能失调是发病的内在关键因素。

### （二）病理变化与病理临床联系

1. **病理变化**　病变早期始于较大的支气管，随病情进展逐渐累及较小的支气管和细支气管，受累细支气管愈多，病情愈重，以黏液腺增生为特征的慢性非特异性炎症是慢性支气管炎的基本病理变化。

肉眼观可见黏膜表面黏液或脓性渗出物，管腔狭窄，管壁变硬。

镜下观如下。①呼吸道黏膜上皮损伤与修复：支气管腔内炎性渗出物和黏液逐使纤毛粘连，倒伏乃至脱失；纤毛杯状细胞变性、坏死脱落，黏液–纤毛排送系统受到损伤。上皮进行再修复时杯状细胞增多，并发生鳞状上皮化生。②黏液腺体增生肥大：支气管黏膜下黏液腺体增生肥大，浆液性腺体发生黏液腺化生，支气管黏膜上皮杯状细胞增多，导致黏液分泌增加，是患者出现黏液性痰的病理学基础。分泌的黏液过多并潴留在支气管腔内造成气道的完全或不完全阻塞。③支气管壁充血水肿，淋巴细胞、浆细胞浸润；支气管壁平滑肌断裂、萎缩，软骨发生变性、萎缩、钙化甚至骨化。喘息型支气管炎患者的平滑肌可增生、肥大（图13-1、13-2）。慢性支气管炎反复发作，是引起慢性阻塞性肺气肿的病变基础。

> **考点提示**
> 慢性支气管炎病理变化。

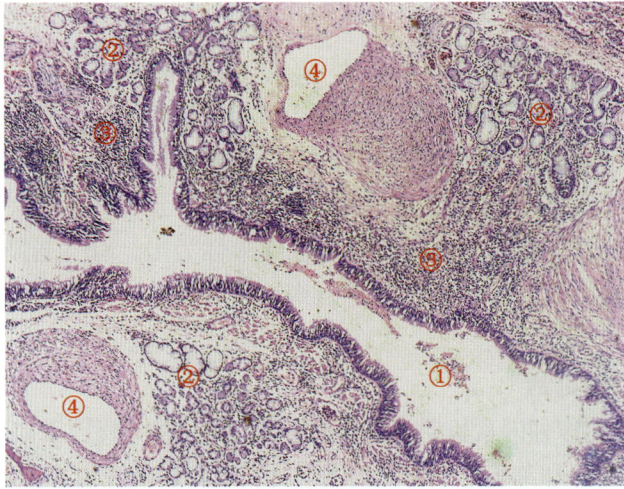

**图 13-1 慢性支气管炎（低倍）**
①支气管腔内见少量脱落的上皮和炎性渗出物；②管壁腺体增生、肥大；
③管周大量淋巴细胞浸润；④可伴有血管平滑肌增生、管腔狭窄

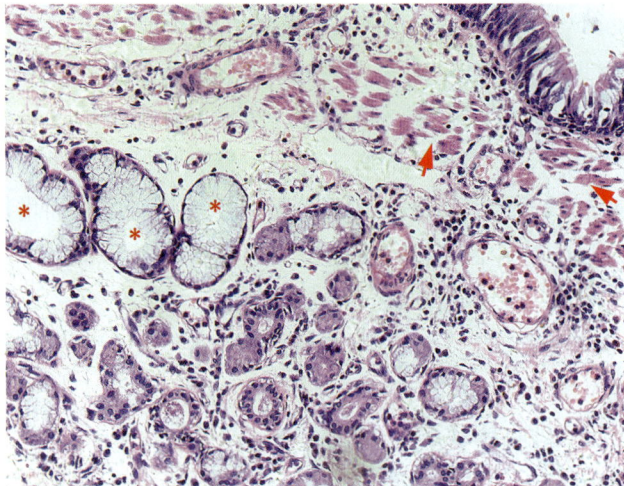

**图 13-2 慢性支气管炎（高倍）**
支气管黏膜充血、水肿，管壁腺体增生、肥大，伴浆液性腺体黏液腺化生（红色＊号）；
间质大量慢性炎症细胞浸润；支气管平滑肌断裂（红色箭头）

**2. 病理临床联系** 由于支气管黏膜的炎症刺激和分泌物增多，慢性支气管炎临床常表现为咳嗽、咳痰，痰液一般呈白色、泡沫状，较为黏稠不易咳出。在急性发作期，咳嗽加重，痰量增多，可呈黏液脓性痰或脓性痰。

某些慢性支气管炎患者，晚期若出现支气管黏膜和腺体萎缩，分泌物减少，临床患者则表现为痰少或无痰的干咳。由于支气管痉挛或狭窄及黏液和渗出物阻塞管腔，可导致支气管狭窄而引起喘息，听诊两肺可闻及哮鸣音。随着病情进展，病变的细支气管等小气道增多，呼气阻力大于吸气阻力，久之，使肺过度充气，残气量增多而并发慢性阻塞性肺气肿。

**➕临床应用提示**

对于大量脓痰或黏液脓痰，不易咳出的患者，应采取怎样的护理措施？

**➕临床应用提示**

对于平滑肌痉挛的患者，需采取哪些护理措施？

## （三）结局及并发症

慢性支气管炎患者，如能增强体质，防止感冒，改善劳动卫生环境，防止空气污染，做好个人保护，避免接触诱发因素和吸入过敏原可逐渐痊愈。反之，病变则继续发展，晚期常并发慢性阻塞性肺气肿、支气管扩张症和慢性肺源性心脏病。

**1. 慢性阻塞性肺气肿** 肺气肿是指末梢肺组织（呼吸性细支气管、肺泡管、肺泡囊和肺泡）过度充气膨胀，并伴有肺泡间隔破坏，肺组织弹性减退，导致肺体积膨大、通气功能下降的病理状态，是慢性支气管炎最常见的并发症之一。主要临床表现是逐渐加重的呼气性呼吸困难、胸闷、发绀，胸廓膨隆呈桶状，叩诊呈过清音等。根据受累部位，肺气肿可分为肺泡性肺气肿和间质性肺气肿。

影响因素和发病机制如下。①支气管阻塞：由于支气管的慢性炎症，使管腔狭窄，形成不完全堵塞，吸气时气体容易进入肺泡，呼气时由于胸压增加使气管闭塞，残留肺泡的气体过多，使肺泡充气过度。②支气管壁损伤：慢性炎症破坏小支气管壁软骨，使其失去支气管正常的支架作用，吸气时支气管舒张，气体尚能进入肺泡，但呼气时支气管过度缩小、闭陷，阻碍气体排出，肺泡内积聚大量气体，使肺泡明显膨胀和压力升高，相邻肺泡融合成囊泡。③$\alpha_1$抗胰蛋白酶缺乏：$\alpha_1$抗胰蛋白酶广泛存在于组织和体液中，对包括弹性蛋白酶在内的多种蛋白水解酶具有抑制作用。而中性粒细胞、巨噬细胞释放的氧自由基能使其氧化失活，弹性蛋白酶浓度增加、活性增强，过多的降解肺组织中的弹性蛋白、胶原纤维和蛋白多糖，使肺泡壁破坏、肺泡融合而发生肺气肿。④吸烟：长期吸烟者多是由慢性支气管炎进一步发生肺气肿。吸烟可以使肺组织中的中性粒细胞和单核细胞渗出，并释放弹性蛋白酶和大量氧自由基，氧自由基能抑制肺组织中$\alpha_1$抗胰蛋白酶的活性，使弹性蛋白酶浓度增加、活性增强，肺泡壁破坏、肺泡融合而发生肺气肿。

病理变化：肉眼观，肺体积增大、边缘钝圆，呈灰白色，柔软而弹性差，切面肺组织呈蜂窝状（图13-3），大者可超过1mm。镜下观，肺泡扩张，肺泡间隔变薄并断裂，相邻的肺泡融合成较大的囊腔（图13-4）。

患者除咳嗽、咳痰等慢性支气管炎的临床表现外，还可出现呼吸困难、气促、胸闷、发绀等，当合并感染时症状加重，并可出现缺氧、呼吸性酸中毒等症状。严重肺气肿患者由于肺内残气量明显增多，形成桶状胸。X线检查显示病变肺部透明度增加。肺气肿一旦形成难以恢复正常，最终会导致慢性肺源性心脏病。此外，肺膜下有肺大疱形成者，在剧烈咳嗽或者用力过度时，肺大疱可破裂发生自发性气胸。

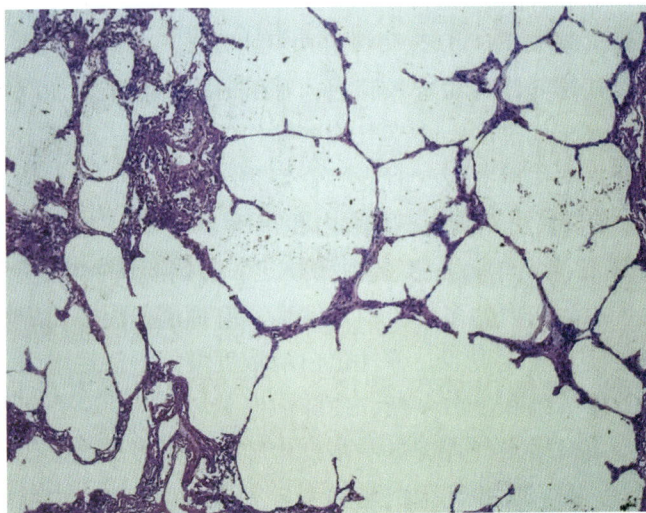

图 13-3　肺气肿（肉眼观）

图 13-4　肺气肿（镜下观）
肺泡腔扩大，肺泡间隔断裂，相邻的肺泡融合成较大的囊腔

　　2. 支气管扩张症　是以肺内小支气管管腔持久性扩张伴管壁纤维性增厚为特征的慢性呼吸道疾病，是慢性支气管炎常见的并发症之一。扩张的支气管常因分泌物潴留继发化脓性细菌感染，临床上常表现为慢性咳嗽、大量脓痰及反复咯血等症状。支气管扩张症的发病多由于反复感染，特别是化脓性感染，常导致管壁平滑肌、弹力纤维和软骨等支撑结构破坏；同时受支气管壁外周肺组织慢性炎症所形成的纤维瘢痕组织的牵拉及咳嗽时支气管管腔内压的增高影响，最终导致支气管壁持久性扩张。肉眼观，扩张的支气管数目不等，呈囊状或者圆柱状扩张（图 13-5），扩张的腔内含有黏液脓性渗出物。镜下观，病变支气管扩张，腔内有黏液或者脓性分泌物，支气管壁的改变同慢性支气管炎的改变，并可见有不同程度的弹力纤维和平滑肌组织的破坏。

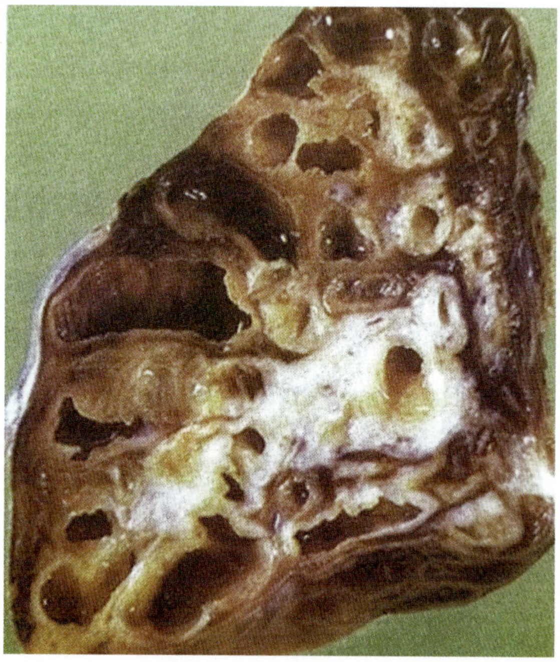

**图 13-5　支气管扩张症**

肺切面，可见多数支气管显著扩张

> **考点提示**
> 慢性支气管炎的常见并发症。

患者因支气管慢性及化脓性炎症渗出物的刺激，表现为长期咳嗽、咳脓痰，尤其在清晨或夜间体位改变时。当炎症损伤累及支气管壁血管，则可引起痰中带血或者大量咯血，严重的大咯血可因失血过多或血块阻塞呼吸道造成窒息而死亡。部分患者由于长期呼吸困难、慢性缺氧，可发生杵状指（趾）。晚期可并发慢性肺源性心脏病。临床上可借助支气管造影或电子计算机断层扫描（CT）确诊。

> **临床应用提示**
> 对于咯血患者应采取什么护理措施？

**3. 慢性肺源性心脏病（详见第十三章第二节）**

## 第二节　慢性肺源性心脏病

> **考点提示**
> 慢性肺源性心脏病的概念。

慢性肺源性心脏病，简称肺心病，是指因慢性肺疾病，肺血管及胸廓的病变引起肺循环阻力增加而导致以肺动脉压增高和右心室肥厚、扩张为特征的心脏病。我国肺心病的患病率较高，北方地区更常见，多发生于寒冷季节。患者多在40岁以上，随年龄增长患病率随之增高。临床经过缓慢，除原有肺疾病临床表现外，逐渐出现呼吸功能不全和右心衰竭的临床表现。

### （一）病因与发病机制

**1. 病因**　慢性肺源性心脏病的病因有以下几方面。

（1）肺慢性疾病　最常引起肺心病的是慢性阻塞性肺疾病，其中慢性支气管炎并发慢性阻塞性肺气肿最为多见，占80% ~ 90%；其次为支气管哮喘、支气管炎、肺硅沉着病、慢性纤维空洞型肺结核和弥漫性肺间质纤维化等。此类疾病引起大量肺泡壁毛细血管破裂，毛细血管床减少，导致氧气弥散障碍，同时由于阻塞性通气障碍，引起肺泡内氧分压下降，二氧化碳分压升高，最终发生低氧血症。缺氧不仅能引起肺小动脉痉挛，慢性缺氧还可以促使肺血管构型改建。肺细小动脉平滑肌细胞肥大，中膜增厚，并引起无肌型细动脉肌化，管腔进一步狭窄，从而使肺循环阻力增加和肺动脉高压，最终导致右心室肥厚、扩张。

（2）胸廓运动障碍性疾病　较少见。严重的脊柱弯曲或者胸廓畸形、类风湿性脊柱炎、胸膜广泛性粘连、呼吸肌麻痹等，均可引起限制性通气障碍，也可因肺部受压，使较大的肺血管受压扭曲、肺萎缩等增加肺循环阻力，从而导致肺动脉高压和肺心病。

（3）肺血管病变　较少见。原发性肺动脉高压，反复发生的多发性肺小动脉栓塞如虫卵、肿瘤细胞栓子等，及肺小动脉炎均可引起肺动脉高压，导致肺心病。

2. **发病机制**　肺换气功能障碍使肺泡气氧分压降低、二氧化碳分压增高，导致肺小动脉痉挛、肺血管构型改建、肺小动脉中膜增生、肥厚；肺血管数目减少、闭塞，最终导致右心室肥厚、扩张。

> **考点提示**
> 慢性肺源性心脏病的病因及发病机制。

**（二）病理变化**

1. **肺部病变**　除肺原有病变，主要是肺小动脉的变化。镜下观察，肺肌型小动脉中膜增生肥厚，无肌型细动脉内膜下出现平滑肌束，肺小动脉内膜纤维组织增厚，肺小动脉炎及肺泡壁毛细血管数量和容积减少。

2. **心脏**　主要是右心室的改变。肉眼观，心脏重量增加，右心室肥厚，心尖钝圆，肺动脉圆锥膨隆。通常以肺动脉瓣下2 cm处右心室肌壁厚度大于5 mm（正常3～4 mm）作为诊断肺心病的病理形态学标准。镜下观，心肌细胞肥大、增宽，核增大着色深，也可见因缺氧而出现肌纤维萎缩、肌浆溶解、横纹消失，心肌间质水肿和胶原纤维增生等病变。

**（三）病理临床联系**

代偿期主要为原有肺、胸廓疾病的临床表现（如咳嗽、咳痰等）。随病变发展，可逐渐出现呼吸功能不全、右心衰竭的症状和体征，主要有气急、呼吸困难、发绀、心悸、颈静脉怒张、肝大、腹水、下肢水肿等表现。并发急性呼吸道感染常可以诱发呼吸衰竭。心肺功能失代偿期应绝对卧床休息，必要时协助患者取半卧位，以缓解胸闷、憋气等症状。病情严重时常伴中枢神经系统症状，如出现头痛、烦躁不安、抽搐，甚至嗜睡、昏迷等肺性脑病的表现。这主要是由于缺氧和二氧化碳潴留、呼吸性酸中毒引起脑水肿所致。此外，还可以并发水电解质代谢紊乱、酸碱平衡紊乱、心律失常、上消化道出血、DIC及休克等。

> **临床应用提示**
> 对于呼吸困难、缺氧、发绀的患者，应给予哪些护理措施？

# 第三节　肺　炎

肺炎是指发生于肺组织的急性渗出性炎症，是呼吸系统的常见病、多发病。按病因不同肺炎分为感染性（细菌性、病毒性、支原体性、真菌性、寄生虫性）肺炎、理化性（放射性、吸入性和类脂性）肺炎和变态反应性（过敏性、风湿性）肺炎；按病变部位不同可将肺炎分为肺泡性肺炎、间质性肺炎；按病变性质不同可分为浆液性肺炎、纤维素性肺炎、化脓性肺炎、出血性肺炎、干酪性肺炎及肉芽肿性肺炎；按病变累及范围不同可分为大叶性肺炎、小叶性肺炎（图13-6）和节段性肺炎。

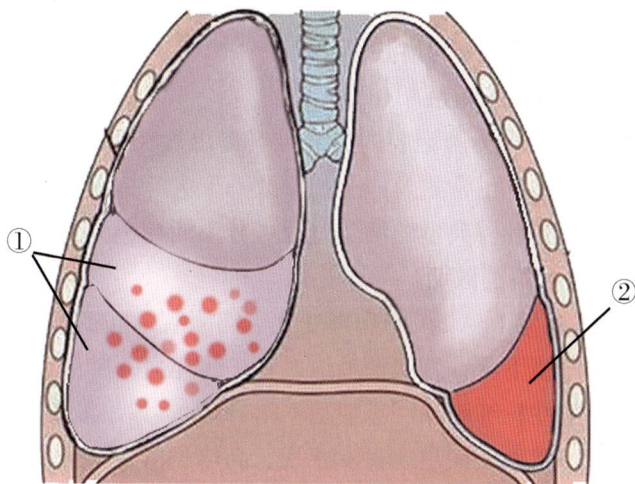

图 13-6 大叶性肺炎与小叶性肺炎
①小叶性肺炎；②大叶性肺炎

**案例导入**

患者，男，26岁。高热、寒战、咳嗽2天入院。5天前于酗酒后淋雨，突发寒战、高热、咳嗽。近2日来出现呼吸困难、胸痛，深呼吸时加重，持续高热，咳嗽加剧，并咳铁锈色痰。查体：体温39.5℃，呼吸42次/分，脉搏120次/分；听诊左肺下叶有大片湿性啰音；触诊语颤增强；叩诊左下肺实变；X线片可见左肺下叶有大片致密阴影。入院经抗生素积极治疗，病情好转，各种症状逐渐消失，痊愈出院。

请问：

1. 请做出初步诊断，并讨论所诊断疾病的病理发展过程及病变特点。
2. 患者为何会出现高热、寒战、咳铁锈色痰、胸痛等表现？

## 一、大叶性肺炎

大叶性肺炎是指主要由肺炎链球菌感染引起的以肺泡内弥漫性纤维素渗出为主的急性渗出性炎症。常累及肺大叶的大部或全部，多见于青壮年。临床表现为起病急，主要症状为畏寒、发热、胸痛、咳嗽、咳铁锈色痰、呼吸困难以及肺实变体征和外周血白细胞增高等。病程大约1周，患者体温下降，症状消失，肺组织可以完全恢复正常结构和功能。

### （一）病因与发病机制

90%以上的大叶性肺炎是由肺炎链球菌引起的。肺炎链球菌常寄居在口腔和鼻咽部等上呼吸道，其中1、3、7、2型多见，以第3型毒力最强。当机体免疫功能受损时细菌从上呼吸道侵入下呼吸道大量繁殖、扩散而致病。除肺炎链球菌外，肺炎杆菌、金黄色葡萄球菌、溶血性链球菌、流感嗜血杆菌也可以引起大叶性肺炎。受寒、疲劳、醉酒、感冒、麻醉均可以成为大叶性肺炎的诱因。此时，呼吸道的防御功能被削弱，机体抵抗力降低，容易发生细菌感染。细菌侵入肺泡内，在其内繁殖，特别是形成的浆液性渗出物更加有利于细菌繁殖，引起肺组织的变态反应，肺泡间隔毛细血管扩张，通透性增高，肺泡壁水肿，细菌通过肺泡间孔或呼吸细支气管迅速向邻近肺组织蔓延，从而波及整个肺大叶，在肺大叶间的蔓延则是带菌渗出液经支气管播散所致。

**（二）病理变化与病理临床联系**

大叶性肺炎病变主要表现为肺泡腔内的纤维素渗出性炎症，但肺组织结构并无破坏。渗出性病变一般发生在单侧肺，常累及一个肺段或一个大叶，左下叶多于右下叶；也可同时或先后发生于两个以上肺叶。典型的病变过程可分为四期，分别是充血水肿期、红色肝样变期、灰色肝样变期、溶解消散期。

1. **充血水肿期** 发病第1～2天的病理变化。肉眼观，病变肺叶肿大充血，暗红色。切面可见血性浆液流出。镜下观，肺泡壁毛细血管扩张充血，肺泡腔内有大量浆液性渗出物并混有少量红细胞、中性粒细胞和巨噬细胞（图13-7）。渗出液中常可检出肺炎链球菌。此期为病变早期，患者因毒血症而出现骤发寒战、高热、白细胞升高等临床表现，免疫功能低下者白细胞计数可不升高。本期的主要病变是肺泡腔内浆液性渗出，听诊可闻及湿性啰音。X线检查仅见肺纹理增粗或受累的肺段、肺叶稍模糊。

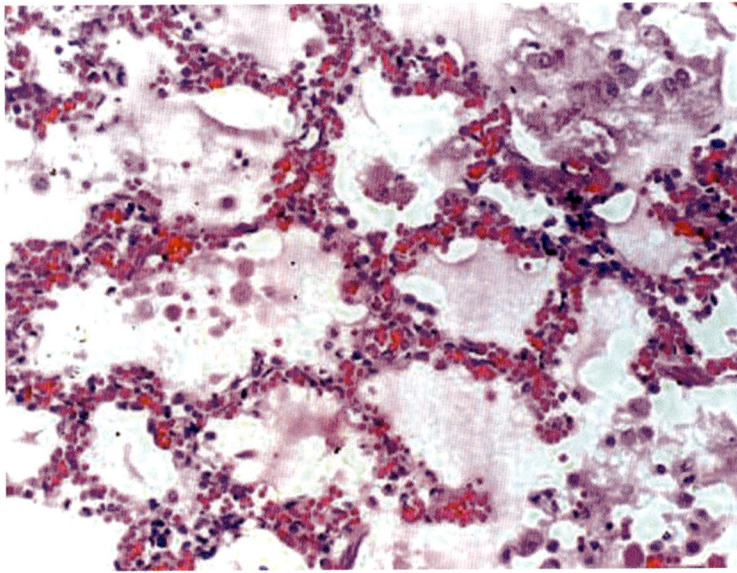

图13-7 大叶性肺炎（充血水肿期）

2. **红色肝样变期** 发病第3～4天的病理变化。肉眼观，病变肺叶肿大，质地实变，呈暗红色，切面灰红，似肝脏外观，故称红色肝样变期。镜下观，肺泡壁毛细血管仍扩张充血，肺泡腔内有大量的红细胞和一定量的纤维素、中性粒细胞及少量巨噬细胞（图13-8）。可见纤维素连接成网，穿过肺泡间孔，与相邻肺泡内的纤维素网相连接。本期的渗出液中仍可检测出大量肺炎链球菌。肺泡腔内的红细胞被巨噬细胞所吞噬、崩解后形成含铁血黄素混入痰中，患者咳铁锈色痰，为本病特征性体征。由于肺实变，肺泡膜面积减少，可出现肺泡通气与血流比例失调而影响换气功能，患者出现发绀或呼吸困难等缺氧症状。病变波及胸膜时引起纤维素性胸膜炎，出现胸痛，听诊可闻及胸膜摩擦音。肺实变的体征是肺泡呼吸音减弱或消失，出现支气管呼吸音，叩诊呈浊音。X线检查可见大叶性或节段性分布的均匀性密度增高阴影。

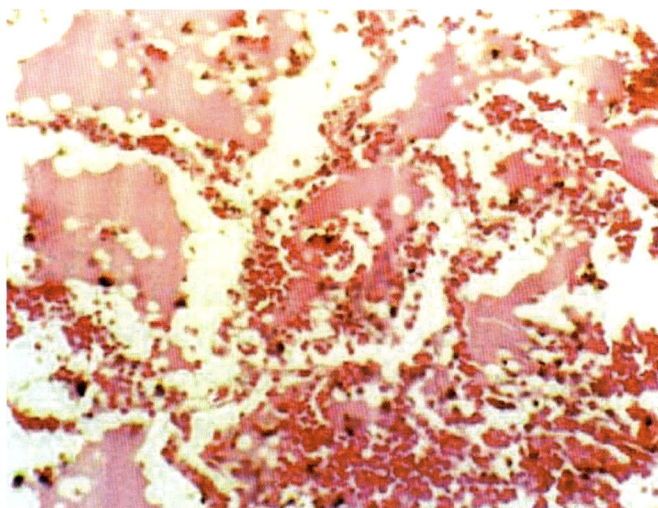

图 13-8　大叶性肺炎（红色肝样变期）

**2. 灰色肝样变期**　发病第 5 ~ 6 天进入此期。肉眼观，病变肺叶肿大，但由于充血消退转变为灰白色，质实如肝，所以称为灰色肝样变期。镜下观，肺泡腔内纤维素渗出物增多，纤维素网中有大量中性粒细胞，肺泡壁毛细血管受压。相邻肺泡纤维素经肺泡间孔连接现象更多（图 13-9）。此期患者临床症状开始减轻，咳出的痰液由铁锈色转变为黏液脓痰。由于渗出液中的致病菌被中性粒细胞吞噬杀灭，故不易检测出肺炎链球菌。此期病变肺泡虽仍不能充气，但由于肺泡壁毛细血管受压，血流量显著减少，静脉血氧合不足的情况减轻，患者缺氧症状有所改善。

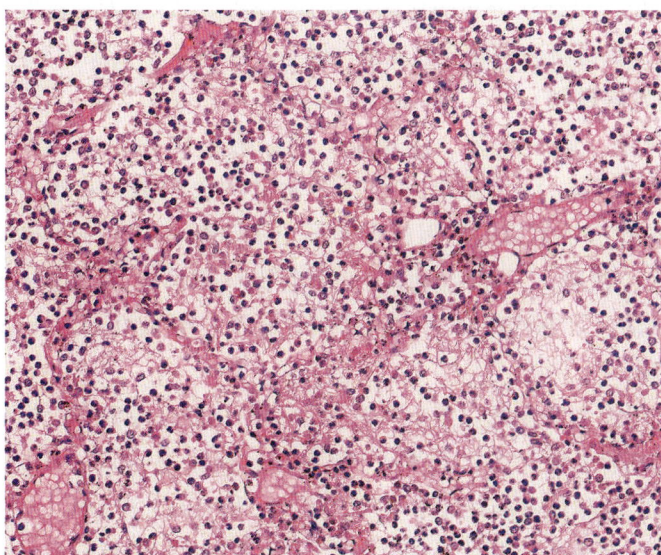

图 13-9　大叶性肺炎（灰色肝样变期）

**4. 溶解消散期**　发病后 1 周左右进入此期，持续若干天。肉眼观，病变肺叶体积基本恢复正常，质地实变消失而变软、湿润，切面颗粒状外观消失，压之可有脓样液体渗出。镜下观，肺泡腔内的中性粒细胞变性坏死，释放大量蛋白水解酶将渗出物中的纤维素溶解，溶解的渗出物部分由气道咳出，也可经淋巴管吸收或被巨噬细胞吞噬清除，肺内炎症消散，肺组织结构和功能恢复正常。胸膜渗出物被吸收或机化。本期由于炎性渗出物溶解液化，故患者可咳稀薄样痰，听诊可闻及湿性啰音。毒血症症状和肺实变体征逐渐消失，体温恢复正常，X线胸片检查阴影密度降低，继而恢复正常。

大叶性肺炎的病理变化是一个连续的过程。在病变发展过程中，由于病变不一，临床症状和体征也不尽相同。在病程早期对患者使用抗生素类药物，可干预自然病程的进展，故临床上较少见到典型的四期病变过程。

### （三）并发症

大多数大叶性肺炎患者及时治疗均可治愈，并发症少见。

1. **感染性休克** 是大叶性肺炎的严重并发症。肺炎链球菌或金黄色葡萄球菌感染引起严重毒血症时可以发生休克，称为休克性肺炎或中毒性肺炎，死亡率较高。

2. **肺肉质变** 亦称机化性肺炎，因为大叶性肺炎灰色肝样变期病灶中中性粒细胞渗出少或功能障碍，渗出物中的纤维素不能被完全清除吸收时，则由肉芽组织加以机化，病变部位肺组织变为褐色肉样纤维组织，称为肺肉质变。

3. **肺脓肿及脓胸** 多见于金黄色葡萄球菌引起的大叶性肺炎。肺组织发生坏死液化，形成脓肿；若脓肿破入胸膜腔，则形成脓胸。

4. **败血症及脓毒败血症** 见于严重感染时，细菌侵入血液大量繁殖所致。

> **考点提示**
> 大叶性肺炎的病理变化及并发症。

## 二、小叶性肺炎

小叶性肺炎又称为支气管性肺炎，是以细支气管为中心的肺组织化脓性炎症。此病可单独发病，但常作为其他疾病的并发症。病变起始于细支气管，并向其周围和纵深发展，形成以肺小叶为单位，呈灶状分布的化脓性病灶。临床上，患者常有发热、咳嗽、咳黏液痰或脓性痰等症状，肺部听诊可闻及散在湿性啰音。多见于小儿及年老体弱者。

### （一）病因与发病机制

主要由葡萄球菌、肺炎球菌、链球菌、铜绿假单胞菌和大肠埃希菌等感染引起，其中致病力较弱的4、6、10型肺炎球菌是最常见的致病菌。在患传染病、营养不良、慢性心力衰竭、麻醉、手术后等诱因的影响下，机体抵抗力下降，呼吸系统防御功能受损，细菌得以侵入、繁殖，发挥致病作用，引起支气管肺炎。因此，支气管肺炎常是某些严重疾病的并发症，如麻疹性肺炎、手术后性肺炎、吸入性肺炎、坠积性肺炎等。

### （二）病理变化

病变特征是肺组织内散在的以细支气管为中心的化脓性炎症病灶。病变一般较小，形状不规则，散布于两肺各叶，尤以背侧和下叶最多。肉眼观（图13-10），两肺表面和切面上散在分布灰黄色实变病灶，病灶大小不等，直径一般在0.5～1cm（相当于肺小叶范围），以下叶、背侧多见。严重者，病灶可相互融合或累及全叶，形成融合性支气管肺炎。一般不累及胸膜。镜下观（图13-11），病变早期，细支气管黏膜充血、水肿，表面附着黏液性渗出物，周围肺组织无明显改变。病程进展期，细支气管管腔及其周围的肺泡腔内充满脓性渗出物，有较多的中性粒细胞、少量红细胞和脱落的肺泡上皮细胞，纤维素一般较少。病灶周围肺组织充血，可有浆液渗出，部分肺泡过度扩张形成代偿性肺气肿。当支气管和肺组织严重破坏时呈完全化脓性炎症改变。由于病变发展阶段的不同，各病灶的病变表现和严重程度也不一致。有些病灶完全化脓，有些则仅可见到浆液渗出，有的还停留在细支气管及其周围炎阶段。

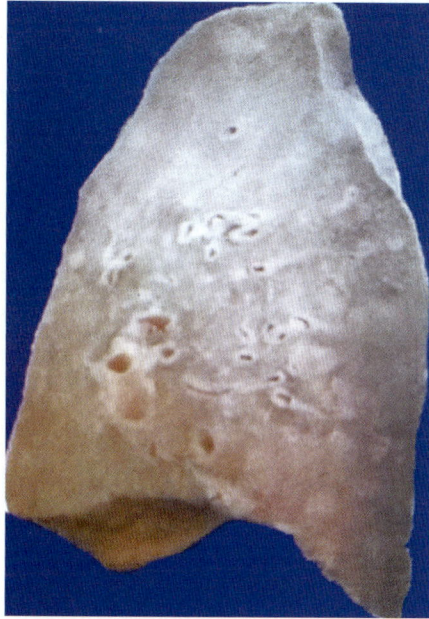

**图 13-10　小叶性肺炎（肉眼观）**
切面可见大小不等的病灶，形状不规则，色灰红或带黄色

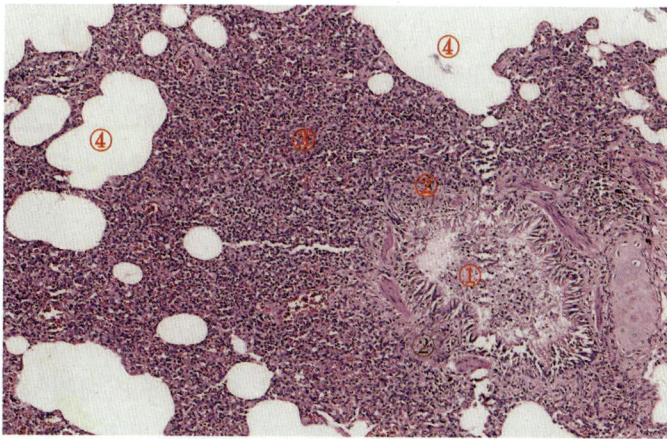

**图 13-11　小叶性肺炎（镜下观）**
以细支气管为中心，其周围的肺泡腔内充满较多中性粒细胞等炎性渗出物

## （三）病理临床联系

　　小叶性肺炎的临床表现取决于发病的原因、肺组织损伤的程度和范围。临床上仍以急起的发热、咳嗽、咳痰为首发症状。由于支气管黏膜受炎症及渗出物的刺激常引起咳嗽，痰液呈黏液脓性或脓性。因病灶较小且散在分布，肺实变体征一般不明显。病变区细支气管和肺泡内含有渗出物，听诊可闻及湿性啰音。X线检查可见肺内散在小片状或斑点状模糊阴影。本病若发现及时，治疗得当，肺内渗出物可完全吸收而痊愈，但在儿童、年老体弱者，特别是并发其他重大疾病者，预后大多不良。临床上要注意区别大叶性肺炎与小叶性肺炎。

## （四）并发症

1. **呼吸衰竭**　炎性渗出物影响肺泡通气和换气功能，若病变范围广泛，则引起呼吸衰竭。

2. **心力衰竭**　若肺部炎症广泛，体循环阻力增加，加重右心负担，又因缺氧和中毒使心肌细胞变性、坏死，心肌收缩力降低，导致心力衰竭，在幼儿常导致急性心力衰竭。

3. **肺脓肿、脓胸**　多见于金黄色葡萄球菌引起的小叶性肺炎。

4. **支气管扩张症**　支气管破坏严重且病程较长者，可导致支气管扩张症。

> **考点提示**
> 小叶性肺炎的病理变化及并发症。

### 三、间质性肺炎

间质性肺炎是指发生于肺间质的炎症，病变主要发生于小支气管、细支气管壁、小叶间隔、肺泡壁间隔的结缔组织内，肺泡内的渗出物较少。间质性肺炎的病理变化和临床表现与大叶性肺炎、小叶性肺炎均不同，故临床上称为非典型性肺炎。除发热等全身表现外，还可出现频繁咳嗽、气急和发绀等。

#### （一）病因与发病机制

间质性肺炎多由病毒和支原体引起，也可由一种以上病毒混合感染继发细菌感染引起。常见的病毒有流感病毒、腺病毒、呼吸道合胞病毒、麻疹病毒和巨细胞病毒等。临床上以腺病毒性肺炎最常见，流感病毒性肺炎最严重。除流感病毒外，其余病毒性肺炎多见于儿童，症状轻重不等，但婴幼儿和老年患者病情较重，一般为散发，偶尔会造成流行。病毒性肺炎的病情、病变类型及其严重程度有很大差别。肺炎支原体是目前所知最小的能独立生活的病原微生物，仅对人体致病，对抗生素敏感。患者起病急，以发热、头痛、顽固剧烈的咳嗽、少痰、气促、胸痛为特征。支原体肺炎临床不易与病毒性肺炎鉴别，但可以从患者呼吸道分泌物中培养出肺炎支原体而诊断。

#### （二）病理变化

肉眼观，肺组织因充血、水肿致体积轻度肿大，无明显实变。镜下观，肺炎支原体感染所致的肺炎可见沿支气管、细支气管及其周围的小叶间隔分布的间质性炎症。肺泡间隔明显增厚，肺实质内血管充血、水肿以及淋巴细胞、单核细胞浸润，肺泡腔内一般无明显渗出物。病变较严重者，肺泡也可受累，肺泡腔内出现由浆液、少量纤维蛋白、红细胞和巨噬细胞组成的炎性渗出物，甚至可以发生组织坏死。病毒引起的肺间质的炎症，通常表现为肺泡间隔明显增宽，肺间质水肿及淋巴细胞、单核细胞浸润，肺泡腔一般无渗出物或仅有少量的浆液。有些病毒性肺炎（如流感病毒性肺炎、麻疹病毒性肺炎、腺病毒性肺炎）肺泡腔渗出较明显，渗出物凝结成一层红染的膜样物，贴附于肺泡内表面，即透明膜形成，支气管上皮和肺泡上皮也可增生，甚至出现多核巨细胞。麻疹病毒性肺炎的主要病变特点是在间质性肺炎的基础上，肺泡壁有透明膜形成，并有较多的多核巨细胞。在增生的上皮细胞和多核巨细胞的胞质和胞核内可以见到病毒包涵体，这种病毒包涵体对于病毒性肺炎具有诊断意义。病毒包涵体常呈球形，约红细胞大小，嗜酸性染色，均质，呈细颗粒状，其周围常有一清晰的透明晕。其他一些病毒性肺炎，如巨细胞病毒性肺炎、腺病毒性肺炎等，也可在增生的支气管上皮、支气管黏液腺上皮或肺泡上皮内见到病毒包涵体。

扫码"学一学"

### （三）病理临床联系

炎症刺激所致剧烈咳嗽为其突出症状，初为干咳，后咳少量黏液性痰或黏液脓性痰，肺部无实变体征。病毒性肺炎合并严重细菌感染时，全身中毒及缺氧等表现更明显，常可并发呼吸衰竭、心力衰竭，预后不良。肺炎支原体引起的间质性肺炎预后良好。

# 第四节　肺　癌

肺癌是指起源于支气管黏膜上皮，少数起源于支气管腺体上皮或肺泡上皮细胞，所以肺癌也称支气管源性癌。肺癌是常见的恶性肿瘤之一，20世纪50年代以来，世界各国肺癌的发病率和死亡率呈上升趋势。数十年来，我国肺癌的发病率和死亡率成倍增长，尤其以人口密度较高的工业城市。患者年龄多在40～60岁，男女之比为（4～5）：1。近年来女性发病有增长趋势，可能与女性吸烟增多有关。

## 一、病因

肺癌的病因复杂，目前认为主要与下列因素有关。

1. **吸烟**　吸烟是肺癌发生的最危险因素。大量资料证明，吸烟者比不吸烟者的肺癌发生率高25倍，日吸烟量越大、开始吸烟的年龄越小，患肺癌的危险性越大，80%～90%的男性患者与吸烟有关。烟雾中有多种化学致癌物质（如尼古丁、苯并芘、煤焦油等），长期吸烟使呼吸道出现上皮增生、鳞状上皮化生、非典型增生及癌变。

2. **环境致癌**　肺癌与大气污染密切相关，工业废气、汽车废气、家庭排烟等含有苯并芘、二乙基亚硝胺和砷等致癌物质。有资料证明，肺癌的发病率与空气中的3,4-苯并芘的浓度呈正相关。城市肺癌患病率高于农村。此外，长期接触石棉、砷、煤焦油等化学致癌物的人员发病率较高。

## 二、病理变化

1. **肉眼观类型**　根据肺癌发生的部位与大体形态，可将其分为中央型、周边型和弥漫型。

（1）中央型　癌块位于肺门部（图13-12），右肺多于左肺，主要发生在主支气管壁或叶支气管壁。早期，支气管局部管壁弥漫性增厚；进一步发展，癌沿支气管纵深浸润发展，使气道管腔狭窄。除浸润管壁外，还可累及周围肺组织，并经淋巴道蔓延至支气管肺门淋巴结，在肺门处融合成巨大癌块，与肺组织界限不清，癌块周围可有卫星灶。此型占肺癌总数的60%～70%。

（2）周边型　起源于肺段或肺段以下的支气管，在靠近胸膜的周边部形成与周围组织界限较清晰的结节状或者球形癌结节，无包膜，直径通常在2～8cm之间（图13-13），可侵犯胸膜。其发生淋巴道转移较中央型晚，手术切除预后较好。该型占肺癌总数的30%～40%。

（3）弥漫型　较少见，该型占肺癌总数的2%～5%。癌组织起源于末梢肺组织，沿肺泡管、肺泡呈弥漫浸润性生长，侵犯部分或者整个肺大叶，甚至一侧肺，形成多数粟粒大小的灰白色结节，此时须与肺转移癌和肺炎进行鉴别。

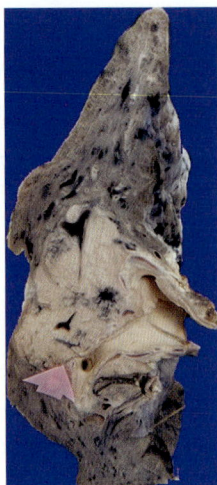

图 13-12　中央型肺癌

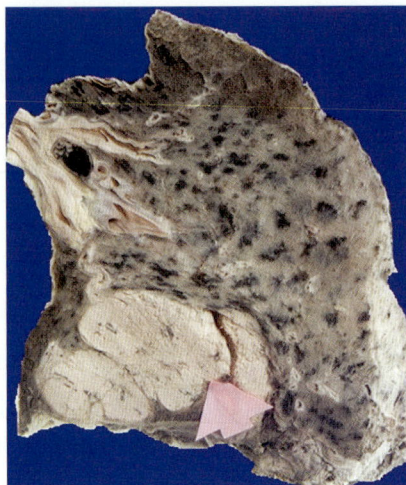

图 13-13　周围型肺癌

中央型早期肺癌是指在次段支气管及其以上大支气管发生的鳞状细胞癌，其诊断标准为：无局部淋巴结转移、癌组织仅局限于管壁内生长，甚至侵至支气管外膜，但不侵及临近的肺实质。包括管内型和管壁浸润型。发生于小支气管的周边型早期肺癌，诊断标准为：形成肺组织癌结节状肿块，直径小于2cm，且无局部淋巴结转移。

隐性肺癌指临床及X线检查均阴性，但是痰脱落细胞学检查阳性，手术切除标本经病理证实为原位癌或早期浸润癌而无淋巴结转移者。

2. **组织学类型**　肺癌组织学类型表现复杂多样，可以分为鳞状细胞癌、腺癌、小细胞癌和大细胞癌四个基本类型。

（1）鳞状细胞癌　是肺癌中最为常见的类型，约占手术切除肺癌病例的60%以上。其中80%～85%为中央型肺癌。患者以老年男性为主，多有吸烟史，主要发生于主支气管和叶支气管，纤维支气管镜检查易发现。肿块生长较慢，转移较晚。

（2）腺癌　占肺癌的15%～20%。此类型女性多于男性，常见于被动吸烟者。周边型肺癌多为腺癌，肿块直径多>4cm，常累及胸膜。

（3）小细胞癌　又称小细胞神经内分泌癌，占肺癌的10%～20%，是腺癌中分化最低、恶性度最高的类型。患者以中老年男性居多，与吸烟关系密切。小细胞癌多为中央型，生长迅速，转移较早。手术切除效果差，对放疗及化疗敏感。镜下观，癌细胞较小，呈短梭形或淋巴细胞样，胞质少而形似裸核，称为肺燕麦细胞癌（图13-14），常聚集成群，由结缔组织加以分隔，有时呈假菊形团，是一种具有异源性内分泌功能的肿瘤。

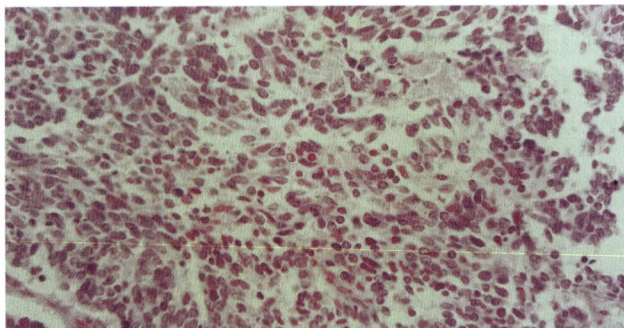

图 13-14　肺小细胞癌

（4）大细胞癌　占肺癌的15%~20%。多数大细胞癌发生于大支气管。癌细胞体积大，胞质丰富，核常为多边形，癌细胞有高度异型性，核分裂象多见。癌组织常形成实性团块或弥漫分布，部分大细胞癌呈神经内分泌方向分化，故又称大细胞神经内分泌癌。恶性程度较高，生长快，容易侵入血道形成血道转移。

### 三、扩散和转移

1. **直接蔓延**　中央型肺癌常直接侵及纵隔、心包及周围血管，或沿支气管向同侧甚至对侧肺组织蔓延。周围型肺癌可直接侵犯胸膜，长入胸壁。

2. **转移**　肺癌最早发生淋巴道转移，癌组织沿淋巴道转移至肺门淋巴结，以后由支气管肺淋巴结进而扩散至纵隔、锁骨上、腋窝及颈部淋巴结。血道转移常见于脑、肾上腺、骨。

### 四、病理临床联系

肺癌的病理学类型较为复杂，故临床表现多样，有些患者早期症状不明显，易被忽视，有的在X线胸片检查时偶然发现。肿瘤原发于支气管，故常产生局部刺激、阻塞或压迫，引起咳嗽、咳痰、咯血、呼吸困难等症状以及乏力、消瘦、持续性低热等全身表现。累及胸膜可出现胸痛、胸水，且多为血性。由于肿瘤压迫和侵犯，可导致上腔静脉综合征（因上腔静脉阻塞产生的颈静脉、胸部静脉怒张、水肿，皮肤和口唇发绀，眼结膜充血等症状），喉返神经麻痹而声嘶，颈交感神经综合征（眼睑下垂、眼球突出、瞳孔缩小、患侧无汗、感觉异常等）。

此外，10%的肺癌具有分泌激素功能而出现多种异位激素综合征。如肺鳞癌可产生甲状旁腺激素或前列腺素致高钙血症。最常见的是小细胞癌分泌促肾上腺皮质激素（ACTH）、ADH、5-羟色胺等，可引起Cushing综合征、ADH分泌过多综合征及类癌综合征等。

肺癌患者多数预后不良，对于年龄40岁以上、有吸烟史者若出现咳嗽、咳痰、气急、胸痛等症状应高度警惕。通过X线、纤维支气管镜及病理活检等辅助检查手段可以确诊肺癌。早发现、早诊断、早治疗对提高患者的治愈率和生存率大有帮助。

## 第五节　呼吸功能不全

**案例导入**

患者，男性，33岁，肺间质纤维化，因气促入院。体格检查：体温36.7℃，心率110次/分，呼吸60次/分，呼吸急促，皮肤发绀，两肺底部有湿啰音，血气分析：$PaO_2$ 50mmHg、PaCO2 33mmHg。

请问：

1. 试分析该患者发生了哪型呼吸衰竭？

2. 为何会出现呼吸困难？分析其机制？

## 一、概述

呼吸包括三个基本过程，即外呼吸、血液运输氧以及内呼吸。①外呼吸：指肺通气（肺与外界的气体交换）和肺换气（肺泡与血液之间的气体交换）。②血液运输氧：指气体在血液中的运输。③内呼吸：指血液与组织细胞间的气体交换，以及细胞内生物氧化的过程。

正常静息下，动脉血氧分压（$PaO_2$）为 80 ～ 100 mmHg（10.7 ～ 13.3 kPa），$PaO_2$ 随年龄及所处的海拔高度而异，在海平面时成年人的正常范围为：$PaO_2 =$（100-0.33×年龄）± 5 mmHg；动脉血二氧化碳分压（$PaCO_2$）极少受年龄的影响，为 36 ～ 44 mmHg（4.8 ～ 5.9 kPa）。

### （一）概念

呼吸功能不全是指由外呼吸功能障碍导致肺功能储备力下降，静息时虽能维持较为正常的血气水平，但在体力活动、发热等因素导致呼吸负荷加重时，$PaO_2$ 降低或伴有 $PaCO_2$ 升高，并出现相应的症状与体征，称为呼吸功能不全。当外呼吸功能严重障碍，以致患者在海平面、静息状态吸入空气的条件下，$PaO_2$ 低于 60mmHg（8kPa），伴有或不伴有 $PaCO_2$ 高于 50mmHg（6.67kPa），并有一系列临床症状的病理生理过程，称为呼吸衰竭。呼吸功能不全涵盖了外呼吸功能障碍的全过程，而呼吸衰竭是呼吸功能不全的严重阶段。本节主要介绍由于肺外呼吸功能严重障碍引起的呼吸衰竭。

> **考点提示**
> 呼吸衰竭的概念。

### （二）分类

根据发生的速度常将呼吸衰竭分为急性呼吸衰竭和慢性呼吸衰竭。急性呼吸衰竭发病急速，体内往往来不及进行代偿，如急性呼吸窘迫综合征（ARDS）；慢性呼吸衰竭发生缓慢，持续时间较长，早期或轻症时机体一般可以代偿，只有当代偿失调时才发生严重的病理生理变化。根据原发病变部位的不同，将其分为中枢性呼吸衰竭和外周性呼吸衰竭；根据发病机制不同，将其分为通气性呼吸衰竭和换气性呼吸衰竭；根据血气变化特点，可分为Ⅰ型呼吸衰竭和Ⅱ型呼吸衰竭（Ⅰ型呼吸衰竭患者仅有 $PaO_2$ 下降，无 $PaCO_2$ 升高；Ⅱ型呼吸衰竭患者既有 $PaO_2$ 下降，又伴有 $PaCO_2$ 上升）。

## 二、病因

很多疾病都能直接或间接影响肺功能而导致呼吸衰竭，常见病因如下。见表 13-1。

表 13-1　呼吸衰竭常见病因

| | 常见病因 |
| --- | --- |
| Ⅰ 神经肌肉系统疾病 | 脑部疾病（脑外伤、脑肿瘤、脑炎、脑水肿等）<br>镇静剂或麻醉剂的过量使用；脊髓及外周神经损害（脊髓颈段或高位胸段损伤、脊髓灰质炎、脊神经根炎、多发性外周神经炎等）<br>肌肉疾病（肌营养不良症、重症肌无力、低钾血症、呼吸肌疲劳等） |
| Ⅱ 胸部和胸膜病变 | 外伤（多发性肋骨骨折、胸部严重创伤等），胸腔积液与气胸，胸膜粘连与纤维化等 |
| Ⅲ 呼吸道阻塞性疾病 | 狭窄或阻塞（喉头水肿、支气管异物、纵隔肿瘤压迫等）；下呼吸道病变（慢性支气管炎、慢性阻塞性肺气肿、支气管哮喘等） |
| Ⅳ 肺部疾病 | 肺水肿、肺不张、肺部炎症、广泛性肺纤维化等 |
| Ⅴ 肺血管性疾病 | 肺栓塞、肺淤血等 |

此外，不同年龄组常见的易致呼吸衰竭的病因有所不同，如：① 新生儿常见病因以新生儿窒息、ARDS、颅脑损伤、新生儿肺炎等多见。② 婴幼儿常由异物吸入、溺水、重症肺炎、哮喘持续状态、脑炎、败血症等引起。③ 成人则多为COPD、ARDS、肺水肿、肺栓塞及胸腹手术后并发肺感染等所致。

> **考点提示**
> 呼吸衰竭的病因。

### 三、呼吸衰竭的发病机制

外呼吸过程包括肺通气和肺换气两个环节。肺通气是指肺泡与外界环境进行气体交换的过程，肺换气是指肺泡与血液之间的气体交换过程。任何原因，只要使肺通气或（和）换气环节发生严重障碍，就会导致血气异常，引起呼吸衰竭。肺换气功能障碍包括弥散障碍和肺泡通气与血流比例失调。

**（一）肺通气功能障碍**

正常成人静息时，肺通气量约为6L/min，其中无效腔通气约占30%，肺泡通气量约为4L/min。肺泡通气量是有效通气量，因此通气功能严重障碍使肺泡通气不足，是呼吸衰竭的发生机制之一。

**1. 肺通气障碍的类型与病因**　正常的肺通气有赖于肺的正常扩张、回缩与气道的通畅。所以，肺通气功能障碍可由肺扩张、回缩受限制以及气道阻塞引起。由前者引起的通气不足称限制性通气不足；由后者引起的称阻塞性通气不足。

（1）限制性通气不足　呼吸运动是呼吸肌收缩引起肺扩张的主动过程，而平静呼气则是肺泡弹性回缩和胸廓借助重力作用复位的被动过程。主动过程更容易发生障碍，导致肺泡扩张受限制。其发生机制如下。①呼吸肌活动障碍：常见于中枢或周围神经的器质性病变，如脑外伤、脑血管意外、脑炎、脊髓灰质炎、多发性神经炎等。②呼吸中枢抑制：如呼吸中枢肿瘤、颅脑外伤，使用镇静药、安眠药、麻醉药过量，代谢产物（如尿毒症毒素）堆积等。③呼吸肌收缩功能障碍：如重症肌无力、低钾血症、长时间呼吸用力与呼吸运动增强所引起的呼吸肌疲劳、营养不良引起的呼吸肌萎缩等，均可累及呼吸肌收缩功能，引起限制性通气不足。④ 胸廓顺应性降低：常见于严重的胸廓畸形、胸壁皮肤硬化、纤维性胸膜增厚、胸腔积液、气胸等可限制胸廓扩张的疾病，使扩张时弹性阻力增加而引起限制性通气不足。⑤肺顺应性降低：常见于急性呼吸窘迫综合征、肺通气过度、肺水肿、肺叶或肺段切除等，因肺泡表面活性物质减少，使肺泡表面张力增加。

（2）阻塞性通气不足　在呼吸过程中，气体分子之间、气体分子与气道内壁之间的摩擦力形成气道阻力。影响气道阻力的因素有气道内直径长度与形态、气流速度与形式、气体密度与黏度等。在这些因素中，最重要的是气道的内径。管壁痉挛、管腔阻塞、气道塌陷等均可使气道内径变小或不规则，从而增加气道阻力，引起阻塞性通气不足，如支气管哮喘发作时，小气道痉挛缩窄，可使气道阻力高达正常的10 ～ 20倍，严重者可引起呼吸衰竭。气道阻塞可分两类。① 中央气道阻塞：指气管分叉以上的气道阻塞。若阻塞位于胸外（如喉头水肿、声带麻痹等），吸气时气体流经病灶引起的压力降低，可使气道内压明显低于大气压，导致气道狭窄加重；呼气时气道内压大于大气压而使阻塞减轻，患者表现为吸气性呼吸困难。若阻塞位于中央气道的胸内部位（如肿瘤、炎症等），吸气时胸膜腔内压降低使气道内压大于胸膜腔内压，阻塞减轻；用力呼吸时胸膜腔内压升高压迫气道，使气道狭窄加重，患者表现为呼气性呼吸困难。②外周气道阻塞：外周气道是指内径小于2mm的小支气管和细支气管阻塞。由于小支气管为不规则的块状，细支气管无软骨支撑、管壁薄，又与周围肺泡结构紧密相连，因此其内径可随呼吸运动而发生变化。吸气时肺泡扩张，细支气管受周围弹性组织牵拉口径变大、气道伸长；呼气时则相反，气道缩短变窄，患者表现为呼气性呼吸困难。临床上多见的慢性支气管炎等慢性阻塞性肺疾病，病变主要侵犯小气道，黏液腺增生、黏膜充血水肿和纤维组织增生，使管壁增厚，管腔狭窄；黏液分泌增多且清除障碍使管道阻塞；管壁平滑肌敏感性增高，发生收缩乃至痉挛使管道缩窄；肺泡壁萎缩断裂，小气道周围弹性组织对管壁牵引力减弱，内径变小。以上病变除造成气道狭窄外，还可使气道弯曲、扩张、表面不光滑而形成湍流，这些都将造成气道阻力的增加，患者主要表现为呼气性呼吸困难。

2. **肺通气不足时的血气变化**　限制性通气与阻塞性通气同时不足可以使肺泡通气减少，氧的吸入和二氧化碳的排出均受阻，使肺泡的氧分压（$PaO_2$）降低而二氧化碳分压（$PaCO_2$）升高，血液流经毛细血管时，不能得到足够的氧、不能排出应排出的二氧化碳，使$PaO_2$下降与$PaCO_2$升高。

由肺泡疾病引起通气障碍，病变往往是局部的、散在而不均匀的，故不仅存在肺通气不足，通常还存在肺泡通气、血液比例失调与弥散障碍。

**（二）弥散障碍**

弥散障碍是指氧与二氧化碳通过肺泡膜进行交换的过程发生障碍。影响肺气体弥散的因素有肺泡膜两侧的气体分压差、气体的弥散能力、具有气体交换功能的肺泡膜面积、肺泡膜的厚度或者弥散距离以及血液与肺泡膜接触时间。

1. **弥散障碍的原因**

（1）肺泡膜面积减少　正常人约有3亿个肺泡，总面积$80m^2$，静息时参与换气的面积为$40\ m^2$左右，运动时可增加至$60\ m^2$左右。由于它的贮备代偿极大，只有当弥散面积减少1/2以上时，才会引起换气功能障碍。肺叶切除、肺变实、肺不张或肺泡大量破坏的疾病（如肺结核，肺肿瘤）均会使弥散面积减少。

（2）弥散距离增加　气体交换所通过的肺泡膜是由肺上皮、毛细血管内皮及两者共有的基底膜所构成，其厚度小于$1\mu m$。若从肺泡腔气体到达红细胞来计算还需经过肺泡表面液体层、血浆层和红细胞膜，总厚度也不足$5\mu m$，氧和二氧化碳均易透过（图13-15）。当肺纤维化、肺泡透明膜形成、肺水肿以及肺泡毛细血管扩张或稀血症导致血浆层变厚等，均可使弥散距离增加而影响气体弥散。

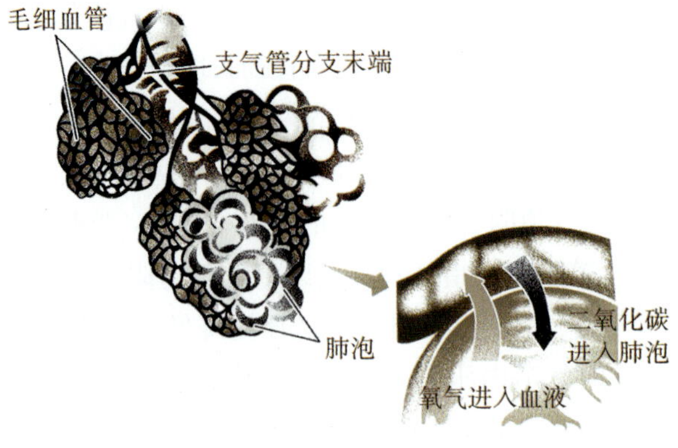

图13-15　肺泡和血液之间的气体交换

2. **弥散障碍时的血气变化**　单纯弥散障碍主要影响氧的弥散使$PaO_2$降低。而二氧化碳的弥散能力比氧大20倍，则对$PaCO_2$影响小。若肺泡通气量正常，则$PaCO_2$正常。

### （三）肺泡通气与血液比例失调

有效的换气不仅要求足够的通气量与充分的血液流量，而且要求两者必须保持一定的比例。正常成人在静息状态下两者比值（V/Q）约为0.8。在肺疾病时肺通气或（和）血流量不均匀，亦会造成部分肺泡通气与血流比例失调（图13-16），引起气体交换障碍。这是肺部疾病引起的呼吸衰竭最常见和最重要的机制。

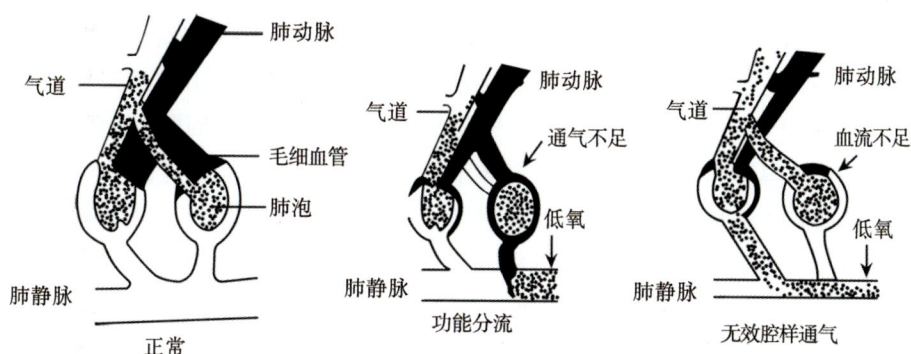

图13-16　肺泡通气与血流比例失调示意图

**1. 肺泡通气与血流比例失调的类型和原因**

（1）静脉血掺杂增加　部分肺泡通气不足，而血流未相应减少，会引起静脉血未经氧合或氧合不全就流入体循环动脉血中，这种情况类似动-静脉短路，被称为静脉血掺杂或功能性分流。静脉血掺杂的另一种情况是静脉血经动-静脉交通支直接流入肺静脉与体循环，成为解剖分流。在支气管扩张、严重创伤、休克时，动-静脉短路开放，使解剖分流增加，引起血气异常。肺严重病变（如肺实变、肺不张等）时，病变部分可完全无通气，但仍有血流，流经血液未进行气体交换就掺入动脉血，类似解剖分流。将这样的分流和解剖分流统称为真性分流，以便于和V/Q比值降低但仍有气体交换的功能性分流区别。吸纯氧对真性分流者的$PaO_2$无显著影响，但可显著提高功能性分流者的$PaO_2$，用这种方法可鉴别功能性分流与真性分流。

（2）无效腔样通气增加　部分肺泡血流不足时，V/Q比值可显著大于正常，肺泡通气不能被充分利用，类似无效腔通气的效果，称之为无效腔样通气。

**2. 肺泡通气与血流比例失调时的血气变化**　在实际比例中，V/Q比值减少与增大一般常在不同部位同时存在。肺泡通气与血流比例失调时出现$PaO_2$降低，而$PaCO_2$的变化则取决于代偿性通气增强的程度。若代偿性通气增强过度，可使$PaCO_2$低于正常；如通气障碍范围较大，加上代偿性通气增强不足，使总的肺泡通气量低于正常，则$PaCO_2$高于正常；如两部分程度相当，$PaCO_2$可在正常范围。

在呼吸衰竭的发病过程中，常常是多种因素同时存在或相继发生作用。

## 四、呼吸衰竭时主要代谢与功能变化

Ⅰ型和Ⅱ型呼吸衰竭时均有低氧血症，因此均可引起代谢性酸中毒；Ⅱ型呼吸衰竭时低氧血症和高碳酸血症并存，因此可有代谢性酸中毒和呼吸性酸中毒；ARDS患者由于代偿性呼吸加深加快，可出现

**考点提示**
呼吸衰竭的发病机制。

代谢性酸中毒和呼吸性碱中毒；若给呼吸衰竭者应用人工呼吸机、过量利尿剂或$NaHCO_3$等则可引起医源性代谢性碱中毒。一般而言，呼吸衰竭时常发生混合性酸碱平衡紊乱。

**（一）呼吸系统变化**

引起呼吸衰竭的原发病会引起呼吸幅度、频率及节律的变化。例如，在肺顺应性降低所致的限制性通气功能障碍性疾病中，因牵张感受器或肺毛细血管旁感受器受刺激而反射性地引起浅快呼吸。阻塞性通气不足时，常表现为深慢呼吸，且随阻塞部位不同，可表现为吸气性呼吸困难或呼气性呼吸困难。中枢性呼吸衰竭往往出现呼吸浅慢或节律不整，表现为周期性呼吸（如潮式呼吸、间歇呼吸等），其发生机制可能是呼吸中枢兴奋性过低而引起的呼吸暂停，从而使血中二氧化碳增多，增多到一定程度使呼吸中枢兴奋出现呼吸运动，呼出二氧化碳使血中二氧化碳减少到一定程度又可导致呼吸暂停，如此形成周期性呼吸运动。

外呼吸功能障碍导致的低氧血症与高碳酸血症也影响了呼吸功能，$PaO_2$降低作用于颈动脉体和主动脉体外周化学感受器，反射性地使呼吸中枢兴奋。但此作用需$PaO_2$低于60mmHg（8kPa）时才明显。二氧化碳与$H^+$主要作用于中枢化学感受器，使呼吸中枢兴奋，引起呼吸加深加快，增加肺通气量。当吸入二氧化碳浓度为1%～2%时，呼吸活动加强，浓度达到4%时通气量增加1倍，达10%时通气量可增加10倍。

缺氧对呼吸中枢的直接作用为抑制，当$PaO_2$低于30mmHg(4kPa)时，此作用可大于反射兴奋作用而抑制呼吸中枢。$PaO_2$超过80mmHg(10.7kPa)时，也将抑制呼吸中枢。慢性Ⅱ型呼吸衰竭的患者，中枢化学感受器常被抑制，对二氧化碳敏感性降低，呼吸中枢的兴奋性主要靠$PaO_2$降低对外周化学感受器的刺激来维持。此时若吸入高浓度的氧，虽可使$PaO_2$回升到正常水平，缓解缺氧，但也解除了因缺氧而反射性地兴奋呼吸的作用，反而引起呼吸中枢的进一步抑制，造成严重后果。所以对慢性Ⅱ型呼吸衰竭患者的吸氧问题需持谨慎态度，以吸入低浓度氧（24%～30%）为宜。

正常人静息时呼吸运动的耗氧量占全身耗氧量的1%～3%。呼吸衰竭时，若存在长时间增强的呼吸运动，呼吸肌耗氧增加，加上血氧供应不足，可导致呼吸肌疲劳、呼吸肌收缩力减弱，加重限制性通气功能障碍，呼吸变浅而快，呼吸衰竭更趋严重。

**（二）循环系统变化**

一定程度的缺氧可反射性兴奋心血管运动中枢和交感神经，使心率加快、心肌收缩力增强、心输出量增加，也可使外周血管收缩、脑血管扩张，从而使心率加快，心输出量增加，皮肤及腹腔内脏血管收缩，因而发生血液重新分布和血压轻度升高。此外，缺氧时也可间接地因通气加强，胸腔负压增大，回心血量增加而影响循环功能。这种变化在急性呼吸衰竭时较为明显，且有代偿意义。严重低氧血症时，因循环中枢与心血管受损，可发生低血压、心收缩力降低、心律失常等后果。缺氧尤其是肺泡气氧分压降低可使肺小动脉收缩，这是呼吸衰竭时引起肺动脉高压与右心衰竭的主要原因。

慢性阻塞性肺疾病的患者常伴发心力衰竭，尤其是右心衰竭。这种由慢性肺部疾病或呼吸衰竭引起的以肺动脉高压为特征的右心衰竭称为肺源性心脏病。其主要发病机制与以下因素有关：①慢性阻塞性肺疾病时，小气道的阻塞导致的通气功能障碍，以及肺感染、肺间质纤维化及肺气肿均能破坏肺的血气屏障结构，减少气体交换面积，导致的换气功能障碍使肺泡气氧分压降低（缺氧），二氧化碳分压增高，引起肺小动脉痉挛（缺氧可干扰血管平滑肌细胞膜钾、钠离子交换和促使肥大细胞释放血管活性物质，引起肺小动脉痉挛）。②缺氧还能导致肺血管构型的改变，使肺小动脉中膜肥厚、无肌性细动脉的肌化，从而导致肺循环阻力增加和肺动脉高压。③限制性肺疾病，如胸廓病变、脊柱弯曲、胸膜纤维化及胸廓成形术后等，不仅可引起限制性通气障碍，还可压迫较大的肺血管和造成肺血管的扭曲，导致肺循环阻力增加即肺动脉高压。④肺血管疾病，如反复的肺动脉栓塞和原发性肺血管疾病也可减少肺血管床面积而导致肺循环阻力增加和肺动脉高压。对增高的肺循环阻力，肺小动脉发生管壁平滑肌肌化增强，右心室也发生心肌细胞的适应性肥大，但右心室心肌细胞的适应能力是有限度的，当右心室负荷增高 2 ~ 3.5 倍时，极易出现心腔扩张，促使右心衰竭。

慢性肺源性心脏病功能代偿期患者主要有慢性咳嗽、咳痰或哮喘史，逐步出现乏力、呼吸困难。失代偿期的表现如下。①呼吸衰竭。缺氧早期主要表现为发绀、心悸和胸闷等，病变进一步发展时发生低氧血症和高碳酸血症，可出现各种精神-神经障碍症状，称为肺性脑病。表现为头痛、头胀、烦躁不安、语言障碍，并有幻觉、精神错乱、抽搐或震颤等。动脉血氧分压低于 3.3kPa (25mmHg)、动脉血二氧化碳分压超过 9.3kPa(70mmHg) 时，中枢神经系统表现更明显，出现神志淡漠、嗜睡，从而昏迷以至死亡。②心力衰竭多发生在急性呼吸道感染后，因此常合并有呼吸衰竭，患者出现气喘、心悸、少尿、发绀加重、上腹胀痛、食欲缺乏、恶心甚至呕吐等右心衰竭症状。③此外，由于肺心病是以心、肺病变为基础的多脏器受损害的疾病，因此在重症患者中，可有肾功能不全、弥散性血管内凝血、肾上腺皮质功能减退所致面颊色素沉着等表现。

### （三）中枢神经系统变化

呼吸衰竭时，常出现中枢神经系统功能障碍。开始表现淡漠、恍惚、记忆力下降、失眠、头痛、性格改变等，继而出现精神错乱、动作离奇、定向障碍，最后发生昏迷、抽搐和反射消失。通常把由呼吸衰竭引起的脑功能障碍称为肺性脑病。

中枢神经系统对缺氧十分敏感，当 $PaO_2$ 降至 60mmHg（8kPa）时，可出现智力与视力轻度减退；迅速降至 40 ~ 50mmHg（5.33 ~ 6.67kPa）以下，可引起一系列神经-精神症状，如头痛、不安、定向与记忆障碍、神经错乱、嗜睡，甚至惊厥和昏迷；低于 20mmHg（2.67kPa）时，只需几分钟就可造成神经细胞不可逆损害。二氧化碳潴留对脑功能也有明显影响，当 $PaCO_2$ 超过 80 mmHg（10.7kPa）时，可引起头痛、头晕、烦躁不安、言语不清、扑翼样震颤、神经错乱、嗜睡、昏迷、抽搐和呼吸抑制等，称为二氧化碳麻醉。

在急性呼吸衰竭时，缺氧是造成机体危害的主要原因。因为呼吸停止后，$PaCO_2$ 上升较慢，每分钟上升 3 ~ 6mmHg（0.40 ~ 0.80kPa），需 10 ~ 15 分钟才能达到 90 ~ 100mmHg（12.00 ~ 13.33kPa）的危险水平。而机体内氧储备很少，呼吸停止后只能维持 4 ~ 6 分钟，且代偿功能来不及发挥，故急性呼吸衰竭患者 $PaO_2$ 达 27mmHg（3.53kPa）即可昏迷；而慢性呼吸衰竭者 $PaO_2$ 低达 20mmHg（2.67kPa）时，神志仍可清醒。一般认为，慢性呼吸衰竭时二氧化碳潴留的危害作用更大。

肺性脑病常见于慢性 II 型呼吸衰竭的患者。其发病机制尚未完全阐明，一般认为是由缺氧、二氧化碳潴留及酸碱平衡紊乱等共同作用的结果。对 II 型呼吸衰竭来说，二氧化碳潴留与酸中毒的作用大于缺氧的作用：①高碳酸血症与酸中毒可直接作用于脑血管，使脑血管扩张，毛细血管通透性增强，导致脑间质水肿。部分肺性脑病患者表现为兴奋、躁动，可能是由于出现代谢性碱中毒的缘故。这种碱中毒常由治疗措施不当所致，如应用利尿剂过量或利尿剂过快导致低 $K^+$、低 $Cl^-$ 性碱中毒；使用辅助呼吸机通气过度，二氧化碳排出过快所致继发性碱中毒等，它是否属肺性脑病的发病机制之一有待商榷。但患者合并碱中毒将使氧解离曲线左移，不利于血氧释放，加重脑组织缺氧，且碱中毒时呼吸中枢抑制，又加重缺氧与二氧化碳潴留。故肺性脑病合并碱中毒者的病死率较合并呼吸性酸中毒与混合性酸中毒高出2倍。②中枢神经系统对缺氧十分敏感，这与脑组织本身的代谢特点有关。脑组织缺氧使能量生成减少，供能不足可引起脑功能障碍。钠泵供能不足，使细胞内钠、水增多，形成脑细胞水肿。缺氧也能使脑血管扩张，形成恶性循环。此外，缺氧还可加重代谢性酸中毒。缺氧引起的这些功能代谢障碍也是肺性脑病发生的重要因素。

### （四）肾功能变化

呼吸衰竭时，肾功能常遭损害，轻者仅尿中出现蛋白、红细胞、白细胞及管型等，严重时可发生急性肾功能衰竭，出现少尿、氮质血症与代谢性酸中毒等相应变化。此时常为功能性肾功能衰竭，肾脏结构无明显改变。只要呼吸功能改善，肾功能可较快恢复。肾功能衰竭是由缺氧与高碳酸血症反射性地通过交感神经兴奋使肾血管收缩、肾血流量严重减少所致。

### （五）胃肠变化

呼吸衰竭时，常出现消化道功能障碍，表现为食欲缺乏、消化不良等。这主要是消化道缺氧所致。严重时可引起上消化道出血，这是因为严重缺氧可使胃壁血管收缩，降低胃黏膜的屏障作用。二氧化碳潴留可增强胃壁细胞碳酸酐酶活性，使胃酸分泌增多，以致出现胃黏膜糜烂、坏死、出血与溃疡形成等改变。

> **考点提示**
> 呼吸衰竭的代谢和功能变化。

呼吸衰竭时，由于缺氧、酸中毒等，可引起血管内皮与组织损伤，同时出现血流缓慢、淤滞与红细胞增多，使血液黏滞性增加，故易导致DIC的发生。DIC发生后可加重各系统功能障碍。

## 五、呼吸衰竭的防治原则

### （一）防治原发病，预防与去除诱因

积极防治各种可能引起呼吸衰竭的原发病，原发病得不到控制与治愈，呼吸功能难以改善，对于可能引起呼吸衰竭的疾病，必须预防与去除诱因，如防治呼吸道感染慎用呼吸中枢抑制药物，需手术者术前检查患者肺功能储备等，以避免任何增加呼吸负荷或加重呼吸功能障碍的因素。在慢性阻塞性肺疾病患者合并呼吸道感染时，可诱发呼吸衰竭与右心衰竭，应注意预防呼吸道感染，一旦发生，应积极控制感染。

### （二）氧疗

呼吸衰竭时存在低张性缺氧，给氧的目的在于尽快使$PaO_2$提高到能供给组织所需氧的水平，当$PaO_2$升至60mmHg（8kPa）时，血氧饱和度可达85%。对于无二氧化碳潴留的 I 型呼吸衰竭患者，可吸入高浓度的氧（一般不超过50%）。II 型呼吸衰竭患者，给氧应谨慎，宜采取持续性低浓度给氧，氧浓度为30%，流速为1～2L/min，使$PaO_2$维持在60mmHg（8kPa）左右。这样既能供给组织必需的氧，又不致失去低氧血症反射性兴奋呼吸中枢的作用。

### （三）改善通气

II 型呼吸衰竭$PaCO_2$增高是由于肺总通气量不足所致，需通过增加肺泡通气量以降低$PaCO_2$。增加肺通气量的措施有：①保持气道畅通包括清除气道内容物与分泌物，解除支气管痉挛、减轻支气管黏膜肿胀，必要时行气管插管或气管切开术。②增强呼吸动力，如对

呼吸中枢抑制者使用呼吸中枢兴奋药；对慢性呼吸衰竭伴营养不良者，主要补充营养以减少呼吸肌疲劳的发生。③人工辅助通气。用人工呼吸维持必需的通气量，也可使呼吸肌得以休息，有利于呼吸肌功能的恢复，是治疗呼吸肌疲劳的有效方法。呼吸肌疲劳是长期用力呼吸引起的呼吸肌衰竭，是Ⅱ型呼吸衰竭的重要发病因素。

**（四）密切监护，综合治疗**

注意纠正酸碱失衡与电解质代谢紊乱，以改善内环境，注意维持心、脑、肾等重要器官功能，防治严重并发症。

## 六、急性呼吸窘迫综合征

急性呼吸窘迫综合征（ARDS）是指肺内、外严重疾病导致以肺毛细血管弥漫性损伤、通透性增强为基础，以肺水肿、透明膜形成和肺不张为主要病理变化，以进行性呼吸窘迫和难治性低氧血症为临床特征的急性呼吸衰竭综合征。ARDS是急性肺损伤发展到后期的典型表现。该病起病急骤，发展迅猛，预后极差，死亡率高达50%以上。ARDS曾有许多名称，如休克肺、弥漫性肺泡损伤、创伤性湿肺、成人呼吸窘迫综合征等。其临床特征是呼吸频速和窘迫，出现进行性低氧血症，X线呈现弥漫性肺泡浸润。本症与婴儿呼吸窘迫综合征颇为相似，但其病因和发病机制不尽相同。为示区别，1972年Ashbauth提出成人呼吸窘迫综合征的命名。

其临床主要表现及诊断依据为：①败血症、休克、创伤或误吸等患者突然发生进行性呼吸困难，呼吸频率在20次/分以上。②顽固性低氧血症$PaO_2 < 8kPa$（<60mmHg），吸纯氧15分钟后$PaO_2$仍低于46.7kPa（350mmHg）[正常人吸纯氧可使$PaO_2$高达73.3kPa（550mmHg）]、动脉血二氧化碳分压也降低，$PaO_2<4.7kPa$（<35mmHg）。晚期$PaCO_2$也可高于正常。③胸廓肺顺应性降低，低于50ml/98Pa（正常约为100ml/98Pa）。④胸部X线检查，可见肺纹理增加，发展为斑片状阴影，甚至弥漫性呈毛玻璃样。⑤必须排除由慢性肺部疾病及左心疾病引起肺水肿，肺动脉楔压小于$PaO_2$为1.76kPa（18cmH$_2$O）。

急性呼吸窘迫综合征发病率高，病死率也很高，大多数患者在发病后2周内死亡。ARDS是由于多种原因引起急性肺泡–毛细血管膜损伤所致。ARDS的病变主要是肺泡–毛细血管膜损伤引起肺水肿并继发性细胞增生和纤维化。ARDS中肺泡–毛细血管膜通透性增高的机制目前并未完全阐明。有些病因能直接损伤肺泡–毛细血管膜使其通透性增高，如吸入毒气，烟熏、放射性损伤及细胞毒素作用等。大量实验表明，主要的是继发性损伤，如通过白细胞和血小板在肺内聚集引起肺泡–血管膜损伤使其通透性增高。在全身性病理过程如败血症、休克等中，中性粒细胞黏附于血管内皮及血管内凝血引起的组织损伤，不仅发生于肺内，也可发生于肝、肾、肠、心、内分泌器官等处，故不能把ARDS看成仅仅是肺的损伤。但肺的血流量最大，毛细血管床面积也最大，故肺受累最重，使患者主要表现为急性呼吸衰竭。

ARDS防治原则如下。①积极治疗原发疾病，消除ARDS的原因，如抗感染、抗休克治疗等。②吸氧与呼气末正压呼吸，ARDS患者发生低氧血症的主要机制是肺内功能性分流，所以吸氧疗法对提高其$PaO_2$作用较小。呼吸高浓度氧可提高$PaO_2$，但吸入氧浓度在60%以上2～3天可能引起氧中毒，反而加重ARDS。③维持液体平衡，控制肺水肿，如适当限制入水量、利尿等。④用药物抗氧化剂（如超氧化物歧化酶）等减轻肺泡–毛细血管膜的损伤、降低膜通透性。

# 本章小结

慢性阻塞性肺疾病（COPD）是一组以肺实质与气道受到病理损害后，导致以气道完全或不完全阻塞、气流阻力增加，肺功能不全为共同特征的慢性肺疾病，如慢性支气管炎等。慢性肺源性心脏病，简称肺心病，是指因慢性肺疾病，肺血管及胸廓的病变引起肺循环阻力增加，肺动脉压增高引起的以右心室肥厚、扩大甚至发生右心衰竭的心脏病。通常以肺动脉瓣下2cm处右心室肌壁厚度大于5 mm作为诊断肺心病的病理形态学标准。感染性疾病主要是由细菌、病毒、支原体等各种病原体引起的呼吸道炎性疾病，如大叶性肺炎、小叶性肺炎、间质性肺炎等。肺部肿瘤，如肺癌。呼吸衰竭指当外呼吸功能严重障碍，以致患者在海平面、静息状态吸入空气的条件下，$PaO_2$低于60 mmHg，伴有或不伴有$PaCO_2$高于50 mmHg，并有一系列临床症状的病理生理过程。有多种分类方法，根据血气变化特点可分为Ⅰ型呼吸衰竭和Ⅱ型呼吸衰竭。

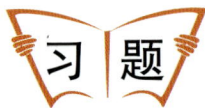

# 习 题

## 一、选择题

### 【A1 型题】

1. 诊断肺源性心脏病的病理标准是

    A. 右心房肥大

    B. 肺动脉瓣下2cm处右心室壁厚超过5mm

    C. 主动脉瓣狭窄

    D. 左心室肥大

    E. 肺动脉瓣狭窄

2. 根据临床表现有肺脏疾病和右心衰的症状和体征，可诊断为

    A. 慢性支气管炎          B. 阻塞性肺气肿

    C. 慢性肺源性心脏病       D. 硅沉着病

    E. 肺性脑病

3. 大叶性肺炎的病变性质是

    A. 化脓性炎              B. 出血性炎

    C. 纤维素性渗出         D. 增生性炎

    E. 变质性炎

4. 大叶性肺炎患者咳铁锈色痰是由于痰中混有

    A. 细菌                 B. 中性粒细胞

    C. 含铁血黄素          D. 纤维素

    E. 红细胞

5. 大叶性肺炎最严重的并发症是

    A. 中毒性休克          B. 肺脓肿

C．败血症　　　　　　　　　　　D．肺肉质变

E．脓胸

6．小叶性肺炎的病变分布通常以何处较重

　　A．肺上叶　　　　　　　　　　B．两肺尖部

　　C．两肺下叶及背侧　　　　　　D．两肺下部

　　E．肺中部

7．大叶性肺炎的灰色肝样变期，肺泡腔内的主要渗出物是

　　A．大量浆液及粒细胞　　　　　B．大量纤维素

　　C．大量纤维素与中性粒细胞　　D．大量纤维素与红细胞

　　E．淋巴细胞

8．大叶性肺炎肺泡腔内充满纤维素与红细胞是

　　A．充血期　　　　　　　　　　B．红色肝样变期

　　C．灰色肝样变期　　　　　　　D．消散期

　　E．水肿期

9．病毒性肺炎具有诊断意义的病变是

　　A．肺泡上皮细胞增生　　　　　B．肺泡间质炎症细胞浸润

　　C．肺泡上皮内出现病毒包涵体　D．肺泡上皮变性、坏死

　　E．肺水肿形成

10．肺癌绝大多数起源于

　　A．支气管黏膜上皮　　　　　　B．支气管壁腺体

　　C．肺泡上皮　　　　　　　　　D．鳞状上皮

　　E．肺泡间隔中的细胞

11．慢性肺源性心脏病的主要发病环节是

　　A．肺毛细血管减少　　　　　　B．肺小动脉硬化

　　C．肺广泛纤维增生　　　　　　D．阻塞性肺气肿

　　E．肺动脉高压，肺循环阻力增大

12．大叶性肺炎的主要致病菌是

　　A．肺炎链球菌　　　　　　　　B．溶血性链球菌

　　C．葡萄球菌　　　　　　　　　D．铜绿假单胞菌

　　E．大肠埃希菌

13．大叶性肺炎多发生于

　　A．老年人　　　　　　　　　　B．儿童

　　C．青状年　　　　　　　　　　D．久病体弱者

　　E．昏迷麻醉患者

14．小叶性肺炎属于

　　A．化脓性炎　　　　　　　　　B．出血性炎

　　C．纤维蛋白性炎　　　　　　　D．变质性炎

　　E．过敏性炎

15．间质性肺炎的致病菌主要是

　　A．细菌　　　　　　　　　　　B．螺旋体

  C. 真菌            D. 支原体和病毒

  E. 立克次体

16. 呼吸衰竭的发生主要是由于

  A. 外呼吸功能严重障碍引起       B. 内呼吸功能严重障碍引起

  C. 肺弥散功能障碍引起         D. 肺泡通气与血流比例失调引起

  E. 血液对氧的运输障碍引起

17. 呼吸衰竭时引起机体功能代谢变化的根本原因是

  A. 肺的通气功能障碍

  B. 肺泡通气与血流比例失调

  C. 由于静脉血掺杂入动脉

  D. 低氧血症、高碳酸血症以及酸碱平衡紊乱所致

  E. 代谢性酸中毒所致

【X 型题】

18. 大叶性肺炎的病变特点包括

  A. 病变累及一个以上肺段        B. 多由肺炎链球菌引起

  C. 病变起始于细小支气管        D. 多发生于青壮年

  E. 病变性质为纤维蛋白性炎症

19. 小叶性肺炎常见的并发症有

  A. 支气管扩张            B. 肺脓肿

  C. 脓胸              D. 心功能不全

  E. 呼吸功能不全

20. 哪些是慢性支气管炎的典型病变

  A. 黏膜腺体肥大增生         B. 平滑肌肥大

  C. 杯状细胞增生          D. 支气管壁内嗜酸性粒细胞浸润

  E. 肺泡扩张、肺泡壁变薄

## 二、思考题

  患者，男，35 岁，卡车司机。入院前 5 天感到头痛发冷，在卫生所就诊，服用感冒药后无明显改善，体温逐渐升高，咳嗽，咳铁锈色痰，胸部有刺痛。

  入院查体：体温 39.8℃，脉搏 128 次/分，呼吸 30 次/分，血压 80/48 mmHg，叩诊左上肺实音。实验室检查：白细胞总数 25×10⁹/L，中性粒细胞占 90%，痰液检查见革兰阳性链球菌。胸部 X 线检查提示左上肺阴影。入院后病情很快恶化，抢救无效死亡。

  尸体解剖：左上叶实变，切面呈灰黄色、干燥，并有无数针头大小的颗粒状物突起，呈现粗糙感，左侧胸腔可见少量淡黄色略浑浊的液体。病理诊断为：大叶性肺炎（灰色肝样变期）；败血症；感染性休克。

  请问：

  1. 该病的病因和发病过程是什么？

  2. 该患者的主要死亡原因有哪些？

扫码"练一练"

（侯菊花）

# 第十四章　消化系统疾病

📖 **学习目标**

　　1. **掌握**　慢性萎缩性胃炎的分型；消化性溃疡的病因、病理变化、病理临床联系及并发症；病毒性肝炎的病因、基本病理变化及病理临床类型；肝硬化的概念、类型、门脉性肝硬化的病因、病理变化及病理临床联系；肝性脑病的概念、发病机制。

　　2. **熟悉**　慢性胃炎的类型、病变特点；消化性溃疡的发病机制；肝硬化的临床病理类型；食管癌、胃癌、肝癌、大肠癌和胰腺癌的病理类型、病变特点、扩散途径；肝性脑病的诱因。

　　3. **了解**　病毒性肝炎、肝硬化的发病机制；肝性脑病防治及护理的病理生理学基础。

　　4. 学会描述消化系统常见疾病的病理变化特点、分析病理临床联系。

　　5. 具有对消化系统常见疾病正确指导和护理的能力和意识，能对患者进行健康教育。

　　消化系统是体内易于发病的部位，常见疾病包括胃炎、消化性溃疡、肝硬化、食管癌、胃癌、肝癌和大肠癌等。

**案例导入**

　　患者，男，48岁，公司高管。10年前曾经被诊断为乙型病毒性肝炎，经过半年的治疗后，黄染消退，食欲好转，疲乏无力基本消失，自己觉得身体情况恢复良好，所以恢复工作。由于工作性质，经常加班熬夜，经常饮酒，近半年来，感觉身体疲惫，自觉腹胀，有时还会恶心、呕吐，刷牙时牙龈出血，有时还出现鼻出血。近1个月总因为头昏无法工作，但他想忙完近期手头的工作再去医院看病。可是，在晚上加班的时候，突然呕血，烦躁不安，同事发现后赶紧送至医院，到医院后，患者已经昏迷，医院进行积极治疗，收至病房。

　　**请问：**

　　1. 该患者发生了什么情况？

　　2. 这种情况是如何发生的？

## 第一节　慢性胃炎

　　慢性胃炎是指胃黏膜的慢性非特异性炎症，发病率高，居胃病首位。慢性胃炎发病机制目前尚未完全明了，病因可能与以下因素有关：①幽门螺杆菌（HP）感染。②慢性刺激：长期酗酒、吸烟，喜食热烫、辛辣等刺激性食物，水杨酸类药物等。③十二指肠液反流对胃黏膜屏障的破坏。④自身免疫性损伤。根据病理变化不同，有浅表性胃炎、萎缩性胃炎、肥厚性胃炎和疣状胃炎四种类型，本节主要介绍浅表性胃炎和萎缩性胃炎。

## 一、慢性浅表性胃炎

慢性浅表性胃炎又称为慢性单纯性胃炎，最常见，病变以胃窦部最为常见。胃镜可见病变呈多灶状或弥漫性，病变部位胃黏膜呈灰白色或灰黄色，黏膜充血水肿，可有点状出血。黏膜表面可见灰白色或灰黄色渗出物。镜下观，炎症限于黏膜浅层（黏膜上 1/3），部分表浅上皮细胞坏死脱落，固有层淋巴细胞和浆细胞浸润，胃腺体无异常。炎症病变较轻，常无明显临床表现，有时出现消化不良、上腹部不适或隐痛等。大多数患者经合理饮食或治疗而痊愈，少数转为慢性萎缩性胃炎。

**考点提示**
慢性萎缩性胃炎的分型、区别。

## 二、慢性萎缩性胃炎

慢性萎缩性胃炎的主要病变特点为胃黏膜萎缩变薄、腺体减少并伴有肠上皮化生，固有层内大量淋巴细胞、浆细胞浸润。本病部分为慢性浅表性胃炎发展而来，部分属于自身免疫性疾病。胃镜检查见胃黏膜变薄，皱襞变浅甚至消失，黏膜下血管清晰，黏膜色泽由橘红色变为灰白色或灰红色。镜下观：①胃黏膜变薄，腺体萎缩，数目减少，个别腺体囊状扩张。②黏膜固有层内有多量淋巴细胞、浆细胞浸润，甚至形成淋巴滤泡。③腺上皮化生：在胃体和胃底部腺体的壁细胞和主细胞减少或消失，被类似幽门腺的黏液分泌细胞取代，称为假幽门腺化生。④肠上皮化生。

根据病因和发病机制将慢性萎缩性胃炎分为 A、B 两型。A 型属于自身免疫性疾病，少见，而我国大多数为 B 型胃炎。A 型与 B 型萎缩性胃炎的区别见表 14-1。

表 14-1 A 型胃炎与 B 型胃炎的区别

| 区别点 | A 型 | B 型 |
| --- | --- | --- |
| 病因 | 自身免疫 | 幽门螺杆菌（HP）、吸烟、酗酒、感染、滥用药物等 |
| 病变部位 | 胃体、胃底 | 胃窦部 |
| 抗内因子抗体 | 阳性 | 阴性 |
| 抗壁细胞抗体 | 阳性 | 阴性 |
| 维生素 $B_{12}$ 水平 | 降低 | 正常 |
| 恶性贫血 | 有 | 无 |
| 胃酸分泌 | 分泌减少或缺乏 | 分泌减少，但不缺乏 |
| 与癌变关系 | 不明显 | 密切 |

本型胃炎患者常出现消化不良、食欲缺乏、上腹不适等症状。A 型患者由于壁细胞破坏、内因子缺乏、维生素 $B_{12}$ 吸收障碍，易发生恶性贫血。

# 第二节　消化性溃疡

消化性溃疡是以胃或十二指肠黏膜形成慢性溃疡为特征的一种常见病，因发生与胃液的自我消化作用有关，故称为消化性溃疡。其病理特点是在胃肠道形成单发或多发的慢性溃疡，常累及十二指肠和胃，十二指肠溃疡（约占70%）较胃溃疡（约占25%）多见，少数为胃及十二指肠复合性溃疡（占5%）。患者多为成年人，男多于女（约3：1）。本病反复发作呈慢性经过，主要临床表现为周期性上腹部疼痛、反酸、嗳气、上腹饱胀不适等。

## 一、病因和发病机制

病因与发病机制尚未完全阐明，目前认为与下列因素有关。

**1. 幽门螺杆菌（HP）感染** 大量研究证明，幽门螺杆菌感染在消化性溃疡形成中的作用非常重要。在70% ~ 100%消化性溃疡患者的胃黏膜中可检出幽门螺杆菌。

**2. 胃液的自我消化作用** 研究证明，溃疡病的发生是胃酸和胃蛋白酶消化作用的结果，高胃酸可以单独或与幽门螺杆菌感染共同作用引起消化性溃疡。十二指肠溃疡的患者，壁细胞总数高于正常，因而胃酸分泌增加。空肠、回肠为碱性环境，因而极少发生这种溃疡病。以上均说明胃液的消化作用是形成消化性溃疡的原因。

> **知识链接**
>
> 幽门螺杆菌（HP）是一种螺旋形的棒状革兰阴性杆菌，是目前所知能够在胃中生存的唯一微生物。幽门螺杆菌致病机制包括：①释放尿素酶，产生氨，游离氨可帮助幽门螺杆菌抵御胃部的酸性环境。②释放裂解胃黏膜糖蛋白的蛋白酶、破坏黏膜上皮细胞的磷酸酯酶等，从而降低胃和十二指肠的防御屏障，有利于胃酸直接接触上皮发生自我消化。③趋化中性粒细胞聚集释放过氧化物酶，从而破坏黏膜上皮，诱导消化性溃疡发生。④刺激促胃液素释放增加，导致胃酸过高。

**3. 黏膜保护作用减弱** 正常胃和十二指肠黏膜有防御屏障，包括胃黏膜自身的完整性、上皮细胞的再生能力、充足的血液供应、大量黏液分泌所形成的黏液屏障。药物（阿司匹林、吲哚美辛、保泰松等）、胆汁反流、胃排空延缓等原因可造成黏膜防御屏障减弱，从而促进消化溃疡的发生。

**4. 神经-内分泌功能失调** 精神过度紧张、焦虑、忧郁等情况下，可引起大脑皮层以及皮层下中枢功能紊乱，胃酸分泌增加，导致消化性溃疡发生。十二指肠溃疡的患者，迷走神经兴奋，胃酸分泌增多，促进溃疡形成；而胃溃疡的患者，迷走神经兴奋性降低，胃蠕动减弱，导致食物在胃内潴留，引起促胃液素分泌增加，进而引起胃酸分泌增加，促进胃溃疡的发生。

**5. 遗传因素** 消化性溃疡发病有一定的家族聚集性，提示本病的发病可能与遗传因素有关。

## 二、病理变化

胃溃疡与十二指肠溃疡病理变化特点大体一致。

肉眼观，胃溃疡多位于胃小弯近幽门处，尤以胃窦部多见。溃疡呈圆形或椭圆形，通常只有1个，少数可有2 ~ 3个；直径多在2cm以内；溃疡边缘整齐，状似刀切，底部平坦，深浅不一，浅者仅累及黏膜下层，深者达肌层甚至浆膜层；溃疡周围黏膜向溃疡处集中，呈放射状排列（图14-1）。镜下观，溃疡底部由表至深分为渗出层、坏死层、肉芽层和瘢痕层四层。

扫码"学一学"

十二指肠溃疡与胃溃疡相似。十二指肠溃疡多发生在十二指肠球部，前后壁，较胃溃疡小而浅，直径常在1cm以内。

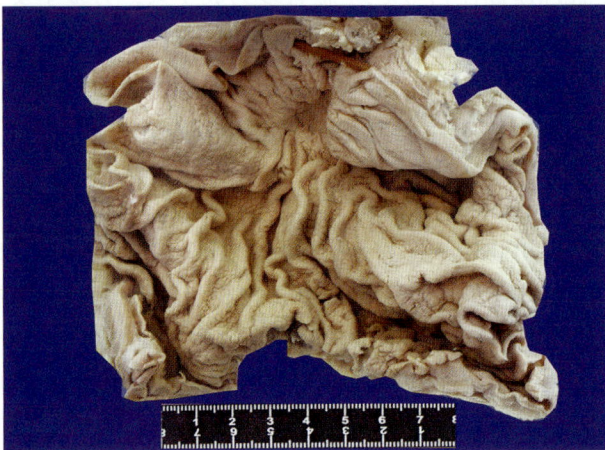

图 14-1　胃溃疡

### 三、结局与并发症

#### （一）愈合

渗出物及坏死物质被吸收、排除，肉芽组织增生填补缺损，进而逐步发展成为瘢痕组织。溃疡周边黏膜上皮再生，覆盖溃疡面而愈合，整个过程一般需4～5周。

#### （二）并发症

1. **出血**　最常见，发生率可达10%～35%。溃疡底部毛细血管破裂引起少量出血，大便潜血试验阳性。而较大血管破裂则可发生大出血，临床表现为呕血、便血，严重者可发生失血性休克。

2. **穿孔**　约5%的消化性溃疡患者发生穿孔，十二指肠溃疡比胃溃疡更易发生。急性穿孔时，由于胃或十二指肠内容物溢入腹腔，可引起急性弥漫性腹膜炎导致剧烈腹痛、腹肌紧张（板状腹）甚至发生休克。

3. **幽门狭窄及梗阻**　位于幽门处的溃疡可引起局部组织水肿或瘢痕收缩而引起发生幽门狭窄及梗阻；而发生在胃小弯的溃疡，瘢痕收缩可造成胃变形，形成中间缩窄而两旁膨大的"葫芦胃"。

4. **癌变**　发生率一般小于1%。经久不愈的胃溃疡可发生癌变，十二指肠溃疡一般不癌变。

### 四、病理临床联系

1. **周期性上腹部疼痛**　主要与胃酸刺激溃疡周围的神经末梢有关。疼痛与进食关系明显，胃溃疡病的疼痛多出现在餐后半小时至2小时内，下一餐前消失。这是由于进食后促胃液素、胃酸分泌增多所致，待胃排空后，疼痛缓解。而十二指肠溃疡由于迷走神经兴奋，疼痛出现在空腹或夜间，进餐后减轻或完全消失。迷走神经兴奋，胃酸分泌增多，刺激溃疡面及神经末梢，引起疼痛，进食后，食物中和稀释了胃酸，疼痛即可缓解。

**考点提示**
消化性溃疡上腹部疼痛节律特点。

2. 反酸、呕吐、嗳气、上腹部饱胀感 由于幽门括约肌痉挛，胃内容物排空困难，食物滞留在胃腔内发酵、产气增多，出现嗳气、上腹部饱胀感。同时由于幽门括约肌痉挛或胃肠逆蠕动，致胃内容物向上反流出现反酸、呕吐。

# 第三节 病毒性肝炎

病毒性肝炎是由肝炎病毒引起的，以肝细胞变性、坏死为主要病变的一组传染病。病毒性肝炎发病率高、传染性强、传播途径复杂、流行面广，是严重影响我国人民健康的重大疾病。目前已经证实的肝炎病毒有甲型（HAV）、乙型（HBV）、丙型（HCV）、丁型（HDV）、戊型（HEV）和庚型（HGV）六种，我国乙型病毒性肝炎（乙肝）最多见，其次是丙型和甲型。其中，甲型病毒性肝炎（甲肝）均为急性，乙肝、丙型病毒性肝炎（丙肝）与肝硬化、肝癌关系密切。

扫码"学一学"

## 一、病因与发病机制

各型肝炎病毒的特点不尽相同，见表14-2。

表14-2 各型肝炎病毒的特点

| 肝炎病毒 | 病毒性质 | 传播途径 | 潜伏期（周） | 转成慢性肝炎 | 重型肝炎 |
|---|---|---|---|---|---|
| HAV | 单链RNA | 肠道 | 2～6 | 无 | 0.1%～0.4% |
| HBV | DNA | 输血、注射、密切接触 | 4～26 | 5%～10% | <1% |
| HCV | 单链RNA | 输血、注射、密切接触 | 2～26 | >70% | 极少 |
| HDV | 缺陷性RNA | 输血、注射、密切接触 | 4～7 | 共同感染*<5% 重叠感染**80% | 共同感染*3%～4% 重叠感染**7%～10% |
| HEV | 单链RNA | 肠道 | 2～28 | 无 | 合并妊娠20% |
| HGV | 单链RNA | 输血、注射 | 不详 | 无 | 不详 |

注：* 指 HDV 与 HBV 同时感染；** 指在慢性 HBV 感染的基础上感染 HDV。

肝炎病毒引起肝损害的机制尚未完全阐明，不同类型的病毒致肝损伤机制可能有所不同，感染的病毒与宿主的免疫状态均在发病中起作用。以HBV为例，HBV并不直接作用于肝细胞，而主要是通过细胞免疫反应导致肝细胞损伤。HBV在肝细胞内复制后释放入血，其中一部分与肝细胞膜结合，使肝细胞表面的抗原性发生改变，进入血液的病毒刺激免疫系统，使淋巴细胞致敏，致敏的淋巴细胞释放淋巴毒素或经抗体依赖性细胞毒作用杀伤病毒，同时也损伤了含有病毒抗原信息的肝细胞。

因此，患者细胞免疫反应的强弱决定了肝炎病变的轻重程度，从而出现不同的临床病理类型。当患者免疫反应正常时，发生急性普通型肝炎；当免疫反应过强时，则发生重型肝炎；当免疫反应低下时，病毒在肝细胞内反复复制，病变趋向慢性化；当免疫反应缺陷或耐受时，病毒与宿主共存，宿主往往成为无症状的病毒携带者。

**知识拓展**

乙型肝炎病毒感染标志物为乙肝两对半，分别为 HBsAg、HBsAb、HBeAg、HBeAb、HBcAb。大三阳：HBsAg（＋）、HBeAg（＋）、HBcAb（＋），表示病毒复制活跃，传染性强。小三阳：HBsAg（＋）、HBeAb（＋）、HBcAb（＋），表示病毒复制减弱，传染性弱。

## 二、基本病理变化

### （一）肝细胞变性

1. **细胞水肿** 是最常见的病变。镜下观，肝细胞体积增大，胞质疏松化；若水分进一步增多，细胞高度肿胀，胞质几乎透明时，称为气球样变性。

2. **嗜酸性变** 一般仅累及单个或数个肝细胞。镜下观，可见肝细胞体积缩小，细胞质嗜酸性增强。

### （二）肝细胞坏死与凋亡

1. **溶解性坏死** 由气球样变发展而来，按照坏死的范围和程度不同，有四种。①点状坏死：指单个或数个肝细胞的坏死。②碎片状坏死：指肝小叶周边界板的灶性坏死。③桥接状坏死：指发生在中央静脉与汇管区之间或两个中央静脉之间、或两个汇管区之间相互连接的肝细胞坏死带。④大块坏死：指坏死波及几乎整个肝小叶。

2. **凋亡** 嗜酸性变进一步发展为单个肝细胞的坏死（即细胞凋亡），肝细胞体积更小，胞质愈加浓缩，嗜酸性更强，胞核破碎消失，最终形成均一深红色的圆形小体，称为嗜酸性小体或凋亡小体（图14-2）。

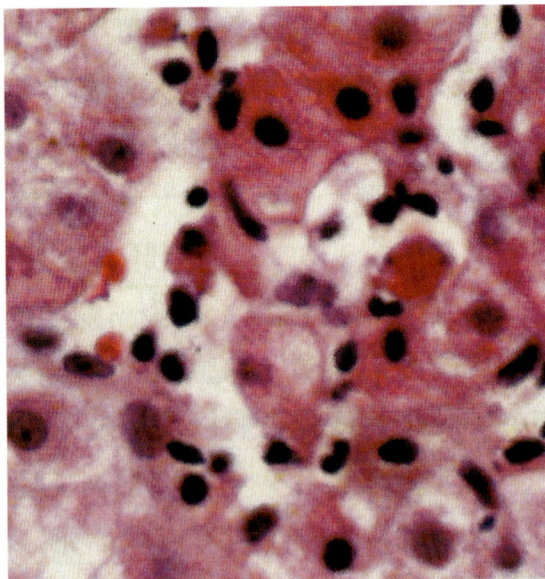

图 14-2　嗜酸性小体

### （三）炎症细胞浸润

病毒性肝炎时，在肝小叶坏死区或汇管区有数量不等的炎症细胞浸润，主要为淋巴细胞和单核细胞。

**（四）再生**

1. **肝细胞再生** 坏死的肝细胞周围常出现肝细胞再生。再生的肝细胞体积较大，核染色加深，可有双核。坏死范围小，再生的肝细胞沿着原有网状支架结构排列；坏死严重，肝索的纤维支架塌陷，再生的肝细胞不能恢复原有结构，出现结节状再生。

2. **间质反应性增生和小胆管增生** 表现为：①库普弗（Kupffer）细胞增生肥大。②间质内的间叶细胞可增生分化为组织细胞，参与炎症反应。③成纤维细胞增生参与损伤的修复。④慢性且坏死严重的病例，在汇管区可见小胆管出现不同程度的增生。

**（五）纤维化**

病毒性肝炎时，由于肝脏的炎症反应及中毒性损伤可引起纤维化。纤维化在慢性肝炎时明显。早期纤维化沿着汇管区周围或者中央静脉分布，随着纤维化的不断进展，肝脏被纤维包裹分割呈结节状，最终形成肝硬化。

## 三、病理临床类型

**（一）普通型肝炎**

1. **急性普通型肝炎** 最常见。临床上分为黄疸型和无黄疸型两种。我国以无黄疸型多见，且主要为乙型肝炎，部分为丙型肝炎。黄疸型病情稍重。黄疸型与无黄疸型两者病理变化基本相同。

（1）病理变化 肉眼观，肝脏体积增大，质较软，表面光滑。镜下观，肝细胞广泛变性，坏死轻微。主要表现为肝细胞胞质疏松化乃至气球样变，可见嗜酸性变及嗜酸性小体形成，散见点状坏死伴炎症细胞浸润。黄疸型常见胆汁淤积。

（2）临床与病理联系 肝脏体积增大，包膜紧张，患者肝区疼痛，触诊时，肝大及压痛。变性坏死肝细胞内酶释放入血，血清中丙氨酸氨基转移酶活性升高，同时影响胆红素代谢，出现黄疸。

（3）结局 多数患者6个月内治愈，特别是甲型肝炎预后最好，99%可痊愈。乙型肝炎恢复较慢，5%～10%转为慢性，极少数（约1%）发展为急性重型肝炎。丙型肝炎约70%转为慢性。

2. **慢性普通型肝炎** 病毒性肝炎病程持续半年以上者即为慢性病毒性肝炎。其中乙型病毒性肝炎占80%。肝细胞有不同程度的变性、坏死（点状坏死、碎片状坏死、桥接状坏死），在坏死区及汇管区有不同程度的纤维组织增生，增生的结缔组织分割肝小叶，病变反复持续进行，肝小叶的正常结构逐渐被破坏。根据肝细胞坏死、纤维化程度以及肝小叶结构破坏程度，将慢性普通型肝炎分为轻、中、重度三型，见表14-3。

表 14-3 三种慢性普通型肝炎的比较

| 区别点 | 轻度 | 中度 | 重度 |
|---|---|---|---|
| 肝细胞坏死 | 点状坏死为主，轻度碎片状坏死 | 中度碎片状坏死，有桥接状坏死 | 重度碎片状坏死，明显桥接状坏死 |
| 纤维化程度 | 轻度 | 中度，纤维间隔初步形成 | 重度，纤维间隔明显分割肝小叶 |
| 肝小叶结构 | 完整 | 大部分完整 | 破坏 |

**（二）重型肝炎**

1. **急性重型肝炎** 少见，起病急骤，病情重，病变进展迅速，病程短，病死率高，故又有暴发性肝炎之称。

（1）病理变化 肉眼观，肝体积显著缩小，尤以左叶明显，重量可减轻至600g～800g（正常成人1300g～1500g），质地柔软，被膜皱缩，切面呈黄色或红褐色，因而又称为急性黄色肝萎缩或急性红色肝萎缩。镜下观，肝组织弥漫性大块状坏死，坏死面积超过肝实质的2/3，肝索离散，仅小叶周边部残留少数变性肝细胞，残留的肝细胞无明显再生现象。肝窦明显扩张、出血。肝Kupffer细胞肥大增生，吞噬活跃。小叶内和汇管区内可见淋巴细胞和巨噬细胞浸润。

（2）临床病理联系 大量肝细胞坏死，可导致：①重度肝细胞性黄疸。②凝血因子合成障碍而致全身出血倾向，如皮肤或黏膜瘀点、瘀斑、呕血、便血等。③解毒功能发生障碍引起肝肾综合征。肝肾综合征是急性肝功能不全时，由于毒血症和出血等因素，使肾血管强烈持续收缩，肾血流量减少，肾小管因缺血而发生变性坏死，导致肾功能衰竭。

（3）结局 预后极差，死亡率高达70%～80%，死亡原因主要为肝功能衰竭，其次为消化道大出血、肾功能衰竭、DIC等。少数幸存者可发展为亚急性重型肝炎。

**2. 亚急性重型肝炎** 多数由急性重型肝炎转变而来，少数病例由急性普通型肝炎恶化而来，病变较为缓和而呈亚急性经过，病程一般可达数周至数月。

（1）病理变化 此型的病变特点是既有肝细胞较大范围的坏死，又有肝细胞结节状再生。肉眼观，肝脏体积不同程度缩小，重量减轻，被膜皱缩，呈黄绿色，病程较长者可形成大小不等的结节，质地略硬。切面可见土黄色或褐红色的坏死和淤胆的黄绿色小岛屿状结节交错。镜下观，肝细胞大片坏死，坏死区内网状支架塌陷并胶原化，纤维组织增生明显，残留肝细胞再生结节。

（2）临床病理联系 因肝实质有较大范围坏死，所以有较重的肝功能不全的临床表现。

（3）结局 此型肝炎如积极治疗有停止发展和治愈的可能，如病程历时较长（超过1年），肝内病变反复进行性发展，可逐渐发展为坏死后肝硬化。病情严重者可死于肝功能衰竭。

# 第四节　肝硬化

肝硬化是导致肝脏变形、变硬的一种常见慢性肝脏疾病，是由一种或多种病因长期反复作用形成的肝损害。病理组织学有肝细胞弥漫性变性坏死，纤维组织增生和肝细胞结节状再生等表现。肝硬化的病程可长达数年或更长，发病年龄多在20～50岁，男女发病率无明显差异。肝硬化早期由于肝脏功能代偿可无明显症状，后期则出现不同程度的门静脉高压和肝功能不全的表现，对人体危害较大。肝硬化目前国际上尚无统一的分类方法。按照形态，肝硬化可分为小结节型、大结节型、大小结节混合型和不完全分隔型。目前我国常用的是病因、病理变化和临床表现结合的综合分类方法，将肝硬化分为门脉性、坏死后性、胆汁性、淤血性、寄生虫性等类型。其中以门脉性肝硬化最为常见，其次是坏死后性肝硬化。本节主要介绍门脉性肝硬化。

## 一、门脉性肝硬化

最常见，相当于形态学分类中的小结节型。

**（一）病因及发病机制**

病因较为复杂。

**1. 病毒性肝炎** 在我国，病毒性肝炎是肝硬化最主要的原因，尤其是慢性乙型肝炎和

丙型肝炎发展为门脉性肝硬化者较多见。

2. **慢性酒精中毒**　是欧美国家导致肝硬化的首要原因。

3. **营养缺乏**　实验发现，动物长期缺乏胆碱或蛋氨酸等营养物质，由于肝脏合成磷脂障碍而经过脂肪肝发展成肝硬化。

4. **毒物中毒**　许多毒性物质（如四氯化碳、二甲基氨基偶氮苯、磷、砷等）和一些药物对肝脏有损伤作用，长期作用可引起肝硬化。

各种损害肝的因素可引起肝细胞反复、弥漫性损害，使肝内胶原纤维广泛性增生，导致肝脏纤维化。胶原纤维来源有两种，一种是汇管区成纤维细胞增生并分泌产生胶原纤维；另一种是网状纤维胶原化以及由肝星状细胞转变为肌成纤维细胞样细胞所产生的胶原纤维。肝小叶支架塌陷后，再生肝细胞不能沿着原有支架排列，形成结节状肝细胞团，同时增生的胶原纤维分割肝小叶，与小叶内的胶原纤维连接形成纤维间隔并包绕肝细胞团，形成假小叶。病变反复发作，最终形成弥漫全肝的假小叶，导致肝功能障碍以及肝内血液循环改建。

**（二）病理变化**

1. **肉眼观**　早、中期，肝体积正常或稍增大，后期肝体积明显缩小，重量减轻，肝质地变硬，表面呈细颗粒状或小结节状，结节大小较为一致，直径不超过1cm。切面见弥漫全肝的圆形或类圆形的结节，结节周围由薄而均匀的纤维组织条索包绕（图14-3）。

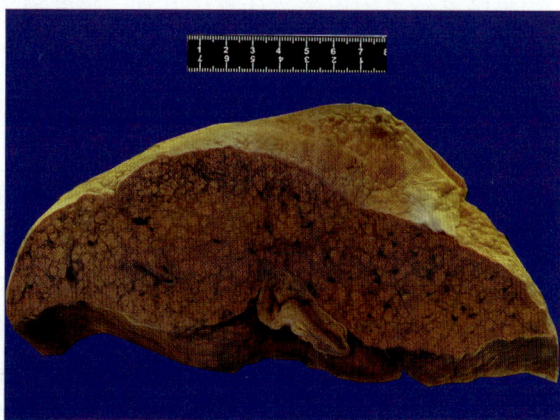

图 14-3　门脉性肝硬化

2. **镜下观**　正常肝小叶结构破坏，被假小叶取代。假小叶的形成是肝硬化重要的形态学特点。假小叶具有以下特点：①假小叶内肝细胞索排列紊乱，肝细胞可有变性、坏死和再生。②中央静脉缺如、偏位，或有两个以上中央静脉。③假小叶内可见汇管区。包绕假小叶的纤维间隔较窄且一致，其中可见小胆管增生和淋巴细胞、单核细胞浸润（图14-4）。

**（三）临床病理联系**

病变早期患者可无或仅有较轻的临床表现。随着病变进展患者出现一系列临床表现，表现为门脉高压症和肝功能不全两大类。

1. **门脉高压症**　发生机制如下。①窦前阻塞：进入肝窦前，肝动脉和门静脉小分支形成异常吻合支，压力高的肝动脉血流入门静脉。②窦性阻塞：大量增生的纤维组织压迫肝血窦，门静脉回流受阻。③窦后阻塞：假小叶压迫小叶下静脉，肝窦内血液流出受阻，肝窦内压力升高，进而影响门静脉血液流入肝血窦。门脉高压症主要表现如下。

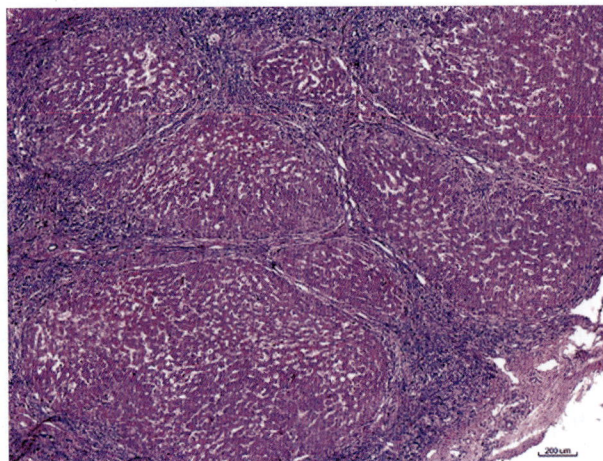

图 14-4 假小叶

（1）脾大 脾静脉回流受阻，脾发生慢性淤血而肿大。脾大可引起脾功能亢进，对血细胞破坏增多，患者表现贫血及出血倾向。

（2）胃肠道淤血 胃肠静脉回流受阻，胃肠黏膜发生淤血、水肿，引起食欲缺乏、腹胀、消化不良等症状。

（3）腹水 多发生于肝硬化晚期，是肝硬化最突出的临床表现。腹水形成的原因主要有：①门静脉压升高，门静脉系统毛细血管流体静压升高，管壁通透性增加，液体漏入腹腔。②肝细胞受损后，合成白蛋白功能降低，致使血浆胶体渗透压降低。③肝硬化时肝脏对醛固酮和抗利尿激素的灭活能力减弱，致使这些激素在血中浓度升高造成水钠潴留，促进腹水形成。

（4）侧支循环形成 门静脉压力增高，门静脉和腔静脉间的吻合支逐渐扩张形成侧支循环，从而使门静脉血液经侧支循环绕过肝脏进入腔静脉流回心脏。主要的侧支有：①食管下段静脉丛曲张：门静脉血经胃冠状静脉、食管静脉丛、奇静脉入上腔静脉，常造成胃底及食管下段静脉曲张，可破裂发生致命性大出血，是引起肝硬化常见死亡原因之一。

②直肠静脉丛曲张：门静脉血经肠系膜下静脉、直肠静脉丛、髂内静脉入下腔静脉，常引起直肠静脉丛曲张，形成痔核，破裂时发生便血。③脐周围静脉曲张：门静脉血经附脐静脉、脐周围静脉，再向上经胸腹壁静脉入上腔静脉，向下经腹壁下静脉入下腔静脉，常引起脐周围静脉曲张，形成"海蛇头"现象。

➕ 临床应用提示

出现食管-胃底静脉曲张的肝硬化患者，在饮食护理方面，应注意什么？为什么？

2. **肝功能不全** 发生机制如下。

（1）出血倾向 主要因肝合成凝血因子减少，也与脾功能亢进破坏血小板使之数量减少有关。患者常出现皮肤、黏膜及皮下出血。

（2）蛋白质合成障碍 患者血浆白蛋白含量减少，白蛋白和球蛋白比值下降甚至倒置。

（3）雌激素灭活减少 肝功能不全时，对雌激素的灭活作用减弱，雌激素水平增高，可造成小动脉末梢扩张，患者常在面、颈、胸、前臂及手背等处出现"蜘蛛痣"和手掌潮红，即所谓"肝掌"。在女性患者可出现月经不调等表现，部分男性患者可出现乳腺发育、睾丸萎缩等。

（4）黄疸 主要因肝细胞受损和毛细胆管淤胆所致，患者出现皮肤、巩膜、黏膜等黄染。

（5）肝性脑病 又称肝昏迷，是肝硬化最严重的后果，也是肝硬化患者死亡的重要原因之一。由于肝功能不全，肠内的含氮物质未经肝脏解毒，进入体循环，导致中枢神经系统功能障碍。

**（四）结局**

肝硬化时，肝组织结构难以恢复到正常。但是由于肝有巨大的代偿能力，早期如能及时去除病因，积极治疗，可使病变处于相对稳定的状态。晚期肝硬化则预后不良，造成死亡的主要原因有肝昏迷、食管–胃底静脉曲张破裂性引起的上消化道大出血和严重感染等。

## 二、坏死后性肝硬化

坏死后性肝硬化在肝实质广泛坏死的基础上发生。形态学分类中属于大结节型和大小结节混合型，发生率仅次于门脉性肝硬化。与门脉性肝硬化相比，坏死后性肝硬化肝变形、变硬更为显著，结节较大，形状不规则，且大小悬殊、结节直径多超过1cm，最大者可达5cm以上。结节间的纤维间隔较宽，且宽窄不一。而且坏死后性肝硬化肝功能不全症状出现较早且表现明显，癌变率较高。

## 三、胆汁性肝硬化

胆汁性肝硬化是由胆道阻塞或炎症造成胆汁长期淤积引起，较为少见，病程缓慢进展，门脉高压症多不明显，阻塞性黄疸是胆汁性肝硬化患者突出的临床表现，晚期患者可死于肝功能衰竭。根据病因，胆汁性肝硬化可分为原发性和继发性两类。原发性胆汁性肝硬化病因不明，一般认为属于自身免疫性疾病，十分少见，患者多为中老年女性。继发性胆汁性肝硬化，又称肝外阻塞性胆汁性肝硬化，常见的原因为胆管系统阻塞、胆汁淤积以及胆汁淤积基础上发生细菌逆行性感染。肉眼观，肝表面较光滑，呈小结节或无明显结节，由于淤胆而呈深绿色或绿褐色。

# 第五节 消化系统常见恶性肿瘤

## 一、食管癌

食管癌是由食管黏膜上皮或腺体发生的恶性肿瘤。男性发病率较高，发病年龄多在40岁以上，尤以60岁以上者居多。该病在我国高发区为太行山区、苏北地区、大别山区、川北地区、潮汕地区。

**（一）病因**

病因尚未完全明了，目前认为与以下因素有关。

1. **不良生活习惯** 包括过量饮酒、吸烟及食入过热或粗糙饮食等。酒精可以作为致癌物的溶剂，促进致癌物进入食管黏膜，为食管癌发生创造条件。研究发现，吸烟与食管癌关系密切，并且与吸烟时间、吸烟量有关。同时，长期食用过热、粗糙、刺激的食物会损伤食管黏膜，诱发食管癌。一些化学致癌物，特别是亚硝胺类化合物（如腌制的酸菜中含有亚硝酸盐），可诱发食管癌，在我国食管癌的发生发展中有重要作用。

2. **慢性炎症** 研究发现，食管癌患者食管黏膜非癌部分有不同程度的慢性炎症，所以各种长期反复不愈的食管炎可能是食管癌的癌前病变。

3. **遗传因素** 食管癌家族聚集性较为明显，提示食管癌与遗传易感性有关。

**（二）病理变化**

食管癌以中段最为多见，下段次之，上段最少。

1. **早期食管癌** 临床无明显症状，包括原位癌、黏膜内癌，未侵犯肌层，无淋巴结转移。如能及时治疗预后良好，5年存活率达90%以上，但发现困难。X线检查示食管基本正常或局部轻度僵硬。肉眼观，癌变处黏膜轻度糜烂或表面呈颗粒状；镜下观，多为鳞状细胞癌。

2. **中晚期食管癌** 癌细胞侵及食管肌层和外膜。组织学类型为95%以上为鳞癌，腺癌次之，其他类型少见。肉眼形态分为四型。

（1）髓质型 最多见，肿瘤在管壁内浸润性生长，使食管壁均匀增厚，管腔狭窄。切面癌组织灰白色，质地较软，似脑髓状，表面常有溃疡形成。

（2）蕈伞型 肿瘤呈卵圆形扁平肿块，蘑菇状突入食管腔，表面可有浅的溃疡，底部常仅波及肌层浅部。

（3）溃疡型 肿瘤表面形成形状不规则的溃疡、溃疡边缘隆起、底部凹凸不平、深达肌层。

（4）缩窄型 癌组织在食管壁内浸润性生长，累及食管全周，癌组织质地较硬，瘤体内部纤维组织增生，形成环状狭窄，近端食管腔扩张。

**（三）扩散和转移**

1. **直接蔓延** 癌组织穿透食管壁向邻近组织或器官浸润。上段癌可侵犯喉、气管和颈部软组织。中段癌可侵犯支气管、肺、主动脉和胸导管。下段癌可侵犯贲门、膈肌和心包。

2. **淋巴道转移** 为食管癌常见的转移方式，途径与淋巴引流方向一致。上段癌可转移到颈及上纵隔淋巴结；中段癌常转移至食管旁或肺门淋巴结；下段癌可转移至食管旁、贲门旁或腹腔上部淋巴结。

3. **血道转移** 晚期转移方式，以肝、肺转移最为常见。

**（四）临床病理联系**

食管癌早期无明显临床表现，仅有胸骨后疼痛、烧灼感、噎梗感；中晚期出现典型进行性吞咽困难，甚至不能进食，最终出现恶病质，由于全身器官功能衰竭而死亡。

> **知识拓展**
>
> 用食管拉网法进行脱落细胞学检查或使用纤维内镜检查有助于食管癌的早期发现和诊断，特别适用于高发人群的普查。

## 二、胃癌

胃癌是由胃黏膜上皮和腺上皮发生的恶性肿瘤，是消化道最常见的恶性肿瘤之一。胃癌的好发年龄为40～60岁，男性多于女性，3∶1～2∶1。

**（一）病因**

目前认为与以下因素有关。

1. **饮食与环境因素** 目前认为胃癌与饮食习惯如长期摄入鱼、肉类熏制食品，被黄曲霉素污染的食物，亚硝酸盐含量高的食品或饮食过热等有关。同时研究发现，胃癌的发生有一定的地域分布特点，而且从低发区移民到高发区，下一代胃癌患病率增高，反之，从高发区到低发区，下一代胃癌患病率降低。

**2. 幽门螺杆菌感染** 流行病学调查显示，幽门螺杆菌感染是胃癌的危险因素，因其可以导致胃黏膜上皮细胞肿瘤相关基因甲基化、诱导细胞凋亡等。

另外，慢性萎缩性胃炎、胃溃疡、胃息肉等慢性胃疾病如有异型增生及肠上皮化生等均视为癌前病变。

**（二）病理变化**

胃癌的好发部位为胃窦部，尤以胃窦小弯部多见。

**1. 早期胃癌** 是指无论有无淋巴结转移，癌组织浸润仅限于黏膜层及黏膜下层，因此判断早期胃癌的标准是癌肿的深度。若直径小于0.5cm为微小癌，直径在0.6～1.0cm为小胃癌。早期胃癌，肉眼类型分为三种类型。

（1）隆起型（Ⅰ型）肿瘤 呈息肉状，隆起于胃黏膜表面，此型少见。

（2）表浅型（Ⅱ型）肿瘤 呈扁平状，隆起不明显。

（3）凹陷型（Ⅲ型） 最多见。有溃疡形成，溃疡限于黏膜下层。

镜下早期胃癌以原位癌及高分化管状腺癌最多见，乳头状腺癌次之，未分化癌最少。早期胃癌经手术治疗，预后良好，5年存活率达90%以上。

**2. 中晚期（进展期）胃癌** 指癌组织浸润至黏膜下层以下，常有扩散或转移的胃癌。浸润越深，预后越差。可以分为三种类型。

（1）息肉型 癌组织呈息肉状、蕈伞状或菜花状，向胃腔内突起，表面有深浅不一的溃疡。

（2）溃疡型 溃疡直径较大，边界不清，底部凹凸不平，周围胃黏膜皱襞中断、结节状隆起（图14-5）。溃疡性胃癌（恶性溃疡）与消化性溃疡（良性溃疡）肉眼形态不同，见表14-4。

**考点提示**
良、恶性溃疡鉴别。

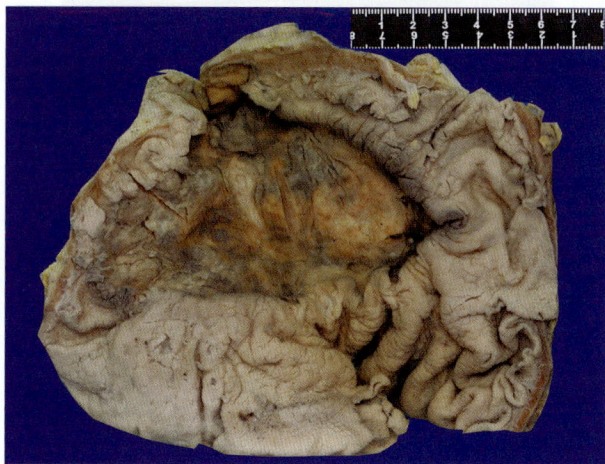

图 14-5 胃癌溃疡型

表 14-4 良、恶性溃疡肉眼形态鉴别

| 比较点 | 消化性溃疡（良性溃疡） | 溃疡性胃癌（恶性溃疡） |
| --- | --- | --- |
| 形状 | 圆形或椭圆形 | 不规则，火山口样或皿状 |
| 溃疡大小 | 直径一般<2cm | 直径常>2cm |
| 深度 | 较深 | 较浅 |

| 比较点 | 消化性溃疡（良性溃疡） | 溃疡性胃癌（恶性溃疡） |
|---|---|---|
| 边缘 | 整齐，不隆起 | 不规则，隆起 |
| 底部 | 平坦 | 凹凸不平，可见出血、坏死等 |
| 周围黏膜皱襞 | 向溃疡集中 | 中断，呈结节状肥厚 |

（3）浸润型　癌组织在胃壁内局限性或弥漫性浸润，与周围组织无明显边界。弥漫性浸润可导致胃壁增厚、变硬，胃腔缩小，皱襞消失，像皮革制成的囊袋，称为"革囊胃"（图14-6）。

中晚期（进展期）胃癌组织类型主要为腺癌，常见为管状腺癌和黏液腺癌、乳头状腺癌、印戒细胞癌和未分化癌等。需要指出的是，许多胃癌组织学类型不是单一类型，往往有两种以上组织类型同时存在。

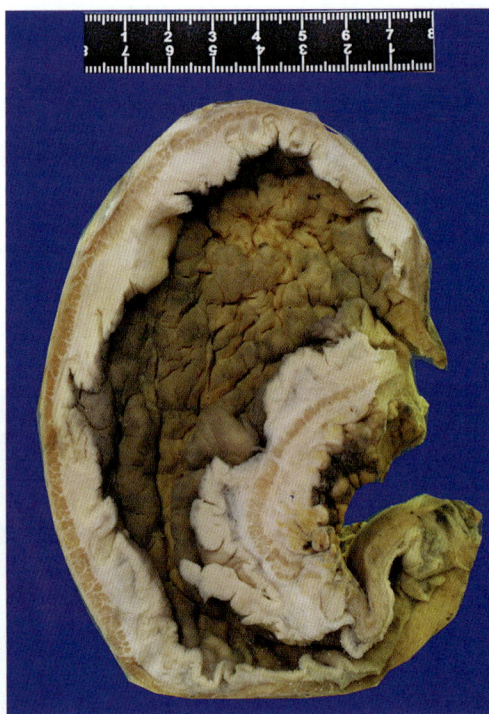

图 14-6　胃癌"革囊胃"

### （三）扩散方式

1. **直接蔓延**　癌细胞直接蔓延穿透胃壁，直接侵犯周围器官和组织，如肝、胰腺、大网膜等。

2. **淋巴道转移**　为胃癌主要的转移方式。癌首先转移至胃幽门下和胃小弯局部淋巴结，进一步转移到腹主动脉旁、肝门、肠系膜根部淋巴结，再沿腹后壁上行至纵隔淋巴结，晚期可沿胸导管转移至左锁骨上淋巴结（Virchow淋巴结）。

3. **血道转移**　多发生在晚期，可经门静脉转移到肝，其次可以转移至肺、骨、脑等处。

4. **种植性转移**　癌细胞浸润至浆膜面时，可脱落种植于腹壁、腹腔器官及盆腔器官。把发生在卵巢的转移性黏液癌，称为Krukenberg瘤。

**（四）临床病理联系**

早期胃癌患者临床表现多不明显，中晚期胃癌患者可有上腹部不适、疼痛、呕血、便血（或大便潜血）、贫血、消瘦等临床表现。癌肿侵蚀大血管可引起上消化道大出血。晚期出现恶病质。

## 三、大肠癌

大肠癌是由大肠黏膜上皮和腺体发生的恶性肿瘤，包括结肠癌和直肠癌。近年来大肠癌的发病率有增高的趋势。患者多数为老年人，但中青年发病率在逐渐上升。临床上患者常有大便次数增多、腹痛、黏液血便、消瘦、贫血、肠梗阻等症状。

**（一）病因**

1. **饮食因素**　高营养、低纤维的饮食与本病的发病有关。

2. **遗传因素**

3. **某些伴有肠黏膜增生的慢性肠疾病**　如慢性溃疡性结肠炎、慢性血吸虫病、肠息肉状腺瘤、增生性息肉病等，由于肠黏膜上皮过度增生而发展成癌。

**（二）病理变化**

大肠癌的好发部位以直肠为最多见（50%），其次为乙状结肠（20%），盲肠和升结肠（16%），横结肠（8%），降结肠（6%）。肉眼观，分为隆起型、溃疡型、浸润型、胶样型。镜下观，大肠癌组织学类型以高分化和中分化腺癌多见，其次为低分化腺癌、黏液癌和印戒细胞癌，未分化癌和鳞癌少见。

**（三）大肠癌分期**

经典和简明的是Ducks分期。此分期的方法是根据肿瘤浸润深度和淋巴结转移情况对大肠癌进行分期，见表14-5。

表 14-5　Ducks 大肠癌分期及预后

| 分期 | 肿瘤生长范围 | 5年生存率 |
|---|---|---|
| A | 肿瘤限于黏膜层内（早期癌） | 100% |
| $B_1$ | 肿瘤侵入肌层，但未穿透，无淋巴结转移 | 67% |
| $B_2$ | 肿瘤穿透肌层，无淋巴结转移 | 54% |
| $C_1$ | 肿瘤未穿透肌层，有淋巴结转移 | 43% |
| $C_2$ | 肿瘤穿透肌层，有淋巴结转移 | 22% |
| D | 有远隔器官转移 | 极低 |

**（四）扩散方式**

1. **直接蔓延**　癌穿透肠壁后蔓延到邻近器官，如前列腺、膀胱、子宫及阴道、腹膜及腹后壁。

2. **淋巴道转移**　结肠癌首先转移至肠系膜周围和系膜根部淋巴结，进一步向远处淋巴结扩散。直肠癌首先转移到直肠旁淋巴结，进而向远端淋巴结扩散。

3. **血道转移**　多发生在晚期，除经门静脉转移到肝外，还可转移到肺、骨及脑等远隔器官。

4. **种植性转移**　癌细胞浸润至浆膜面时，可脱落，播散到腹腔内形成种植性转移。

**知识拓展**

癌胚抗原（CEA）是一种具有人类胚胎抗原特性的酸性糖蛋白，成人胃肠道可少量合成。大肠癌、胃癌、胰腺癌等恶性肿瘤患者血清中 CEA 水平升高（超过 20μg/L 提示有消化道癌）。虽然 CEA 不能作为确诊大肠癌的依据，但可以作为大肠癌术后肿瘤复发或转移的指标之一。

## 四、原发性肝癌

原发性肝癌是由肝细胞或肝内胆管上皮细胞发生的恶性肿瘤，简称肝癌。我国肝癌的发病率较高，属于常见肿瘤之一，多在中年后发病，男多于女。肝癌发病隐匿，早期无明显临床表现，发现时已多为晚期，死亡率高。

### （一）病因

1. **病毒性肝炎** 乙型肝炎、丙型肝炎与肝癌有密切关系。肝癌病例 HBsAg 阳性率高达 81.82%。研究发现，HBV 阳性肝癌患者 HBV 基因可整合到肝癌细胞的 DNA 中。

2. **肝硬化** 肝硬化与肝癌之间有密切关系。据统计两者合并存在者占肝癌患者的 84.6%，肝硬化一般需经 7 年左右发展为肝癌，其中以坏死后性肝硬化最为多见。

3. **酒精** 间接经由肝硬化发展为肝癌。

4. **真菌及毒素** 动物实验证实，黄曲霉素、霉菌等都可诱发肝癌，尤其是黄曲霉素。另外动物实验也证实，亚硝胺类化合物二甲基亚硝胺和二乙基亚硝胺可诱发肝癌。

### （二）病理变化

1. **早期肝癌（小肝癌）** 是指瘤体直径在 3cm 以下，不超过 2 个瘤结节的原发性肝癌。瘤结节呈球形或分叶状，与周围组织分界较清楚，切面均匀一致，无出血及坏死。

2. **晚期肝癌** 肝体积明显增大，重量增加（2000 ～ 3000g），癌肿可居于肝的一叶，也可弥漫于全肝，大多数合并有肝硬化。可分为三型。

（1）巨块型 肿瘤形成巨大肿块，直径可超过 10cm，圆形，多位于肝右叶，切面中心常有出血坏死，周围常有多少不等的卫星状癌结节，本型合并肝硬化者相对较少或者仅合并轻度肝硬化。

（2）多结节型 此型最多见，通常合并肝硬化。肿瘤形成多个结节，散在分布，圆形或椭圆形，大小不等，可相互融合成较大的结节。

（3）弥漫型 此型少见，常发生在肝硬化基础上。癌组织在肝内弥漫分布，无明显结节或形成极小结节。

### （三）组织学类型

1. **肝细胞肝癌** 最为多见。

2. **胆管细胞癌** 较为少见，由肝内胆管上皮起源。癌细胞常呈腺管样排列，常分泌黏液，癌组织间质较多。

3. **混合细胞型肝癌** 最为少见，具有肝细胞癌和胆管细胞癌两种成分。

### （四）扩散方式

肝癌首先在肝内直接蔓延或转移。癌细胞常沿门静脉播散，在肝内形成转移性癌结节。肝外转移常通过淋巴道转移至肝门、上腹部及腹膜后淋巴结。晚期通过血道转移经肝静脉转移至肺、脑、骨等处，其中肺转移多见。有时癌细胞从肝表面脱落直接种植在腹膜及腹部器官表面，发生种植性转移。

### （五）病理与临床联系

早期肝癌可无明显的临床表现。近年来，血清甲胎蛋白（AFP）检测广泛应用于临床，B超、CT等诊断的应用，使早期肝癌的诊断率大为提高。随着病变发展，患者有食欲减退、肝区疼痛、肝区肿块、消瘦、乏力、黄疸、腹水等临床表现。肝癌恶性度高，晚期肝癌患者的死亡率极高，死亡原因有肝功能衰竭、癌结节破裂引起的大出血等。

## 五、胰腺癌

胰腺癌是由胰腺外分泌腺体发生的恶性肿瘤。属于较少见的一种消化道恶性肿瘤，在我国约占人体癌肿的1%，患者年龄多在60～80岁之间，男多于女，吸烟可以使胰腺癌患病风险加倍。胰腺癌如不能早期确诊，则预后不佳，多在1年内死亡。

### （一）病理变化

胰腺癌可发生于胰腺的头（60%）、体（15%）、尾部（5%）或累及整个胰腺，以胰头部最多。胰腺癌的大小和外形不一，有时癌肿为硬结节状突出于胰腺表面，有时则深埋于胰腺内，难以确诊。

### （二）扩散转移

胰头部癌早期可直接蔓延到邻近的胆管与十二指肠，之后可转移至胰头旁淋巴结及胆总管旁淋巴结。经门静脉肝内转移最为常见，尤其是体尾部癌，进一步发展侵入腹腔神经丛周围淋巴间隙，进一步发生远隔部位转移至肺、骨等处。

### （三）临床病理联系

胰头癌压迫胆总管梗阻，患者可出现逐渐加重的黄疸。体尾部癌因癌组织侵入腹腔神经丛而发生深部疼痛，癌肿侵入门静脉而产生腹水，压迫脾静脉发生脾大。此外，患者还可见呕血、贫血、便秘等症状。胰腺癌如不能早期确诊，预后不佳，多在1年内死亡。

# 第六节　肝性脑病

肝性脑病是排除其他脑疾病的情况下，继发于肝功能障碍的一系列神经-精神综合征。患者早期有智力减退、人格改变、意识障碍等症状，晚期发生肝性昏迷，甚至死亡。

## 一、概述

1. **病因**　多继发于晚期肝硬化、晚期肝癌、急性中毒性肝炎、重度药物或酒精性肝损害等严重肝脏疾病以及门-体静脉分流术后，毒性代谢产物无法通过肝脏清除或经门-体分流绕过肝脏进入体循环，引起中枢神经系统功能和代谢紊乱。

2. **分类**　1998年第十一届世界胃肠病学大会按照肝脏的异常以及神经病学的症状和体征，将肝性脑病分为以下三类。A型为急性肝衰竭相关性脑病；B型为无内在肝病的门体旁路相关性脑病；C型为肝硬化伴门脉高压或门体分流相关脑病。其中C型又分为三型，即间歇型、持续型和轻微型。

3. **分期**　依据神经精神症状，分为四期。①一期（前驱期）：轻微性格改变和行为异常，表现为焦虑、欣快等，有轻微扑翼样震颤。②二期（昏迷前期）：一期症状加重，出现淡漠、嗜睡、言语不清、空间和时间感知轻度障碍、明显行为异常等，扑翼样震颤明显。③三期（昏睡期）：明显精神错乱、言语混乱、时间和空间感觉障碍、健忘，昏睡但能唤醒。④四期（昏迷期）：昏迷，不能唤醒，对疼痛刺激无反应。

## 二、发病机制

目前尚未完全阐明发病机制，认为肝性脑病的发生主要是毒性物质使脑组织的代谢和功能障碍所致。多年来，通常认为肝性脑病患者脑组织无明显的特异性形态学改变，但是近期研究表明，肝性脑病患者脑组织存在特异性的神经病理学改变，这种病理性变化为继发性变化。迄今为止，解释肝性脑病发病机制的学说主要有氨中毒学说、假性神经递质学说、血浆氨基酸失衡学说和 $\gamma$ - 氨基丁酸（GABA）学说等。

### （一）氨中毒学说

肝性脑病的发生与血氨升高关系密切，主要依据有：①实验研究发现，喂食门静脉 - 下腔静脉吻合术后的动物肉类食物后，可诱发其发生肝性脑病。②肝性脑病发作时，很多患者血液及脑脊液中氨水平升高至正常的 2 ～ 3 倍。③肝硬化患者摄入高蛋白饮食或含氨物质会出现行为异常等类似于肝性脑病的症状，而临床上采取降血氨治疗可以使肝性脑病患者病情好转。以上均提示肝性脑病的发生与血氨升高有明显关系。同时研究发现，氨中毒学说的基础是脑星形胶质细胞功能受损。

**1. 血氨水平升高的原因和机制**　正常情况下，氨的生成和清除保持着动态平衡，血氨浓度一般不超过 59μmol/L。当氨生成增多或清除不足时，血氨浓度升高，增高的血氨通过血脑屏障进入脑组织，干扰脑细胞的功能和代谢，诱发肝性脑病，其中氨清除不足为主要原因。

（1）氨清除不足　氨在人体内被清除的主要途径是在肝脏内经鸟氨酸循环合成尿素后由肾脏排出体外。这是一个需要多种酶参与的耗能的过程，往往每生成 1mol 的尿素可以清除 2mol 的氨，同时消耗 3mol 的 ATP。当肝细胞严重受损时，由于代谢障碍，ATP 供给不足，同时肝内酶系统遭到破坏，致使鸟氨酸循环难以正常进行，从而使氨清除不足。同时门脉高压时侧支循环形成或门 - 体静脉吻合术使患者肠道吸收的部分氨绕过肝而直接进入体循环，使血氨升高。

（2）氨生成过多　血氨主要由肠道内含氮物质的分解产生，小部分来自于肾脏、肌肉和脑。氨产生过多的因素有：①肝硬化时门静脉血流受阻，肠黏膜淤血、水肿，肠蠕动减弱，同时消化液以及胆汁分泌减少，导致消化功能降低，大量未被消化的蛋白质等潴留，细菌大量繁殖，使氨的生成增多。②肝功能衰竭患者常并发上消化道出血，血液蛋白质在肠道细菌作用下产生氨。③肝硬化晚期常合并肾功能衰竭而发生氮质血症，血中尿素浓度增高，增多的尿素弥散至肠道，经肠内细菌尿素酶作用，产氨增加。④肌肉中腺苷酸分解是重要的产氨方式，肝性脑病患者前驱期出现烦躁不安与躁动，使肌肉活动增强，故产氨增多。⑤肾小管上皮细胞也可以产氨，与尿液中的 $H^+$ 结合形成 $NH_4^+$ 排出，肝功能衰竭时因常伴有呼吸性碱中毒或应用碳酸酐酶抑制剂利尿，肾小管中 $H^+$ 减少，生成 $NH_4^+$ 减少，因而氨弥散入血增加，血氨增高。

血氨水平还与肠道中氨的吸收有关。肠道中氨的吸收受肠道 pH 值的影响。当肠道 pH 较低时，$NH_3$ 与 $H^+$ 结合成 $NH_4^+$ 随粪便排出体外。当结肠内 pH 降至 5.0 时，不再吸收氨，反而可向肠道内排氨，此情况称为酸透析。反之，当肠道处于

> **➕ 临床应用提示**
>
> 肝性脑病患者在进行灌肠操作时，应注意什么？为什么？

碱性环境时，肠道吸收氨增多，从而促进血氨浓度增高。

**2. 氨对脑组织的毒性作用**

（1）使脑内神经递质发生改变　正常情况下，脑内兴奋性神经递质与抑制性递质保持平衡，脑氨增多可使脑内兴奋性神经递质减少和抑制性神经递质增多，造成中枢神经系统功能紊乱，具体表现为如下几方面。①谷氨酸减少，谷氨酰胺增加：谷氨酸为脑内的主要兴奋性神经递质，当脑组织中氨浓度升高时，氨与脑中谷氨酸结合形成谷氨酰胺，这一反应使兴奋性神经递质谷氨酸含量下降，而抑制性神经递质谷氨酰胺增加，同时诱导星形胶质细胞肿胀、大量自由基生成等变化。②乙酰胆碱减少：高浓度的氨抑制丙酮酸氧化脱羧过程，导致脑组织内乙酰辅酶A的生成减少，使兴奋性神经递质乙酰胆碱的合成也随之减少。③γ-氨基丁酸蓄积：谷氨酸经谷氨酸脱羧酶作用形成γ-氨基丁酸，后者为抑制性神经递质。氨对γ-氨基丁酸转氨酶有抑制作用，使γ-氨基丁酸不能转变为琥珀酸进入三羧酸循环，加深了γ-氨基丁酸对脑组织的抑制。

（2）干扰脑组织的能量代谢　脑细胞耗能较多，能量来源主要依赖葡萄糖的生物氧化。氨干扰葡萄糖生物氧化的多个环节，从而影响脑细胞能量代谢的正常进行。具体表现为如下几个方面。①氨抑制丙酮酸脱羧酶活性，使乙酰辅酶A生成减少，三羧酸循环障碍，ATP生成不足。②氨与脑内的α-酮戊二酸结合形成谷氨酸，谷氨酸进而与氨结合生成谷氨酰胺。在这一系列反应中，α-酮戊二酸消耗增多，使三羧酸循环不能正常进行，ATP生成减少，同时还消耗了大量还原型辅酶 I（NADH），阻碍了呼吸链中的递氢过程，使ATP合成不足。而氨与谷氨酸的结合是一个耗能过程，需消耗大量ATP。因此氨引起脑内ATP生成不足，消耗增多，使脑细胞活动所需能量不足，中枢神经系统的兴奋活动不能维持，从而引起昏迷。

（3）氨对神经细胞膜的抑制作用　氨可以抑制神经细胞膜上的$Na^+$，$K^+$-ATP酶的活性，从而影响细胞膜对离子的转运。同时氨与$K^+$竞争通过细胞膜进入细胞内，细胞内缺钾，从而影响神经的兴奋和传导过程。

**（二）假性神经递质学说**

脑干网状结构主要功能是保持清醒状态或维持唤醒功能，又称为脑干网状结构上行激动系统，去甲肾上腺素和多巴胺是脑干网状结构中的主要神经递质。脑干网状结构上行激动系统对维持大脑皮质的兴奋性具有重要作用。

正常情况下，蛋白质在肠道中分解生成氨基酸，其中芳香族氨基酸如苯丙氨酸和酪氨酸在脱羧酶的作用下生成苯乙胺和酪胺，正常情况下，经门静脉入肝，经单胺氧化酶的作用被解毒。当肝功能障碍时，肝脏解毒功能低下或者存在门-体静脉分流时，苯乙胺和酪胺可通过体循环进入中枢神经系统，在脑干网状结构的神经细胞内，经β-羟化酶的作用，分别形成苯乙醇胺和羟苯乙醇胺（图14-7）。苯乙醇胺和羟苯乙醇胺在化学结构上与去甲肾上腺素和多巴胺等正常神经递质相似，但其生理效应很弱，所以将其称为假性神经递质。当脑干网状结构中假性神经递质增多时，则竞争性地取代去甲肾上腺素和多巴胺而被神经末梢所摄取和贮存，当发生神经冲动时再释放出来。但假性神经递质生理效应远远不及正常神经递质，致使网状结构上行激动系统唤醒功能失常，以致大脑功能发生抑制，出现意识障碍甚至昏迷。

扫码"学一学"

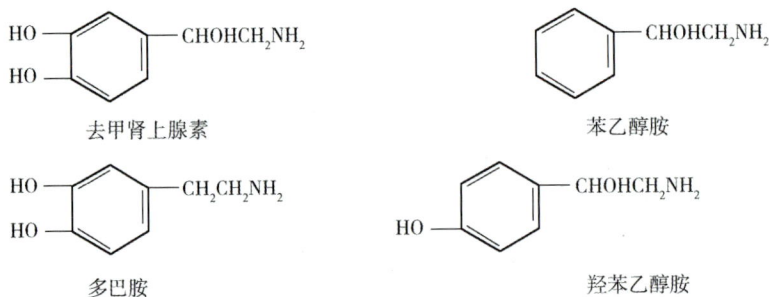

图 14-7　假性神经递质的形成

### （三）血浆氨基酸失衡学说

肝性脑病患者血中芳香族氨基酸增多，而支链氨基酸减少，导致支链氨基酸与芳香族氨基酸的比值降低。生理情况下，芳香族氨基酸与支链氨基酸都属于电中性的氨基酸，由同一载体转运入脑并被脑细胞摄取。当发生血浆氨基酸失衡时，血浆芳香族氨基酸浓度升高，进入脑内的苯丙氨酸、酪氨酸增多时，通过抑制酪氨酸羟化酶，从而使多巴胺和去甲肾上腺素合成减少，同时在芳香族氨基酸脱羧酶、羟化酶作用下，分别生成苯乙醇胺和羟苯乙醇胺。因此，在血浆氨基酸失衡时，苯丙氨酸、酪氨酸进入脑内增多，抑制正常递质的合成以及作用，同时脑内大量假性神经递质生成，导致肝性脑病。

### （四）γ-氨基丁酸学说

γ-氨基丁酸（GABA）是谷氨酸在谷氨酸脱羧酶作用下脱羧的产物，属于抑制性神经递质，正常情况下，γ-氨基丁酸被吸收入肝脏后，在肝内进行代谢。肝功能衰竭时，肝脏清除 γ-氨基丁酸能力降低，血中 γ-氨基丁酸浓度增高，通过血脑屏障后，与 γ-氨基丁酸受体结合，通过突触后抑制和突触前抑制作用，使中枢神经系统功能抑制。

### （五）其他神经毒质

在肝性脑病发病中起作用的，如含硫化合物、脂肪酸、硫醇、锰、酚等。

肝性脑病发病机制复杂，在发生过程中，上述多种因素往往同时并存，相互影响，其中氨中毒已经成为发病机制的中心环节。

## 三、肝性脑病的诱发因素

### （一）氮负荷增加

氮负荷增加是诱发肝硬化最常见的原因，尤其上消化道出血是肝性脑病最常见的诱因。肝硬化患者常有食管下段静脉曲张，曲张的静脉破裂后，大量血液进入消化道，血液中的蛋白质在肠内经细菌的作用产生大量的氨，诱发肝性脑病。此外，过量蛋白质饮食、输血等外源性氮负荷增加，感染、氮质血症、便秘、碱中毒等内源性氮负荷增加，均易诱发肝性脑病。

### （二）血脑屏障通透性增强

一般情况下神经毒质不能通过血脑屏障，但当脑内能量代谢障碍时，严重肝病合并高碳酸血症、饮酒等可使血脑屏障通透性增高，神经毒质可穿过血脑屏障参与肝性脑病的发生。

### （三）脑敏感性增强

严重肝病患者体内各种毒性物质增多，脑对药物或氨等毒性物质的敏感性增高，在使用镇痛药、麻醉剂、镇静剂、氯化铵等药物时，可诱发肝性脑病；而感染、缺氧、电解质紊乱可增加脑对毒性物质的敏感性。

此外，腹腔放液、感染和摄入高蛋白饮食等均可诱发肝性脑病。

### 四、肝性脑病防治的病理生理学基础

#### （一）去除诱因

避免诱因的出现，对于尚未发生或已经发生肝性脑病的患者，都是十分重要的。主要措施有：①减少氮负荷：严格限制蛋白质摄入量，减少蛋白质分解。②防止上消化道出血。③慎用麻醉剂和镇静剂。④保持大便通畅，减少肠道内有毒物质进入体内。⑤利尿时要防止低钾血症、低血容量和碱中毒出现，避免诱发肝性脑病。

#### （二）降低血氨

目前降低血氨的治疗措施有：①口服乳果糖，使肠道 pH 值下降来降低肠道产氨和增加氨的排出。②应用门冬氨酸鸟氨酸制剂降低血氨。③口服新霉素等抑制肠道细菌产氨。④纠正水、电解质和酸碱平衡紊乱，尤其是纠正碱中毒。

#### （三）其他治疗措施

利用支链氨基酸可以矫正肝性昏迷时血浆氨基酸的失衡，给予左旋多巴，可促进患者清醒。此外，也要采取保护脑功能、防止脑水肿、保持呼吸道通畅等措施。

#### （四）肝移植

肝性脑病发病机制复杂，应针对原发病如肝炎、肝硬化等进行积极治疗，肝移植是挽救终末期肝病患者的有效治疗方法。

## 本章小结

慢性胃炎、消化性溃疡为消化系统常见病。慢性胃炎为胃黏膜的慢性非特异性炎症，分为浅表性胃炎、萎缩性胃炎、肥厚性胃炎、疣状胃炎。浅表性胃炎最为常见，萎缩性胃炎以胃黏膜变薄、腺体萎缩为特点。消化性溃疡是以胃或十二指肠形成慢性溃疡为特征的主要病变。胃溃疡好发于胃小弯近幽门侧，胃窦部最多见；十二指肠溃疡好发于十二指肠球部。溃疡呈圆形或椭圆形，底部平坦，边缘整齐；由表至深分为四层，即渗出层、坏死层、肉芽层、瘢痕层。胃溃疡主要为餐后痛，十二指肠溃疡主要表现为空腹痛或餐前痛；并发症有出血、穿孔、幽门梗阻和癌变等，但十二指肠溃疡基本不癌变。

病毒性肝炎、肝硬化、肝癌是肝脏疾病中具有悲剧性的三部曲。病毒性肝炎是以肝细胞变性、坏死为主要病变的变质性炎症。不同类型肝炎，肝细胞变性坏死的程度和范围不同。急性普通型肝炎广泛变性、坏死轻微，以点状坏死为主；轻度慢性肝炎以点状坏死和轻度碎片坏死为特点；中度慢性肝炎以中度碎片坏死及偶见桥接状坏死为特点；重度慢性肝炎以重度碎片坏死和大量桥接状坏死为特点；急性重型肝炎表现为大块坏死，而无明显再生；亚急性重型肝炎表现为大块坏死伴有结节状再生。肝炎中甲型肝炎无慢性病程，可痊愈，而乙型和丙型最易转为慢性。如果较重的肝细胞坏死伴有明显纤维组织增生和肝细胞结节状再生，将破坏肝的正常结构，形成肝硬化。肝硬化的特征性病变是假小叶形成。临床上最常见的为门脉性肝硬化，门脉性肝硬化为小结节性肝硬化，结节大小较一致，纤维组织间隔较窄；而坏死后性肝硬化为大小结节混合型肝硬化，纤维组织间隔较厚且不均匀。部分肝硬化可能会发展为肝癌。

常见的消化系统恶性肿瘤包括食管癌、胃癌、大肠癌、肝癌和胰腺癌。总体来说，消化道恶性肿瘤早期癌疗效好，中晚期癌疗效差，而多数患者为中晚期癌，很多中晚期癌会形成菜花状、溃疡状肿物，并引起管腔狭窄，胃癌和大肠癌还可发生胶样癌。

肝性脑病是继发于严重肝病的神经-精神综合征，主要是毒性物质引起脑组织的代谢和功能障碍所致。肝性脑病发病机制有氨中毒学说、假性神经递质学说、血浆氨基酸失衡学说和 γ-氨基丁酸学说以及一些神经毒质的参与。目前认为，氨中毒为发病中心环节。

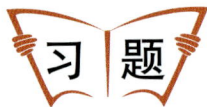

# 习 题

## 一、选择题

### 【A1 型题】

1. 慢性胃炎的好发部位是

    A. 贲门部　　B. 胃体部　　C. 胃小弯　　D. 胃窦部　　E. 胃体部

2. 与慢性胃炎发生较密切的微生物是

    A. 葡萄球菌　　　　　　　　　　B. 幽门螺杆菌

    C. 链球菌　　　　　　　　　　　D. 黄曲霉菌

    E. 大肠埃希菌

3. 十二指肠溃疡的好发部位是

    A. 十二指肠球部　　　　　　　　B. 十二指肠壶腹部

    C. 十二指肠降部　　　　　　　　D. 十二指肠水平部

    E. 十二指肠下段

4. 消化性溃疡的主要临床表现是

    A. 恶心、呕吐　　　　　　　　　B. 食欲缺乏

    C. 厌食油腻　　　　　　　　　　D. 上腹部疼痛、反酸、嗳气

    E. 消化不良

5. 消化性溃疡最常见的并发症是

    A. 幽门梗阻　　B. 癌变　　　　C. 出血　　　　D. 休克　　　　E. 穿孔

6. 消化性溃疡的患者，突发剧烈腹痛，板状腹，腹部压痛和反跳痛，该患者可能发生

    A. 幽门梗阻　　B. 癌变　　　　C. 出血　　　　D. 休克　　　　E. 穿孔

7. 病毒性肝炎是一种

    A. 变质性炎　　　　　　　　　　B. 增生性炎

    C. 出血性炎　　　　　　　　　　D. 浆液性炎

    E. 纤维素性炎

8. 急性普通型肝炎的病变特点是

    A. 肝细胞碎片状坏死为主　　　　B. 广泛变性、坏死轻微

    C. 大块状坏死　　　　　　　　　D. 大块状坏死伴有结节状再生

    E. 纤维间隔大量形成

9. 肝内出现碎片状坏死以及特征性桥接状坏死，提示为

A．急性普通型肝炎　　　　　　　　B．轻度慢性肝炎

C．中度慢性肝炎　　　　　　　　　D．重度慢性肝炎

E．亚急性重型肝炎

10．在我国，导致门脉性肝硬化常见的原因是

A．酒精中毒　　　　　　　　　　　B．毒性物质中毒

C．营养不良　　　　　　　　　　　D．药物中毒

E．病毒性肝炎

11．下列哪一项可以确诊为肝硬化

A．黄疸　　　　　　　　　　　　　B．肝脏体积缩小

C．食管–胃底静脉曲张　　　　　　D．蜘蛛痣、肝掌

E．假小叶形成

12．下列哪一项属于肝硬化门脉高压症的表现

A．黄疸　　　　　　　　　　　　　B．出血倾向

C．食管–胃底静脉曲张　　　　　　D．蜘蛛痣、肝掌

E．肝性脑病

13．下列哪一项不属于中晚期食管癌的肉眼类型

A．蕈伞形　　　　　　　　　　　　B．溃疡型

C．缩窄型　　　　　　　　　　　　D．髓质型

E．浸润型

14．"革囊胃"是指

A．胃胶样癌　　　　　　　　　　　B．范围较大的溃疡型胃癌

C．胃癌弥漫性浸润　　　　　　　　D．胃癌伴有扩张

E．胃癌伴有广泛瘢痕形成

15．下列哪一项不属于大肠癌的特点

A．发病与饮食因素有关　　　　　　B．发病与遗传有关

C．发生于乙状结肠、直肠　　　　　D．早期发生血道转移

E．患者常有贫血、消瘦、大便习惯改变

16．发展为坏死后性肝硬化最常见的病毒性肝炎类型是

A．急性黄疸型肝炎　　　　　　　　B．轻度慢性肝炎

C．急性重型肝炎　　　　　　　　　D．重度慢性肝炎

E．亚急性重型肝炎

17．下列哪项不是氨对脑的毒性作用

A．使脑的兴奋性增高　　　　　　　B．抑制脑细胞膜功能

C．使脑内兴奋性递质减少　　　　　D．使脑内抑制性递质增多

E．干扰脑的能量代谢

【X 型题】

18．消化性溃疡的形态特点包括

A．圆形或椭圆形缺损　　　　　　　B．溃疡边缘整齐

C．溃疡底部平坦　　　　　　　　　D．溃疡边缘黏膜皱襞断裂

E．胃溃疡往往小于 1cm

19. 下列关于慢性萎缩性胃炎描述正确的是
    A. 可以分为A型和B型
    B. 我国患者多属于A型
    C. A型常伴有恶性贫血
    D. B型好发于胃窦部
    E. B型胃炎体内抗壁细胞抗体阳性

20. 门脉性肝硬化假小叶特点包括
    A. 中央静脉偏位
    B. 中央静脉常有两个或两个以上
    C. 中央静脉内可见汇管区
    D. 包绕肝小叶的纤维间隔较宽
    E. 假小叶内肝细胞排列紊乱

21. 下列哪些因素容易诱发肝性脑病
    A. 感染
    B. 便秘
    C. 消化道出血
    D. 酸中毒
    E. 尿毒症

## 二、思考题

1. 简述肠道pH值水平对肠道内氨吸收的影响。

2. 联系临床护理工作，肝性脑病患者在进行灌肠操作时，应注意什么？为什么？

（王晓燕）

扫码"练一练"

# 第十五章　泌尿系统疾病

## 学习目标

1. **掌握**　各种肾小球肾炎、肾盂肾炎的病变特点和临床表现。
2. **熟悉**　肾盂肾炎的病因和感染途径。
3. **了解**　肾小球的正常结构，肾小球肾炎与肾盂肾炎的病因、发病机制、病理与临床护理联系。
4. 学会分析理解因护理和操作不当导致各类肾盂肾炎的原因。
5. 具有正确指导和护理患者的能力和意识，避免护理不当加重各类肾小球肾炎的病情。

泌尿系统疾病一般分为肾脏和尿道的变化。要充分理解掌握这一章内容，首先必须搞清楚泌尿系统的结构特点。泌尿系统分为肾脏、输尿管、膀胱和尿道。而肾脏是最重要的器官，不但能够使体内的代谢废物和毒物排出体外，而且可以调节体内水、电解质代谢和酸碱平衡。另外，肾脏还能分泌重要的激素，如肾素、前列腺素、促红细胞生成素等。

肾单位为肾脏的基本结构和功能单位，由肾小球和肾小管组成。而肾小球作用主要是滤过，肾小管则是浓缩和重吸收。每个肾有130万左右个肾单位。正常肾脏具有很强的代偿功能。

在泌尿系统疾病中，肾脏疾病往往对机体有很大危害。有一些肾脏疾病发展缓慢，临床表现不明显，但发展到最后会对人体造成严重影响。本章重点介绍常见的肾小球肾炎、肾盂肾炎以及肾功能不全。

## 第一节　肾小球肾炎

### 案例导入

患者，男孩，8岁。父母发现早上起床后小孩眼皮水肿，伴有少尿，尿中带血。送医院治疗，经过询问，患者3周前感冒，最近两天感觉肚子不舒服，半夜的时候频繁咳嗽，喘不过气来，平躺在床上就感觉难受。尿量也明显减少。

**请问：**

1. 男孩哪个地方出现了问题？
2. 是由什么原因引起的？

肾小球肾炎简称肾炎，是一种由不同原因引起的以导致肾小球损害为主要病变的超敏反应性炎症。由于部分种类的肾小球肾炎早期症状常不明显而被忽略，等到有明显症状时已是晚期，从而导致肾功能衰竭。肾小球肾炎分为原发性和继发性两种。原发性肾小球肾炎指原发于肾的独立性疾病，病变主要累及肾。继发性肾小球肾炎是其他疾病引起的或只是系统性疾病中的一部分。本节仅介绍原发性肾小球肾炎。

## 一、正常肾小球的结构特点

肾小球是由毛细血管丛和肾球囊构成，其中毛细血管丛是由卷曲的毛细血管袢组成的球形结构，从入球小动脉在血管极进入后形成分支，最后再汇集一起合成出球小动脉离开肾小球。肾小球的滤过膜是由肾小球毛细血管壁组成，从内到外有三层，即毛细血管内皮细胞、基膜和脏层上皮细胞。

> **考点提示**
>
> 肾小球的构成部分，肾小球滤过膜分层。

1. 外层为脏层上皮细胞，又称为足细胞。足细胞从胞体伸出不规则的突起称足突，中间有很多小缝隙，血液从滤膜过滤后，滤液入肾小球囊。脏层上皮细胞对维持肾小球屏障功能有重要作用。一般情况下，血液中绝大部分大分子物质不能滤过，而小分子物质如电解质及某些小分子蛋白则可以滤过。

2. 中层为肾小球基膜，从外到内一般分为三层，即外疏松层、致密层和内疏松层。其是肾小球滤过机械屏障的重要部分，主要控制滤过分子大小。基膜的主要成分是各种蛋白和胶原，如IV型胶原、层粘连蛋白、纤维连接蛋白、内动蛋白等。

3. 内层为内皮细胞，是由肾小球基底膜内的扁平细胞构成，上有小孔大小不等，其表面有一层极薄的隔膜，成分为带负电荷的唾液酸糖蛋白。

系膜由系膜细胞及系膜基质组成，是构成肾小球毛细血管丛小叶间的中轴，对肾小球内毛细血管起到支持作用。系膜细胞中含有收缩性纤维丝，调节纤维丝收缩，可以改变肾小球毛细血管表面积，从而控制肾小球血流量。系膜细胞有吞噬异物的功能。

肾球囊又称鲍曼囊，肾球囊外连接血管极和尿极，囊内可分为两层，外层为壁层，是由单层扁平上皮构成，连接肾小体的尿极处。内层为脏层，是由脏层上皮细胞构成，脏、壁二层之间为肾小囊腔，是滤过作用后，滤液进入的地方。

血液进入肾小球毛细血管时，血浆中的水和小分子溶质，还有少量分子量较小的血浆蛋白，可以进入肾小囊的囊腔而形成滤过液，大分子物质几乎都不能进入。所以肾小球起到血液过滤器的作用。

## 二、病因和发病机制

肾小球肾炎的病因和发病机制尚未完全清楚，但通过大量研究证明大多数肾小球肾炎和很多继发性肾小球肾炎是由抗原-抗体复合物沉积于肾小球而引起的免疫性疾病，已知引起肾小球肾炎的抗原物质可分为内源性和外源性两大类。其中外源性抗原包括病原微生物的产物、药物和异种血清。内源性抗原包括肾小球本身的成分，如内皮细胞膜抗原、系膜细胞膜抗原等；非肾小球抗原，如肿瘤抗原、甲状腺球蛋白抗原、核抗原、免疫球蛋白、DNA、免疫复合物等。由于不同抗原物质形成的免疫复合物沉积的方式和部位不同，肾小球肾炎的种类很多。而细胞免疫对某些肾炎也有一定影响。

1. **肾小球原位免疫复合物形成** 肾小球原有的抗原或随血液运行进入肾小球内的抗原刺激机体形成的抗体，相互结合后形成的免疫复合物沉积在肾小球，从而引起肾小球损伤

（图15-1）。

形成肾小球原位免疫复合物的抗原如下几种。

（1）肾小球基底膜抗原　肾小球基底膜本身含有抗原，抗体与肾小球基底膜结合形成免疫复合物，其抗体产生可能是因为某些病毒、细菌或其他物质与肾小球基底膜有相同抗原性，而抗原刺激机体产生抗体。抗肾小球基底膜抗体引起的肾炎称为抗肾小球基底膜性肾炎，是一种自身免疫性疾病。这类肾炎在人类较少见，约占人类肾小球肾炎的5%。用免疫荧光检查可看到有连续的线形荧光沿肾小球毛细血管基底膜沉积。由抗肾小球基底膜抗体引起的肾炎称为抗肾小球基底膜性肾炎，发病率约占5%。

（2）植入性抗原　非肾小球抗原（如细菌产物、病毒蛋白、免疫球蛋白、DNA以及聚合的大分子蛋白等）随着血液进入肾小球，与肾小球成分反应形成植入性抗原而引起抗体形成。抗原与抗体形成免疫复合物，用免疫荧光法检查可见免疫复合物在肾小球内呈不连续的颗粒状荧光。此肾炎较为常见。

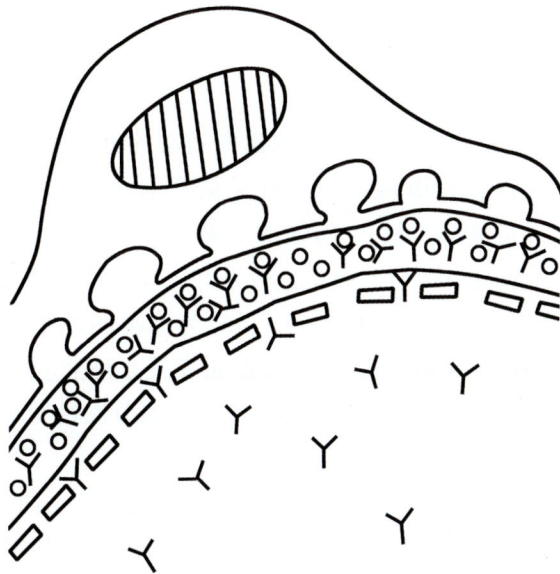

图 15-1　肾小球原位免疫复合物形成示意图

（3）Heymann肾炎抗原　Heymann肾炎是研究人类原发性膜性肾小球病的经典动物模型。该模型以大鼠的近曲小管刷状缘为抗原，刺激大鼠产生抗体，引起与人膜性肾小球病相似的病变。用电镜检查发现上皮细胞与基底膜间有电子致密物沉积，免疫荧光检查显示不连续的颗粒状荧光。人类抗肾小球基膜抗体引起的肾炎和膜性肾小球病是抗体与内源性组织成分自身免疫性疾病。

**2. 循环免疫复合物沉积**　引起循环免疫复合物的抗原不属于肾小球的组成成分，即非肾小球性抗原，一般分为内源性抗原（甲状腺球蛋白、DNA肿瘤抗原等）和外源性抗原（病毒、寄生虫、细菌等）两种。抗原、抗体在血液循环内结合，形成抗原-抗体复合物。这些抗原-抗体复合物随血液流经肾时，在肾小球内沉积引起肾小球损伤（图15-2）。用电子显微镜观察肾小球内有电子致密物质沉积。用免疫荧光法检查发现肾小球内有颗粒状荧光。

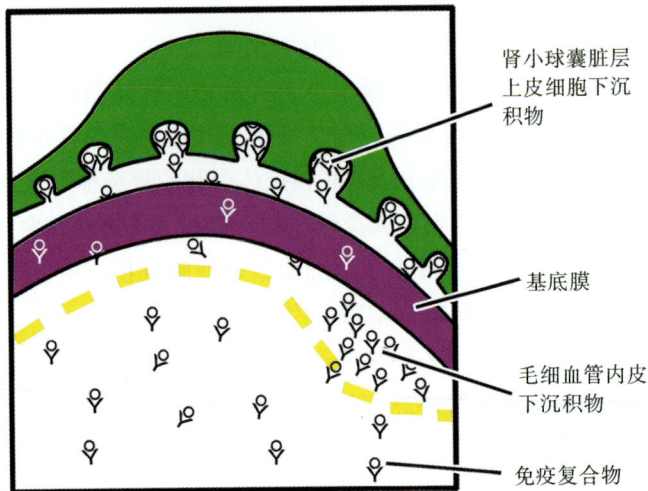

图 15-2　肾小球肾炎循环免疫复合物沉积示意图

## 三、基本病理变化

在临床上肾脏病理检查对肾小球肾炎的诊断有非常重要作用，肾穿刺组织检查有常见的光镜、免疫荧光和透射电镜检查。常见染色有苏木素伊红（HE）染色、过碘酸–Schiff（PAS）染色、过碘酸六胺银（PASM）染色和Masson三色染色等。PAS染色可显示基膜和系膜基质，PASM染色对基膜染色效果好，Masson染色可显示特殊蛋白性物质和胶原纤维。根据肾小球病变的数量和比例，可分为弥漫性肾炎（肾小球病变超过50%）和局灶性肾炎（肾小球病变在50%以下）。根据病变肾小球影响毛细血管袢的范围，可以分为球性肾炎（肾小球毛细血管袢病变超过50%）和节段性肾炎（不超过肾小球切面50%）。

基本病理变化包括细胞增生（包括肾小球细胞、系膜细胞、内皮细胞、足突细胞、炎细胞），基膜增厚，炎性渗出和坏死，玻璃样变和硬化（肾小球玻璃样变和硬化是各种肾小球疾病发展的最终结果）。

## 四、病理临床联系

肾小球肾炎的临床表现和病理类型有其关联性，但不一定完全对应。一般来说其临床表现包括尿液、血压的变化、水肿、贫血、肾功能不全、氮质血症等。尿液变化包括少尿（<400ml/d）、无尿（<100ml/d）、多尿（>2500ml/d）、夜尿、血尿、蛋白尿、管型尿。不同类型肾小球肾炎的临床表现可以相似，而且与其病变的程度和阶段都有一定关系。

其临床主要表现类型如下。

**考点提示**

少尿、无尿、多尿标准。

1. **急性肾炎综合征**　急性发生血尿、轻至中度蛋白尿并伴有水肿和高血压，严重时导致肾功能急剧下降。可见于急性感染后肾炎，如细菌、病毒、支原体等病原微生物导致，其中链球菌常见；全身系统性疾病引起的肾小球肾炎，如系统性红斑狼疮。

**考点提示**

各种综合征特点。

2. **急进性肾炎综合征**　快速发生血尿、轻至中度蛋白尿并伴有水肿和高血压，短期内出现少尿或者无尿，引起肾衰竭。病情进展快，预后相对较差。

3. **肾病综合征** 出现"三高一低"现象，即高蛋白尿、高度水肿、高脂血症和低蛋白血症。

4. **无症状血尿或蛋白尿** 无明显全身症状，有持续或者反复发作的蛋白尿或者血尿出现，常在体检或因其他疾病筛查时发现，容易忽略，最终导致肾脏严重受损。

> **考点提示**
> "三高一低"的具体表现。

5. **慢性肾炎综合征** 病情发展缓慢，表现为多尿、夜尿、低比重尿、贫血、氮质血症和尿毒症，是各种肾小球肾炎如不能治愈最终发展下去的结局。

## 五、肾小球肾炎常见类型

### （一）急性弥漫性增生性肾小球肾炎

急性弥漫性增生性肾小球肾炎的病变特点是大面积肾小球毛细血管的内皮细胞和系膜细胞明显增生，临床简称急性肾炎，又可称之为毛细血管内增生性肾小球肾炎。病变为弥漫性，两侧肾小球皆可受累。大部分是由链球菌（A组乙型溶血链球菌）感染引起，故又称为链球菌感染后肾炎。链球菌以外的病原微生物感染引起的肾炎称为非链球菌感染性肾炎。

大体早期不明显。随时间推移双侧肾脏出现轻至中度肿大、包膜紧张、表面充血成红色，称大红肾。而过度充血后，肾小球毛细血管发生破裂，肾脏表面及切面可见粟粒大小的出血点，又称蚤咬肾。切面皮质水肿增宽，皮质与髓质分界清楚。镜下观：肾脏双侧绝大多数肾小球发生病变。肾小球体积增大，其系膜细胞和内皮细胞数目明显增多（图15-3），并有中性粒细胞和单核细胞浸润。肾小球毛细血管腔狭窄甚至闭塞。严重时，毛细血管壁发生纤维素样坏死。肾球囊及肾小管腔内可见蛋白管型、红细胞渗出等。肾间质充血、水肿，并有炎症细胞浸润。电子显微镜下显示驼峰状高密度沉积物在肾小球基底膜和脏层上皮细胞之间。免疫荧光法检查显示沿基底膜和系膜区有散在的IgG、IgM和C3沉积，呈颗粒状荧光。

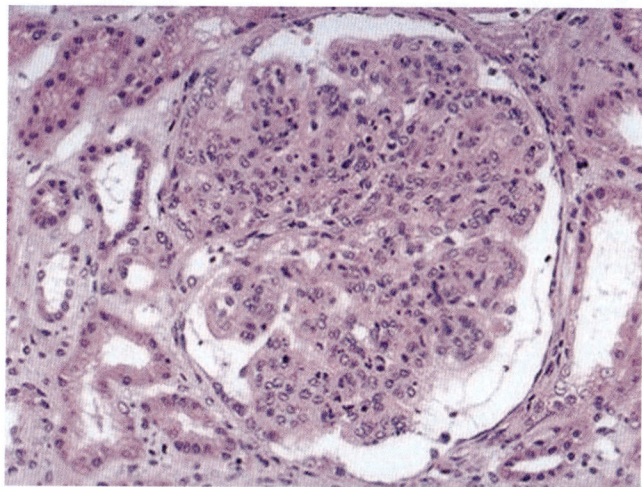

图15-3 急性弥漫性增生性肾小球肾炎

> **知识拓展**
>
> 根据免疫和病理学检查，急性肾小球肾炎可分为三个类型：Ⅰ型为肾小球基膜导致的肾炎；Ⅱ型为免疫复活物肾炎，我国多见；Ⅲ型为免疫反应缺乏型肾炎。

急性弥漫性增生性肾小球肾炎多见于儿童，主要表现为急性肾炎综合征。血尿为患者常见的症状，大部分为镜下血尿，30%为肉眼血尿。原因是毛细血管破裂大量红细胞进入肾球囊及肾小管腔引起。蛋白尿现象一般不严重，而由于肾小球毛细血管狭窄引起供血不足导致的肾小球滤过率降低使患者水钠潴留，临床表现为眼睑、面部等疏松的部位水肿明显。严重时发生氮质血症。高血压可能与水肿引起的身体血容量增加有关。

儿童患者一般预后良好，1%患儿可转变为急进性肾小球肾炎。还有少数会转变为慢性肾炎。成人患者表现不典型，有高血压和水肿，预后较差，部分转为慢性肾小球肾炎和急进性肾小球肾炎。

**考点提示**

大红肾是什么，常见临床表现有哪些？

### （二）快速进行性肾小球肾炎

快速进行性肾小球肾炎，又称为急进性肾小球肾炎。此病进展非常快，如不能及时治疗，患者会在数周至数月内发生急性肾功能衰竭而导致死亡。其病理特征为肾小球球囊壁层上皮细胞增生呈现新月状或环状，故又称新月体性肾小球肾炎或毛细血管外增生性肾小球肾炎。光镜下多数肾小球球囊内有新月体或环状体形成。初期，新月体主要由增生的肾小球球囊壁层上皮细胞和渗出的单核细胞组成，称为细胞性新月体（图15-4）。随后，新月体内胶原纤维组织不断增多，形成纤维-细胞性新月体。最后，新月体完全由胶原纤维所替代，形成纤维性新月体。新月体不仅可以压迫毛细血管丛，还可以使肾球囊变窄和闭塞，最终导致整个肾小球发生纤维化和玻璃样变性。其相应的肾小管上皮细胞也随之萎缩、消失。肾间质水肿，炎症细胞浸润，后期也发生纤维化。电镜下可见新月体，大部分患者肾小球毛细血管基底膜缺损或断裂；部分患者可见电子密度高的沉积物出现在基底膜上、基底膜内或基底膜下。免疫荧光检查可呈线状荧光、颗粒状荧光或免疫荧光阴性。

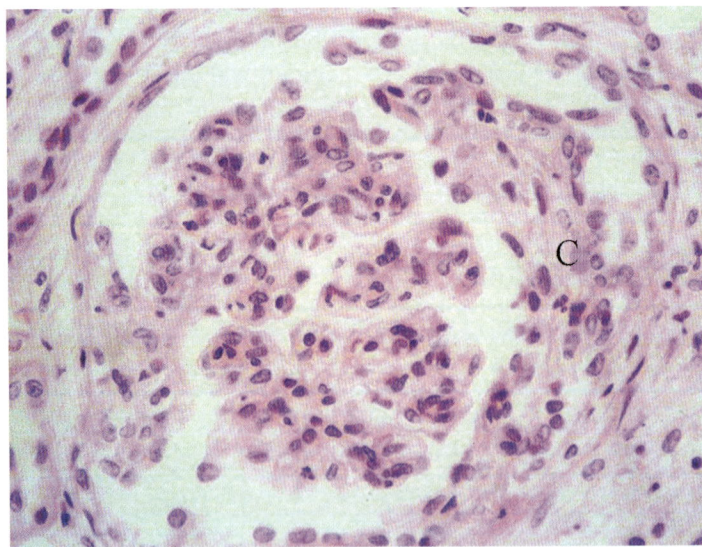

图 15-4　快速进行性肾小球肾炎

快速进行性肾小球肾炎多见于青年人和中年人，儿童与老年人也可发生。发病特点为快速进行性肾炎综合征，初期类似于急性肾炎综合征，但随着大量新月体的形成和发展，肾小球功能结构遭到严重破坏，导致肾小球滤过率下降，临床迅速表现为少尿、无尿、氮质血症等症状，经过数周至数月发展，大部分肾小球纤维化，发生玻璃样变性而引起肾功能衰竭。此病发病急，进展快，预后较差。

### （三）膜性肾小球肾炎

膜性肾小球肾炎是引起成人肾病综合征最常见的原因。起病缓慢，病程长，主要病变为肾小球毛细血管基底膜弥漫性增厚。镜下观察炎症反应不明显，又称为膜性肾病。光镜下早期肾小球变化不明显，随着时间推移，肾小球毛细血管壁会变得越来越厚，而引起毛细血管管腔狭窄或闭塞。电镜下早期显示有少量电子致密物在上皮细胞下沉着，基底膜改变不明显，随着病情发展，电子致密物增多呈小丘状。基底膜表面形成许多钉状突起插入小丘状沉积物之间，钉状突起与基底膜垂直相连形如梳齿样。最后大量沉积物被埋藏在增厚的基底膜内，基底膜高度增厚。沉积物后来会慢慢溶解，使基底膜呈虫蚀状。以后这些空隙由基底膜物质填充。由于基底膜高度增厚，故毛细血管腔狭小甚至闭塞。最终整个肾小球纤维化和玻璃样变性。免疫荧光法显示病变各期沉积物内均含有IgG和C3，沿肾小球基底膜外侧沉积，呈不连续的颗粒状荧光。

膜性肾小球肾炎多见于中老年人，35岁以上人群需注意，男性比女性约高1倍。发病特点为肾病综合征。发生低蛋白血症的原因是肾小球基底膜严重损伤，使其通透性增高，蛋白质穿过血管壁进入尿中，而使血浆蛋白含量减少。高度水肿一是因为血浆蛋白减少引起血浆胶体渗透压下降，其次是因为肾小球血流量和肾小球滤过减少，醛固酮和抗利尿激素分泌增加，引起水钠潴留。水肿时以眼睑和身体下垂部分最明显，严重时伴有胸水和腹水。高脂血症的原因还不是很清楚，可能与低蛋白血症刺激肝合成各种血浆蛋白包括脂蛋白增多有关。此病发展缓慢，早期症状不明显。如发现身体有水肿现象应及时去医院确诊治疗。

### （四）轻微病变性肾小球肾炎

轻微病变性肾小球肾炎又称微小病变性肾炎，是导致儿童肾病综合征最常见的原因。在光镜下检查肾小球无明显变化或病变轻微，而肾小管上皮细胞内常有脂质沉积，故又称为脂性肾病。光镜下肾小球结构无明显变化，肾小管上皮细胞内有大量蛋白小体和脂质空泡，主要是脂蛋白从肾小球漏出后被肾小管重吸收引起。肾小管腔内有蛋白管型形成。电镜下大量脏层上皮细胞足突消失，胞体扁平，胞质内形成空泡，故又称为足突病；细胞表面常有多数微绒毛形成。光镜下检查正常，电镜下显示此特点，可诊断为轻微病变性肾小球肾炎。临床常见于儿童在呼吸道或其他感染后发生。主要表现为肾病综合征，很多患者早期有肾小球滤过率下降而出现水肿。儿童患者有典型的高选择性蛋白尿，主要成分为白蛋白。血尿和高血压临床较为少见。但发病年龄越大，出现血尿概率会增加。90%以上儿童患者用皮质类固醇治疗效果良好，成人治疗效果相对不明显。

### （五）IgA肾病

IgA肾病是Berger于1968年最先描述的，故又称Berger病。其是最常见的一种原发性肾小球肾炎。也有继发性IgA肾病但较少见。年龄段多发生于青少年，男性比女性多。部分患者在发病前有上呼吸道感染史。IgA肾病是导致反复性肉眼和镜下血尿最常见的原因。IgA肾病的组织学相差很大。早期变化较小，局部肾小球有轻微系膜增生和节段性增生或硬化；有些则发生大面积系膜增生；还有少数会发展成新月体性肾小球肾炎。免疫荧光检测显示在系膜区内有团状或颗粒样IgA沉积。电镜观察病变系膜处有电子致密沉积物。

患者典型症状是在上呼吸道感染后几天内出现血尿，症状最多持续1个星期，但会反复发作，可同时伴有轻度蛋白尿。儿童患者此类型较多见。5%～10%患者可出现急性肾炎综合征。IgA肾病预后差异性大，很多患者肾功能维持正常很长时间；15%～40%患者病情发展缓慢，最后导致慢性肾衰竭。

### （六）慢性硬化性肾小球肾炎

慢性硬化性肾小球肾炎是所有类型肾小球肾炎发展到晚期的最终结果。约25%的患者起病缓慢，症状轻微，无肾炎病史，临床表现明显时已是晚期。病变特点是出现大量肾小球纤维化及玻璃样变性，又称为慢性肾小球肾炎。

1. **病理变化**　双肾萎缩，体积缩小，表面弥漫性细颗粒状突出，颜色苍白，重量变轻，质地变硬，故称继发性颗粒性固缩肾。切面见肾皮质变薄，皮髓质分界不清楚。肾盂周围脂肪组织增多。镜下观，早期病变分别具有相应类型肾炎的形态特点。随着时间推移，肾小球内玻璃样物质增多，引起毛细血管变窄甚至闭塞，最终肾小球发生玻璃样变性和硬化。肾小球毛细血管的血流量减少导致其肾小管发生萎缩、变性、坏死，被纤维结缔组织所取代，并伴有淋巴细胞和浆细胞浸润。此时剩余的肾小球发生代偿性肥大，肾小管扩张，肾小管上皮细胞呈立方或高柱状，有些肾小管明显扩大呈小囊状，其管腔内出现各种管型。肾内细动脉和小动脉管腔变窄，管壁增厚变硬。

2. **临床表现**　部分患者是由急性肾炎没有完全治愈，最后发展形成的。还有的患者有肾炎病史，临床治愈后经过其他诱因再次发作。部分没有肾炎病史，发病时表现为肾功能不全、贫血等症状。早期患者症状不明显，表现为食欲降低、容易疲倦、贫血等。有些则表现为蛋白尿、高血压、水肿等。但晚期都为慢性肾炎综合征，表现为多尿、夜尿、低比重尿、高血压、贫血、氮质血症和尿毒症。晚期出现这些尿液变化是因为大量肾小球纤维硬化，功能丧失，而残存肾单位血流量增多，使其尿液增加，但肾小管冲吸收能力没有增强，从而出现多尿、夜尿、低比重尿。高血压是大量肾小球纤维化，肾组织严重缺血，引起肾素分泌增加所致的。血压长期增高导致左心室负荷加重出现代偿性肥大，失代偿时引起心力衰竭。贫血与肾组织严重受损、肾促红细胞生成素生成减少有关。肾脏具有维持水、电解质代谢和酸碱平衡作用，严重受损后，这些平衡随着发生紊乱，最终导致氮质血症和尿毒症出现。

## 第二节　肾盂肾炎

肾盂肾炎是由病原微生物感染引起，发生在肾盂、肾间质和肾小管的化脓性炎症。其是肾脏疾病最常见的一种。各年龄段都可发生，女性多于男性。

### 一、病因及发病机制

多种病原微生物都可以引起肾盂肾炎，以革兰阴性菌感染为主，其中大肠埃希菌最为常见，占患者的60%～80%，其他为变形杆菌、副大肠埃希菌、葡萄球菌等；偶见真菌、原虫、衣原体或病毒感染。

细菌感染肾脏途径分为两种。

1. **血源性感染**　又称下行性感染，较少见，是由于机体某个部位发生感染后，细菌进入血液随血流运行到肾脏，在肾小球或肾小管的血管内繁殖引起损伤而出现的炎症。常累及两侧肾脏，其中最常见的致病菌是金黄色葡萄球菌。

2. **上行性感染**　又称逆行性感染，较多见。细菌通过尿道进入膀胱，再随着输尿管或其淋巴管上行进入肾盂、肾盏或肾间质导致一侧或双侧肾脏发生炎症。一般情况下尿道

口 1 ~ 2cm 处存在少量的病原微生物，由于自身有防御机制，并不容易引起感染，但在某些因素影响下，尤其当膀胱输尿管尿液反流时，更容易引发。此种感染病原菌多数为大肠埃希菌。

正常情况下膀胱是无菌的，由于某些原因少量进入的细菌也可以通过膀胱壁分泌的有机酸、分泌型 IgA 和膀胱黏膜内的白细胞被杀灭。尿路结石、前列腺肥大、肿瘤、妊娠、尿道炎症及损伤后致瘢痕增生、肾盂输尿管畸形或发育不全以及膀胱功能障碍等各种因素造成尿液排出受阻，残存的尿液增加使入侵的细菌易于繁殖并向上蔓延而促使肾盂肾炎的发生。先天性输尿管开口异常引起膀胱输尿管尿液反流，也可诱发肾盂肾炎。此外，膀胱镜检查、导尿以及尿道手术时如将细菌带入或损伤膀胱、尿道黏膜也易引起感染，进而诱发肾盂肾炎。女性由于尿道较短及激素变化等原因，尿路感染的机会明显多于男性。

**＋临床应用提示**

临床上要鼓励急性肾盂肾炎患者多饮水，增加尿量从而达到冲洗膀胱、尿道，减轻膀胱刺激征的目的。

**知识链接**

**长期留置导尿管的护理**

导尿管插入期间，应该每日定时开放导尿管，防止尿液过多聚集。倾倒尿液时，不可将引流袋高于床沿，防止尿液回流。导尿管要定期更换，一般来说更换时间间隔越短，并发症越少，2 周左右较好，最长 1 个月更换一次。每日清洗会阴，保持尿道口清洁。鼓励患者多饮水利尿，达到膀胱冲洗的目的，对昏迷、危重患者每日用 0.02% 呋喃西林 500ml 冲洗膀胱。这些措施的作用都是防止细菌从尿道进入而引起上行性感染。

## 二、病理变化及临床表现

肾盂肾炎按其病程经过分为急性肾盂肾炎和慢性肾盂肾炎两种。急性肾盂肾炎多为单一细菌感染，慢性肾盂肾炎多为两种或多种细菌混合感染。

### （一）急性肾盂肾炎

1. **病理变化**　肾脏体积增大，表面充血，肾脏表面有大小不一的黄白色脓肿。切面见肾盂黏膜充血水肿，表面有脓性渗出物，髓质可见黄白色条纹并向皮质延伸。镜下观，上行性感染引起的病变首先累及肾盂，表现为肾盂黏膜充血水肿，中性粒细胞明显增多，细菌沿肾小管及周围组织扩散，引起肾间质出现化脓，肾小管腔内充满脓细胞，肾小球病变较轻。血源性感染引起的肾盂肾炎则是先累及肾皮质，病变发生于肾小球及其周围的间质，逐渐发展扩散到肾盂。

2. **临床表现**　起病迅速，出现寒战、发热、白细胞数量增多、头痛、全身肌肉酸痛、食欲缺乏等全身症状。常有腰部酸痛和肾区叩击痛。尿液检查有脓尿和菌尿，也可有蛋白尿、管型尿和血尿。患者有典型的尿频、尿急、尿痛等膀胱刺激症现象。

3. **结局**　急性肾盂肾炎及时使用抗生素治疗，大部分可完全痊愈，但要清除诱因，防止复发。少数患者因治疗不彻底或忽略诱因，则会反复发作变为慢性肾盂肾炎。严重的如伴有糖尿病或者尿路梗阻，可出现肾乳头坏死、肾盂积脓甚至败血症。

### （二）慢性肾盂肾炎

1. **病理变化**　肾脏体积缩小、质地变硬，单侧或双侧出现不规则凹陷性瘢痕，由于瘢痕分布不均，多出现在肾两极，两侧肾会出现大小不等的现象。切面见皮质和髓质界限不清，肾乳头萎缩，肾盂、肾盏因瘢痕收缩而变形。镜下观，部分肾小管发生萎缩，肾间质、肾球囊周围纤维化，后期累及肾小球，肾小球发生纤维化和玻璃样变性。剩余部分肾小管和肾小球出现代偿性扩张，腔内出现蛋白管型。肾盂黏膜增生，出现上皮坏死、脱落、鳞状上皮化生等改变。局部区域出现淋巴细胞、浆细胞及单核细胞浸润，纤维组织增生。当慢性肾盂肾炎急性发作时，会出现大量中性粒细胞，并形成小脓肿。

2. **临床表现**　慢性肾盂肾炎病情进展缓慢，有时在诱因作用下会反复急性发作，临床表现为腰部酸痛、发热、脓尿、菌尿等。由于其肾小管损伤比较早，故患者较早出现由肾小管重吸收功能降低而导致的多尿和夜尿，蛋白尿较轻。后期肾组织纤维化及肾小动脉发生硬化，肾血流量减少而引起肾素分泌增加，最终使血压升高。晚期因肾组织严重受损，患者出现慢性肾衰竭和尿毒症。

3. **结局**　有效治疗和积极消除诱因可控制病情发展。而病情没得到控制且累及双肾时，患者会发生慢性肾衰竭和尿毒症，还可因血压长期过高而发生心力衰竭。

# 第三节　肾衰竭

当各种病因引起肾功能严重障碍时，会出现多种代谢产物、药物和毒物在体内蓄积，水、电解质和酸碱平衡紊乱，以及肾脏内分泌功能障碍的临床表现，这一病理过程称为肾衰竭。根据病因、发病缓急和病程长短，肾衰竭可分为急性和慢性两种。急性和慢性肾衰竭，发展到最严重阶段时，均可导致尿毒症。

## 一、急性肾衰竭

急性肾衰竭（ARF）是指各种原因在短时间内引起肾脏泌尿功能障碍，以致机体内环境严重紊乱的病理过程，临床表现有氮质血症、高钾血症和代谢性酸中毒等。急性肾功能衰竭有少尿型和非少尿型两种，以少尿型多见。两者肾小球滤过率（GFR）均显著降低。

### （一）原因和分类

根据发生原因不同，急性肾衰竭分肾前性、肾性、肾后性三种。

1. **肾前性急性肾衰竭**　多见于各类休克、创伤、严重烧伤、大出血、严重脱水，急性心力衰竭等，由于上述原因使有效循环血量减少、心输出量下降引起肾血管收缩，导致肾灌流不足，以致肾小球滤过率下降和水钠潴留，使肾泌尿功能急骤降低，而发生急性肾衰竭。缺血时间短，肾实质尚无损害，一旦恢复肾血流，肾功能可转为正常，故又称为功能性急性肾衰竭。

2. **肾性急性肾衰竭**　是指肾实质器质性病变引起的肾衰竭。临床上以肾缺血和肾毒物引起的急性肾小管坏死最常见。

（1）急性肾小管坏死　最常见。持续肾缺血损伤肾实质所致；肾中毒也可引起急性肾小管坏死，如重金属、有机化合物、细菌毒素、蛇毒等。

（2）急性肾实质性病变　如急性肾小球肾炎、肾盂肾炎、恶性高血压、两侧肾动脉血

栓形成或栓塞等，均可引起弥漫性肾实质损害。

**3. 肾后性急性肾衰竭**　是指从肾盏到尿道口任何部位阻塞引起的急性肾衰竭。常见于双侧尿路结石、盆腔肿瘤和前列腺肥大、前列腺癌等引起的尿路梗阻。早期并无肾实质损害，如及时解除梗阻，肾泌尿功能可很快恢复。

**（二）发生机制**

不同原因所致急性肾衰竭发生机制不完全相同，但其中心环节均为肾小球滤过率降低。主要发生机制如下。

**1. 肾缺血**　初期肾缺血主要与肾灌注压降低、肾血管收缩有关。①各种肾前性急性肾功能衰竭，由于血容量减少，全身平均动脉压的降低，肾血流失去自身调节功能，使肾血液灌注压降低，肾小球滤过率减少。②肾血管收缩是休克、毒物等引起急性肾功能衰竭初期的主要发生机制。引起肾血管收缩的因素主要是交感-肾上腺髓质系统兴奋，血中儿茶酚胺增多，肾素-血管紧张素系统激活，导致肾小动脉收缩，肾血流减少，引起少尿或无尿。

**2. 肾小管阻塞**　临床上可见于异型输血、挤压综合征、磺胺结晶等引起的急性肾小管坏死；脱落的上皮细胞碎片、肌红蛋白、血红蛋白等所形成的管型阻塞肾小管腔；在缺血性的急性肾小管坏死也可见到广泛的肾小管阻塞现象，从而使管腔内压力升高，造成肾小球有效滤过压降低而发生少尿。

**3. 肾小管原尿反流**　肾小管严重损伤时，上皮细胞广泛坏死，基膜断裂，尿液经断裂的基膜扩散到肾间质，使间质水肿，并压迫肾小管和肾小管周围的毛细血管，使肾小管受压，阻塞加重。肾小管内压进一步升高，肾小球有效滤过压下降，肾小球滤过率也随之下降，因而发生急性肾衰竭。

**（三）功能和代谢的变化**

临床上以少尿型急性肾衰竭多见，其发展过程可分为少尿期、多尿期和恢复期。

**1. 少尿期**　是病情的最危重阶段，尿量显著减少，并伴有严重内环境紊乱。一般少尿期可持续几天到几周，平均7～12天。少尿期持续愈久，预后愈差。

（1）尿的变化　①少尿或无尿：多数患者出现少尿（<400ml/24h）或无尿（<100 ml/24h）。②低渗尿：尿比重低，固定在1.010～1.020，由于原尿浓缩稀释功能障碍所致。③尿钠高：肾小管对钠的重吸收障碍，致尿钠含量高（>40mmol/L）。④血尿、蛋白尿、管型尿：由于肾小球滤过障碍和肾小管受损，尿中可出现红细胞、白细胞、蛋白质等；尿沉渣检查可见透明颗粒和细胞管型。

（2）水中毒　其与少尿、体内分解代谢加强内生水增多有关；摄入或输入水分过多等原因，均可引起体内水潴留，并导致稀释性低钠血症，水分向细胞内转移引起细胞水肿。

（3）高钾血症　其是患者最危险的变化。引起高钾血症的原因有：①尿量减少使钾随尿排出减少。②组织损伤和分解代谢增强，使钾大量释放到细胞外液。③酸中毒时，细胞内钾离子外逸。④输入库存血或食入含钾量高的食物或药物等。

（4）代谢性酸中毒　①肾小球滤过率降低，使酸性代谢产物滤过减少而在体内蓄积。②肾小管分泌$H^+$和$NH_3$能力降低，使碳酸氢钠重吸收减少。③分解代谢增强，体内固定酸产生增多。酸中毒可抑制心血管系统和中枢神经系统功能，影响体内多种酶的活性，并促进高钾血症的发生。

（5）氮质血症　肾不能充分排出代谢产物，以及体内蛋白质分解代谢增强，致使血中非蛋白氮（NPN）含量超过28.6mmol/L时，称氮质血症。轻度的氮质血症对机体影响不大，重度可引起呕吐、腹泻，甚至昏迷。

2. **多尿期**　患者如能安全度过少尿期，尿量开始增加到400ml/d以上时，即进入多尿期。这时肾小管上皮细胞已有再生，病情趋向好转。此期尿量可达每日3000ml以上。多尿期机制是：①肾血流量和肾小球滤过功能逐渐恢复正常。②新生肾小管上皮细胞功能尚不成熟，钠水重吸收功能还比较低。③肾间质水肿消退，肾小管内管型被冲走，阻塞解除。④少尿期潴留在血中的尿素等代谢产物经肾小球大量滤出，增加原尿渗透压，产生渗透性利尿。

多尿早期，由于肾功能尚未彻底恢复，氮质血症、高钾血症和酸中毒并不能立即得到改善。后期，由于水、电解质大量排出，易发生脱水、低钾血症和低钠血症。多尿期持续1～2周，可进入恢复期。

3. **恢复期**　尿量开始减少并逐渐恢复正常，血中非蛋白氮含量下降，水、电解质和酸碱平衡紊乱得到纠正。但肾小管功能需要数月甚至更长时间才能完全恢复。少数患者由于肾小管上皮细胞和基底膜破坏严重，出现肾组织纤维化而转变为慢性肾衰竭。

非少尿型急性肾衰竭肾内病变较轻，因而临床表现一般较轻，病程较短，并发症少，预后较好。其主要特点是：①尿量不减少，可在400ml/d～1000ml/d。②尿比重低而固定，尿钠含量也低。③有氮质血症。其发生机制可能是肾小球滤过率下降程度不如少尿型严重，且肾小管损害较轻，主要表现为尿浓缩功能障碍。少尿型和非少尿型可相互转化。

## 二、慢性肾衰竭

慢性肾衰竭（CRF）是指各种慢性肾脏疾病引起肾单位进行性破坏，残存的肾单位不足以充分排除代谢产物和维持内环境的恒定，体内代谢产物蓄积，水、电解质和酸碱平衡紊乱以及肾脏内分泌功能障碍的病理过程。

（一）原因

1. **肾脏疾病**　慢性肾小球肾炎、慢性肾盂肾炎、肾结核、肾肿瘤等，其中慢性肾小球肾炎占慢性肾衰竭患者总数的50%～60%。

2. **肾血管病变**　糖尿病性肾小动脉硬化症、高血压性肾小动脉硬化等。

3. **尿路慢性阻塞**　尿路结石、肿瘤、前列腺肥大等。

（二）发生机制

慢性肾衰竭发生机制，与健存肾单位日益减少、矫枉失衡、肾小球过度滤过、肾小管–肾间质损害有关。

1. **健存肾单位学说**　慢性肾脏疾病时，肾单位不断破坏而丧失功能，肾脏功能由残余肾单位（健存肾单位）来承担，这些健存肾单位要加倍地工作以进行代偿。随着病变的发展，健存肾单位逐渐减少，当健存肾单位不足以维持正常的泌尿功能时，患者即表现出慢性肾衰竭的临床症状。

2. **矫枉失衡学说**　肾脏疾病晚期，体内某些溶质增多。机体通过代偿使某种调节因子分泌增多，以促进这些溶质的排泄，这就是所谓"矫枉"过程。这种矫枉作用可以引起新的不良影响，使内环境发生"失衡"，使机体进一步受损。例如，肾脏疾病晚期由于肾小球滤过率降低，使肾脏排磷减少，发生高磷血症和低钙血症。低钙血症引起PTH分泌增多，PTH促使肾排磷增加，使内环境恢复稳定。但是，长期PTH分泌增多会动员骨钙进入血中，导致骨质脱钙、肾性骨营养不良，还可见软组织坏死、皮肤瘙痒与神经传导障碍等。因此，这种矫枉失衡学说使肾衰竭进一步加剧。

3. **肾小球过度滤过学说** 由于肾脏疾病晚期，随着代偿肾单位负荷过重，出现过度滤过，使之长期负荷过重而引起肾小球硬化，促进慢性肾衰竭的发生。

4. **肾小管–肾间质损害学说** 肾功能损害程度与慢性肾小管–肾间质病变严重程度的关系十分密切，只有对肾小球和肾小管两个方面的因素都有足够的认识和重视，才能更好地防止慢性肾衰竭的进展。

### （三）功能和代谢的变化

1. **尿的变化** 早期出现多尿、夜尿，晚期出现少尿、等渗尿。

（1）夜尿 正常成人白天尿量约占总量的2/3，夜间尿量占1/3。慢性肾功能衰竭患者，早期即有夜间排尿增多症状，甚至夜间尿量与白天尿量相近或超过白天尿量，称为夜尿，发生机制尚不清楚。

（2）多尿 成人24小时尿量超过2000ml称为多尿。多尿是慢性肾功能衰竭较常见的症状。多尿机制主要是健存肾单位的肾小球滤过率增高，原尿生成增多，流经肾小管时流速加快，肾小管来不及充分重吸收，使终尿增多。另外，滤出的原尿中溶质（尿素）含量高，产生渗透性利尿。还有，慢性肾功能衰竭时肾髓质破坏使高渗环境不能形成，尿浓缩功能降低。

（3）低渗或等渗尿 早期肾浓缩功能降低而稀释功能正常，因而出现低比重尿或低渗尿。病情发展，肾脏浓缩及稀释功能均发生障碍，终尿的渗透压接近血浆渗透压，尿比重常固定在1.008 ~ 1.012，称为等渗尿。

（4）少尿 晚期肾单位大量破坏，尽管单个健存肾单位尿液生成仍多，但由于肾单位极度减少，导致少尿。

（5）蛋白尿、血尿和管型尿 肾小球滤过膜通透性增强使蛋白质滤过增多，同时因肾小管上皮细胞受损使滤过的蛋白质重吸收减少，其结果是慢性肾功能衰竭时出现轻度或中度蛋白尿。慢性肾脏病变时肾小球基底膜溶解破坏、通透性增高，血液中的红、白细胞从肾小球滤过，在肾小管内可形成各种管型，随尿排出。

2. **氮质血症** 早期由于健存肾单位的代偿作用，血中NPN升高不明显，当摄入蛋白质增加或体内分解代谢增强时NPN才会明显升高。晚期，由于肾单位的大量破坏和肾小球滤过率的降低，血中NPN可明显升高而出现氮质血症。

3. **水、电解质代谢紊乱**

（1）水代谢紊乱 肾脏对水负荷变化调节适应能力下降，水摄入增加时不能相应的增加排泄而发生水潴留，引起肺水肿、脑水肿和心力衰竭。当严格限制水摄入时，不能相应的减少水的排出而发生脱水，使血容量减少甚至血压降低。

（2）电解质代谢紊乱 ①钠代谢紊乱：失钠引起细胞外液和血管内液量减少，进一步降低肾小球滤过率。因此，应适当补充钠盐以免发生低钠血症。②钾代谢紊乱：患者血钾可长期维持正常。由于醛固酮分泌增多使肾远曲小管分泌钾增多，即使肾小球滤过率下降，也能维持血钾在正常水平而不至于升高。但晚期出现少尿时，或因严重酸中毒、急性感染、应用钾盐过多，可发生严重高钾血症。如进食过少或严重腹泻，又可出现低钾血症。严重的高钾血症和低钾血症均可影响心脏和神经肌肉的活动而威胁生命。③钙、磷代谢紊乱：血磷升高、血钙降低，同时继发甲状旁腺功能亢进和肾性骨营养不良。早期肾小球滤过率降低使磷排出减少，发生高磷血症。此时血钙降低，血浆中游离钙减少能刺激甲状旁腺分泌甲状旁腺激素，PTH可抑制肾对磷的重吸收，使磷排出增多。随着慢性肾功能衰竭的进行性加重，肾小球滤过率极度下降。此时，PTH分泌增多已不能使磷充分排出，故血磷显著升高。并且此时PTH增高不但不能调节钙、磷代谢，反而加强溶骨活性，使骨磷释放增多。一方面使血磷水平不断上升，形成恶性循环；另一方面使骨盐溶解、骨质脱钙，发生肾性骨营养不良。成人表现为骨质疏松、纤维性骨炎和骨软化症，儿童表现为肾性佝偻病。

4. **酸碱平衡紊乱** 由于肾小球滤过率下降，酸性产物滤过减少，肾小管排氢和碳酸氢盐重吸收减少，肾小管上皮细胞产氨减少，可出现代谢性酸中毒。

5.**肾性高血压** 因肾实质病变引起的高血压称为肾性高血压，是慢性肾衰竭十分常见的并发症。可能的发生机制：①钠水潴留，此种高血压称为钠依赖性高血压。②肾素–血管紧张素系统活性增强，使血管收缩、外周血管阻力增加，引起血压升高，称为肾素依赖性高血压。③肾分泌扩血管物质减少，肾髓质的间质细胞分泌降压物质前列腺素减少，血管扩张、排钠、降低交感神经活性的作用减弱，引起血压升高。

6. **肾性贫血** 由各种因素造成的肾脏促红细胞生长成素产生不足或血浆中一些毒性物质干扰红细胞的生成与代谢而导致的贫血称肾性贫血。

7. **出血倾向** 由于血中毒性物质抑制血小板功能，使血小板黏附和聚集减少、血小板第3因子释放被抑制，发生凝血障碍。表现为皮下瘀斑和黏膜出血，胃肠道出血、鼻出血等。

### 三、尿毒症概念

尿毒症是指急慢性肾衰竭发展到最严重的阶段，由于肾单位大量破坏，使终末代谢产物和内源性毒性物质在体内蓄积，水、电解质及酸碱平衡紊乱，内分泌功能失调，从而引起一系列自体中毒症状。

**+ 临床应用提示**

肾功能衰竭少尿期，需要监测患者体重，准确记录24小时出入量，严格限制钾的摄入，钠的摄入控制在3g以内，遵医嘱使用利尿剂，并观察尿量变化及药物的副作用。密切观察病情变化，注意体温、呼吸、脉搏、心率、心律、血压等变化。急性肾衰竭常以心力衰竭、心律失常、感染、惊厥为主要死亡原因，应及时发现其早期表现，并随时与医生联系。严格执行静脉输液计划及无菌操作，加强皮肤护理及口腔护理，定时翻身、拍背，病室每日紫外线消毒，预防感染。

**知识拓展**

血液透析俗称"人工肾"，即将血液与透析液分置于一人工合成的半透膜两侧，利用各自不同的浓度和渗透压互相进行扩散和渗透的治疗方法。血液透析可将患者体内多余水及代谢废物排出体外，并从透析液中吸收机体缺乏的电解质及碱基，以达到纠正水、电解质代谢紊乱及酸碱失衡的目的。

## 本章小结

肾小球肾炎种类很多，是由自身或外界因素刺激而导致的免疫性疾病。其临床表现类型一般可分为急性肾炎综合征、急进性肾炎综合征、肾病综合征、无症状血尿或蛋白尿、慢性肾炎综合征。其病理类型分类为：急性弥漫性增生性肾小球肾炎，病变特点是大面积肾小球毛细血管的内皮细胞和系膜细胞明显增生；快速进行性肾小球肾炎，其病理特征为肾小球球囊壁层上皮细胞增生形成新月体或环状体；膜性肾小球肾炎，主要病变为肾小球毛细血管基底膜弥漫性增厚；轻微病变性肾小球肾炎，光镜下检查肾小球无明显变化或病变轻微，而肾小管上皮细胞内常有脂质沉积；IgA肾病，是最常见的一种原发性肾小球肾炎，临床出现反复性肉眼和镜下血尿，免疫荧光检测显示在系膜区内有团状或颗粒样IgA沉积；慢性硬化性肾小球肾炎，是所有类型肾小球肾炎发展到晚期的最终结果，病变特点是出现大量肾小球纤维化及玻璃样变性。肾盂肾炎是由病原微生物感染引起，发生在肾盂、肾间质和肾小管的化脓性炎症。感染途径可以分为上行性和血源性两种。其中上行性感染最常见。按照病程，肾盂肾炎可以为急性和慢性两种。急性肾盂肾炎起病迅速，出现寒战、发热、白细胞数量增多、头痛、全身肌肉酸痛、食欲缺乏等全身症状。且常有腰部酸痛和肾区叩击痛。尿液检查有脓尿和菌尿，也可有蛋白尿、管型尿和血尿、膀胱刺激征。慢性肾盂肾炎病情进展缓慢，在诱因作用下会反复急性发作，临床表现为腰部酸痛、发热、脓尿、菌尿。晚期肾组织严重受损，出现肾衰竭和尿毒症。当各种病因引起肾功能严重障碍时，会出现多种代谢产物、药物和毒物在体内蓄积，水、电解质代谢紊乱和酸碱失衡，以及肾脏内分泌功能障碍的临床表现，这一病理过程称为肾衰竭。根据病因、发病缓急和病程长短，肾衰竭可分为急性和慢性两种。急性和慢性肾衰竭，发展到最严重阶段时，均可导致尿毒症。

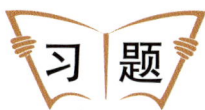

# 习　题

## 一、选择题

### 【A1 型题】

1. 急性肾小球肾炎是

    A. 以出血为主的炎症　　　　　　B. 以渗出为主的炎症

    C. 以增生为主的炎症　　　　　　D. 化脓性炎症

    E. 以增生为主的炎症

2. 哪种病原微生物最容易引起急性弥漫性增生性肾小球肾炎

    A. 淋球　　　　　　　　　　　　B. 寄生虫

    C. 病毒　　　　　　　　　　　　D. 链球菌

    E. 葡萄球菌

3. 急性弥漫性增生性肾小球肾炎最主要的病变特点是

    A. 肾球囊壁层上皮细胞增生形成新月体

    B. 肾小球毛细血管壁纤维素样坏死

    C. 肾小球系膜细胞和毛细血管内皮细胞增生

    D. 肾小球毛细血管内血栓形成及基底膜增厚

    E. 肾小球内中性粒细胞浸润

4. 肾病综合征的主要表现包括

    A. 低蛋白血症　　　　　　　　　B. 严重水肿

    C. 高脂血症　　　　　　　　　　D. 大量蛋白尿

    E. 以上都是

5. 膜性肾小球肾炎的主要病变特点是

    A. 肾小球有较多单核细胞及淋巴细胞浸润

    B. 部分患者出现低补体血症

    C. 上皮细胞内有粗大的沉积物

    D. 银染色见基膜形成钉状突起，钉状突起与基膜垂直相连形如梳状

    E. 肾上腺皮质激素治疗效果较明显

6. 急性弥漫性增生性肾小球肾炎引起高血压的可能原因为

    A. 肾小管重吸收增加                B. 全身小动脉痉挛

    C. 肾小球滤过率减少              D. 肾小管坏死

    E. 肾小动脉透明变性

7. 与上行性感染的肾盂肾炎有关的主要病原菌是

    A. 淋球菌                          B. 变形杆菌

    C. 大肠埃希菌                   D. 葡萄球菌

    E. 链球菌

8. 肾盂肾炎的最重要诱因是

    A. 感染                           B. 机体抵抗力下降

    C. 肾小球肾炎                   D. 尿路阻塞

    E. 尿道膀胱镜检查

9. 急性肾盂肾炎的主要病变特点是

    A. 以肾盂为主的急性化脓性炎

    B. 以肾间质为主的化脓性炎和肾小管坏死

    C. 以肾间质为主的非化脓性炎

    D. 单发性肾脓肿

    E. 以上都是

10. 慢性肾盂肾炎的主要病变特点是

    A. 确诊主要靠肾穿刺活体组织检查

    B. 肉眼观表现为颗粒性固缩肾，瘢痕分布均匀，两肾对称

    C. 均由急性肾盂肾炎转变而来

    D. 肾小血管常有纤维蛋白样坏死

    E. 肾间质炎症，肾脏有凹陷性瘢痕，肾盂、肾盏变性

【X型题】

11. 急性弥漫性增生性肾小球肾炎的病变包括

    A. 少数病例肾小球囊的壁层和脏层上皮细胞增生

    B. 系膜细胞增生

    C. 毛细血管壁纤维蛋白样坏死

    D. 大量淋巴细胞浸润

    E. 内皮细胞增生

12. 急性弥漫性增生性肾小球肾炎患者尿液的变化包括

    A. 血尿                           B. 脓尿

    C. 管型尿                        D. 蛋白尿

E．少尿

13．表现为肾病综合征的肾小球肾炎有

　　A．IgA肾病　　　　　　　　　　　B．急性弥漫性增生性肾小球肾炎

　　C．膜性增生性肾小球肾炎　　　　　D．轻微病变性肾小球肾炎

　　E．膜性肾小球肾炎

14．急性链球菌感染后肾小球肾炎的特点包括

　　A．肾小球内有链球菌菌栓

　　B．多见于儿童

　　C．血尿

　　D．肾小球毛细血管腔变窄，甚至闭塞

　　E．肾小球的上皮下有驼峰状沉积物

15．容易诱发肾盂肾炎的因素有

　　A．妊娠　　　　　　　　　　　　　B．泌尿道结石

　　C．肾盂、输尿管畸形　　　　　　　D．黄体酮水平大大增高

　　E．前列腺增生

16．急性肾盂肾炎的病变特点包括

　　A．肾盂黏膜化脓性炎　　　　　　　B．肉眼表现为大红肾

　　C．肾小管坏死　　　　　　　　　　D．病变严重时可破坏肾小球

　　E．肾间质化脓性炎

17．急性肾盂肾炎的常见并发症是

　　A．肾急性坏死性乳头炎　　　　　　B．败血症

　　C．肾周围脓肿　　　　　　　　　　D．肾小球肾炎

　　E．肾盂积脓

18．慢性肾盂肾炎的特点包括

　　A．部分肾小管管腔扩张，呈甲状腺滤泡样改变

　　B．肾盂、肾盏高度变形

　　C．肾间质慢性炎细胞浸润

　　D．肾小管多萎缩、坏死

　　E．患病肾脏大小正常

## 二、思考题

简述急性弥漫性增生性肾小球肾炎的病理变化和临床表现。

（叶　淳　吕洪臻）

扫码"练一练"

# 第十六章　生殖系统和乳腺疾病

## 第一节　慢性宫颈炎和宫颈癌

### 一、慢性宫颈炎

慢性宫颈炎为育龄妇女最常见的疾病，常由链球菌、肠球菌、大肠埃希菌、葡萄球菌、淋球菌及人乳头瘤病毒（HPV）等引起。此外，分娩、机械损伤也是慢性宫颈炎的诱发因素。临床上主要表现为白带增多。

主要的病理变化是宫颈黏膜充血、水肿，间质内有淋巴细胞、浆细胞和单核细胞等慢性炎症细胞浸润；宫颈腺上皮可伴有增生及鳞状上皮化生。常见类型如下。

#### （一）宫颈柱状上皮细胞异位

临床上常见的宫颈柱状上皮异位是宫颈损伤的鳞状上皮被宫颈黏膜柱状上皮增生下移取代，由于柱状上皮较薄，上皮下血管较易显露而呈红色，病变黏膜呈边界清楚的红色柱状上皮细胞异位样区，为假性柱状上皮异位。覆盖在子宫颈阴道部的鳞状上皮坏死、脱落，形成浅表的缺损，称为真性柱状上皮异位，较少见。

#### （二）宫颈息肉
#### （三）宫颈腺体囊肿

宫颈黏膜腺体被增生的纤维组织压迫或被鳞状上皮阻塞，使腺腔内黏液潴留，腺体逐渐扩大呈囊状，称为宫颈腺体囊肿，又称纳博特囊肿。

#### （四）宫颈肥大

长期慢性炎症刺激，宫颈结缔组织和腺体明显增生，宫颈肥大。肥大的宫颈质地较硬，黏膜光滑，呈苍白色。

### 二、宫颈癌

#### （一）宫颈上皮内瘤变

宫颈上皮从非典型增生到原位癌的连续演变过程称为宫颈上皮内瘤变（CIN）。宫颈上皮非典型增生属癌前病变，表现为宫颈上皮细胞呈现程度不等的异型性，如细胞大小形态

扫码"学一学"

不一，核增大、深染，核浆比例增大，核分裂象增多，细胞排列紊乱。

重度非典型增生和原位癌两者难以截然划分，其处理原则基本一致。

原位癌的癌细胞可由表面沿基底膜通过宫颈腺口蔓延进入宫颈腺体内，取代腺上皮的部分或全部，但仍未突破腺体的基底膜，称为原位癌累及腺体，仍然属于原位癌的范畴。

**考点提示**
宫颈上皮内瘤变的概念及分级。

### （二）宫颈癌

宫颈癌是女性生殖系统常见恶性肿瘤之一。发病年龄以 40～60 岁居多。好发于宫颈鳞状上皮与柱状上皮的交界处。宫颈癌曾是女性肿瘤死亡的首要原因，由于宫颈脱落细胞学检查的推广和普及，使许多癌前病变和早期癌得到早期防治，晚期癌较过去明显减少，5 年生存率和治愈率显著提高。

1. **病因**　病因和发病机制尚未完全明了，一般认为与早婚、多产、宫颈裂伤、局部卫生不良、包皮垢刺激等多种原因有关，流行病学调查表明性生活过早和性生活紊乱是宫颈癌发病最主要的原因。近年来研究发现其发病与某些病毒感染有关，特别是 HPV 感染与宫颈癌的发生密切相关，尤其 HPV-16、HPV-18 为高危险性亚型。

2. **病理变化**　肉眼观，宫颈癌分四型。①糜烂型：病变处黏膜潮红，呈颗粒状，质脆、易出血，外观上与宫颈糜烂不易区分。②外生菜花型：最常见，癌组织主要向宫颈表面生长，可有坏死和浅表溃疡形成。③内生浸润型：癌组织主要向宫颈深部浸润生长，表面较光滑。④溃疡型：癌组织除向深部浸润外，表面同时有大块坏死脱落，形成溃疡。宫颈癌组织学类型以鳞状细胞癌居多，约占 90%，其次为腺癌。

**考点提示**
宫颈癌的病理变化。

3. **扩散**　宫颈癌扩散的途径如下。①直接蔓延：癌组织向上浸润破坏整段宫颈，但很少侵犯子宫体，向下可累及阴道穹窿和阴道壁，向两侧可侵及宫旁及盆壁组织，若肿瘤侵犯或压迫输尿管可引起肾盂积水。晚期向前可侵及膀胱，向后可累及直肠。②淋巴道转移：是宫颈癌最常见和最重要的转移途径。癌组织首先转移至子宫旁淋巴结，然后依次至闭孔、髂内、髂外、髂总、腹股沟及骶前淋巴结，晚期可转移至锁骨上淋巴结。③血道转移：较少见，晚期可经血道转移至肺、骨及肝。

4. **临床病理联系**　早期宫颈癌常无自觉症状，与宫颈柱状上皮异位不易区别。随病变进展，癌组织破坏血管，患者可出现不规则阴道流血或接触性出血。因癌组织坏死继发感染，同时刺激宫颈腺体使其分泌亢进，可致白带增多，伴有特殊腥臭味。晚期因癌组织浸润盆腔神经，可出现下腹部及腰骶部疼痛。当癌组织侵及膀胱、直肠时，可引起子宫膀胱瘘或子宫直肠瘘。

**知识链接**

HPV 感染是宫颈癌发生的必要条件，研究证实 99% 的宫颈癌病例与 HPV 感染有关。宫颈癌疫苗是世界上第一个肿瘤疫苗，该疫苗可通过预防 HPV 感染，减少宫颈癌前病变及宫颈癌的发生。在没有性接触的 12—17 岁女孩和年轻女性中接种疫苗是最有效的预防 HPV 感染的方法。

# 第二节　滋养层细胞疾病

## 一、葡萄胎

葡萄胎又称水泡状胎块，是胎盘绒毛的一种良性疾病，可发生于育龄期的任何年龄，以20岁以下和40岁以上女性多见，这可能与卵巢功能不足或衰退有关。肉眼观，胎盘绒毛高度水肿，形成透明或半透明的薄壁水泡，内含清亮液体，有蒂相连，形似葡萄（图16-1）。若所有绒毛均呈葡萄状，称之为完全性葡萄胎；部分绒毛呈葡萄状，仍保留部分正常绒毛，伴有或不伴有胎儿或其附属器官者，称为不完全性或部分性葡萄胎。绝大多数葡萄胎发生于子宫内，个别病例也可发生在子宫外异位妊娠的所在部位。镜下观察，葡萄胎有以下特点。①绒毛因间质高度水肿而增大。②绒毛间质内血管减少或消失。③滋养层细胞有不同程度增生，此为葡萄胎的最重要的特征。

患者多半在妊娠的第4或第5个月出现症状，由于胎盘绒毛水肿致子宫体积明显增大，超出相应月份正常妊娠子宫大小。因胚胎早期死亡，虽然子宫超过5个月妊娠大小，但仍听不到胎心，亦无胎动。由于滋养层细胞增生，患者血和尿中人绒毛膜促性腺激素（HCG）明显增高，是协助诊断的重要指标。滋养层细胞侵袭血管能力很强，故子宫反复不规则流血，偶有葡萄状物流出。如疑为葡萄胎时，大多数患者可经超声检查确诊。

葡萄胎经彻底清宫后，绝大多数能痊愈。约有10%的完全性葡萄胎患者可转变为恶性葡萄胎，2.5%左右可恶变为绒毛膜上皮癌。临床护理应注意的是葡萄胎患者刮宫后出血情况，做好超声波检查和尿液的复查工作，必须连续复查尿液中HCG的水平。如该指标持续升高，表示有胎块残留或有恶性倾向，应进一步检查并拟定治疗和护理方案。

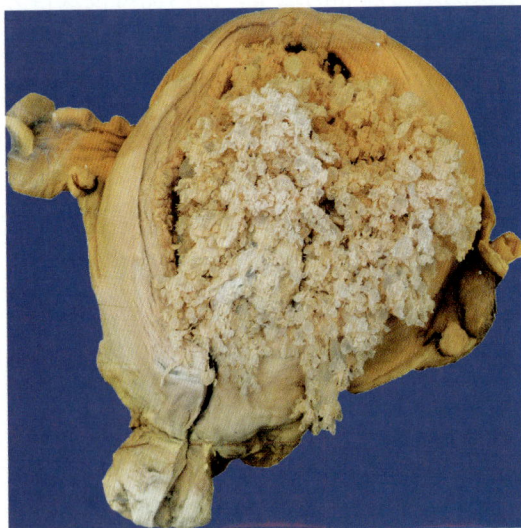

图 16-1　葡萄胎

## 二、恶性葡萄胎

恶性葡萄胎和葡萄胎的主要区别是水泡状绒毛侵入子宫肌层内。肉眼观，紫蓝色出血坏死结节，甚至向阴道、肺、脑等远方器官转移。镜下观，滋养层细胞增生程度和异型性比葡萄胎显著，常见出血、坏死，其中可查见水泡状绒毛或坏死的绒毛。大多数恶性葡萄胎对化疗敏感，预后良好。

### 三、绒毛膜癌

绒毛膜癌也称绒毛膜上皮癌，简称绒癌，是滋养层细胞的高度恶性肿瘤。绝大多数与妊娠有关，50%继发于葡萄胎，25%继发于自然流产，20%发生于正常分娩后，5%发生于早产和异位妊娠等。以30岁左右青年女性多见，发病机制不详。

肉眼观，肿块呈单个或多个结节状，位于子宫的不同部位，大者可突入宫腔，常侵入深肌层，甚而穿透宫壁达浆膜外。由于明显出血、坏死，癌结节质软，呈暗红或紫蓝色。镜下观，癌组织由分化不良的细胞滋养层细胞和合体滋养层细胞组成，细胞异型性明显，核分裂象易见。两种细胞混合排列成巢状或条索状，肿瘤自身无间质和血管，依靠侵袭宿主血管获取营养（图16-2）。癌细胞不形成绒毛和水泡状结构，这一点和侵袭性葡萄胎明显不同。绒毛膜癌侵袭、破坏血管能力很强，除在局部破坏、蔓延外，极易经血道转移，以肺和阴道壁最常见，其次为脑、肝、脾、肾和肠等。

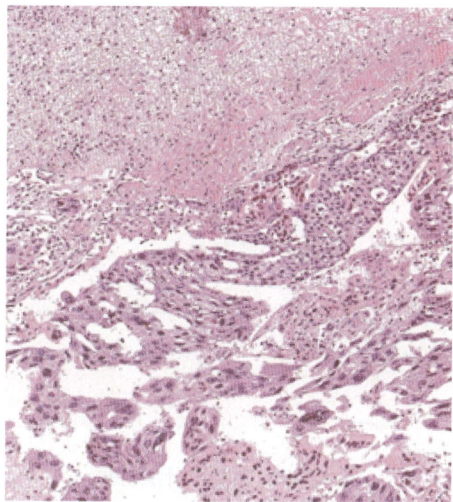

图 16-2 绒毛膜癌

临床表现为葡萄胎流产和妊娠数月甚至数年后，阴道出现持续不规则流血，子宫增大，血或尿中HCG持续升高。绒毛膜癌是恶性度很高的肿瘤，以往治疗以手术为主，多在1年内死亡。自应用化疗后，治愈率明显提高，死亡率已降低到20%以下。

> **考点提示**
> 葡萄胎、侵袭性葡萄胎、绒毛膜癌的病理变化及三者之间的区别。

扫码"学一学"

## 第三节 乳腺癌

乳腺癌是来自乳腺终末导管小叶单元上皮的恶性肿瘤，以40~60岁的妇女好发。男性乳腺癌罕见，约占全部乳腺癌的1%。半数以上发生于乳腺外上象限。

### 一、病因

乳腺癌的病因和发病机制尚未完全阐明，其发生可能与雌激素长期作用、家族遗传倾向、环境因素及长时间大剂量接触放射线和乳腺癌发病有关。

## 二、病理变化

乳腺癌组织形态十分复杂，大致上分为非浸润性癌和浸润性癌两大类。

### （一）非浸润性癌

1. **导管内原位癌** 其发生于乳腺小叶的终末导管，导管明显扩张，癌细胞局限于扩张的导管内，导管基底膜完整。由于乳腺放射影像学检查和普查，检出率明显提高，已由过去占所有乳腺癌的5%升至15% ~ 30%。根据组织学改变分为粉刺癌和非粉刺型导管内原位癌。

2. **小叶原位癌** 小叶原位癌发生于乳腺小叶的末梢导管和腺泡。扩张的乳腺小叶末梢导管和腺泡内充满呈实体排列的癌细胞，癌细胞体积较导管内癌的癌细胞小，大小形状较为一致，核圆形或卵圆形，核分裂象罕见。增生的癌细胞未突破基底膜。一般无癌细胞坏死，亦无间质的炎症反应和纤维组织增生（图16-3）。

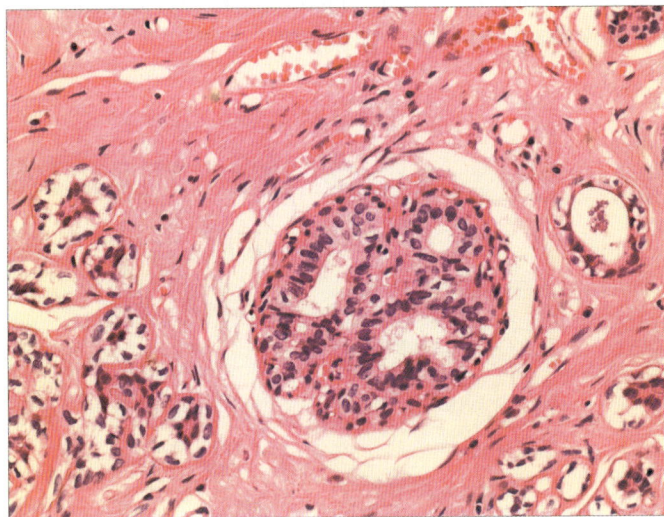

图 16-3　乳腺小叶原位癌

### （二）浸润性癌

1. **浸润性导管癌** 其由导管内原位癌发展而来，癌细胞突破导管基底膜向间质浸润，是最常见的乳腺癌类型，约占乳腺癌的70%。肉眼观，肿瘤呈灰白色，质硬，切面有沙砾感，无包膜，与周围组织分界不清，活动度差。如肿瘤侵及乳头又伴有大量纤维组织增生，由于癌周增生的纤维组织收缩，可导致乳头下陷。如癌组织阻塞真皮内淋巴管，可致皮肤水肿，而毛囊汗腺处皮肤相对下陷，呈橘皮样外观。晚期乳腺癌形成巨大肿块，在癌周浸润蔓延，形成多个卫星结节。如癌组织穿破皮肤，可形成溃疡。镜下观，组织学形态多种多样，可保留部分原有的导管内原位癌结构，或完全缺如。

2. **浸润性小叶癌** 由小叶原位癌穿透基底膜向间质浸润所致，占乳腺癌的5% ~ 10%左右。约20%的浸润性小叶癌累及双侧乳腺，在同一乳腺中呈弥漫性多灶性分布，因此不容易被临床和影像学检查发现。肉眼观，切面呈橡皮样，色灰白柔韧，与周围组织无明确界限。该类型的癌扩散和转移亦有其特殊性，常转移至脑脊液、浆膜表面、卵巢、子宫和骨髓。

## 三、临床病理联系

早期常无明显的临床症状，或仅表现为轻微的乳房疼痛。乳房肿块常是患者就诊的主要原因，活动度较差。晚期癌肿侵犯神经时则疼痛较剧烈，可放射到同侧肩、臂部。不到 10% 的患者可出现乳头溢液。

### 四、扩散

**1. 直接蔓延**　沿乳腺导管直接蔓延，可累及相应的乳腺小叶腺泡；或沿导管周围组织间隙扩散到脂肪组织，甚至可侵及胸大肌和胸壁。

> **考点提示**
> 乳腺癌的扩散与转移。

**2. 淋巴道转移**　乳腺淋巴管丰富，淋巴管转移是乳腺癌最常见的转移途径。首先转移至同侧腋窝淋巴结，晚期可相继至锁骨下淋巴结、逆行转移至锁骨上淋巴结。位于乳腺内上象限的乳腺癌常转移至乳内动脉旁淋巴结，进一步至纵隔淋巴结。少部分病例可通过胸壁浅部淋巴管或深筋膜淋巴管转移到对侧腋窝淋巴结。

**3. 血道转移**　晚期乳腺癌可经血道转移至肺、肝、骨、脑等组织或器官。

## 本章小结

慢性宫颈炎是非特异性炎症，有宫颈柱状上皮异位、宫颈息肉、宫颈腺体囊肿、宫颈肥大等表现形式。宫颈鳞状上皮不同程度异型增生为原位癌的连续过程，分三级，90% 以上是由 CIN 发展而来，主要组织学类型是腺癌。宫颈癌的主要病因是 HPV 感染。

滋养层细胞疾病的共性是血和尿 HCG 升高；葡萄胎有绒毛间质内血管减少或消失，绒毛间质水肿和滋养层细胞增生三种病变；在子宫肌层见到水泡状绒毛是恶性葡萄胎的特征；绒毛膜癌无间质和血管，无绒毛。

乳腺癌是主要发生乳腺外上象限，可分为非浸润性癌和浸润性癌两大类，其中非浸润性癌包括导管内原位癌、小叶原位癌，浸润性癌可分为浸润性导管癌和浸润性小叶癌。

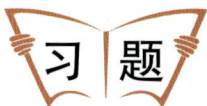

## 习题

### 一、选择题

**【A1 型题】**

1. 葡萄胎与恶性葡萄胎的主要区别是
   A. 有无绒毛结构　　　　　　　　B. 有无滋养层细胞异型
   C. 有无血中 HCG 升高　　　　　　D. 有无绒毛浸润子宫深肌层
   E. 有无尿妊娠试验阳性

2. 侵袭性葡萄胎与绒毛膜癌的主要区别是
   A. 有无引导结节　　　　　　　　B. 有无绒毛结构
   C. 有无绒毛浸润子宫深肌层　　　D. 有无远隔器官转移
   E. 有无尿妊娠试验阳性

3. 下列哪项不符合葡萄胎描述
   A. 绒毛水肿呈半透明水泡状　　　B. 绒毛间质内血管减少

C. 滋养层细胞增生      D. 似葡萄串珠状外形

E. 绒毛常侵犯子宫壁肌层

4. 下列哪种乳腺癌最常见

  A. 导管内癌            B. 髓样癌

  C. 乳头状癌            D. 黏液癌

  E. 浸润性导管癌

5. 与宫颈癌的发生关系最密切的是

  A. HPV                B. 乙脑病毒

  C. 支原体             D. 衣原体

  E. 螺旋体

6. 宫颈癌的好发部位是

  A. 宫颈内口

  B. 宫颈管口

  C. 宫颈管外口鳞状上皮与柱状上皮交界处

  D. 宫颈管外口鳞状上皮

  E. 宫颈管靠子宫体侧

【X型题】

7. 下列哪些叙述符合宫颈癌的发病特点

  A. 病因一般与早产、多产、宫颈裂伤等有关

  B. HPV感染与宫颈癌发生关系密切

  C. 组织发生来源有宫颈阴道部的鳞状上皮和宫颈管黏膜的柱状上皮

  D. 宫颈腺癌比宫颈鳞癌常见

  E. 不常经淋巴转移，但血道转移多见

8. 绒毛膜癌的病理学特点可表现为

  A. 是由滋养层细胞发生的肿瘤

  B. 肿瘤细胞一般局限于子宫腔内

  C. 肿瘤组织易产生出血、坏死

  D. 肿瘤组织虽有间质，但不形成绒毛结构

  E. 易侵入血管，多行血道转移

## 二、思考题

试以宫颈癌为例，阐述恶性肿瘤的扩散与转移。

（李　帅）

扫码"练一练"

# 第十七章　内分泌系统疾病

**学习目标**

1. **掌握**　弥漫性非毒性甲状腺肿、弥漫性毒性甲状腺肿、慢性淋巴细胞性甲状腺炎和糖尿病的概念；糖尿病的健康教育和糖尿病患者的护理措施。

2. **熟悉**　弥漫性毒性甲状腺肿对机体的影响；糖尿病的分型和发病机制，糖尿病对机体的影响，糖尿病的预防原则和综合管理要点。

3. **了解**　弥漫性非毒性甲状腺肿的病因和发病机制；甲状腺肿、甲状腺炎的病理变化特点。

4. 学会在糖尿病病因和发病机制的指导下对高危人群进行健康教育。

5. 能够在糖尿病相关知识的指导下正确进行糖尿病患者的健康教育和护理措施。

由机体内分泌腺或其他散在于各组织的内分泌细胞的分泌功能和（或）结构异常，或由于激素来源异常、受体异常及代谢失常引起的生理紊乱而导致的疾病，称为内分泌系统疾病。

## 第一节　甲状腺疾病

### 一、甲状腺肿

甲状腺肿指甲状腺上皮细胞的非炎症性非肿瘤性增生肿大，分为非毒性甲状腺肿和毒性甲状腺肿两类。以下主要介绍弥漫性非毒性甲状腺肿和弥漫性毒性甲状腺肿。

#### （一）弥漫性非毒性甲状腺肿

弥漫性非毒性甲状腺肿因甲状腺功能正常，亦称为单纯性甲状腺肿，主要包括地方性、散发性和代偿性三种。女性的发病率比男性高3～5倍。

1. **病因和发病机制**

（1）碘缺乏　碘缺乏是地方性甲状腺肿的主要病因。多见于远离海洋的高海拔地区，其土壤、水源和食物中碘含量甚低引起机体缺碘，不能合成足够甲状腺激素（TH），通过促甲状腺激素（TSH）或其他因子刺激甲状腺增生。

（2）致甲状腺肿的物质　如卷心菜、黄豆、白菜等食物，以及含钙或氟过多的水，含有致甲状腺肿或阻抑TH合成的物质；有些药物如硫脲类、磺胺类、对氨基水杨酸类、保泰松等能抑制碘离子的浓集或有机化。但多数物质的致甲状腺肿的作用机制不明。

（3）高碘　少见。如常年饮用碘含量高的水或长期服用含碘药物。

（4）甲状腺激素合成障碍　先天性甲状腺肿是因合成TH的酶缺陷所致，如钠–碘转运体、过氧化物酶、脱碘酶等的基因突变。

2. **病理变化**　根据本病的发生、发展和病变特点，一般分为三个时期。

（1）增生期　肉眼可见甲状腺中度弥漫性对称性肿大；镜下可见滤泡上皮增生，伴小滤泡或小假乳头形成，胶质较少，间质充血。

**考点提示**
　　单纯性甲状腺肿的三个病理分期。

（2）胶质贮积期　肉眼可见甲状腺弥漫性对称性显著增大，表面光滑；镜下可见部分滤泡上皮增生，伴小滤泡或假乳头形成，滤泡腔内大量胶质贮积（图17-1）。

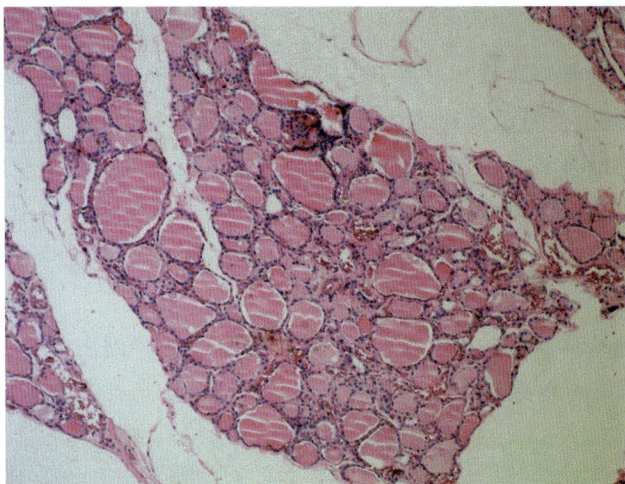

**图 17-1　弥漫性非毒性甲状腺肿（滤泡大小不等，滤泡腔内充满粉染胶质）**

（3）结节期　肉眼可见甲状腺出现大小不等、质地不一的结节；镜下可见部分滤泡上皮呈柱状或乳头样增生，小滤泡形成，胶质贮积，间质纤维组织增生，间隔包绕大小不一的结节状病灶。

**知识链接**

　　发生于单纯性甲状腺肿的结节恶变可能性低，但伴下列情况之一时，恶变的可能性较大：①年龄在20岁以下或60岁以上；②头颈部放疗或甲状腺癌家族史；③生长迅速、质地坚硬的单结节；④周围组织受压或淋巴结肿大；⑤边缘不规则或伴钙化的"冷"结节。

　　**3. 对机体的影响**　无临床症状。晚期患者可有甲亢或甲减的表现。随着腺体增大或发生恶性结节，可出现气管、食管、喉返神经、颈交感神经和静脉受压等表现。

　　**4. 防治的病理生理基础**　有明确病因者针对病因治疗。食盐碘化可防治碘缺乏，预防地方性甲状腺肿。血TSH增高可试用甲状腺激素。

　　**（二）弥漫性毒性甲状腺肿**

　　弥漫性毒性甲状腺肿属于TH分泌增多的自身免疫性甲状腺病，亦称Graves病（GD）。GD是引起甲状腺功能亢进（甲亢）最常见的病因，约占所有甲亢患者的85%。以20～40岁女性多见。典型病例除有甲状腺肿和高代谢症候群（神经、循环、消化等系统兴奋性增高和代谢亢进）外，尚伴Graves眼（眶）病。

　　**1. 病因和发病机制**　未明，目前公认与甲状腺自身免疫反应有关。

　　（1）甲亢　以遗传易感性为背景，在感染、毒素和药物等启动因素的作用下，机体的免疫功能紊乱。如以TSH受体（TSHR）为自身抗原，产生GD特有的TSHR抗体（TSHRAb）。TSHRAb有多种类型，一种为刺激性抗体，可激活TSHR，兴奋甲状腺功能，引起甲亢和甲状腺肿；另一种仅能促进甲状腺肿大而不促进TH的合成和释放；第三种为封闭型抗体，可阻断和抑制甲状腺功能。此外，GD患者血中还存在较高滴度抗甲状腺球蛋白抗体、抗过氧化物酶抗体、抗钠–碘转运体抗体等，这些抗体与封闭型TSHRAb是GD自发进展为甲减的重要因素。

（2）Graves眼（眶）病　甲状腺和眼球后组织存在共同抗原，如TSHR，可产生交叉免疫反应。患者血循环中存在针对眶后成纤维细胞和眼外肌的自身抗体，成纤维细胞活性增强使黏多糖、胶原、糖蛋白分泌增多，导致突眼和眼肌间质水肿。

**2. 病理变化**

（1）甲状腺　肉眼观呈对称性弥漫性肿大，表面光滑，血管充血；镜下可见滤泡细胞增生肥大，滤泡腔内胶质减少甚至消失，间质血管丰富、充血，淋巴组织增生（图17-2）。

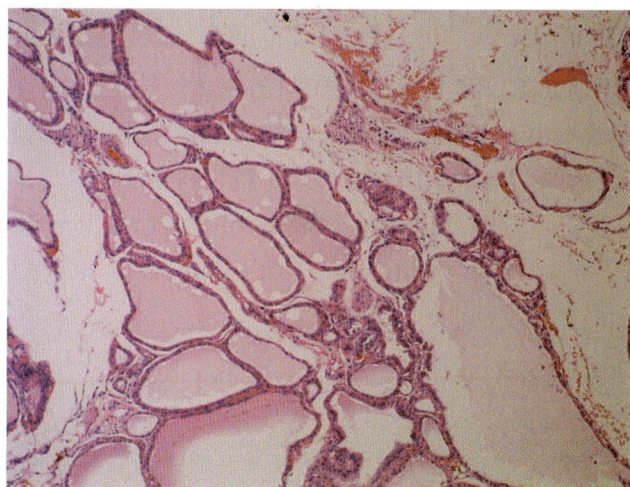

**图 17-2　弥漫性毒性甲状腺肿**
滤泡腔内有上皮细胞的吸收空泡，周围血管扩张

（2）Graves眼（眶）病　浸润性突眼患者眼球后组织有脂肪细胞、淋巴细胞及浆细胞浸润，黏多糖增多；肌纤维增粗、断裂，纹理模糊。后期见纤维组织增生和纤维化。

（3）其他组织　可见肝脂肪细胞浸润、局灶性或弥漫性坏死、门脉周围纤维化乃至肝硬化。破骨细胞活性增强，骨的代谢转换率加快，引起骨质疏松。

**3. 对机体的影响**

（1）对代谢的影响　出现高代谢症候群。TH分泌过多导致怕热、多汗，可有低热，皮肤温暖、潮湿；TH促进肠道对糖的吸收，加速糖的氧化利用和肝糖原分解，故可致糖耐量降低或使原有糖尿病加重；TH促进脂肪分解和氧化，故常致血胆固醇降低；蛋白质分解代谢加强致负氮平衡、体重减轻、疲乏无力等。

（2）甲状腺肿　常有程度不等的弥漫性对称性甲状腺肿大，质软无压痛；因甲状腺血流增多，可闻及血管杂音和触及震颤，为本病特异性体征。

（3）眼部表现　非浸润性突眼表现为轻度突眼伴上眼睑挛缩、眼裂增宽、上眼睑移动滞缓、惊恐眼神和两眼内聚减退；浸润性突眼表现为畏光、流泪、结膜充血水肿、复视、视力减退、眼部肿痛和异物感等。

扫码"学一学"

（4）精神-神经系统　常有精神过敏、紧张忧虑、烦躁易怒、多言好动、思想不集中、失眠多梦、记忆力减退；重则偏执，甚至出现轻度躁狂症或精神分裂症；也有淡漠、寡言、抑郁者。

（5）心血管系统　常有心悸、胸闷、气短等。体征有心动过速、心律失常、第一心音亢进、心脏扩大、收缩压升高和舒张压下降等。

（6）消化系统　常有食欲亢进、多食易饥、排便次数增多或腹泻；少数患者出现肝功能异常或肝大、黄疸；老年患者可有食欲减退、厌食、恶心、呕吐等表现。

（7）生殖系统　女性患者常有月经减少甚至闭经、经期延长，少数患者出现生育能力下降；男性可出现阳痿，偶有乳腺发育。

（8）造血系统　周围血中白细胞总数和中性粒细胞数量偏低、淋巴细胞绝对值和百分比增加以及单核细胞增多，血小板寿命可缩短。

（9）肌肉骨骼系统　患者可发生周期性麻痹，主要累及下肢，发作时常伴血钾降低；少数患者可发生甲亢性肌病，表现为肌肉萎缩、蹲起困难、梳头困难等；约1%患者可伴重症肌无力，主要累及眼部肌群。

4. **防治的病理生理基础**　减少碘的摄入是GD的基础治疗之一。GD的治疗包括药物、$^{131}$I及手术三种，一般根据患者年龄、性别、病情、并发症、合并症等慎重选用适当的方案。年龄较小、病情轻、甲状腺轻度肿大者应选择抗甲状腺药物治疗，其是目前治疗GD的主要方法；病情较重、病程长、甲状腺重度肿大和结节性甲状腺肿伴甲亢者应在使用抗甲状腺药物控制甲亢的基础上，采用$^{131}$I或手术治疗；妊娠期、哺乳期妇女和儿童患者禁用$^{131}$I治疗。

> **知识拓展**
>
> 甲状腺危象主要诱因为感染、应激（急性创伤、分娩、过度劳累、精神刺激、心力衰竭、脑血管意外、饥饿等）、$^{131}$I治疗及甲状腺手术准备不充分等。早期表现为原有甲亢症状加重，伴发热、体重锐减、恶心呕吐，随后体温可达40℃或更高，心率达160次/分以上，伴大汗、腹痛、腹泻，甚至谵妄、昏迷；血TH显著升高。死亡原因多为高热虚脱、心力衰竭、肺水肿及严重的水、电解质代谢紊乱。

## 二、甲状腺炎

甲状腺炎指甲状腺组织因变性、渗出、坏死、增生等炎症性病理改变而导致的临床病症，可分为急性、亚急性和慢性三种类型。以下主要介绍亚急性甲状腺炎和慢性淋巴细胞性甲状腺炎。

### （一）亚急性甲状腺炎

亚急性甲状腺炎可分为亚急性肉芽肿性和亚急性淋巴细胞性甲状腺炎两型。本病呈自限性，是最常见的甲状腺疼痛性疾病。可发生于各年龄段，但以40～50岁女性最多见。

1. **病因和发病机制**　病因尚未完全阐明，一般认为和病毒感染有关，多数患者于上呼吸道感染后发病。患者血清中某些病毒（柯萨奇病毒、腺病毒、流感病毒、腮腺炎病毒等）抗体的滴度升高。

2. **病理变化**　肉眼观，甲状腺呈不均匀结节状，轻中度肿大，质实，橡皮样。镜下可见病变呈灶状分布，范围大小不一，进展不一，部分滤泡结构破坏，胶质外溢，引起类似结核结节的肉芽肿形成（图17-3）；病变组织内可见淋巴细胞、中性分叶核粒细胞、吞噬细胞、多核巨细胞等，随病变进展可出现间质纤维化、瘢痕形成。

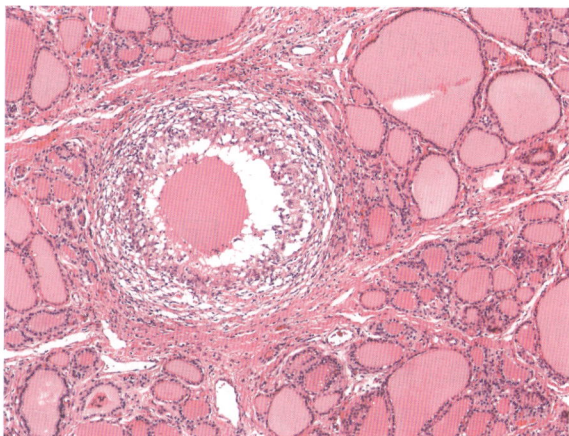

图 17-3　亚急性甲状腺炎（肉芽肿）

3. **对机体的影响**　起病多急骤，表现为发热、畏寒、疲乏无力、食欲减退、淋巴结肿大，甲状腺部位肿大、疼痛、压痛显著，或伴甲亢表现如心悸、多汗等。

4. **防治的病理生理基础**　早期以减轻炎症反应及缓解甲状腺疼痛为目的。如伴甲亢，必要时可给予小剂量普萘洛尔。

### （二）慢性淋巴细胞性甲状腺炎

慢性淋巴细胞性甲状腺炎包括甲状腺肿大的桥本甲状腺炎和萎缩性甲状腺炎，为甲状腺炎中最常见的一种，多见于中年妇女。晚期一般有甲状腺功能低下的表现。

1. **病因和发病机制**　由遗传因素与自身免疫因素相互作用引起，但发生自身免疫的确切原因尚不清楚。甲状腺有广泛的淋巴细胞浸润，细胞因子和自身免疫性抗体对本病起着触发和促进的作用。

2. **病理变化**　肉眼观，可见甲状腺轻、中度弥漫性肿大，质地较韧，可出现结节；镜下可见甲状腺实质组织被广泛破坏、萎缩，明显有淋巴细胞、浆细胞及巨噬细胞浸润（图17-4），后期可发生不同程度的纤维化。

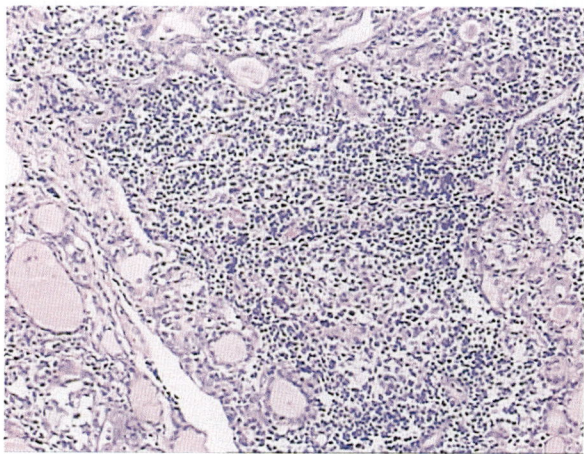

图 17-4　慢性淋巴细胞性甲状腺炎
大量淋巴细胞、浆细胞及巨噬细胞浸润，形成具有生发中心的淋巴滤泡

3. **对机体的影响**　随病情进展，甲状腺功能逐渐衰退出现甲减，主要表现为代谢率降低和交感神经兴奋性下降。少数患者可累及中枢神经系统，表现为癫痫或卒中样发作和精神异常等症状。可伴发浸润性突眼。

4. **防治的病理生理基础**　仅有甲状腺轻度肿大而甲状腺功能正常者可仅定期随访观察。如伴甲状腺明显肿大，或有亚临床甲减、临床甲减者，应予以甲状腺激素治疗，治疗目标是将血清TSH控制在正常范围。

# 第二节　糖 尿 病

糖尿病是一组多病因引起的以慢性高血糖为特征的代谢性疾病，胰岛素相对或绝对不足、靶细胞对胰岛素敏感性下降（称为胰岛素抵抗）或胰岛素结构缺陷是发病的核心环节。糖尿病是常见病、多发病，因其主要特征是持续血糖升高并出现糖尿而得名。临床上表现为多饮、多食、多尿和体重减轻的"三多一少"症状。

**案例导入**

患者，男，56岁。因"口干多饮多食1个月，加重1周"入院。患者1个月前无明显诱因出现口干、多饮、多尿、多食易饥，未予以重视。近1周症状加重且出现明显乏力。查空腹葡萄糖17.23mmol/L，餐后2小时血糖28.62mmol/L，糖化血红蛋白8.9%。

**请问：**

1. 该患者的诊断是什么？
2. 对患者的护理要遵循哪些原则？

## 一、糖尿病的分型、病因和发病机制

目前国际上通用的是WHO糖尿病专家委员会提出的分型标准。

### （一）1型糖尿病（T1DM）

绝大多数为自身免疫性疾病。某些外界因素（如病毒感染、饮食和毒物等）作用于有遗传易感性个体，使机体发生针对胰岛B细胞的自身免疫，胰岛B细胞被破坏，胰岛素分泌不足进行性加重，最终导致糖尿病。部分患者血中可发现针对胰岛B细胞的特异性抗体。

### （二）2型糖尿病（T2DM）

其发病与遗传因素有一定关系，但环境因素（肥胖、高热量饮食、体力活动不足和增龄）起着主导作用。在这些环境因素中，肥胖居中心地位。大部分发病从以胰岛素抵抗为主伴胰岛素进行性分泌不足，进展到以胰岛素分泌不足为主伴胰岛素抵抗。

**知识链接**

胰岛素抵抗的发生机制为：①受体数量减少和受体活性降低；②受体后信号传导异常，包括胰岛素信号分子遗传缺陷、受体后信号分子活化异常等；③高糖、高脂饮食可引起内质网应激等。

1型糖尿病和2型糖尿病的鉴别见表17-1。

**表 17-1 1型糖尿病和2型糖尿病的区别**

| 区别点 | 1型糖尿病 | 2型糖尿病 |
|---|---|---|
| 发病年龄 | 多为25岁以下 | 多为40岁以上 |
| 发病方式 | 多急剧 | 缓慢、隐袭 |
| 发病时的体重 | 多正常或消瘦 | 多超重或肥胖 |
| "三多一少"症状 | 常典型 | 不典型或无症状 |
| 急性并发症 | 易发生酮症酸中毒 | 易发生高渗性高血糖状态 |
| 慢性并发症 | | |
| 　肾病 | 30% ~ 40%，主要死因 | 20% 左右 |
| 　心血管病 | 较少 | 70% 左右，主要死因 |
| 　脑血管病 | 较少 | 较多 |
| 胰岛素治疗及反应 | 依赖外源性胰岛素生存 | 生存不依赖外源性胰岛素 |

### （三）其他特殊类型糖尿病

此型病因学相对明确。胰岛B细胞功能基因缺陷，胰岛素作用基因缺陷，胰腺疾病和胰腺外伤或手术切除、内分泌疾病、药物或化学品所致糖尿病，感染、不常见的免疫介导性糖尿病，其他与糖尿病相关的遗传综合征如Down's综合征。

### （四）妊娠期糖尿病

指妊娠期间发生的糖尿病，通常在妊娠中末期出现，此时与妊娠相关的胰岛素拮抗激素的分泌亦达到高峰。患者分娩后血糖一般可恢复正常，但未来发生T2DM的风险显著增加。

## 二、糖尿病的病理变化

### （一）1型糖尿病

病理改变的特征是胰岛B细胞数量显著减少及以胰岛淋巴细胞和单核细胞浸润为特征的胰岛炎。此外，可有胰岛萎缩和B细胞空泡变性。少数病例的胰岛无明显病理改变（图17-5）。

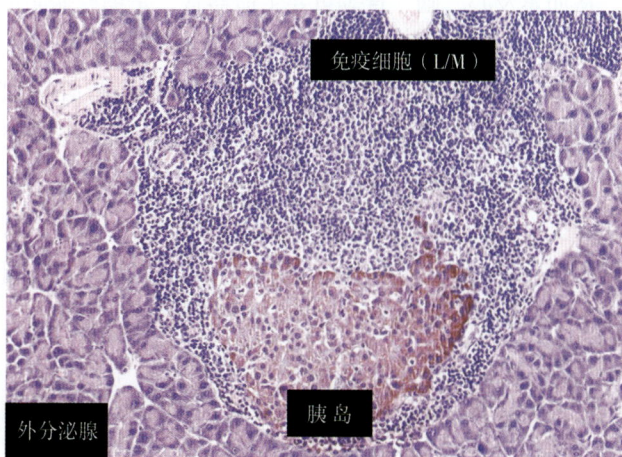

扫码"学一学"

**图 17-5 1型糖尿病**

以淋巴细胞（L）和单核细胞（M）浸润为主

### （二）2型糖尿病

病理改变的特征是胰岛淀粉样变性，胰岛毛细血管和内分泌细胞间有淀粉样物质沉积（图17-6），其程度与代谢紊乱的严重性相关。此外，胰岛可有纤维化，胰岛B细胞数量减少或正常。

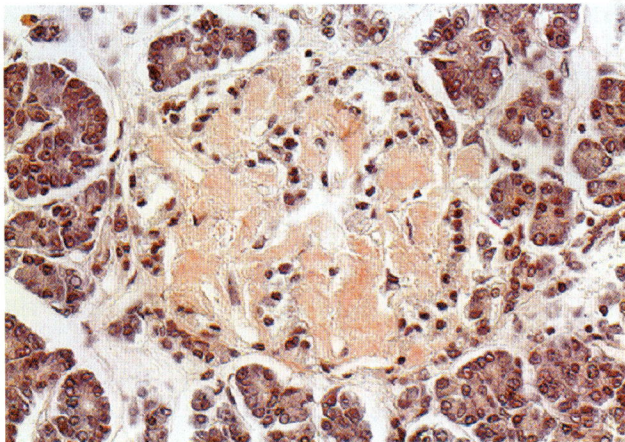

图17-6　胰岛淀粉样变性

## 三、糖尿病对机体的影响

### （一）代谢变化

1. **三多一少**　多饮、多食、多尿、体重减轻。

2. **急性并发症**　①酮症酸中毒；②高渗高血糖综合征；③低血糖反应；④乳酸性酸中毒；⑤低血钾症。

### （二）感染

糖尿病易并发各种感染，感染是糖尿病急性并发症的重要诱因。主要表现为反复发作的肾盂肾炎和膀胱炎（女性患者多见）、皮肤感染、肺结核、牙周炎等。

### （三）其他器官系统变化

糖尿病患者如血糖长期控制不好，日积月累引起慢性并发症。主要表现为微血管病变、大血管病变和神经病变，从而累及心、脑、肾等重要生命器官，是糖尿病防治的重点和难点。

1. **微血管病变**　典型改变是微循环障碍和微血管基底膜增厚，可累及全身各组织器官，主要表现在肾、视网膜、神经和心肌组织，其中以糖尿病肾脏病和视网膜病变尤为常见。其他病变，如心脏微血管病变可引起糖尿病心肌病，表现为心肌变性和灶状坏死，可诱发心力衰竭、心律失常、心源性休克和猝死。

2. **大血管病变**　病变的本质是动脉粥样硬化，表现为血管内皮功能异常、动脉粥样硬化和动脉中膜钙化等，可引起冠心病、缺血性或出血性脑血管病、肾动脉硬化、肢体动脉硬化等。

3. **神经系统病变**　病因除微血管和大血管病变外，还与代谢紊乱、自身免疫及生长因子不足等有关。

（1）对中枢神经系统的影响　伴随急性并发症出现神志改变、缺血性脑卒中、脑老化加速及老年性痴呆等。

（2）对周围神经系统的影响　表现为肢端感觉异常甚至丧失、糖尿病性肌萎缩、动眼神经和正中神经等神经分布区域疼痛以及自主神经系统功能紊乱（胃轻瘫、腹泻、便秘、心动过速、直立性低血压、尿失禁、尿潴留、阳痿、瞳孔改变、排汗异常等）。

**4. 糖尿病足** 与下肢远端神经异常和周围血管病变有关，是糖尿病最严重和治疗费用最多的慢性并发症之一。轻者表现为足部皮肤干燥和发凉、肿胀、足部畸形等；重者出现足部溃疡、坏疽。

**5. 其他** 如视网膜黄斑病、白内障、青光眼等，牙周病，皮肤病变，女性月经过少、闭经及性欲减退，男性阳痿、性欲减退，抑郁、焦虑和认知功能损害等。

### 四、糖尿病防治的病理生理学基础

强调早期治疗、长期治疗、综合治疗和措施个体化。

#### （一）预防原则

**1. T1DM的预防** 目前尚无确定安全有效的预防方法。强化"调节"免疫机制是现阶段最有可能减缓病程进展、保护B细胞的方式（二级预防）。

**2. T2DM的预防** 提倡合理膳食，经常运动，防止肥胖。预防工作分为三级：一级预防是避免糖尿病发病；二级预防是及早查出并有效治疗糖尿病；三级预防是延缓和（或）防治糖尿病慢性并发症。

#### （二）糖尿病综合管理要点和护理措施

**1. 健康教育** 患者一经确诊即应接受糖尿病健康教育。医护人员应对患者和家属耐心宣教，使其认识到糖尿病是终身疾病，治疗需持之以恒，自身的行为和自我管理能力是糖尿病能否成功控制的关键。促进患者治疗性生活方式的改变；使其注意皮肤、呼吸道、口鼻腔和足部护理；促使患者学会自我血糖监测；掌握医学营养治疗的具体措施和体育锻炼的具体要求；掌握使用降糖药物的注意事项，学会胰岛素注射技术等。

> **考点提示**
> 糖尿病患者的健康教育。

**2. 医学营养治疗** 确定合理的总能量摄入，合理均衡地搭配膳食，恢复并维持理想体重。

**3. 运动治疗** 根据年龄、性别、体力、病情及有无并发症及既往运动情况，开展有规律的合适运动（如慢跑、健身操、太极拳、游泳及家务劳动等），循序渐进并长期坚持。

**4. 病情监测** 包括血糖监测、其他心血管疾病危险因素和并发症的监测。建议患者自我监测血糖指导调整治疗方案；每次就诊时应测量血压；每年至少1次全面了解血脂以及心、肾、神经、眼底等情况，以便尽早发现问题并作出相应处理。

**5. 药物治疗** 在饮食和运动不能使血糖控制达标时应及时应用降糖药物治疗，包括口服降糖药和注射制剂。

## 本章小结

内分泌系统疾病是指由机体内分泌腺或其他散在于各组织的内分泌细胞的分泌功能和（或）结构异常，或由于激素来源异常、受体异常及代谢失常引起的生理紊乱而导致的疾病。甲状腺肿指甲状腺上皮细胞的非炎症性非肿瘤性增生肿大。弥漫性非毒性甲状腺肿的病因包括碘缺乏、致甲状腺肿的物质、高碘和甲状腺激素合成障碍；病理变化一般分为增生期、胶质贮积期和结节期；主要是针对病因进行治疗。弥漫性毒性甲状腺肿属于TH分泌增多的自身免疫性甲状腺病；对机体具有广泛影响；防治包括减少碘的摄入、药物、$^{131}$I及手术等。甲状腺炎指甲状腺组织因变性、渗出、坏死、增生等炎症性病理改变而导致的临床病症。亚急性甲状腺炎起病多急骤，表现为发热、畏寒、疲乏无力、食欲减退、淋巴结肿大、甲状腺肿大、疼痛、压痛，或伴甲亢表现；防治以减轻炎症反应及缓解甲状腺疼痛为目的。慢性淋巴细胞性甲状腺炎主要表现为代谢率降低和交感神经兴奋性下降，表现为癫痫或卒中样发作和精神异常等症状；防治以将血清 TSH 控制在正常范围为治疗目标。糖尿病是一组多病因引起的以慢性高血糖为特征的代谢性疾病，胰岛素相对或绝对不足、靶细胞对胰岛素敏感性下降或胰岛素结构缺陷是发病的核心环节，临床上表现为多饮、多食、多尿和体重减轻的"三多一少"症状；糖尿病分为 1 型糖尿病、2 型糖尿病、其他特殊类型糖尿病和妊娠糖尿病；对机体的影响包括代谢变化、感染、微血管病变、大血管病变、神经系统病变、糖尿病足和其他影响等；防治强调早期治疗、长期治疗、综合治疗和措施个体化。

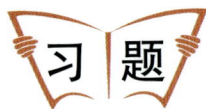

# 习 题

## 一、选择题

### 【A1 型题】

1. 地方性甲状腺肿的主要原因是
   A. 先天性甲状腺激素合成障碍　　　　B. 碘缺乏
   C. 摄碘过多　　　　　　　　　　　　D. 甲状腺功能减退
   E. 甲状腺功能亢进

2. 引起甲状腺功能亢进（甲亢）最常见的病因是
   A. 弥漫性毒性甲状腺肿　　　　　　　B. 亚急性甲状腺炎
   C. 慢性淋巴细胞性甲状腺炎　　　　　D. 甲状腺癌
   E. 过度疲劳

3. 弥漫性毒性甲状腺肿患者可发生周期性麻痹，主要累及
   A. 头面部　　B. 上肢　　　C. 下肢　　　D. 躯干　　　E. 全身

4. 弥漫性毒性甲状腺肿患者可发生重症肌无力，主要累及
   A. 头面部肌肉　　　　　　　　　　　B. 上肢肌肉
   C. 下肢肌肉　　　　　　　　　　　　D. 全身肌肉
   E. 眼部肌群

5. 最常见的甲状腺疼痛性疾病是
   A. 弥漫性毒性甲状腺肿　　　　　　　B. 亚急性甲状腺炎
   C. 慢性淋巴细胞性甲状腺炎　　　　　D. 甲状腺癌
   E. 甲状腺功能减退

6. 关于糖尿病病因的论述，正确的是
   A. 1 型糖尿病绝大多数为自身免疫性疾病
   B. 遗传因素是 2 型糖尿病主要发病因素
   C. 遗传易感性是主要发病因素
   D. 环境因素是主要发病因素
   E. 自身免疫反应起主要作用

7. 糖尿病患者失明的主要原因是
    A. 视网膜微血管瘤　　　　　　B. 白内障
    C. 青光眼　　　　　　　　　　D. 视网膜脱离
    E. 外伤

8. 1型糖尿病的主要死因是
    A. 糖尿病肾病　　　　　　　　B. 心血管病变
    C. 脑血管病变　　　　　　　　D. 视网膜病变
    E. 糖尿病足

9. 2型糖尿病的主要死因是
    A. 糖尿病肾病　　　　　　　　B. 心血管病变
    C. 脑血管病变　　　　　　　　D. 视网膜病变
    E. 糖尿病足

10. 甲亢最具诊断意义的体征是
    A. 心脏听诊第一心音亢进　　　B. 弥漫性甲状腺肿伴血管杂音
    C. 突眼　　　　　　　　　　　D. 脉压增大
    E. 心脏增大

【X型题】

11. 甲亢对机体代谢的影响，正确的是
    A. 促进肠道对糖的吸收　　　　B. 加速糖的氧化利用
    C. 加速肝糖原分解　　　　　　D. 血胆固醇升高
    E. 蛋白质分解代谢加强

12. 弥漫性毒性甲状腺肿患者的临床表现有
    A. 心律失常　　　　　　　　　B. 甲状腺肿
    C. 高代谢症候群　　　　　　　D. Graves眼病
    E. 第一心音减弱

13. 糖尿病发病的核心环节有
    A. 胰岛素分泌相对不足　　　　B. 胰岛素分泌绝对不足
    C. 胰岛素抵抗　　　　　　　　D. 胰岛素结构缺陷
    E. 胰岛素作用缺陷

14. 对妊娠期糖尿病的描述，正确的是
    A. 通常在妊娠早期出现
    B. 与妊娠相关的胰岛素拮抗激素的分泌增多
    C. 分娩后血糖一般可恢复正常
    D. 未来发生T2DM的风险显著增加
    E. 未来发生T1DM的风险显著增加

15. 糖尿病综合管理要点包括
    A. 健康教育　　　　　　　　　B. 医学营养治疗
    C. 运动治疗　　　　　　　　　D. 病情监测
    E. 药物治疗

16. 弥漫性毒性甲状腺肿自发进展为甲减的重要因素包括

A. 抗甲状腺球蛋白抗体      B. 抗过氧化物酶抗体

C. 抗钠-碘转运体抗体      D. 封闭型TSHRAb

E. 刺激性TSHRAb

## 二、思考题

1. 叙述糖尿病的急性并发症及其发生机制。

2. 叙述糖尿病综合管理要点和护理措施。

（刘筱蔼）

扫码"练一练"

# 第十八章　神经系统疾病

## 第一节　中枢神经系统感染

中枢神经系统感染可分为脑膜感染和脑实质感染两部分，但实际上两部分病变往往相互影响。本节主要介绍流行性脑脊髓膜炎和流行性乙型脑炎。

### 一、流行性脑脊髓膜炎

流行性脑脊髓膜炎是由脑膜炎双球菌引起的脑脊髓膜化脓性炎症，简称流脑。本病是一种呼吸道急性传染病，具有起病急、病情重、传播迅速等特点，冬、春两季多见，好发于儿童和青少年。流行性脑脊髓膜炎主要临床表现有发热、皮肤黏膜瘀点（以肩、肘、臀等易受压处多见）、头痛、呕吐、脑膜刺激征（颈项强直、克尼尔征和巴宾斯基征）等，部分患者可出现中毒性休克。

#### （一）病因和发病机制

脑膜炎双球菌为革兰阴性球菌，由人体鼻咽部侵入，多数人仅引起局部炎症，成为健康带菌者，是流行期间最主要的传染源。当机体抵抗力下降时，病原菌经黏附并透过黏膜、进入血流引起菌血症或败血症；仅少数患者病原菌可侵入脑脊髓膜引起流脑。在败血症期细菌常侵袭皮肤血管内皮细胞引起栓塞、坏死、出血及细胞浸润，皮肤出现瘀点或瘀斑。细菌能够释放破坏血脑屏障的物质（主要是内毒素），故细菌可透过血脑屏障进入蛛网膜下腔，并在脑脊液中迅速繁殖、播散，使血液中的大分子物质以及吞噬细胞进入脑脊液，引起脑脊液浑浊、脑脊髓膜化脓性炎症及颅内压升高，出现头痛、剧烈呕吐、脑神经损害甚至惊厥、昏迷等症状。

> ✚ 临床应用提示
>
> 腰穿检脑脊液有助于临床诊断。

## （二）病理变化

败血症期的主要病理改变是血管内皮损害、炎症、坏死和血栓形成。脑膜炎期的主要病变部位在软脑膜、蛛网膜和脑脊髓膜。肉眼观，可见脑脊膜血管高度扩张充血，病变严重区域蛛网膜下腔充满脓性渗出物，脑脊液循环障碍可引起不同程度的脑室扩张。镜下可见蛛网膜血管高度扩张充血，蛛网膜下腔增宽，其中有大量中性粒细胞和纤维蛋白渗出，少量单核细胞和淋巴细胞浸润（图18-1）；革兰染色在细胞内外均可找到致病菌。

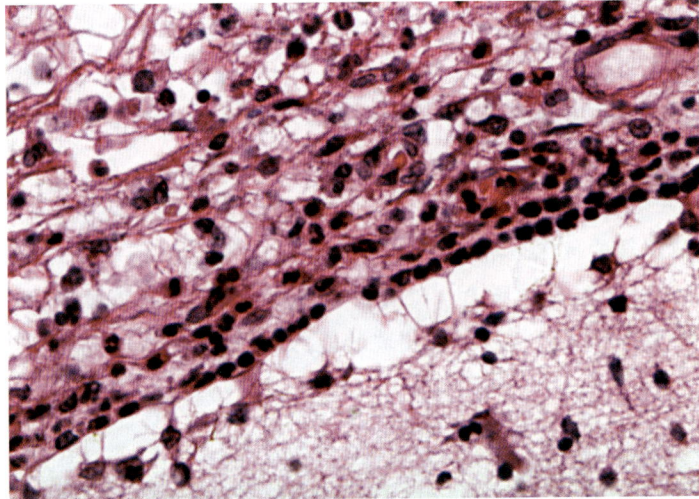

图 18-1　流行性脑脊髓膜炎（镜下）

### （三）对机体的影响

**1. 并发症**

（1）继发感染　以肺炎多见，尤见于老年人及婴幼儿；其他有压疮、角膜溃疡及尿道感染等。

（2）化脓性迁徙病变　如中耳炎、化脓性关节炎、脓胸、心内膜炎、心肌炎、全眼炎等。

（3）脑及其周围组织因炎症或粘连而引起的损害　如动眼神经麻痹、听神经及面神经损害、肢体运动障碍、失语、大脑功能不全、癫痫、脑脓肿等。

**2. 后遗症**　最常见为脑神经受损麻痹引起耳聋、视力障碍、斜视和面瘫等，还可出现瘫痪、智力或性情改变、精神异常等后遗症。

### （四）暴发性流脑

指一种起病急、进展迅速、病情凶险的流脑类型，多见于儿童。根据临床病理特点分为两型。

**1. 败血症休克型**　起病急骤，患者迅速出现周围循环衰竭、休克和皮肤黏膜大片紫癜，双侧肾上腺严重出血及肾上腺皮质功能衰竭，称华-弗综合征。发生机制为脑膜炎双球菌引起败血症，大量内毒素释放入血，引起中毒性休克、DIC和多器官功能衰竭，死亡率高。

**2. 脑膜脑炎型**　除脑膜炎外，软脑膜下脑组织也受累。发生机制为内毒素引起脑血管痉挛、充血、出血，脑组织淤血水肿，颅内压升高。临床表现为突然高热、剧烈头痛、频繁呕吐、昏迷、脑疝形成，抢救不及时可危及生命。

**（五）防治的病理生理基础**

**1. 预防原则**

（1）早期发现患者并就地隔离治疗，接触者应医学观察7日或进行药物预防。

（2）流行期间加强卫生宣教，尽量避免大型集会或集体活动，不要携带婴幼儿到公共场所，外出应戴口罩。

（3）易感人群应用流脑疫苗预防。

**2. 治疗原则**

（1）一般治疗　强调早期诊断，就地隔离治疗，密切监护，及时发现病情变化；保证足够液体量和电解质；保持口腔、皮肤清洁，防止角膜溃疡；经常变换体位，防止压疮发生；防止呕吐物吸入；必要时给氧等。

（2）病原治疗　尽早、足量应用对病原菌敏感且能较高浓度透过血脑屏障的抗菌药物，如青霉素、头孢菌素等。

（3）对症治疗　高热时采取物理降温或应用退热药；头痛激烈者可镇痛或用脱水剂；惊厥时可用10%水合氯醛灌肠等。

**3. 护理原则**

（1）严密观察病情　包括体温、呼吸、血压、脉搏、神志、意识、瞳孔大小、头痛程度、呕吐情况、皮肤变化、肢体运动情况、肌肉张力、脑神经反射等。

（2）用药护理　包括用药指导、准确观察和判断药物的疗效和药物不良反应以及采取应急处理措施等。

（3）生活护理　让患者卧床休息，保持病室安静及空气流通，给予合理、营养、适宜的饮食等。

## 二、流行性乙型脑炎

流行性乙型脑炎是由乙型脑炎病毒引起的中枢神经系统急性传染病，简称乙脑。本病是一种血液传染病，发生于夏秋季，以儿童多见。流行性乙型脑炎以脑实质炎症为主要病变，临床表现为嗜睡、昏迷、高热、头痛、呕吐、痉挛等，严重者可因呼吸或循环衰竭而死亡；嗜睡、昏迷常为最早出现和最主要的症状。

**（一）病因和发病机制**

乙型脑炎病毒属虫媒病毒黄病毒科黄病毒属，随带毒雌蚊（以库蚊为主）叮咬进入体内。当机体抵抗力低时，病毒先在局部组织细胞、淋巴结以及血管内皮细胞内增殖，然后不断侵入血流，形成病毒血症。病毒有嗜神经性，能突破血脑屏障侵入中枢神经系统引起脑实质广泛性炎症，以大脑皮质、脑干及基底核病变最为明显，出现神经细胞变性、肿胀、坏死以及炎症细胞浸润和胶质细胞增生等神经系统症状。

**（二）病理变化**

肉眼观脑膜充血，脑水肿明显，脑回宽，脑沟窄。镜下可见血管高度扩张充血，脑组织水肿或出血，灶性炎症细胞浸润（淋巴细胞、单核细胞和浆细胞为主），其以变性坏死的神经细胞为中心或围绕血管形成血管套；神经细胞变性、坏死；灶状神经组织坏死、液化形成镂空筛网状软化灶；小胶质细胞、少突胶质细胞、星形胶质细胞增生（图18-2）。

**考点提示**

流行性乙型脑炎的病理变化特点。

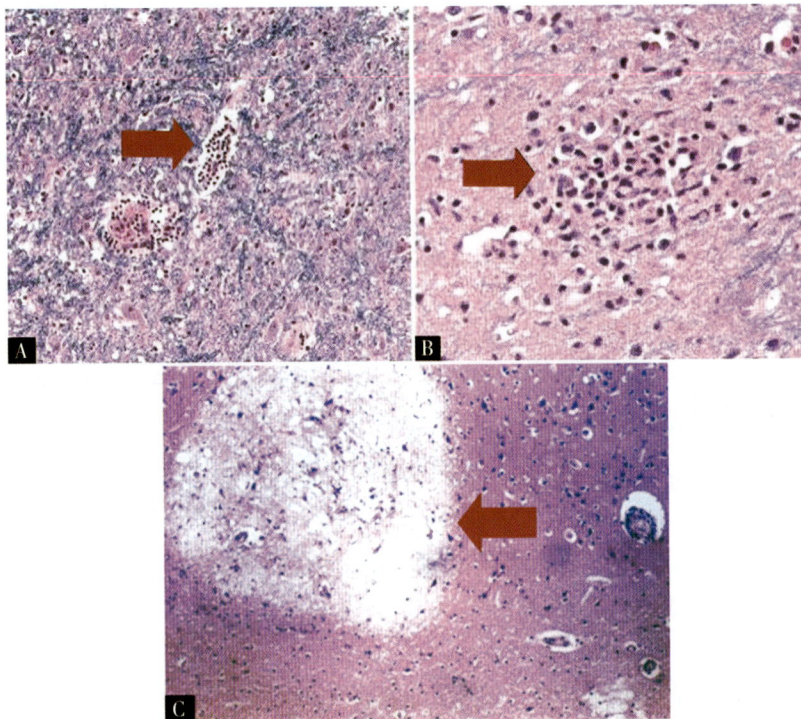

图 18-2　流行性乙型脑炎（镜下）

A.血管套；B.胶质细胞结节；C.筛网状软化灶

### （三）对机体的影响

1. **并发症**　可并发支气管肺炎，其次为肺不张、败血症、尿路感染、压疮等；重型患者可出现应激性胃黏膜病变所致上消化道大出血。

2. **后遗症**　少数重症患者发病半年后仍有精神–神经症状，以失语、肢体强直性瘫痪、扭转痉挛、痴呆、精神异常、性格改变和记忆力减退等多见；也可有自主神经功能失常表现，如多汗和中枢性发热等。如积极治疗，仍可望有一定程度的恢复。

### （四）防治的病理生理基础

1. **预防原则**　搞好饲养场所环境卫生，控制传染源；防蚊灭蚊，切断传播途径；接种疫苗，保护易感人群。

2. **治疗原则**

（1）一般治疗　患者住院隔离于有防蚊和降温设施的病房；注意水、电解质平衡和能量供给；昏迷患者注意翻身、拍背、吸痰和设护栏，监测生命体征等。

（2）对症治疗　高热患者可采用物理降温和药物降温，设法将体温控制在38℃左右；抽搐患者积极去除病因及镇静解痉，如高热所致者采用降温、脑水肿所致者采用脱水、脑实质病变者使用镇静剂等；呼吸衰竭患者可给予氧疗、脱水、建立人工气道、使用呼吸兴奋剂或血管扩张剂等；循环衰竭患者根据情况补充血容量、应用升压药及强心剂等；重症患者抢救时酌情使用肾上腺皮质激素等。

（3）恢复期及后遗症治疗　防止压疮及继发感染；进行语言、智力、吞咽和肢体的功能锻炼；进行理疗、针灸、推拿按摩等。

　　镇静剂应用原则及注意事项：①掌握剂量，注意给药时间；②宜早用（有抽搐先兆以及高热、烦躁、惊厥和肌张力增加时即应用）；③当肌肉松弛后应及时停药。

### 3. 护理原则

（1）严密观察病情　包括体温、呼吸、神志、意识、脑神经反射、肢体运动情况等。

（2）用药护理　包括用药指导、准确观察和判断药物的疗效和药物不良反应以及采取应急处理措施等。

（3）生活护理　让患者卧床休息，保持病室安静；给予合理、营养、适宜的饮食等；鼓励并协助患者翻身、拍背或雾化吸入等以保持呼吸道通畅；控制惊厥等。

流行性脑脊髓膜炎和流行性乙型脑炎的鉴别见表18-1。

**表18-1　流行性脑脊髓膜炎和流行性乙型脑炎的区别**

| 区别点 | 流行性脑脊髓膜炎 | 流行性乙型脑炎 |
| --- | --- | --- |
| 病原菌 | 脑膜炎双球菌 | 乙脑病毒 |
| 传播媒介 | 飞沫 | 蚊虫 |
| 流行季节 | 冬春季节 | 夏秋季节 |
| 病理特点 | 脑脊髓膜化脓性炎症 | 脑实质炎症 |
| 临床特点 | 颅内高压、脑膜刺激征、脑神经麻痹 | 嗜睡、昏迷、抽搐 |
| 脑脊液特点 | 浑浊<br>细胞数明显增加（中性粒细胞为主）<br>蛋白质明显增多<br>涂片检查可见脑膜炎双球菌 | 透明<br>细胞数中度增加（淋巴细胞为主）<br>蛋白质轻度增多<br>涂片检查无细菌 |

扫码"学一学"

# 第二节　神经系统变性疾病

　　神经系统变性疾病是一组原因不明的以神经元原发性变性为主要病变的中枢神经系统疾病。神经系统变性疾病的共同病变特点是选择性地累及1～2个功能系统的神经元，从而产生特定的临床表现。本节主要介绍阿尔茨海默病和帕金森病。

## 一、阿尔茨海默病

**案例导入**

　　患者，男，72岁。在女儿的陪同下前来就诊，其女儿称患者在过去的5年内出现进展性记忆力减退，注意力分散，常常难以记住别人的问题，不时把物品的位置放错。前不久曾在家附近遛狗时走失。患者无卒中、抑郁病史和血管危险因素。检查发现找词存在困难，理解能力有障碍。

　　**请问：**

　　1. 该患者的诊断是什么？

　　2. 对患者的护理要遵循哪些原则？

阿尔茨海默病（AD）是一种发生于老年和老年前期、以进行性认知功能障碍和行为损害为特征、起病隐匿的中枢神经系统退行性病变，是老年期痴呆最常见的类型。临床表现为记忆障碍、失语、失用、失认、视空间能力损害、抽象思维和计算力损害、人格和行为改变等。

## （一）病因和发病机制

本病的病因和发病机制迄今未明。可能与神经元丢失、tau蛋白异常磷酸化造成的神经纤维缠结破坏了神经元及突触的正常功能、脑内β淀粉样蛋白异常沉积形成老年斑有关。也有学者提出了神经血管假说，认为脑血管功能的失常导致神经元细胞功能障碍，以及β淀粉样蛋白清除能力下降导致认知功能损害。除此之外，尚有细胞周期调节蛋白障碍、氧化应激、炎性机制、线粒体功能障碍等多种假说。AD发病可能与下列因素有关。

1. **受教育程度**　文化程度较低，人群发病率越高。人不断学习可促进突触的改建，防止突触丢失。病理研究表明，突触丧失的程度和痴呆呈正相关。

2. **遗传因素**　约10%患者有明显的遗传倾向。

3. **金属离子损伤**　研究发现，铝、锌、铜、铁可能与AD有关。

4. **继发性递质改变**　研究证实，AD患者胆碱乙酰化酶、乙酰胆碱酯酶和乙酰胆碱合成、释放、摄取等功能有不同程度的损害。

## （二）病理变化

肉眼观脑萎缩明显，脑回窄、脑沟宽，病变以额叶、顶叶和颞叶最显著。镜下可见老年斑、神经纤维缠结、神经细胞颗粒空泡变性和Hirano小体（图18-3）。它们均为非特异性，可见于无特殊病变之老龄脑。

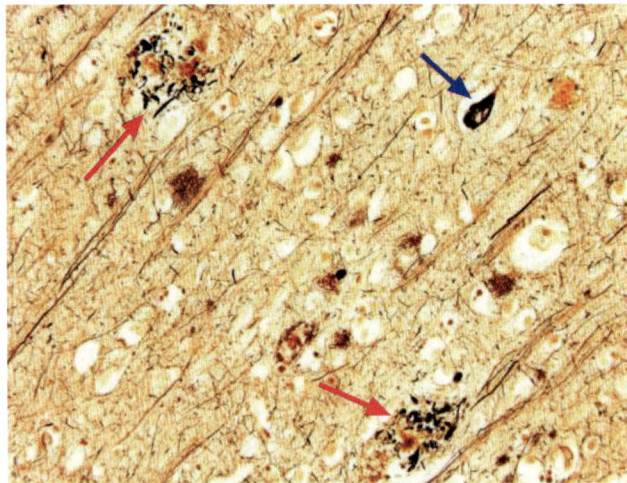

图18-3　AD脑切片图

老年斑（红色箭头）：斑块中心为均一嗜银团块，周围见一空晕环绕，外周为丝状物质及膨大变性的轴索；神经纤维缠结（蓝色箭头）呈团块状

## （三）对机体的影响

因痴呆致生活质量下降，故易罹患各种慢性躯体疾病及继发各系统感染或衰竭，如营养不良、肺部感染、泌尿系统感染、深静脉血栓、压疮等。

## （四）防治的病理生理基础

1. **预防**　本病预防的关键在于应用各种方法（包括药物、心理和体疗等）延缓机体衰老。积极预防各种传染病及外伤，治疗各种慢性躯体疾病，不断提高健康水平和生活质量。多数研究者认为，调理饮食可能是预防AD最有效的方法之一。饮食要全面、均衡、科学合理，以大米、面粉、玉米、小米等为主食，注意脂肪（特别是必需脂肪酸）的摄取，注意碘、锌、钙、硒、维生素$B_{12}$、叶酸、维生素C、维生素E和β-胡萝卜素等的摄入。

**2. 治疗原则**

（1）非药物治疗 包括职业训练、音乐治疗和群体治疗等。

（2）药物治疗 包括胆碱能制剂、N-甲基-D-门冬氨酸（NMDA）受体阻滞剂、脑代谢赋活剂、抗抑郁药和抗精神病药物等，但目前无确定的能有效逆转认知缺损的药物。

**3. 护理原则** 细致科学的护理对患者行为矫正、记忆恢复有着至关重要的作用。

（1）用药护理 包括用药指导、准确观察和判断药物的疗效和药物不良反应以及采取应急处理措施等。

（2）生活护理 对AD患者做到"六防"，即防自我伤害、防跌伤骨折、防意外事故、防药物中毒、防走失、防恶习。对长期卧床者，要注意大小便，定时翻身擦背，防止压疮发生。对兴奋不安患者，应有家属陪护，以免发生意外。注意患者的饮食起居，不能进食或进食困难者给予协助或鼻饲。加强对患者的生活能力及记忆力的训练。

> **考点提示**
> 阿尔茨海默病患者的护理原则。

## 二、帕金森病

**案例导入**

患者，男，70岁。肢体不自主抖动7年，行动迟缓、行走困难1年。患者肢体抖动自左手开始，渐发展至右侧肢体，静止时抖动明显，情绪激动时加重；肢体灵活性差，穿衣、系扣和系鞋带均有不同程度困难；行走时起步困难，慌张步态，偶有跌倒。

**请问：**

1. 该患者的诊断是什么？
2. 对患者的护理要遵循哪些原则？

帕金森病（PD）又称震颤麻痹，是一种以运动迟缓、并且至少存在静止性震颤或强直这两项主征中的一项为特征的神经系统退行性疾病。因最早由英国医生帕金森描述而得名，是仅次于阿尔茨海默病的第二大常见的神经退行性疾病，以老年人多见。帕金森病的主要症状是静止性震颤、全身肌紧张增高、肌肉强直、动作迟缓、姿势步态异常和面部表情呆板等。静止性震颤是最常见的初发症状。

**（一）病因和发病机制**

病因尚未明确，可能与年龄老化、遗传因素、环境因素（1-甲基-4苯基1，2，3，6-四氢基吡啶、杀虫剂、除莠剂等）、氧化应激等有关。发病机制为脑内黑质多巴胺能神经元进行性退变和胞质内嗜酸性包涵体（Lewy小体）形成，使纹状体多巴胺递质减少、多巴胺与乙酰胆碱递质失平衡，并伴有不同的神经胶质细胞增生。除多巴胺能系统外，PD患者的非多巴胺能系统也有明显受损，如基底核的胆碱能神经元、蓝斑的去甲肾上腺素能神经元、脑干中缝核的5-羟色胺能神经元等。

## （二）病理变化

特征性的肉眼变化是黑质和蓝斑脱色。镜下可见黑质和蓝斑的神经黑色素细胞丧失，残留的神经细胞中有Lewy小体形成（图18-4）。

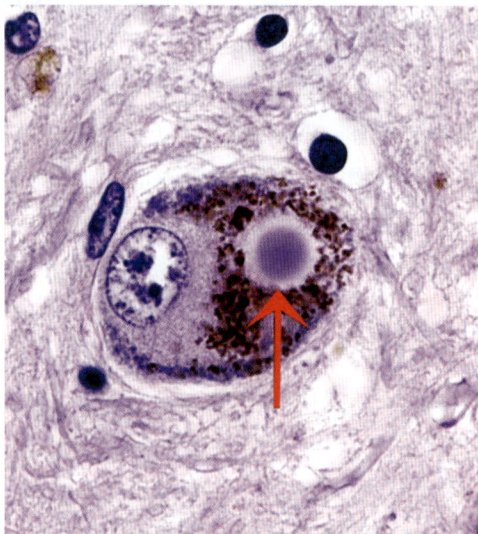

**图18-4　PD脑切片图**

Lewy小体（红色箭头）：黑质神经元胞质内见圆形弱嗜酸性包涵体，周围可见空晕

## （三）对机体的影响

1. **运动系统**　中晚期患者可出现运动并发症（包括症状波动和异动症）、关节肿胀畸形、意外骨折等。

2. **精神障碍**　痴呆、抑郁，晚期可出现幻觉、欣快、错觉等。

3. **自主神经功能障碍**　皮脂腺和汗腺分泌增多、唾液多而黏稠、食欲减退、便秘、泌尿功能障碍、直立性低血压等。

4. **睡眠障碍**　入睡困难、多梦、易醒等。

5. **感染**　肺部感染、泌尿系统感染、败血症等

## （四）防治的病理生理基础

1. **预防原则**　尚无有效预防办法。如何早期发现临床前患者已成为帕金森病研究领域的热点之一。基因突变以及快速动眼睡眠行为障碍、嗅觉减退等帕金森病的非运动症状可出现在运动症状出现之前数年，可能是本病发生的早期生物学标记。流行病学证据显示，每天喝3杯绿茶可降低患本病风险。维生素E、辅酶$Q_{10}$以及鱼油等可能对神经元有一定的保护作用。

2. **治疗原则**　帕金森病是一种慢性进展性疾病，目前尚不能治愈，主要目的是改善症状。强调综合性治疗，包括药物、理疗、水疗、医疗体育和日常生活调整、外科手术等。药物治疗包括抗胆碱能药、多巴胺替代疗法、兴奋性氨基酸受体阻滞剂及释放抑制剂、铁螯合剂和神经营养因子等。

**考点提示**

帕金森病患者的护理原则。

3. **护理原则**

（1）用药护理　包括用药指导、准确观察和判断药物的疗效和药物不良反应以及采取应急处理措施等。

（2）生活护理　中期患者多数需要一定程度的帮助，晚期患者

日常生活需要照料。便秘患者应多饮水及进食富含纤维的食物；适当的运动对患者的功能恢复有一定帮助；尿失禁者需导尿；长期卧床患者应注意口腔和皮肤卫生、防止压疮、防治肺部感染和泌尿道感染等。

### 知识拓展

学习记忆障碍是指一种不能习得、记住或回忆信息及技能的状态，可由病理性或情境性原因引起，是 AD、PD、精神分裂症等多种脑功能障碍疾病的核心症状。其中 AD 是破坏语义记忆最常见的脑疾病，而 PD 患者常常出现程序记忆障碍，精神分裂症患者记忆损害呈非选择性，涉及工作记忆、短时记忆和长时记忆，但以工作记忆障碍为主。

## 本章小结

神经系统的功能与全身器官密切相关，其病变可导致其支配部位的功能发生障碍和病变。流行性脑脊髓膜炎是一种呼吸道急性传染病，由脑膜炎双球菌侵入脑脊髓膜引起的脑脊髓膜化脓性炎症，主要临床表现有发热、皮肤黏膜瘀点、头痛、呕吐、脑膜刺激征等，部分患者可出现中毒性休克；其并发症有继发感染、化脓性迁徙病变及因炎症或粘连而引起的损害；防治包括预防、治疗和护理三个方面。流行性乙型脑炎是一种血液传染病，是由乙型脑炎病毒引起的以脑实质炎症为主要病变的中枢神经系统急性传染病，临床表现为高热、头痛、呕吐、昏睡、痉挛等，严重者可因呼吸或循环衰竭而死亡；防治包括预防、治疗和护理三个方面。阿尔茨海默病是老年期痴呆最常见的类型，以进行性认知功能障碍和行为损害为特征、起病隐匿的中枢神经系统退行性病变，临床表现为记忆障碍、失语、失用、失认、视空间能力损害、抽象思维和计算力损害、人格和行为改变等；因痴呆致生活质量下降，罹患各种慢性躯体疾病及继发各系统感染或衰竭；防治包括预防、治疗和护理三个方面。帕金森病是仅次于阿尔茨海默病的第二大常见的神经退行性疾病，以运动迟缓、并且至少存在静止性震颤或强直这两项主征中的一项为特征，主要症状是静止性震颤、全身肌紧张增高、肌肉强直、动作迟缓、姿势步态异常和面部表情呆板等；对机体的影响包括运动并发症、精神障碍、自主神经功能障碍、睡眠障碍和感染等；防治包括预防、治疗和护理三个方面。

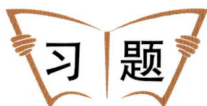

## 习 题

### 一、选择题

**【A1 型题】**

1. 关于流脑的描述，错误的是
   A. 病原菌脑膜炎双球菌为革兰阴性球菌

B．病原菌侵入人体仅个别发展为流脑

C．病原菌由鼻咽部侵入

D．属于化脓性脑膜炎的一种

E．皮肤瘀点主要是由于休克或DIC所致

2．流脑流行期间最主要的传染源是

  A．患者         B．慢性感染者

  C．带菌者        D．带菌动物

  E．献血者

3．流脑的主要传染途径是

  A．经食物或污染水源传播   B．呼吸道飞沫直接传播

  C．蚊虫传播       D．日常生活密切接触传播

  E．医院内传播

4．脑膜炎双球菌的主要致病因素是

  A．外毒素        B．内毒素

  C．肠毒素        D．直接致组织坏死

  E．神经毒素

5．流脑与乙脑的临床鉴别，最重要的是

  A．有无意识障碍      B．有无病理反射

  C．有无抽搐       D．皮肤有无瘀点、瘀斑

  E．颅内压升高程度

6．乙脑病变最严重的部位是

  A．大脑皮质、间脑和中脑   B．小脑

  C．脑桥        D．延髓

  E．脊髓

7．乙脑常见后遗症不包括

  A．失语         B．强直性瘫痪

  C．弛缓性瘫痪      D．扭转痉挛

  E．精神失常

8．护理阿尔茨海默病患者的错误做法是

  A．积极维持患者的自理能力

  B．强化患者训练用脑

  C．帮助患者回忆往事

  D．患者回忆出现错误并坚持己见时，说服其接受正确事件

  E．保证充足睡眠

9．护士指导阿尔茨海默病患者家庭护理要点，错误的是

  A．应收好家中贵重物品以防被患者扔掉

  B．在患者衣服上写名字和家中电话以防走失

  C．尽量让患者自己刷牙、洗脸、穿衣、吃饭

  D．把患者关在家中以防走失

  E．注意患者有无发热和痛苦表情以防因反应迟钝延误病情

10. 帕金森病最常见的初发症状是
    A. 静止性震颤　　　　　　　　　B. 运动迟缓
    C. 肌强直　　　　　　　　　　　D. 慌张步态
    E. 小步态

11. 关于帕金森病患者震颤的描述，错误的是
    A. 下肢重于上肢　　　　　　　　B. 静止时明显
    C. 运动时减轻或暂停　　　　　　D. 情绪激动时加重
    E. 睡眠时停止

【X 型题】

12. 暴发性流脑的发病机制为
    A. 内毒素引起脑疝　　　　　　　B. 内毒素所致的严重微循环障碍
    C. 外毒素引起的多器官功能衰竭　D. 内毒素引起脑组织淤血水肿
    E. 内毒素释引起中毒性休克

13. 流行性乙型脑炎的主要病变是
    A. 软脑膜和蛛网膜炎症　　　　　B. 神经细胞变性、肿胀
    C. 神经细胞坏死　　　　　　　　D. 炎症细胞浸润
    E. 神经胶质细胞增生

14. 阿尔茨海默病患者的死因主要有
    A. 全身感染　　　　　　　　　　B. 肺炎
    C. 全身衰竭　　　　　　　　　　D. 记忆障碍
    E. 骨折

15. 阿尔茨海默病患者的治疗药物包括
    A. 胆碱能制剂
    B. N-甲基-D-门冬氨酸受体阻断药
    C. 脑代谢赋活剂
    D. 抗抑郁药
    E. 抗精神病药物

16. 帕金森病的发病机制有
    A. 黑质多巴胺能神经元进行性退变
    B. 纹状体多巴胺递质减少
    C. 纹状体多巴胺与乙酰胆碱递质失平衡
    D. 神经胶质细胞增生
    E. 非多巴胺能系统正常

17. 对帕金森病患者的健康教育包括
    A. 用药指导　　　　　　　　　　B. 安全指导
    C. 运动指导　　　　　　　　　　D. 心理指导
    E. 生活指导

18. 帕金森病的主要临床特征包括
    A. 静止性震颤　　　　　　　　　B. 肌强直
    C. 运动减少　　　　　　　　　　D. 体位不稳

E．面瘫

19．对帕金森病患者的护理指导包括

A．避免登高

B．外出时应有人陪伴

C．随身携带标有姓名和联系电话的"安全卡片"

D．一个人有空时进行适当体育锻炼

E．加强平衡功能的康复训练

## 二、思考题

1．根据流脑、乙脑的传播途径和发病机制，叙述它们的预防方法。

2．叙述阿尔茨海默病和帕金森病患者的护理原则。

（刘筱蔼）

扫码"练一练"

# 第十九章 传 染 病

传染病是由病原微生物通过一定的传播途径进入人体所引起的具有传染性的一类疾病。传染病的发生和流行是一个复杂的过程，必须同时具备传染源、传播途径和易感人群三个基本环节。传染病曾经在世界各地广为流行，对人类的健康造成很大的威胁。当今，在发达国家，传染病的发病率和死亡率都处于次要地位，占主要地位的是非感染性疾病如动脉粥样硬化、恶性肿瘤等。但是在许多发展中国家，传染病仍是威胁人类健康的主要问题。近年来由于基因诊断技术的发展和抗生素的应用，传染病的诊断和治疗取得了很大进步。新中国成立后，传染病的发病率和死亡率均已明显下降，有的传染病已经消灭，如天花；有的也接近消灭，如麻风、脊髓灰质炎等。但另一些原已得到控制的传染病，由于种种原因又死灰复燃，其发病率又有上升的趋势，如结核病、淋病、梅毒等；同时又出现了一些新的传染病，如艾滋病、埃博拉出血热、严重急性呼吸综合征和禽流感等。因此，目前我国疾病谱兼有发达国家和发展中国家疾病谱的双重特征。传染病种类繁多，本章仅重点介绍结核病、细菌性痢疾、伤寒、流行性出血热。

## 第一节 结 核 病

### 案例导入

患者，男，25 岁。因低热、疲乏、盗汗、食欲减退半个月，咳嗽、咳痰，痰中带血 3 天入院。体检：体温 38.3℃，痰结核菌涂片检查（＋），X 线左侧锁骨下可见边缘模糊的絮状阴影。

**请问：**

1. 该患者的诊断是什么？说明诊断依据。
2. 根据患者的表现应采取哪些护理措施？

## 一、概述

结核病（TB）是由结核分枝杆菌引起的一种常见的慢性传染病。全身各器官均可发生，但以肺结核最为常见。其特点是结核结节的形成并伴有不同程度的干酪样坏死。结核病曾经威胁整个世界，由于有效抗结核药物的发明和应用，由结核病引起的死亡逐渐呈下降趋势。但近年来统计表明，由于艾滋病的流行和耐药菌株的出现，结核病的发病率又呈上升趋势。1993年WHO宣布"全球结核病紧急状态"，1998年又重申遏制结核病的行动刻不容缓。对结核病的控制已成为全球性最紧迫的公共卫生问题。

我国2000年流行病学调查表明，受结核分枝杆菌感染的人数超过4亿，肺结核病患者达200万，居世界第二位，仅次于印度。

### （一）病因与发病机制

结核病是由结核分枝杆菌引起的，结核分枝杆菌有人型、牛型、鼠型，引起人类结核病的主要是人型和牛型。结核病主要经呼吸道传染，也可经消化道传染，少数经皮肤伤口感染。

结核分枝杆菌的致病力主要与菌体成分脂质、蛋白质等有关。脂质中的索状因子使结核分枝杆菌具有毒力；蜡质D能引起机体产生迟发型（Ⅳ型）超敏反应；磷脂能使病灶中的巨噬细胞转变为类上皮细胞，进而形成结核结节。蛋白质具有抗原性，与蜡质D结合后能使机体发生超敏反应，引起组织坏死和全身中毒症状，并在形成结核结节中发挥一定作用。

结核病的发生发展主要与感染细菌的数量、细菌毒力及机体的免疫反应、超敏反应有关。目前用卡介苗预防接种未感染结核杆菌人群（主要是新生儿），使机体获得免疫力，是预防结核病的最有效方法。

结核病的免疫反应和超敏反应（Ⅳ型）常同时发生或相继出现。超敏反应的出现除了提示机体已获得免疫力，对病原菌有杀伤作用之外，常同时伴随干酪样坏死，引起组织结构的破坏。已致敏的个体动员机体防御反应较未致敏的个体快，但组织坏死也更明显。因此机体对结核分枝杆菌感染所呈现的病理变化取决于不同的反应。如以免疫反应为主，则病灶局限，结核分枝杆菌被杀灭；如以超敏反应为主，则呈现急性渗出性炎和干酪样坏死。其基本病变与机体免疫状态的关系见表19-1。

表 19-1　结核病基本病变与机体免疫状态的关系

| 基本病变 | 机体免疫状态 | | 结核分枝杆菌 | | 主要病变特征 |
| --- | --- | --- | --- | --- | --- |
| | 免疫力 | 超敏反应 | 菌量 | 毒力 | |
| 渗出为主 | 低 | 较强 | 多 | 强 | 浆液或浆液纤维素性炎 |
| 增生为主 | 较强 | 较弱 | 少 | 较低 | 结核结节 |
| 坏死为主 | 低 | 强 | 多 | 强 | 干酪样坏死 |

### （二）基本病理变化

结核病是一种炎症性疾病，除了具有炎症的基本病变外，又有其特殊病变——结核结节形成。由于机体的反应性、菌量和毒力以及病变组织特性的不同，可出现三种不同的病变类型。

**1. 以渗出为主的病变**　发生于病变早期或机体抵抗力低下，菌量多、毒力强或超敏反应较强时。

病变主要表现为浆液或浆液纤维素性炎。早期病灶内有中性粒细胞浸润，但很快被巨

扫码"学一学"

**考点提示**
结核病特征性病理变化。

噬细胞取代。在渗出液和巨噬细胞中可查见结核分枝杆菌。此型结核好发于肺、浆膜、滑膜和脑膜等处。渗出物可完全吸收不留痕迹，或转变为以增生为主或以变质为主的病变。

2. **以增生为主的病变** 发生于感染的菌量较少、毒力较低或机体免疫力较强时。病变特点为形成对结核病具有诊断意义的结核结节（结核性肉芽肿）。

结核结节肉眼观，单个结核结节很小，直径约0.1cm，肉眼和X线片不易看到；3～4个结节融合成较大结节时肉眼可见，这种融合结节境界分明，约粟粒大小、灰白半透明，有干酪样坏死时略呈淡黄色，略隆起于脏器表面。镜下观，典型的结核结节中央为干酪样坏死物，周围是大量上皮样细胞及一些朗格汉斯巨细胞，外围为浸润的淋巴细胞和少量增生的成纤维细胞（图19-1）。

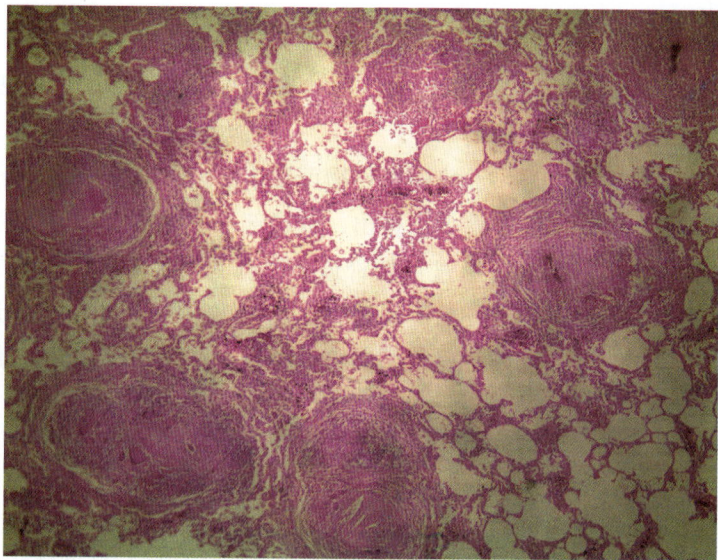

图 19-1 结核结节

3. **以变质为主的病变** 发生于菌量大、毒力强、机体抵抗力低或超敏反应强烈的情况下，上述以渗出为主或以增生为主的病变均可继发干酪样坏死。

干酪样坏死肉眼观，坏死灶由于含脂质较多而呈淡黄色（脂质主要来自被破坏的结核分枝杆菌），均匀细腻，质地较实，状似奶酪，故称干酪样坏死。镜下观，干酪样坏死物为红染、无结构的颗粒状物。干酪样坏死对结核病具有一定的病理诊断意义。

干酪样坏死物中大多含有一定量的结核分枝杆菌，坏死灶内含有大量抑制酶活性的物质，故坏死物可长期保存不发生自溶，也不易被吸收。但有时可因中性粒细胞和巨噬细胞释放大量的溶解酶而发生液化，致使病菌大量繁殖，成为结核病恶化的原因。

以上三种病变往往同时存在但以某种病变为主，且可以互相转化。因此，在同一器官或不同器官中的结核病变是复杂多变的。

**（三）基本病变的转归**

结核病的发展和结局取决于机体抵抗力和结核分枝杆菌致病力之间的关系。在机体抵抗力增强时，结核分枝杆菌被抑制和杀灭，病变转向愈合；反之，则转向恶化。

1. **转向愈合**

（1）吸收消散 此为渗出性病变的主要愈合方式。渗出物逐渐通过淋巴道吸收而使病灶缩小或完全吸收消散。X线检查可见渗出性病变边缘模糊、密度不匀，呈云絮状的阴影逐渐缩小或被分割成小片，以至完全消失，临床上称为吸收消散期。较小的干酪样坏死灶或增生性病灶如经积极治疗也可被吸收。

（2）纤维化 增生病变转向愈合时，其中的上皮样细胞逐渐萎缩，并为纤维母细胞所取代，同时结核结节周围增生的纤维母细胞长入，使结节纤维化，这是结核结节的主要愈合方式。病灶纤维化后，一般已无细菌存活，称为完全痊愈。X线检查，可见纤维化病灶呈边缘清楚、密度较高的条索状阴影。

（3）纤维包裹、钙化 较大的干酪样坏死灶的主要愈合方式。在纤维包裹及钙化的结核灶内常有结核分枝杆菌残留，病变处于相对静止状态，即为临床痊愈，但当机体抵抗力降低时仍可复发进展。钙化灶为密度较高、边缘清晰的阴影，临床称为硬结钙化期。

**2. 转向恶化**

（1）浸润进展 原病灶周围出现渗出性改变，其范围不断扩大，并继而发生干酪样坏死，坏死区又随渗出性病变的扩延而增大。X线检查，在原病灶周围出现絮状阴影，边缘模糊，临床上称为浸润进展期。

（2）溶解播散 病情恶化时，干酪样坏死物可发生溶解液化，形成的半流体物质可经体内的自然管道（如支气管、输尿管等）排出，致局部形成空洞。空洞内液化的干酪样坏死物中含有大量结核分枝杆菌，可通过自然管道播散到其他部位，形成新的结核病灶。X线检查，可见病灶阴影密度深浅不一，出现透亮区及大小不等的新播散病灶阴影，临床称为溶解播散期。此外，结核分枝杆菌还可循淋巴道蔓延到淋巴结，经血道播散至全身，在各器官内形成结核病灶。

## 二、肺结核病

肺结核病是结核病中最常见的，根据机体首次或再次感染结核分枝杆菌时机体反应性的不同和肺部病变的发生、发展的特点不同，分为原发性肺结核与继发性肺结核两种。

### （一）原发性肺结核

原发性肺结核是机体首次感染结核分枝杆菌所引起的肺结核病。多见于儿童，又称儿童型肺结核病。偶见于未感染过结核分枝杆菌的青少年或成年人。此外免疫功能严重受抑制的成年人由于丧失对结核分枝杆菌的免疫力，因此可多次发生原发性肺结核病。

由于初次感染，机体对结核分枝杆菌无免疫力，故病变易播散。

> **考点提示**
> 原发性肺结核病的特征性病理变化。

**1. 病变特点** 结核分枝杆菌由呼吸道吸入肺内后，首先在肺内形成的结核灶，称原发病灶。原发病灶多位于肺通气较好的肺上叶的下部、下叶的上部靠近胸膜处，且以右肺多见。原发病灶多为一个，圆形，直径1cm左右。机体为首次感染，对结核杆菌缺乏免疫力，病灶局部反应亦轻微，病变开始时有渗出性改变，继而发生干酪样坏死，坏死灶周围有结核性肉芽组织形成，且原发病灶内结核分枝杆菌可很快侵入淋巴管引起结核性淋巴管炎，并随淋巴液流到肺门淋巴结引起肺门淋巴结结核（图19-2）。肺结核原发病灶、结核性淋巴管炎及肺门淋巴结结核三者共同组成的病变称为肺原发综合征。在X线上呈现特征性的"哑铃状"阴影。

**2. 转归**

（1）多数（约98%）症状轻微而短暂，或无明显症状，在细胞免疫建立的基础上通过完全吸收、纤维化、纤维包裹或钙化等方式自然痊愈。

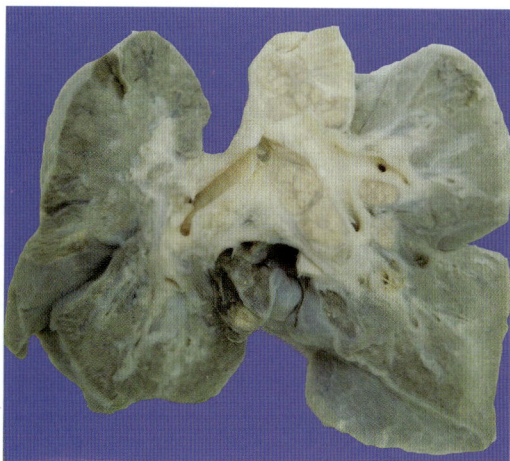

图 19-2 原发性肺结核

（2）少数营养不良或同时患有其他传染病的患儿，机体抵抗力下降或菌多、毒力强时，病变恶化，肺内原发灶及肺门淋巴结病变继续扩大，并通过支气管、淋巴管和血道播散。①血道播散：结核分枝杆菌入血后可引起血道播散。若进入血源的菌量较少而免疫力较强，则不发生明显病变；如有大量细菌入血，机体抵抗力较弱时，则可引起血源性结核病，这种病变亦见于继发性结核病。血源性结核病有三种。全身性粟粒型结核，大量结核菌由肺静脉入血引起，少数患儿可死于结核性脑膜炎（主要死因）；肺粟粒型结核，急性者为全身性的一部分，慢性者主要为细菌从肺外器官结核灶入血，长期少量播散到肺；肺外器官结核，如肾、骨、关节、脑膜等结核病变。②淋巴道播散：肺门淋巴结病变恶化后，结核分枝杆菌经淋巴管到达气管分叉处、气管旁（支气管淋巴结结核）、纵隔、锁骨上下及颈前颈后淋巴结引起病变。如果引流淋巴管因结核病变发生阻塞，结核分枝杆菌可逆流到腋下、腹股沟、腹膜后及肠系膜淋巴结，引起广泛的淋巴结结核。③支气管播散：可能因儿童支气管树发育不完善，炎症时易塌陷闭塞。肺原发灶或肺门淋巴结病变扩大，当侵及支气管时，坏死物可经支气管排出，其内含有的大量结核分枝杆菌可沿支气管播散，引起邻近或远隔的肺组织发生多数小叶性干酪样肺炎灶。其原发部位则形成空洞，空洞内含氧量较高，故结核分枝杆菌可大量繁殖，持续不断地沿支气管播散，造成严重的肺内播散。但临床上原发性肺结核病形成空洞和发生支气管播散者较少见。

**（二）继发性肺结核病**

继发性肺结核病是指再次感染结核分枝杆菌所引起的肺结核病，多见于成人，又称成人型肺结核病。结核杆菌的来源有两种情况：外源性再感染，结核分枝杆菌由外界再次侵入机体；内源性再感染，结核分枝杆菌由原发性肺结核病血源播散而致，当机体抵抗力下降时，潜伏病灶可发展为继发性肺结核病。所以可在原发性肺结核病后很短时间内发生，但大多在初次感染后十年或几十年后由于机体抵抗力下降使暂停活动的原发病灶再活化而形成。病理观察及临床观察均认为内源性再感染的可能性更大。根据病变特点和临床经过可分以下几种类型。

**1. 局灶型肺结核** 是继发性肺结核病的最早期病变。病变多位于肺尖下 2 ~ 4cm 处，右肺多见，单个或多个结节状病灶，境界清楚，一般为 0.5 ~ 1cm 大小。病变多以增生为主，中央为干酪样坏死，周围有纤维组织包裹。临床上患者常无明显自觉症状，多在体检时发现。X 线显示肺尖部有单个或多个边界清楚的阴影。如患者免疫力较强，病灶多发生纤维

化、钙化而痊愈。常无明显自觉症状，属非活动性肺结核病；如免疫力降低，局部病变可发展为浸润型肺结核。

**2. 浸润型肺结核**　是临床上最常见的活动性肺结核病，多由局灶型肺结核发展而来。多为成年患者，起病缓慢。患者常有低热、疲乏、食欲缺乏、盗汗、咳嗽和咯血等症状，痰中可检出病菌。病变常位于肺尖部或锁骨下肺组织，故又称锁骨下浸润。病变以渗出为主，中央有干酪样坏死，X线示锁骨下可见边缘模糊的云絮状阴影。如及早发现，合理治疗，渗出性病变可吸收好转；增生、坏死性病变可通过纤维化、钙化而愈合。病变继续发展，干酪样坏死灶扩大（浸润进展期），坏死物液化后经支气管排出，局部形成急性空洞，洞壁坏死层内含大量结核分枝杆菌，经支气管播散，可引起干酪样肺炎（溶解播散期）。急性空洞一般易愈合，但如果空洞靠近胸膜可穿破胸膜，造成自发性气胸；大量液化坏死物进入胸膜腔，可发生结核性脓气胸。急性空洞多较易愈合，经适当治疗后，洞壁肉芽组织增生，洞腔逐渐缩小、闭合，最终形成瘢痕组织而愈合；也可通过空洞塌陷、形成条索状瘢痕而愈合。急性空洞经久不愈，则可发展为慢性纤维空洞型肺结核。

**3. 慢性纤维空洞型肺结核**　为继发性肺结核的晚期表现，多由浸润型肺结核发展而来。肺内有一个或多个厚壁空洞（图19-3）。多位于肺上叶，大小不一，形状不规则。壁厚可达1cm以上。洞壁分三层：内层为干酪样坏死物，含有大量细菌；中层为结核性肉芽组织；外层为纤维结缔组织。同侧或对侧肺组织，特别是肺下叶可见由支气管播散引起的很多新旧不一、大小不等、病变类型不同的病灶，愈往下愈新鲜。后期肺组织严重破坏，广泛纤维化、胸膜增厚并与胸壁粘连，使肺体积缩小、变形，严重影响肺功能，演变为硬化型肺结核。空洞与支气管相通，成为结核病的传染源，故此型又有开放性肺结核之称。X线可见一侧或两侧上、中肺野有一个或多个厚壁空洞互相重叠呈蜂窝状。如空洞壁的干酪样坏死侵蚀较大血管，可引起大咯血，患者可因吸入大量血液而窒息死亡；空洞突破胸膜可引起气胸或脓气胸；经常排出含菌痰液可引起喉结核；咽下含菌痰液可引起肠结核；后期由于肺动脉高压而致肺源性心脏病。广泛采用多药联合抗结核治疗及增强机体抵抗力的措施，较小的空洞一般可机化、收缩而闭塞，发生瘢痕愈合；体积较大的空洞，内壁坏死组织脱落，肉芽组织逐渐成熟变成瘢痕组织，由支气管上皮覆盖，空洞仍存在，但已无菌，称开放性愈合。

**4. 干酪性肺炎**　发生于机体免疫力极低，对结核分枝菌的变态反应过高的患者。可由浸润型肺结核恶化进展而来，也可由急、慢性空洞内的细菌经支气管播散所致。肺叶肿大实变，切面呈黄色干酪样，坏死物液化排出后可形成急性空洞。此型结核病起病急剧，病情危重，中毒症状明显，病死率高，故有"百日痨"或"奔马痨"之称。

**5. 结核球**　又称结核瘤，是指有纤维包裹的孤立的境界清楚的球型干酪样坏死灶，直径2～5cm。多为单个，也可多个，常位于肺上叶。结核球可来自浸润型肺结核的干酪样坏死灶纤维包裹；或结核空洞引流支气管阻塞，空洞由干酪样坏死物填充；或多个干酪样坏死病灶融合并纤维包裹。结核球为相对静止的病变，临床多无症状。但由于其纤维包膜的存在，抗结核药不易发挥作用，且有恶化进展的可能，因此临床上多采取手术切除。X线表现上有时需与肺癌鉴别。

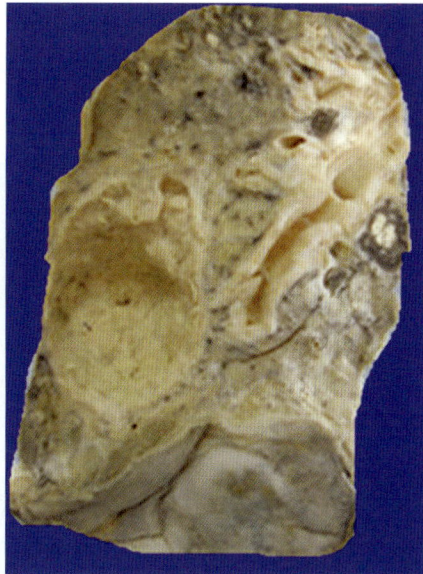

图 19-3　慢性纤维空洞型肺结核

**6. 结核性胸膜炎**　根据病变性质分渗出性和增生性两种。渗出性结核性胸膜炎：较常见，大多继发于原发性肺结核病，且大多发生于原发综合征同侧胸膜。多见于较大的儿童或青年人。病变主要为浆液纤维素性炎，可引起血性胸腔积液、胸膜摩擦音、肺受压、纵隔移位等体征。经适当治疗一般在 1～2 个月后完全吸收，如渗出物中纤维素较多，不易吸收，则可因机化而使胸膜增厚粘连。增生性结核性胸膜炎：很少有胸腔积液，是由肺膜下结核病灶直接蔓延到胸膜所致。常发生于肺尖，右肺多见。病变多为局限性，以增生性改变为主。一般通过纤维化而愈合，并常使局部胸膜增厚、粘连。

原发性肺结核与继发性肺结核不同，具体见表19-2。

表 19-2　原发性肺结核和继发性肺结核的不同点

| 区别点 | 原发性肺结核 | 继发性肺结核 |
| --- | --- | --- |
| 结核杆菌感染 | 初次 | 再次 |
| 发病人群 | 儿童 | 成人 |
| 对结核杆菌的免疫力或过敏性 | 无 | 有 |
| 病变特征 | 原发综合征 | 病变多样，新旧病变复杂，较局限 |
| 起始病灶 | 上叶下部、下叶上部近胸膜处 | 肺尖部 |
| 主要播散途径 | 淋巴道或血道 | 支气管 |
| 病程 | 短，大多自愈 | 长，需治疗 |

### （三）血源性结核病

原发性和继发性肺结核病恶化进展时，细菌可通过血道播散引起血源性结核病。此外，肺外结核病也可引起血源性结核病。常见有以下类型。

**1. 急性全身粟粒型结核病**　结核杆菌短期、大量侵入肺静脉分支，经左心至大循环，播散到全身各器官，如肺、肝、脾和脑膜等处，引起急性全身粟粒型结核病。肉眼观，各器官内密布大小、分布均匀一致、灰白灰黄色、圆形、境界清楚的粟粒大小的小结节（图

19-4）。镜下观，主要为增生性病变（结核结节），偶尔出现渗出、坏死性病变。临床表现病情危重，常有脑膜刺激症状。如能及时治疗仍可治愈，少数病例可因结核性脑膜炎而死亡。

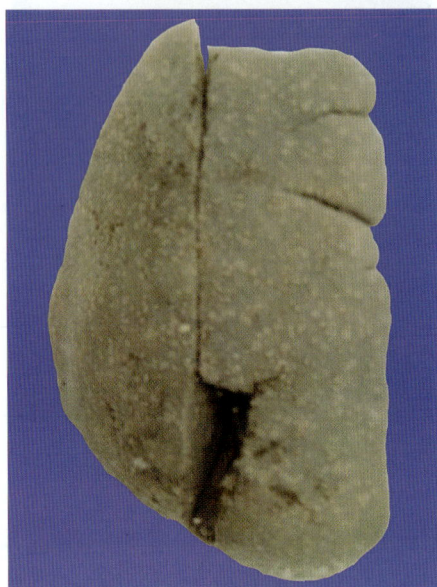

图 19-4　粟粒型脾结核病

2. **慢性全身粟粒型结核病**　急性期不能及时控制而病程迁延3周以上，或结核分枝杆菌在较长时期内以少量多次不规则地进入血液，则形成慢性粟粒型结核病。病变的性质和大小均不一致，同时可见增生、坏死及渗出性病变。临床表现为病程长，成人多见，患者多因结核性脑膜炎死亡。

3. **急性肺粟粒型结核病**　由于肺门、纵隔、支气管旁的淋巴结干酪样坏死破入邻近大静脉，或因含有结核分枝杆菌的淋巴液由胸导管回流，经静脉入右心，沿肺动脉播散于两肺，而引起两肺急性粟粒型结核病。急性粟粒型肺结核也可是急性全身性粟粒型结核病的一部分。临床表现起病急骤，有较严重的全身结核中毒症状。X线两肺有散在分布、密度均匀、粟粒大小的点状阴影。

4. **慢性肺粟粒型结核病**　此病多见于成人，当机体抵抗力较低，少量结核菌分批经血进入肺组织。病程发展缓慢，通常无显著结核中毒症状。病变新旧、大小及分布不一，小的如粟粒，大的直径可达数厘米以上，病变以增生性改变为主。

### 三、肺外器官结核病

肺外器官结核病除淋巴结结核由淋巴道播散所致、消化道结核由咽下含菌食物或痰液直接感染引起、皮肤结核通过损伤皮肤感染外，其他各器官结核病多为原发性肺结核的结核分枝杆菌播散到肺外器官，形成潜伏病灶，当机体抵抗力低下时，潜伏的结核分枝杆菌再繁殖恶化进展为肺外结核病。肺外器官结核的基本病变与肺结核病相同，多数只限于一个器官，呈慢性经过。

#### （一）肠结核病

肠结核病包括原发性和继发性两型。前者很少见，常见于小儿，多因饮用含牛型结核分枝杆菌的牛奶引起，形成以肠的原发性结核溃疡、结核性淋巴管炎及肠系膜淋巴结结核组成的肠结核原发综合征。绝大多数肠结核继发于活动性空洞型肺结核病，因咽下含结核分枝杆菌的痰液感染肠道。肠结核可发生于任何肠段，以回盲部为其好发部位（约占85%）。按病变不同分两型。

1. **溃疡型** 此型多见。结核分枝杆菌首先侵入肠壁淋巴组织，形成结核结节，继而发生干酪样坏死，病变处黏膜破溃、脱落形成边缘不整齐、较浅、与肠管长轴垂直的环状溃疡；由于病变沿环形分布的肠壁淋巴管向周围扩展，故溃疡呈环状。溃疡愈合后常因纤维组织增生和瘢痕收缩而致肠腔狭窄；受累肠壁的浆膜面可见灰白成串的结核结节及纤维素渗出，并常与邻近组织粘连。临床上有腹痛、腹泻与便秘交替、营养不良和结核中毒症状等表现。

2. **增生型** 此型少见。病变特点是肠壁内有结核性肉芽组织及大量纤维组织增生，肠壁高度增厚、变硬、肠腔狭窄，黏膜有浅表性溃疡及息肉形成。临床常有慢性不全性肠梗阻，右下腹可触及肿块，需与肿瘤相鉴别。

**（二）结核性腹膜炎**

多见于青少年。常继发于溃疡型肠结核、肠系膜淋巴结结核或输卵管结核，血行播散者少见。可分干、湿两型，通常所见多为混合型。干型病变腹膜上除见有结核结节外，尚有大量纤维素渗出，机化后引起肠管间、大网膜、肠系膜等腹腔器官广泛粘连，有时粘连处结核性肉芽组织发生干酪样坏死，穿破肠管在肠管间或向腹外溃破形成瘘管。湿型腹腔内有大量浆液性腹水。腹膜布满结核结节。因含纤维素少，一般不粘连。

**（三）结核性脑膜炎**

多见于儿童，常由原发性肺结核血道播散所致。在成人则由肺结核、骨关节结核或泌尿生殖系统结核播散所致；也可因脑内结核球液化破溃，结核分枝杆菌直接进入蛛网膜下腔引起。病变以脑底最为明显。病变严重者可累及脑皮质引起脑膜脑炎。部分病程迁延的病例，因蛛网膜下腔渗出物机化而发生蛛网膜粘连，造成第四脑室正中孔与外侧孔堵塞，引起脑积水。

**（四）肾结核病**

最常见于20～40岁男性，多为单侧。主要由原发性肺结核血道播散而来。病变开始于肾皮质与髓质交界处或乳头体内。干酪样坏死和结核结节形成后，病灶逐渐扩大破坏肾乳头并破入肾盂，形成结核性空洞。随着病变在肾内扩大蔓延，可形成多个结核空洞，甚至使肾仅剩空壳。液化的干酪样坏死物中的结核分枝杆菌随尿液下行，可继续感染输尿管和膀胱。

**（五）生殖系统结核病**

男性生殖系统结核主要见于附睾。结核分枝杆菌经泌尿道相继感染前列腺、精囊、输精管及附睾，偶见睾丸受累。病变附睾肿大变硬，可与阴囊壁相连，破溃后形成经久不愈的窦道。

女性生殖系统结核以输卵管结核多见，其次是子宫内膜，多由血道播散所致；也可来源于邻近器官结核病的直接蔓延。输卵管结核病变可使管腔阻塞，引起不孕症。

**（六）骨与关节结核**

1. **骨结核病** 多见于脊椎骨及长骨骨骺等处，以第十胸椎至第二腰椎多见。

（1）**干酪样坏死型** 此型多见，病变以干酪样坏死、骨质破坏为主，多形成死骨，可累及周围软组织发生干酪样坏死及结核性脓肿。由于脓肿局部无红热痛，故有"冷脓肿"之称；病变穿透皮肤可形成经久不愈的窦道。脊椎骨病变可因椎体坏死软化而塌陷，引起脊柱后凸畸形，重者可压迫脊髓，引起下肢截瘫。

（2）增生型　此型少见，主要形成结核性肉芽组织，无明显的干酪样坏死及死骨形成。骨小梁逐渐被侵蚀、吸收而消失。

**2. 关节结核病**　以髋、膝、踝、肘等关节多见，常继发于骨结核，病变常见于骨骺或干骺端处发生干酪样坏死。当病变侵入关节软骨和滑膜时成为关节结核；病变愈合时，由于大量纤维组织增生充填关节腔，致使关节强直，失去运动功能。

# 第二节　细菌性痢疾

细菌性痢疾是由痢疾杆菌引起的一种假膜性肠炎，简称菌痢。

## 一、病因与发病机制

痢疾杆菌是革兰阴性的短杆菌。按抗原结构和生化反应可分为四群，即福氏菌、宋内菌、鲍氏菌和志贺菌。均能形成内毒素，志贺菌还可产生强烈的外毒素。菌痢患者和带菌者是本病的传染源。经粪-口传播。以夏秋季为多见。好发于儿童，其次为青壮年。痢疾杆菌经口进入消化道后，大部分被胃酸杀灭，仅有少量病菌进入肠道。痢疾杆菌在结肠内繁殖，从上皮细胞直接侵入肠黏膜，并在黏膜固有层内繁殖。随之细菌释放的内毒素破坏肠黏膜形成溃疡。菌体内毒素吸收入血，引起全身毒血症。志贺菌释放的外毒素是导致水样腹泻的主要因素。

## 二、病理变化与病理临床联系

主要发生于大肠，尤以乙状结肠和直肠为重。菌痢可分为三种。

**1. 急性细菌性痢疾**　病变初期呈急性卡他性炎，随后特征性假膜性炎和溃疡形成，最后愈合。假膜首先出现于黏膜皱襞的顶部，呈糠皮状，可融合成片。大约在发病后 1 周左右，假膜成片脱落，形成大小不等、形状不一的"地图状"浅表溃疡（图 19-5）。临床上由于肠管病变后蠕动亢进伴有痉挛，引起阵发性腹痛腹泻等症状。炎症刺激直肠内神经及肛门括约肌，导致里急后重和排便次数增多。粪便初为黏液稀便，后期为黏液脓血便，偶见排出片状假膜。病程一般为 1~2 周，经适当治疗，大多数痊愈。少数出现肠出血、肠穿孔等并发症，也有病例转变为慢性。

**2. 中毒型细菌性痢疾**　特征为起病急骤，肠病变和症状常不明显，但有严重的全身中毒症状。多见于 2~7 岁儿童，常由毒力较低的福氏或宋内菌引起。发病后数小时即可因中毒性休克或呼吸衰竭而死亡。

**3. 慢性细菌性痢疾** 病程超过2个月以上者称为慢性菌痢。多由急性菌痢转变而来，其中福氏菌感染转为慢性者为多。病程可长达数月至数年，新旧病灶共存，损伤修复反复存在，黏膜及纤维组织增生可致肠壁增厚变硬，甚至肠腔狭窄。有少数慢性菌痢患者可无明显症状和体征，但大便培养持续阳性，成为慢性带菌者，常为传播菌痢的传染源。临床表现和肠道病变相关，可有腹痛、腹泻、腹胀等肠道症状。由于炎症的加剧，患者可出现急性菌痢的症状，称慢性菌痢急性发作。

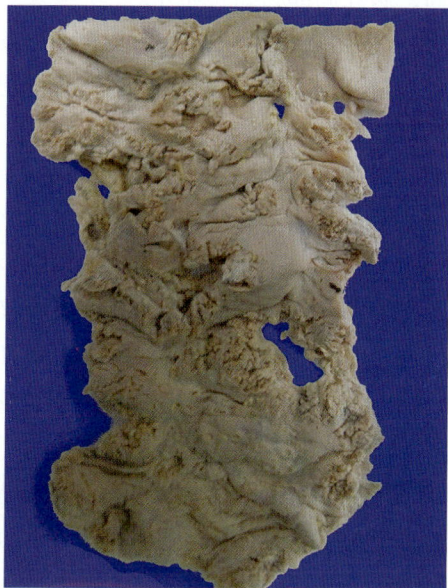

图 19-5 急性细菌性痢疾

# 第三节 伤 寒

伤寒是由伤寒杆菌引起的急性传染病。病变特征是全身单核-巨噬细胞系统细胞的增生，以回肠末端淋巴组织的改变最为明显，故又称为肠伤寒。

## 一、病因与发病机制

伤寒杆菌属沙门菌属D族，血清凝集试验（肥达反应）阳性。菌体裂解时所释放的内毒素是致病的主要原因。伤寒患者和带菌者是本病的传染源，消化道传播感染。伤寒杆菌进入消化道后，大部分被胃酸破坏，当感染菌量较多时，细菌进入小肠，穿过肠黏膜进入肠壁淋巴组织，并经淋巴管至肠系膜淋巴结。在淋巴组织中的伤寒杆菌被巨噬细胞吞噬，并在其中繁殖；又可经胸导管入血，引起菌血症。血液中的细菌很快为全身单核-巨噬细胞系统吞噬，并在其中大量繁殖，导致脾、肝、淋巴结肿大。临床上无明显症状，称为潜伏期，约10天后，繁殖的伤寒杆菌及其毒素再次大量入血，造成败血症，出现全身中毒症状。随后胆囊中大量的伤寒杆菌随胆汁再次入肠，重复侵入已致敏的淋巴组织，强烈的过敏反应导致肠黏膜坏死脱落形成溃疡。

## 二、病理变化与病理临床联系

伤寒病理变化是以巨噬细胞增生为特征的急性增生性炎。巨噬细胞质中常吞噬有伤寒

杆菌、红细胞及细胞碎片，故称这种巨噬细胞为伤寒细胞。伤寒细胞常聚集成团，形成小结节，称为伤寒肉芽肿或伤寒小结，为伤寒的特征性病理变化，具有诊断价值。

**1. 肠道病变**  以回肠下段集合和孤立淋巴小结的病变最为常见和明显。按病变发展过程可分为四期，每期约1周。

（1）髓样肿胀期  起病第1周，回肠下段淋巴组织肿胀，隆起于黏膜表面，质软，灰红色。隆起组织表面形似脑回，以集合淋巴小结病变最为显著。

（2）坏死期  起病第2周，病灶局部肠黏膜坏死。

（3）溃疡期  起病第3周，坏死肠黏膜脱落后形成溃疡。溃疡底部不平，边缘隆起。在集合淋巴小结发生的溃疡，其长轴与肠的长轴平行。孤立淋巴小结处溃疡则小而圆。溃疡一般深及黏膜下层，严重者可深达肌层及浆膜层，甚至穿孔，如侵及小动脉，可引起严重出血。

（4）愈合期  起病第4周，溃疡处肉芽组织增生，黏膜上皮细胞再生修复。

由于临床上早期有效应用抗生素，上述典型的四期病变现已很难看到。

**2. 其他病变**  肠系膜淋巴结、肝脾及骨髓因巨噬细胞增生而肿大，镜下可见伤寒肉芽肿和灶性坏死；肾小管上皮细胞增殖，也可发生颗粒变性；心肌纤维有颗粒变性，甚至坏死，临床上出现特征性重脉或相对缓脉；皮肤出现淡红色小丘疹，称玫瑰疹，以胸、腹及背部为多，一般在2~4天内消失，在皮疹中可查见伤寒杆菌；膈肌、腹直肌和股内收肌常发生凝固性坏死（亦称蜡样变性），临床出现肌痛和皮肤知觉过敏；胆囊无明显病变，但伤寒杆菌在胆汁中大量繁殖。即使患者临床痊愈后，在一定时期内仍是带菌者，有的患者甚至可成为慢性带菌者或终身带菌者。

临床上主要表现为持续高热、相对缓脉、脾大、皮肤玫瑰疹及中性粒细胞和嗜酸性粒细胞减少等症状。

### 三、结局和并发症

绝大多数患者经积极治疗，一般经4~5周痊愈。少数患者可出现肠出血、肠穿孔、支气管肺炎等并发症。慢性感染者亦可累及骨、关节等其他部位。

> **知识链接**
>
> 伤寒患者要注意环境清洁，勿食不洁或生冷食品，应给予高热量、高营养、易消化的饮食，主要有碳水化合物、蛋白质及维生素，以补充机体的消耗，促进康复。发热期间食用流质食物，少量多餐。退热后，可逐渐进稀饭或软饭，因肠道损伤忌食坚硬多渣食物，以免诱发肠出血和肠穿孔，一般退热后2周才恢复正常饮食。应鼓励患者多喝水，每日2000~3000ml（包括食物水分），以利毒素排泄。

# 第四节  流行性出血热

流行性出血热又称肾综合征出血热，是由汉坦病毒引起的自然疫源性急性传染病。临床上有发热、出血、休克及急性肾衰竭等表现。本病广泛流行于欧洲、亚洲等的许多国家，我国的大部分地区有本病流行。

## 一、病因与发病机制

流行性出血热由汉坦病毒引起。病毒可寄生于许多脊椎动物体内，鼠类是最主要的宿主和传染源。动物含有病毒的尿、粪、唾液等排泄物污染空气、食物后，可经呼吸道、消化道或直接接触皮肤黏膜伤口而感染人体，也可经垂直传播和虫媒传播感染。冬季是多发季节。

发病机制尚未完全清楚。多数研究提示，病毒感染人体后，可能侵入血管内皮细胞、巨噬细胞、淋巴细胞内复制繁殖，并引起病毒血症和组织损伤，同时激发免疫反应导致免疫功能调节紊乱。

## 二、病理变化与病理临床联系

流行性出血热的基本病变为毛细血管内皮细胞肿胀、坏死、脱落和管壁纤维素样坏死，多数脏器的毛细血管内有微血栓形成。常出现全身皮肤、黏膜及各脏器组织的水肿和出血，尤以肾、心、肾上腺及脑垂体等脏器病变最为突出。肾脏病变最为严重，肾体积肿大，切面可见皮质苍白或灰白色坏死区；髓质因明显充血、出血而暗红。两者形成鲜明对比。心脏可见右心房、右心耳内膜下大片出血，可深达肌层或心外膜下，但常止于房室沟而不波及心室。脑垂体肿大，前叶明显充血、出血并可有坏死，但脑垂体后叶无明显变化。肾上腺髓质明显充血、出血，皮质变薄。肺、支气管、下丘脑、肠、肝、胰、蛛网膜下腔、胸腹皮肤、口腔黏膜等组织均有出血、血栓形成和坏死。多脏器同时出现明显出血是本病的特征性病变，具有病理学诊断意义。

流行性出血热的病程大致分为五个阶段：①发热期，发热于开始1~2天内达高峰，持续4~6天。由病毒血症引起全身中毒症状，表现有食欲减退、恶心及"三痛"等症状，即头痛、腰痛及眼眶痛，分别是脑血管、肾周及眼周组织充血、水肿所致。②低血压休克期，多在病程的第5天左右接近退热时因出血引起，出现休克症状。③少尿期是继低血压休克加重而出现肾衰竭的表现，伴有高血钾、酸中毒等水、电解质及酸碱平衡紊乱。④多尿期，肾衰竭开始好转，持续约3周。⑤恢复期，血管病变、出血、肾等脏器的损伤逐渐修复。

## 本章小结

结核病是由结核分枝杆菌所引起的一种慢性传染病，其基本病变包括变质、渗出和增生。结核结节形成和干酪样坏死是结核病的特征性病变。典型的结核结节是由干酪样坏死、上皮样细胞、朗格汉斯细胞以及外围聚集的淋巴细胞和成纤维细胞构成的结核性肉芽肿。细菌性痢疾是一种假膜性肠炎，主要发生于大肠，尤以乙状结肠和直肠为重。伤寒的病变特征是全身单核－巨噬细胞系统细胞的急性增生性炎，形成伤寒肉芽肿，以回肠下段集合和孤立淋巴小结的病变最为常见和明显。流行性出血热由汉坦病毒引起，毛细血管内皮细胞肿胀、坏死、脱落和管壁纤维素样坏死，多脏器同时出现明显出血是本病的特征性病变。

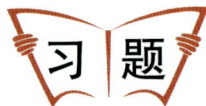

# 习 题

## 一、选择题

**【A1 型题】**

1. 结核病典型病变常表现为
   - A. 大量浆液和纤维素渗出
   - B. 大量中性粒细胞浸润
   - C. 结核结节形成和干酪样坏死
   - D. 纤维化
   - E. 钙化

2. 原发性肺结核病原发灶的部位常出现在
   - A. 肺上叶的下部、下叶上部靠近胸膜处
   - B. 右肺上叶近肺门部
   - C. 左肺尖部
   - D. 右肺尖部
   - E. 左肺底部

3. 一青年男性，查体见右肺哑铃状阴影应诊断为
   - A. 原发综合征
   - B. 局灶型肺结核
   - C. 浸润型肺结核
   - D. 肺粟粒结核
   - E. 干酪性肺炎

4. 病理诊断结核病的主要依据是
   - A. 渗出性改变
   - B. 结核结节
   - C. 坏死为主的改变
   - D. 异物巨细胞
   - E. 成纤维细胞、淋巴细胞增生

5. 细菌性痢疾的炎症性质是
   - A. 浆液性炎
   - B. 化脓性炎
   - C. 卡他性炎
   - D. 假膜性炎
   - E. 增生性炎

6. 伤寒所形成的溃疡为
   - A. 环形溃疡
   - B. 烧瓶口状溃疡
   - C. 地图状溃疡
   - D. 火山口状溃疡
   - E. 溃疡长轴与肠的长轴平行

7. 肠伤寒的病变主要发生在
   - A. 空肠淋巴组织
   - B. 回肠末端淋巴组织
   - C. 结肠淋巴组织
   - D. 肠系膜淋巴结
   - E. 阑尾淋巴组织

8. 溃疡型肠结核病变特点是
   - A. 溃疡呈带状与肠轴平行
   - B. 溃疡边缘整齐，底部有坏死
   - C. 好发于乙状结肠和直肠
   - D. 常引起出血穿孔
   - E. 常引起肠腔狭窄

9. 患者，男，22岁。因腹痛、腹泻、黏液脓血便伴里急后重来院就诊，取大便镜检见大量脓细胞，伴有少量红细胞应诊断为

A. 肠伤寒　　　　　　　　　　　　　　B. 细菌性痢疾

C. 肠结核　　　　　　　　　　　　　　D. 阿米巴痢疾

E. 急性肠炎

10. 肺结核干酪样坏死液化经支气管咳出后局部可形成

　A. 空洞　　　B. 溃疡　　　C. 糜烂　　　D. 窦道　　　E. 瘘管

11. 从有传染性角度来看，开放性肺结核病主要是指

　A. 慢性纤维空洞型肺结核　　　　　　B. 急性粟粒型肺结核

　C. 慢性粟粒型肺结核　　　　　　　　D. 局灶型肺结核早期

　E. 浸润型肺结核早期

12. 关于结核结节的叙述，下列哪项是正确的

　A. 结核结节是在体液免疫的基础上形成的

　B. 菌量多、毒力强、机体抵抗力强时出现

　C. 结节中央一定有干酪样坏死

　D. 类上皮细胞由巨噬细胞转变而来

　E. 多个成纤维细胞可融合形成朗格汉斯巨细胞

13. 继发性肺结核病的病变特点是

　A. 病变常位于肺上叶下部或下叶上部通气良好的部位

　B. 肺门淋巴结常有明显干酪样坏死

　C. 病变在肺内主要经支气管播散

　D. 空洞形成比原发性肺结核病少见

　E. 随着机体免疫力增强，常迅速痊愈

14. 肠伤寒病灶多见于回肠末端的主要原因是

　A. 伤寒杆菌在回肠最易繁殖

　B. 有丰富的淋巴组织

　C. 碱性环境有利于细菌侵入肠壁

　D. 血液供应差，不易将侵入的伤寒杆菌杀灭

　E. 以上都不是

【X 型题】

15. 结核病基本病变的转化规律有

　A. 吸收消散　　　　　　　　　　　　B. 纤维化、纤维包裹及钙化

　C. 病灶扩大　　　　　　　　　　　　D. 溶解播散

　E. 大片坏死

16. 关于浸润型肺结核，下列叙述哪些正确

　A. 属于活动性肺结核　　　　　　　　B. 大多是局灶型肺结核发展而来

　C. 病变中心常有较小的干酪样坏死区　　D. 病灶周围有炎性渗出

　E. 可以完全吸收

17. 关于慢性纤维空洞型肺结核，下列叙述哪些正确

　A. 多由浸润型肺结核发展而来

　B. 病变特点是肺内有一个或多个薄壁空洞形成

　C. 肺门淋巴结干酪样坏死明显

    D. 多见于儿童型肺结核

    E. 病变愈向肺下部，愈新鲜

18. 结核瘤的病变特点是

    A. 干酪样坏死                   B. 有纤维包裹

    C. 直径大于2cm             D. 好发于肺下叶

    E. 病灶内已无结核分枝杆菌

## 二、思考题

患者，女，36岁。因腹泻、腹痛2天而入院。患者于2天前在餐馆就餐后出现腹痛、腹泻症状，每天排便6～10次，为黄色稀便，混有少量脓血，伴左下腹及脐周阵发性绞痛，里急后重明显。

查体：T 38℃，P 110次/分，R 24次/分，BP 100/80 mmHg。腹平软，肝脾未触及，左下腹压痛，无反跳痛。肠鸣音明显。

请问：

1. 该患者可能是何种疾病？并说明诊断依据。

2. 根据患者的表现应采取哪些护理措施？

（郭静芹）

扫码"练一练"

# 第二十章　性传播疾病

**学习目标**

1. **掌握**　梅毒的病理变化及类型。
2. **熟悉**　淋病、尖锐湿疣、获得性免疫缺陷综合征的病理变化特点。
3. **了解**　淋病、尖锐湿疣、梅毒、获得性免疫缺陷综合征的病因与发病机制。
4. 能运用所掌握的性传播疾病基本知识指导人们进行疾病的有效预防。
5. 具有关心爱护患者的职业素养和尊重患者隐私的职业道德。

性传播疾病（STD）是指以性接触为主要传播途径的一类传染病，简称性病。这类疾病主要包括淋病、尖锐湿疣、梅毒、获得性免疫缺陷综合征等。

## 一、淋病

淋病是淋球菌引起的急性化脓性炎症，是最常见的性传播疾病。多见于青壮年，以20～24岁最常见。淋球菌主要侵犯泌尿生殖系统。成人几乎全部通过性接触而传染，儿童主要通过患者用过的物品等传染，胎儿分娩时受母亲产道分泌物感染，可引起新生儿化脓性眼结膜炎。

在男性，病变开始于前尿道，可逆行蔓延至后尿道，波及前列腺、精囊和附睾；在女性，病变可累及外阴和阴道的腺体、宫颈黏膜以及输卵管。肉眼观察，病变部位充血水肿，并有脓性渗出物流出。镜下观察，黏膜充血水肿，伴有溃疡形成，黏膜下大量中性粒细胞浸润。

临床表现主要是尿频、尿急、尿痛等急性尿道炎症状，局部有烧灼感及疼痛。少数患者出现菌血症，严重者发生淋球菌性败血症。

## 二、尖锐湿疣

尖锐湿疣是由人乳头瘤病毒（HPV）引起的性传播疾病，其主要特征是外生殖器良性增生性疣状病变。好发于外生殖器、肛门及周围的皮肤和黏膜，临床多见于20～40岁的青壮年。近几年，我国尖锐湿疣的发病率明显升高，是仅次于淋病的常见性病。

1. **病因与发病机制**　HPV仅能在人体细胞内寄生复制，常在人体潮湿、温暖的黏膜与皮肤交界处的组织细胞内复制繁殖，故外阴、阴茎、肛周最易受染。本病主要通过性接触直接传染，也可通过病毒污染物发生间接感染，分娩时经产道导致母婴间传播。病毒接触黏膜与皮肤交界处，通过微小糜烂面进入上皮细胞。不同类型的病毒根据其衣壳蛋白与人体细胞受体间的相容性而定位于基底细胞、棘细胞等不同上皮细胞内。如有些病毒仅在棘细胞核内复制，使棘细胞增生形成疣状病变。

2. **病理变化与病理临床联系**　男性好发部位常见于阴茎冠状沟、龟头、包皮系带、尿道口或肛门附近；女性多见于阴蒂、阴唇、会阴部及肛周，偶见于生殖器外的乳房、腋窝、腹股沟等部位。肉眼观，病变初起为小而尖的突起，如鸡冠的尖部，逐渐扩大，表面凹凸不平，呈疣状颗粒，有时融合成鸡冠或菜花状，色淡红或暗红，质软。镜下观，表皮角质层轻度增厚，几乎全为角化不全细胞；棘层肥厚，出现有诊断意义的凹空细胞，其胞体较正常细胞大，核周胞质空化或呈空晕，核增大居中，圆形、椭圆形或不规则形，染色深，可见双核或多核。真皮层可见毛细血管及淋巴管扩张，大量慢性炎症细胞浸润。

> **考点提示**
> 尖锐湿疣的特征性病理变化。

本病有癌变可能，其发生与病毒的类型及其感染部位有关。

## 三、梅毒

梅毒是由梅毒螺旋体引起的慢性传染病。梅毒患者为唯一传染源。

### （一）病因及发病机制

梅毒螺旋体体外活力低，不易生存。95%以上通过性交传播，少数通过输血、亲吻、医务人员不慎感染等直接接触传播，为后天性梅毒（获得性梅毒）。梅毒螺旋体也可经胎盘感染胎儿，引起先天性梅毒（胎传梅毒）。

患者对梅毒螺旋体感染后会产生细胞免疫和体液免疫。在感染后第6周血清出现特异性抗体，有血清诊断学意义，但也有可能出现假阳性。免疫力强弱决定受感染后的转归。随着抗体的产生，机体对病原体的免疫力逐渐增强，早期梅毒可不治自愈。不治疗或治疗不彻底，全身播散的病原体难以消灭，梅毒容易复发或发展到晚期梅毒。少数人病原体也可在体内终身潜伏，无明显症状而血清反应阳性，称为隐性梅毒。

### （二）基本病理变化

1. **闭塞性动脉内膜炎及小血管周围炎** 前者指小动脉内皮细胞及纤维细胞增生，使管壁增厚、管腔狭窄闭塞。后者表现为围管性单核细胞、淋巴组织和浆细胞浸润。浆细胞的恒定出现是本病的特点之一。血管炎病变能见于各期梅毒。

2. **树胶样肿** 又称梅毒瘤，病灶灰白色，大小不一，质韧而有弹性，如树胶，故称树胶肿。镜下结构颇似结核结节，中央为凝固性坏死，形态类似干酪样坏死。坏死灶周围肉芽组织中富含淋巴细胞和浆细胞，上皮样细胞和朗格汉斯细胞较少，且必有闭塞性小动脉内膜炎和动脉周围炎。但绝少钙化，这和结核结节截然有别。树胶肿只见于第三期梅毒。

### （三）类型

1. **后天性梅毒** 按病程经过分为三期：第一、二期梅毒为早期梅毒，有传染性。第三期梅毒为晚期梅毒，常累及内脏器官，又称内脏梅毒。

第一期梅毒发生于梅毒螺旋体侵入人体后3周左右，在侵入部位发生炎症反应，形成下疳。下疳常为单个，直径约1 cm，表面可发生糜烂和溃疡，基底洁净、湿润，边缘质硬，故称为硬性下疳，与杜克雷嗜血杆菌引起的软性下疳相区别。病变多发生于阴茎冠状沟、龟头、子宫颈和阴唇，少数见于口唇、舌、肛周等处。镜下为闭塞性动脉内膜炎和血管周围炎。下疳发生于1～2周后，局部淋巴结肿大，呈非化脓性增生性反应。下疳经1个月左右自行消退。临床上处于静止状态，但体内病原体仍继续繁殖。

第二期梅毒发生于下疳发生后第7～8周，体内病原体大量繁殖进入血液循环，免疫复合物沉积引起全身广泛性皮肤、黏膜病变，即梅毒疹和全身非特异性淋巴结肿大。镜下观，典型的血管周围炎改变，其内可找到病原体。梅毒疹可自行消退。此期梅毒传染性大。

第三期梅毒为晚期梅毒，常发生于感染后4～5年，病变常累及内脏，特别是心血管系统和中枢神经系统，特征性的树胶肿形成。

病变侵犯主动脉，引起梅毒性主动脉炎、主动脉瓣关闭不全、主动脉瘤等，梅毒性主动脉瘤破裂是猝死的主要原因。神经系统病变主要累及中枢神经、脑脊髓膜，有脑膜血管梅毒、脊髓病和麻痹性痴呆。肝脏的树胶肿可使肝呈结节状肿大，继而发生纤维化、瘢痕收缩，使肝呈分叶状，称分叶肝。鼻骨受累，常损害鼻中隔致鼻梁塌陷，鼻孔向前，形成马鞍鼻；胫骨前侧骨膜的增生使胫骨向前呈弧形弯曲，形成所谓马刀腔，长骨、肩胛骨和颅骨亦可受累。

2. **先天性梅毒** 根据被感染胎儿的发病早晚分为早发性和晚发性两种。早发性先天梅毒指胎儿或婴幼儿期发病的先天性梅毒，发病症状类似于后天二期梅毒。晚发性先天梅毒多发生于2岁以后，常见于7～15岁，发病症状与后天三期梅毒相似。

## 四、获得性免疫缺陷综合征

> **案例导入**
>
> 患者，男，36岁，汉族。因持续发热3个多月，腹泻2个多月而入院。患者系农民工（建筑业），外出打工10余年。自诉在打工期间有性乱史，有时未使用安全套。否认吸毒、供血、受血、手术史。
>
> **查体：** T 38～39℃，恶病质，双侧颈部淋巴结肿大，双侧腹股沟淋巴结肿大。艾滋病监测中心做艾滋病病毒抗体试验为阳性。
>
> **请问：**
> 1. 获得性免疫缺陷综合征（艾滋病）感染的途径主要有哪些？应如何预防？
> 2. 主要护理措施有哪些？

扫码"学一学"

获得性免疫缺陷综合征（AIDS）又称艾滋病，是由人类免疫缺陷病毒（HIV）感染引起的以全身严重免疫缺陷为主要特征的传染病。自1981年由美国疾病控制与预防中心首次报告以来，在世界各地迅速传播，病死率极高。

**（一）病因及发病机制**

本病病原体为人类免疫缺陷病毒，是一种反转录病毒。淋巴细胞、巨噬细胞、神经细胞是HIV感染的靶细胞。

艾滋病患者及无症状HIV携带者是艾滋病的传染源。主要传播途径包括性接触、血液传播、母婴传播等。性接触为主要传播途径传；血液传播包括输血、血制品、注射针头或医用器械等；母婴传播，即母体HIV通过胎盘和哺乳感染婴儿。儿童AIDS病例中多数是由垂直传播引起。

现已证实HIV是嗜T淋巴细胞和嗜神经细胞病毒。它对辅助T细胞（$CD4^+$）免疫系统有很明显的抑制作用。另外，组织中单核–巨噬细胞也是具有$CD4^+$受体的细胞群，也为靶细胞。HIV对神经细胞有亲和力，能侵犯神经系统，引起脑组织的破坏，或者继发条件性感染导致中枢神经系统的病变。

**（二）病理变化与病理临床联系**

**1. 病理变化**

（1）淋巴组织的变化 早期淋巴结肿大，滤泡增生，生发中心活跃，有"满天星"现

象，髓质出现较多浆细胞。晚期淋巴结一片荒芜，淋巴细胞明显减少，几乎消失，仅残留巨噬细胞和浆细胞。特殊染色可见大量分枝杆菌、真菌等病原微生物，却很少见到肉芽肿形成等细胞免疫反应性病变。

（2）继发性感染　是指在人体免疫功能遭到严重破坏、发生免疫缺陷的特定条件下引起的感染，是艾滋病常见的死亡原因。这是本病的另一特点，其感染范围广，可累及多器官，以中枢神经系统、肺、消化道最常见。常见的感染如肺孢子虫感染、弓形虫或新型隐球菌感染、巨细胞病毒和乳头状瘤空泡病毒感染等。

（3）恶性肿瘤　本病约30%的患者发生卡波西肉瘤，该瘤起源于血管内皮，以下肢多见，是艾滋病常见的死亡原因之一。其他常见的伴发肿瘤为淋巴瘤。

2. **病理临床联系**　本病潜伏期较长，一般为数月甚至数十年。临床上常表现为发热、全身淋巴结肿大、皮疹、体重下降、乏力、腹泻和神经系统症状等。后期还会出现严重的机会性感染和恶性肿瘤。本病预后差。

### 知识拓展

WHO 将每年 12 月 1 日定为世界艾滋病日。世界艾滋病日的标志是红丝带。红丝带标志的意义是：红丝带像一条纽带，将世界人民紧紧联系在一起，共同抗击艾滋病，它象征着我们对艾滋病患者和感染者的关心与支持；象征着我们对生命的热爱和对和平的渴望；象征着我们要用“心”来参与预防艾滋病的工作。

## 本章小结

淋病是淋球菌引起的泌尿生殖道急性表面化脓性炎。尖锐湿疣是由人乳头瘤病毒（HPV）引起，其主要特征是外生殖器良性增生性疣状病变，出现有诊断意义的凹空细胞。梅毒由梅毒螺旋体引起，闭塞性动脉内膜炎、小血管周围炎和树胶样肿是其主要病理变化。获得性免疫缺陷综合征造成人体免疫系统的严重缺陷，患者常因继发性感染及恶性肿瘤而发生死亡。

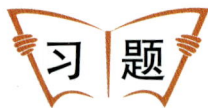

## 习题

### 一、选择题

【A1 型题】

1. 尖锐湿疣的病原菌是

 A. 淋球菌        B. 新型隐球菌

 C. 组织胞质菌       D. 人乳头瘤病毒

 E. 白色念珠菌

2. 淋病的病变性质是

A．浆液性炎　　　　　　　　　　　B．出血性炎

C．化脓性炎　　　　　　　　　　　D．纤维素炎

E．肉芽肿性炎

3．艾滋病是由何种病毒引起

  A．柯萨奇病毒　　　　　　　　　B．埃可病毒

  C．巨细胞病毒　　　　　　　　　D．腺病毒

  E．人类免疫缺陷病毒

4．诊断淋病的主要依据是

  A．性接触史　　　　　　　　　　B．体格检查

  C．病理活体组织检查　　　　　　D．脱落细胞学检查

  E．病原体检查

5．梅毒患者猝死的主要原因是

  A．败血症　　　　　　　　　　　B．梅毒性主动脉瘤破裂

  C．主动脉瓣关闭不全　　　　　　D．主动脉瓣狭窄

  E．硬性下疳

6．尖锐湿疣最具特征的病变为

  A．肉眼见多个尖而细的乳头　　　B．镜下见上皮角化不全

  C．棘层细胞明显增生、钉突延长　D．棘层细胞中上部有凹空细胞

  E．细胞核大、深染、核周有空晕

7．下列哪种病损属第一期梅毒

  A．肝树胶样肿　　　　　　　　　B．硬腭坏死穿孔

  C．皮肤斑疹或丘疹　　　　　　　D．外生殖器硬性下疳

  E．脊髓后根和后索变性

8．梅毒是由哪种病原体引起

  A．真菌　　　B．病毒　　　C．衣原体　　　D．螺旋体　　　E．支原体

9．梅毒Ⅲ期的特异性病变是

  A．闭塞性动脉内膜炎　　　　　　B．血管周围炎

  C．树胶样肿　　　　　　　　　　D．干酪样坏死

  E．血管中毒性损害

10．第二期梅毒的主要表现是

  A．软性下疳　　　　　　　　　　B．硬性下疳

  C．梅毒疹　　　　　　　　　　　D．主动脉炎

  E．剥脱性皮炎

11．AIDS最常见的传染途径为

  A．应用污染的针头做静脉注射　　B．性交接触传染

  C．输血和血制品的应用　　　　　D．母体病毒经胎盘感染胎儿

  E．哺乳、黏膜接触等方式感染婴儿

12．AIDS继发的卡波西肉瘤，其组织起源是

  A．横纹肌细胞　　　　　　　　　B．血管内皮细胞

  C．血管周细胞　　　　　　　　　D．滑膜细胞

E. 平滑肌细胞

13. 下列哪一种病不是性传播疾病

A. 淋病                             B. 尖锐湿疣

C. 梅毒                             D. 前列腺增生

E. 艾滋病

14. 具有传染性的梅毒一般是

A. 第一期                        B. 第二期

C. 第三期                        D. 早期

E. 晚期

15. 第一期梅毒的典型病变是

A. 树胶样肿                    B. 梅毒疹

C. 硬性下疳                    D. 黏膜溃疡

E. 梅毒性主动脉炎

【X 型题】

16. 关于树胶样肿，下面描述正确的是

A. 类似结核结节，坏死类似干酪样坏死

B. 上皮样细胞和朗格汉斯细胞较少

C. 有闭塞性动脉内膜炎和小血管周围炎

D. 后期常见纤维化和钙化

E. 见于第三期梅毒

17. 第 I 期梅毒的表现为

A. 皮肤黏膜梅毒疹             B. 硬性下疳

C. 腹股沟淋巴结肿大，非特异性炎      D. 外阴、肛周扁平湿疣

E. 尿道炎

18. 梅毒下疳常发生于

A. 阴茎龟头     B. 阴囊       C. 阴唇      D. 口唇      E. 子宫颈

## 二、思考题

1. 梅毒的主要病理变化特点。

2. 简述梅毒的分期及各期的主要病变特点。

（郭静芹）

扫码"练一练"

# 参 考 答 案

绪论

1. A    2. C    3. DE

第一章

1. B 2. E 3. D 4. B 5. D 6. A 7. C 8. E 9. B 10. C
11. ACDE   12. ABCDE   13. ACDE

第二章

1. E 2. D 3. D 4. B 5. A 6. B 7. B 8. E 9. C 10. A
11. E 12. C 13. E 14. E 15. A 16. C 17. A 18. C 19. E 20. A
21. E 22. A 23. B 24. ABC 25. ACD 26. ADE 27. ABCDE 28. BCD
29. ACE

第三章

1. A 2. B 3. B 4. D 5. E 6. B 7. C 8. B 9. A 10. A
11. A 12. E 13. B 14. E 15. A 16. B 17. C 18. E 19. E 20. C
21. E 22. A 23. B 24. ABDE 25. ABDE 26. ACDE 27. ABCD 28. ABCE

第四章

1. C 2. D 3. C 4. C 5. D 6. B 7. E 8. E 9. A 10. D
11. C 12. C 13. D 14. A 15. D 16. C 17. B 18. C 19. B
20. ABCDE   21. ABCD   22. ABCDE

第五章

1. C 2. B 3. C 4. E 5. C 6. B 7. D 8. D 9. A 10. A
11. D 12. E 13. D 14. A 15. B 16. B 17. ABD 18. BCD
19. BDE 20. ABCDE 21. ABCE 22. AE 23. ABCE 24. AD 25. ACE

第六章

1. B 2. B 3. E 4. D 5. C 6. A 7. E 8. D 9. ABCDE 10. ABC
11. ACE 12. AB 13. ABCE 14. AC 15. BDE

第七章

1. C 2. B 3. B 4. B 5. B 6. B 7. C 8. A 9. B 10. B
11. C 12. D 13. C 14. D 15. D 16. A 17. C 18. ABCDE
19. ABCD 20. CDE

第八章

1. D 2. E 3. D 4. C 5. C 6. B 7. A 8. D 9. C 10. A
11. E 12. E 13. D 14. D 15. C 16. ABCDE 17. ABCE
18. AD 19. AC 20. ABCD

**第九章**

1. C 2. E 3. E 4. E 5. D 6. B 7. C 8. C 9. B 10. B
11. C 12. C 13. B 14. C 15. B
16. ABCD 17. ABCDE 18. ABCDE 19. CD 20. ABDE

**第十章**

1. B 2. D 3. D 4. E 5. A 6. C 7. B 8. B 9. D 10. A
11. B 12. D 13. C 14. A 15. B 16. B 17. E 18. E
19. ABCD 20. ACDE

**第十一章**

1. B 2. A 3. A 4. A 5. D 6. C 7. B 8. B 9. A 10. A
11. C 12. B 13. B 14. B 15. A 16. D 17. C 18. ACDE 19. ACDE

**第十二章**

1. D 2. A 3. B 4. D 5. E 6. A 7. E 8. D 9. E 10. A
11. C 12. E 13. E 14. C 15. B 16. B 17. C 18. A 19. B 20. A
21. ABCDE 22. ABCE 23. ACDE 24. ACDE 25. ABDE 26. ABCD

**第十三章**

1. B 2. C 3. C 4. C 5. A 6. C 7. C 8. B 9. C 10. A
11. E 12. A 13. C 14. A 15. D 16. A 17. D 18. ABDE
19. ABCDE 20. AC

**第十四章**

1. D 2. B 3. A 4. D 5. C 6. E 7. A 8. B 9. C 10. E
11. E 12. C 13. E 14. C 15. D 16. E 17. A
18. ABC 19. ACD 20. ABCE 21. ABCE

**第十五章**

1. E 2. D 3. C 4. E 5. D 6. C 7. C 8. D 9. B 10. E
11. ABCE 12. ACDE 13. ACDE 14. BCDE 15. ABCE 16. ACDE
17. ABCE 18. ABCD

**第十六章**

1. D 2. B 3. E 4. E 5. A 6. C 7. ABC 8. ACE

**第十七章**

1. B 2. A 3. C 4. E 5. B 6. A 7. D 8. A 9. B 10. B
11. ABCE 12. ABCD 13. ABCDE 14. BCD 15. ABCDE 16. ABCD

第十八章

1．E  2．C  3．B  4．B  5．D  6．A  7．C  8．D  9．D  10．A

11．A  12．ABDE  13．BCDE  14．ABCE  15．ABCDE  16．ABCD

17．ABCDE  18．ABCD  19．ABCE

第十九章

1．C  2．A  3．A  4．B  5．D  6．E  7．B  8．E  9．B  10．A

11．A  12．D  13．C  14．B  15．ABCD  16．ABCD  17．AE  18．ABC

第二十章

1．D  2．C  3．E  4．D  5．B  6．D  7．D  8．D  9．C  10．C

11．B  12．B  13．E  14．D  15．C  16．ABCE  17．BC  18．ACE

# 参考文献

[1] 陈命家，丁运良. 病理学与病理生理学 [M]. 北京：人民卫生出版社，2013.

[2] 王建枝，殷莲华. 病理生理学 [M]. 8 版. 北京：人民卫生出版社，2013.

[3] 柳雅玲，王金胜. 病理学 [M]. 北京：中国医药科技出版社，2016.

[4] 申丽娟，王娅兰. 病理学 [M]. 北京：中国医药科技出版社，2016.

[5] 唐忠辉，甘萍. 病理学与病理生理学 [M]. 北京：中国医药科技出版社，2015.

[6] 施秉银，陈璐璐. 内分泌与代谢系统疾病 [M]. 北京：人民卫生出版社，2015.

[7] 李桂源. 病理生理学 [M]. 2 版. 北京：人民卫生出版社，2010.

[8] 李玉林. 病理学 [M]. 8 版. 北京：人民卫生出版社，2015.

[9] 黄晓红，裴喜萍. 病理学 [M]. 北京：中国医药科技出版社，2013.

[10] 许建新. 病理学 [M]. 北京：中国医药科技出版社，2012.

[11] 游晓功. 病理学 [M]. 北京：中国医药科技出版社，2013.

[12] 钱睿哲，何志巍. 病理生理学 [M]. 北京：中国医药科技出版社，2016.

[13] Agamemnon Despopoulos, Stefan Silbernagl. Color Atlas of Physiology [M]. 5th edition. Georg Thieme Verlag, Stuttgart, Germany. 2001.